Diana Ecker

Die „innere lustvolle Frau“

Prozessorientierte Sexualtherapie
für Frauen mit sexueller Unlust

dgvt Verlag

Diana Ecker

Die „innere lustvolle Frau"

Prozessorientierte Sexualtherapie
für Frauen mit sexueller Unlust

dgvt Verlag

Kontaktadresse:

Diana Ecker
E-Mail: diana.ecker@gmx.de

Bibliografische Information der Deutschen Nationalbibliothek
Die Deutsche Nationalbibliothek verzeichnet diese Publikation in der Deutschen Nationalbibliografie; detaillierte bibliografische Daten sind im Internet über http://dnb.d-nb.de abrufbar.

Im Sudhaus
Hechinger Straße 203
72072 Tübingen

E-Mail: dgvt-Verlag@dgvt.de
Internet: www.dgvt-Verlag.de

Umschlaggestaltung: Winkler_Design, Wolfgang Winkler, Tübingen
Umschlagbild: „Frida" von Diana Ecker, Bad Dürkheim
Gestaltung & Satz: Julia Franke, Tübingen
Druck und Bindung: CPI buch bücher GmbH, Birkach

Auch als E-Book erhältlich: ISBN 978-3-87159-430-4

ISBN 978-3-87159-233-1

Inhaltsverzeichnis

Einleitung

Die Befreiung

„Da bin ich!", rief der Prinz, als er mit seinem Schwert im Dornenhain auftauchte. „Komm mit!"

„Wohin?", sagte die Prinzessin und richtete sich langsam von ihrem Lager aus Jutesäcken auf.

„In die Freiheit! Rasch!", sagte der Prinz, indem er sich mit dem Ärmel das Blut aus dem Gesicht wischte. „Ich habe mir, als ich den Drachen wegfliegen sah, einen Gang durch die Dornen gehauen. Komm mit, bevor er wieder da ist!"

„Wieso?", fragte die Prinzessin.

„Wie kannst du so etwas fragen?", sagte der Prinz. „Draußen ist die Freiheit, das Leben, die Freude. Du kannst wieder in einem richtigen Bett schlafen, dich waschen und kämmen und schön anziehen."

Und er blickte auf die Bettstelle der Prinzessin und auf ihr zerrissenes Kleid, unter dem überall die Haut zu sehen war, mit einem rötlichen Ausschlag, der über den ganzen Körper zu gehen schien.

„Ich liebe den Drachen", sagte die Prinzessin.

Der Prinz war fassungslos. „Was? Dieses garstige, ruppige, schuppige Vieh?"

„Ja", sagte die Prinzessin. „Er kann fliegen, und wir lieben uns immer in der Luft. Das Gefühl, wenn ich hoch oben schwebe, mich an ihn klammere und er mir sein feuchtes Glied zwischen die Schenkel treibt, ist unbeschreiblich."

„Es gibt doch noch anderes", sagte der Prinz.

„Ja", sagte die Prinzessin, „aber es ist alles nichts gegen dieses eine Gefühl." Und sie sah ohne Mitleid zu, wie der Drache, der soeben zurückgekehrt war, den Prinzen zertrat.

„Komm", sagte sie zum Drachen, „komm, wir wollen fliegen."

Sie umarmte ihn, und zusammen erhoben sie sich in die Luft.

(Franz Hohler, Schweizer Kabarettist und Autor)

Was für eine Prinzessin, die nicht tut, was sich gehört – einen Prinzen heiraten und glücklich sein! Stattdessen erliegt sie dem Bann der Erotik, fliegt mit einem Drachen auf und davon, liebt ihn in der Luft und lässt ihr altes Leben leichtherzig unter sich zurück.

Vollkommen fasziniert von dieser Geschichte, eines Tages auch von der Kraft eines solchen Begehrens davongetragen zu werden, las mir eine Klientin während der Therapiestunde diese Geschichte vor. Wie das gehe, wollte sie wissen: Dass eine Art von sexueller Energie ihr Flügel verleihe, die zu eng gewordenen Grenzen ihrer Persönlichkeit zu sprengen und aus ihrem Lebenseinerlei zu entfliehen. Eine Verwandlung wünschte sie sich, wie im Märchen, die die besten Seiten ihrer Persönlichkeit hervorbringe. Die Schweres leicht, Schmerzliches heil mache, ja selbst dem Tod etwas Ernsthaftes entgegensetze ... Auf den Weg wolle sie sich machen.

Wir nahmen uns Zeit zu träumen und mit der Prinzessin und dem Drachen auf den Schwingen der Lust durch die Lüfte zu segeln. Wir genossen den starken Wind, die ferne Welt unter uns und Frau G. begann sich zu erinnern: Als sie einmal solche Momente empfunden hatte, erotische Empfindungen, die auch sie ein bisschen verwandelt hatten.

„Seltsam", sagte Frau G., „auch ich kenne ein solches Lebensgefühl, aber ich hatte es vergessen: Dass ich ganz bei mir sein kann, mit quasi meiner besten Seite, dabei unabhängig, ohne falsche Kompromisse, ohne mich von meinen Ängsten knebeln zu lassen, indem die Lust und Liebe mich darüber hinausheben. Und dabei noch, das ist der Gipfel der Erfüllung, ein Mann, der mich genau so will."

Frau G. seufzte, jetzt waren wir in der Gegenwart und versuchten zu verstehen: Die Phänomene hinter der Faszination zu erhellen, weiter zu denken, in die Breite, ins Detail, ins Ganze. So verlor die Geschichte zwar an spontaner Faszination, gewann aber gleichzeitig an ungeheurem Reiz durch die von ihr gestellten Fragen: „Geht das, kann ich mich auf den Weg begeben und mein Begehren suchen? Wie geht das, ganz ich zu sein? Kann ich auch fliegen lernen? Wen will ich lieben, einen Prinzen oder einen Drachen? Woran erkenne ich den Richtigen? Kann ich nach dem Fliegen sicher landen? Kann man in einer langen Partnerschaft immer wieder fliegen? Passt das zum Alltag? Oder ist das alles nur ein Märchen?"

In den über dreißig Jahren meiner therapeutischen Tätigkeit begleiteten mich solche Fragen kontinuierlich. Sie machten mich neugierig, reizten, ärgerten, überforderten mich und forderten mich immer wieder heraus, nach Antworten zu suchen.

Gleich nach Ende meines Studiums Mitte der Achtzigerjahre begann ich mit dem ersten verdienten Geld eine Sexualtherapie-Ausbildung bei Hermann Wendt in Köln, was sehr unvernünftig war, denn ich hatte ja noch kaum psychotherapeutische Grundkenntnisse. Es war dennoch sehr aufregend, die Ausbildung bestand überwiegend aus Selbsterfahrung und ich lernte prima, über Sex zu reden. An einer Auseinandersetzung mit theoretischen Konzeptionen jedoch mangelte es ziemlich; nicht zuletzt deshalb, weil die Landschaft der Sexualforschung und -therapie damals noch sehr karg war. Nachdem ich eine Stelle in einer Psychosomatischen Fachklinik antreten konnte, fand ich erste, eingeschränkte Möglichkeiten, meine sexualtherapeutischen Grundkenntnisse in Einzeltherapien, Paargesprächen und Frauengruppen einzusetzen. Das Kliniksetting war jedoch nur bedingt geeignet, sexuelle Problematiken zu therapieren. Tenor war zum einen, dass sie als Folgeprobleme weitaus dringlicherer Störungen wie Depressionen, Zwängen, Ängsten, Erfahrungen des sexuellen Missbrauchs und der Vergewaltigung oder als Folge schwieriger Beziehungsproblematiken aufzufassen seien, somit an Dringlichkeit untergeordnet. Zum anderen setzte das stationäre Setting (Aufenthaltsdauer, kein Partner vor Ort etc.) enge Grenzen. Das Kliniksetting ermöglichte zwar einige Einzelstunden, die schwerpunktmäßig dem Thema der sexuellen Problematik vorbehalten waren. Teilweise konnten wir auch ein bis zwei Paargespräche durchführen, wenn der Partner anreiste, und die Durchführung von Paarübungen vorschlagen. Und manchmal halfen einem Paar die Urlaubsatmosphäre fern eines konfliktträchtigen Alltags, die vorhergehende zeitliche Trennung und therapeutisch verordnete Verhaltensregeln (nur zärtliches Streicheln, kein Koitus), einen günstigeren sexuellen Umgang einzuleiten. Dann sollte die begonnene Sexualtherapie als Paar zu Hause fortgesetzt werden. Nur, dort gab es in der Regel so gut wie keine ausgebildeten SexualtherapeutInnen. Die Frauengruppen, die wir Therapeutinnen in der Klinik zusätzlich anboten, waren sehr begehrt und der brisanten Themen wegen – Beschäftigung mit dem eigenen Körper, dem Frauenbild, den sexuellen Erfahrungen etc. – zugleich gefürchtet.

Bis Mitte der Achtzigerjahre gab es im Zuge der Frauenbewegung eine Flut populärer und sexualwissenschaftlicher Publikationen über weibliche und männliche Sexualität, insbesondere aus den USA, in denen u. a. die Bedeutung des weiblichen Orgasmus beschworen wurde. Die damaligen therapeutischen Konzeptionen von uns jungen Therapeutinnen orientierten sich dementsprechend an diesen einzel- und gruppentherapeutischen Ansätzen (1, 2). Aufeinander aufbauende Körperübungen mit ansteigendem Schwierigkeitsgrad (Anschauen, Streicheln, Erregen, Erregungssteigerung bis zum Orgasmus) gaben eine klare Struktur vor, was die Patientinnen wie lernen sollten. Aussagen damaliger Patientinnen zufolge halfen sie in vielerlei Hinsicht, hatten aber auch unerwünschte „Nebenwirkungen“: Viele Patientinnen beschäftigten sich erstmals in ihrem Leben in einer achtsamen Weise mit ihrem Körper, entdeckten ihre erogenen Zonen, trauten sich, sich zu streicheln, und fanden heraus, wie sie sich erregen konnten. Manchen gelang eine Erregungssteigerung, die in einen Orgasmus mündete, damals das Modethema. Jedoch aktivierten diese Körperübungen unbeabsichtigt auch andere Themen, z. B. eine heftige Konfrontation mit den Themen Schönheit und Körper, für viele Frauen ein „heißes Eisen“. So heiß, dass es manchmal die Therapien „kippte“, weil die Frauen in Selbstwertkrisen stürzten und sich nicht mehr mit dem Thema Sexualität beschäftigen wollten und konnten. Überdies gab es viele Patientinnen, die von diesen Übungen schlichtweg überfordert waren, insbesondere sexuell missbrauchte Frauen und Frauen mit Essstörungen, für die der Körper ein vermintes Gelände war.

Aber auch psychische Problematiken und psychotherapeutische Antworten unterliegen Zeitströmungen. Nachdem sexueller Missbrauch als ein bislang gesellschaftlich tabuisiertes Thema in seinen erschreckenden Ausmaßen und Folgewirkungen Ende der Achtzigerjahre ins öffentliche Bewusstsein und ins Blickfeld der PsychotherapeutInnen rückte, veränderte sich auch die Perspektive auf die weibliche und männliche Sexualität und erweiterte sich um die Dimension der Gewalt. Entsprechend richtete sich der therapeutische Fokus auf die Bearbeitung von Traumafolgen oder auf die Therapie von Sexualstraftätern; die Frage, wie eine lustvolle Sexualität gelingt, war häufig untergeordnet.

Glücklicherweise hat sich seit Beginn der Neunzigerjahre in der Weiterentwicklung von Sexualtherapiekonzepten nach Jahrzehnten des Stillstandes einiges getan, sodass es SexualtherapeutInnen besser möglich ist, auf die veränderten Fragestellungen zu reagieren:

Nicht nur, dass viele Frauen (natürlich auch Männer oder Paare) offener und mutiger in Therapien sexuelle Problematiken ansprechen – so meine Erfahrungen in der psychotherapeutischen Praxis. Viele melden sich auch mit dem expliziten Wunsch, eine Sexualtherapie machen zu wollen. Der thematische Schwerpunkt der weiblichen Probleme hat sich jedoch verschoben. Während, wie bereits erwähnt, der fehlende weibliche Orgasmus Frauen, Männer und PsychologInnen in den Siebziger- und Achtzigerjahren umtrieb, hat sich der Fokus in den letzten Jahren auf die fehlende oder mangelnde sexuelle Lust der Frauen verschoben bzw. auf die Beziehungsprobleme, die damit einhergehen oder daraus folgen.

Kassenärztlich zugelassene PsychotherapeutInnen in Praxen – wie ich eine bin – sind sich manchmal nicht im Klaren, wie die Antrags- und Abrechnungsmodalitäten zu handhaben sind. Dabei gelten für sexuelle Funktionsstörungen die üblichen therapeutischen Rahmenbedingungen der Richtlinienverfahren (Verhaltenstherapie, Tiefenpsychologie und Psychoanalyse). Als Bestandteil des Indikationskatalogs ist die Behandlung sexueller Funktionsstörungen als Kassenleistung (ohne die Notwendigkeit einer Zusatzdiagnose) anerkannt; selbstverständlich können, abhängig von der therapeutischen Gewichtung, sexuelle Probleme auch als Problembereich innerhalb eines schlüssigen Behandlungsplans behandelt werden. Sind Paarsitzungen notwendig, so kann der Partner im Rahmen einer Einzeltherapie problemlos einbezogen werden. Eine ausschließliche Paartherapie gilt jedoch nicht als Kassenleistung und muss privat finanziert werden.

Etablierte sexualtherapeutische Konzeptionen, wie sie in Deutschland gelehrt und als Sexualtherapie praktiziert werden, wie das „Hamburger Modell" (3), die Systemische Sexualtherapie (4) und der Crucible Ansatz (5, 6), behandeln jedoch – legt man die entsprechende Fachliteratur zugrunde – grundsätzlich und ausschließlich das Paar. Differenzierte Überlegungen, welches Setting bestenfalls indiziert ist, bleiben auf der Strecke.

Unter diesen Ausgangsbedingungen entwickelte ich zunehmend eine eigene, eng am individuellen Prozess einer Klientin bzw. eines Klienten orientierte sexualtherapeutische Arbeitsweise, die den Richtlinien der kassenärztlichen Versorgung entspricht, daher allen Versicherten zugänglich ist und überdies, was das Setting anbelangt, variabel: Aus konzeptuellen Überlegungen heraus präferiere ich den Zugang über eine Einzeltherapie (wie ich Ihnen noch darlegen werde), die um zusätzliche Paarsitzungen (das sog. Sexualcoaching) erweitert werden kann. Darüber hinaus kann die Behandlung auch als Einzeltherapie in Kombination mit Gruppentherapie oder als ausschließliche Gruppentherapie mit dem Schwerpunkt sexueller Problematiken durchgeführt werden. Das Thema Gruppentherapie werde ich allerdings in diesem Rahmen nur streifen.

Wovon handelt dieses Buch?

Es handelt von Frauen, die sich auf die Suche nach ihrer sexuellen Lust gemacht haben, und den therapeutischen Wegen, die sie dabei beschritten haben. Im Zentrum steht die Idee, dass jede Frau mit ihrer lustvollen Seite – der „inneren lustvollen Frau", wie ich sie nenne – in Kontakt kommen kann: Sie zu entdecken, kennenzulernen und sich anzueignen, darum geht es. Damit eine Frau zu der lustvollen Frau werden kann, die sie in Wirklichkeit ist! (Die entsprechende Idee des „inneren lustvollen Mannes" gilt selbstverständlich auch für Männer.)

Eine Sexualtherapie schärft aber nicht nur den Blick auf die eigene Person, sondern auch auf den Beziehungspartner oder die -partnerin. Ist er/sie wirklich der-/diejenige, mit dem/der eine Frau ihre Lust erleben will? – Eine Frage, die sich bei vielen Frauen stellt.

Für wen ist dieses Buch geschrieben?

Sowohl der Erläuterung therapeutischer Überlegungen als auch den persönlichen Reaktionen von Frauen und deren Therapieverläufen in Fallvignetten wollte ich viel Raum geben. Mir geht es also um „Transparenz in beide Richtungen", die sozusagen wie „zwei Seiten einer Medaille" sind. Dementsprechend richtet sich das Buch sowohl an von sexueller Lustlosigkeit betroffene Frauen als auch an ihre zukünftigen TherapeutInnen:

An psychotherapeutisch arbeitende KollegInnen in der Hoffnung, Interesse für ein überaus spannendes Themenspektrum zu wecken und therapeutische Anregungen zu liefern. – Beim Schreiben hatte ich oft genug jene jungen KollegInnen vor Augen, die mir als Dozentin in den Grundseminaren „Sexuelle Störungen und Sexualtherapie" der Verhaltenstherapieausbildung begegnet sind, wach, offen und neugierig. Am Ende schließlich „satt" und müde, aber mit dem Wunsch nach mehr. Dies hier ist eine Fortsetzung. Zugleich ist das Buch auch als Informationsquelle für betroffene Frauen gedacht, die mehr über sexuelle Lust und den Hintergrund einer Luststörung erfahren wollen und die sich mit der Frage nach Lösungen und der Möglichkeit einer Sexualtherapie befassen. Frauen, die sich bereits in einer Sexualtherapie befinden, kann es auf ihrem Weg als „Therapiebegleiter" dienen, der ihnen in schwierigen Phasen Orientierung bietet, Mut spendet und Motivation verleiht.

Wie ist das Buch aufgebaut und welche Themen begegnen Ihnen?

Es gliedert sich in einen Theorie- (die ersten vier Kapitel) und einen Therapieteil (ab dem fünften Kapitel):

Das erste Kapitel, „Sexuelle Mythen und Fakten", wird Sie über wissenschaftliche Erkenntnisse zu verschiedenen Aspekten der weiblichen Lust informieren: Manche Befunde sind nicht eindeutig (ob es heute mehr lustlose Frauen gibt als früher), andere schon (z. B., dass viele Frauen durch alle Generationen hindurch über sexuelle Unlust klagen, dass die sexuellen Bedürfnisse von Frauen und Männern verschieden sind). Bei allen Paaren wirken erschwerende generelle Einflussfaktoren (z. B. Beziehungsdauer, geschlechtsspezifische Bedürfnisse) und alle Paare müssen darauf Antworten finden.

Das zweite Kapitel, „Das versteckte Programm weiblicher Lust – evolutionspsychologische Erkenntnisse", macht Sie mit der Idee der Zyklusabhängigkeit weiblicher Sexualität vertraut. Demnach haben Frauen mit einem natürlichen Monatszyklus eine zweiphasige Sexualität: die kurze fruchtbare Phase, die mit mehr Bereitschaft zur Lust einhergeht, und die längere unfruchtbare Phase mit geringerer sexueller Bereitschaft. In einer Sexualtherapie machen wir uns diese Erkenntnisse zunutze.

Das dritte Kapitel, „Wie Frauen sexuell reagieren", setzt sich zunächst damit auseinander, was eine sexuelle Reaktion wie anstößt. Vorweg lässt sich sagen,

Frauen (und Männer) reagieren äußerst komplex: Nicht alles ist bewusst und kontrollierbar, die sexuelle Reaktion erfolgt in weiten Teilen automatisch und unbewusst. Was besonders erregt nun Frauen? Ist es eher das Bedürfnis nach emotionaler Nähe, wie Rosemary Basson behauptet? Oder das unmittelbare Erleben, begehrt zu werden (Marta Meana)? Ich werde Ihnen erläutern, wie sich beide Ansätze sinnvoll miteinander verbinden lassen.

Das vierte Kapitel, „Zur Bedeutung der sexuellen Entwicklungsgeschichte“, begründet, warum die sexuelle Lust bzw. Unlust einer Frau immer vor ihrem biographischen Hintergrund betrachtet werden muss. Denn viele sexuelle und nicht sexuelle Einflüsse wirken zusammen und bilden die sexuelle Identität eines Individuums und sein sexuelles Profil heraus, also was jemand lustvoll und erregend findet und mag. Diese Zusammenhänge lassen uns schlussendlich das Problem verstehen und erklären. Dabei hilft uns das Sexualpanorama, eine sexualtherapeutische Intervention, die Entwicklungsgeschichten abzubilden vermag.

Das fünfte Kapitel, „Prozessorientiertes Arbeiten in der Sexualtherapie“, beschreibt und begründet die Besonderheiten dieses Ansatzes: Im Zentrum steht die Leitidee der „inneren lustvollen Frau“. Diese zu entdecken, sie biographisch zu „klären“, therapeutische Aneignungsprozesse in Gang zu setzen und sie in der Gegenwart einer sexuellen Begegnung zu leben – darum geht es. Das prozessorientierte Arbeiten ist schulenoffen, basiert auf einem verhaltenstherapeutischen und tiefenpsychologischen Verständnis und bezieht sich auf verschiedene sexualtherapeutische Konzeptionen (Hamburger Modell, Systemische Sexualtherapie, Crucible Ansatz). Zwar beginnt es in einem einzeltherapeutischen Setting. Je nach Indikation können sich jedoch ein Sexualcoaching oder eine Paar- oder Gruppentherapie anschließen.

Das sechste Kapitel, „Ambivalenzen als Herausforderungen“, erläutert ein häufig grundlegendes und durchgängiges Thema in Sexualtherapien. Ambivalenzen können manchmal TherapeutInnen und Klientinnen zur Verzweiflung bringen, weshalb ich ihnen ein eigenes Kapitel widme. Es geht nicht darum, sie vorschnell aufzulösen; im Gegenteil dürfen sie „sein“ und uns herausfordern, uns mit ihren Botschaften zu beschäftigen.

Das siebte Kapitel, „Herrin im eigenen Haus der Lust – Biographiearbeit“, führt die Arbeit mit dem Sexualpanorama zur Bearbeitung von Traumata, Defiziten, Störungen und Konflikten ein. In ihm erläutere ich die Durchführung und Auswertung dieser Methode. Anhand dreier Beispiele von Frauen mit sehr unterschiedlichen Sexualgeschichten erläutere ich ausführlich deren Therapieverläufe.

Das achte Kapitel, „Die ‚innere lustvolle Frau‘“, beschreibt, wie diese mithilfe einer Imaginationsübung entdeckt und durch Malen symbolisiert wird. Wie Frauen mit ihrer „inneren lustvollen Frau“ in Kontakt treten, diese erforschen und sich mit schwierigen Anteilen auseinandersetzen können, immer mit dem Ziel, Identifikationsprozesse anzuregen, wird anschließend dargestellt.

Das neunte Kapitel, „Die körperliche Aneignung der ‚inneren lustvollen Frau‘“, handelt davon, wie die „innere lustvolle Frau“ körperlich erweckt werden kann. Verschiedene Körperexperimente mit Berührungen (später auch erregenden Berührungen), die eine Frau sich selbst, z. B. am ganzen Körper, im Genitalbereich, an der Klitoris, der Scheide etc., zukommen lässt, stellen sie vor Herausforderungen, die es zu bewältigen gilt.

Das zehnte Kapitel, „Gemeinsam Lust und Intimität erleben – Hilfe durch Sexualcoaching“, handelt davon, wie der Partner oder die Partnerin miteinbezogen werden kann. Das Sexualcoaching stellt einen Rahmen mit klaren Regeln bereit, die einer Frau helfen sollen, die in der Einzeltherapie erreichten Veränderungen in einer sexuellen Begegnung umzusetzen. So ist sie bei Paarexperimenten diejenige, die für die Durchführung (selbstverständlich mit Zustimmung des Partners/der Partnerin) verantwortlich ist.

Das elfte Kapitel, „Lösungswege im Sexualcoaching“, vertieft häufig tabuisierte, die Beziehung gefährdende Probleme wie fixierte Übertragungen, Mangel an sexueller Anziehung und unüberwindbar erscheinende Lustblockaden. Wie wir im Rahmen des Sexualcoachings damit arbeiten, zeigen die Beispiele von drei Frauen.

Das letzte und zwölfte Kapitel, „Abschließende Bemerkungen“, fasst nochmals zusammen, auf was Sie besonders achten sollten, um langfristig in guter und sicherer Verbindung mit Ihrer „inneren lustvollen Frau“ zu bleiben und Ihre Sexualität auch kontinuierlich leben zu können.

Allen Leserinnen wünsche ich, dass sich die Idee Ihrer „inneren lustvollen Frau“ konkretisiert und Sie der lustvollen Frau, die Sie sein können, näher kommen!

Diana Ecker, im Februar 2020

Literaturverweise:

(1) Heiman, LoPiccolo, LoPiccolo 1978.
(2) Barbach 1985.
(3) Hauch (Hrsg.) 2006.
(4) Clement 2004.
(5) Schnarch 2006.
(6) Schnarch 2011.

1. Sexuelle Mythen und Fakten

„Unternehmen Sie doch einmal den Versuch, zusammen mit einigen FreundInnen zu diskutieren, was sexuelle Lust und was sexuelle Unlust eigentlich bedeuten. Sie werden schnell feststellen, wie schwer es allein schon ist, sexuelle Lust und Unlust bzw. benachbarte Begriffe wie sexuelles Verlangen und Begehren zu beschreiben. Je nach Perspektive, männlich oder weiblich, biologisch, psychologisch, soziologisch, historisch etc., werden sich völlig unterschiedliche Aspekte eröffnen. Und je nach Wissensstand wird das Ergebnis eher so oder eben anders ausfallen. In diesem Kapitel unternehme ich den Versuch, das Thema der sexuellen Lust und ihrer verschiedenen Aspekte und Bedingungen vor dem Hintergrund wissenschaftlicher Erkenntnisse zu beleuchten."

1.1 Gibt es immer mehr lustlose Frauen?

Seit der Sexualforscher Gunter Schmidt 1998 einen Artikel mit der Frage, „Gibt es immer mehr lustlose Frauen?", überschrieb (1), hat diese nichts an Aktualität verloren. Häufige Fragen in Sexualtherapien mit lustlosen Frauen lauten:

„Wie oft haben andere Frauen Lust auf Sex?"
„Gibt es eine ‚richtige' Häufigkeit?"
„Ist meine sexuelle Lust normal, denn ich habe im Vergleich zu meinem Partner viel seltener Lust?"
„Wenn ich nur einmal im Monat Lust habe, ist das noch normal?"

Fragen zur „richtigen" Lust beschäftigen viele Frauen. Interessanterweise scheinen aber nicht die inhaltlichen Fragen im Vordergrund zu stehen, also worauf eine Frau Lust hat, was ihre Lust auslöst, ob sie sich traut, darüber zu sprechen, ob diese Wünsche auch erfüllt werden etc. Was mehr brennt, ist die Frage nach der „richtigen" Häufigkeit, d. h., wie oft eine Frau Lust auf Sex, genauer auf das Miteinanderschlafen, haben sollte, damit sie „normal" und das Sexleben „in Ordnung" ist.

Typisch für viele Paare ist die Konstellation, dass er öfter und sie weniger oft Sex will und diese Diskrepanz Unstimmigkeiten auslöst. Als schwierig wird aber in der Regel von beiden das „zu selten" der Frau und nicht das „zu oft" des Mannes definiert. Dieses im Vergleich zum Partner als „zu selten" erlebte Bedürfnis nach sexueller Lust verunsichert viele Frauen erheblich in ihrem Selbstwertgefühl. Frauen hingegen, die als Single leben, betrachten „zu selten" praktizierte Selbstbefriedigung nicht als problematisch.

Manche Frauen erhoffen sich eine Beantwortung ihrer Fragen durch den Vergleich mit wissenschaftlich fundierten Daten. Dies ist eine berechtigte und nachvollziehbare Hoffnung, denn für Verwirrung sorgen sicherlich die in den Medien kursierenden vielfältigen, z. T. einander widersprechenden oder gar falschen Informationen. Aber selbst für SexualtherapeutInnen ist es eine Herausforderung, sich im Wust der Fachveröffentlichungen zurechtzufinden und zu einer verlässlichen Antwort zu gelangen. Manchmal braucht es sogar detektivische Qualitäten, die Ergebnisse wissenschaftlicher Untersuchungen zu beurteilen. Lassen Sie mich dies anhand eines Beispiels zur Verbreitung sexueller Störungen demonstrieren:

In einer epidemiologischen Erhebung zur Verbreitung sexueller Probleme (2), deren Ergebnisse auch Eingang in die deutsche Fachliteratur gefunden haben, kam man hinsichtlich der sexuellen Lust bei Frauen zu aufrüttelnden Ergebnissen. Danach gab jede dritte befragte Frau an, in den letzten zwölf Monaten sexuelle Lustprobleme gehabt zu haben, und zwar unabhängig vom Alter, also 18-Jährige genauso wie 59-Jährige. Insgesamt wiesen 43 % der Frauen eine sexuelle Funktionsstörung auf, d. h., sie litten unter Lust-, Erregungs- und/oder Orgasmusproblemen. Daraus schlussfolgerten manche Sexualforscher, dass sexuelle Funktionsstörungen bei Frauen (und auch bei Männern) im Grunde als „Volkskrankheiten" (2) anzusehen seien.

Diese Ergebnisse wiederum waren, im Dienste der amerikanischen Pharmaindustrie stehenden Forschern sehr willkommen, die schon erfolgreich die Vermarktung von Viagra vorangetrieben hatten, nun am „weiblichen Viagra" arbeiteten und bei ihren Veröffentlichungen für eine hohe Medienpräsenz sorgten. Ihnen ging es darum, die körperlichen Prozesse von Lust und Erregung bei Frauen messbar zu machen, daraus Standards abzuleiten, was als gesund und was als krank anzusehen ist, und dementsprechende medikamentöse Behandlungsmethoden zu entwickeln. Auch hier lockte ein Milliardengeschäft! Obwohl sich die sexuellen Probleme von Frauen als wesentlich schwerer quantifizierbar erwiesen und pharmakologische Therapieansätze vor erhebliche Probleme stellten, sind in den letzten Jahren dennoch zahlreiche neue Methoden zur körperlichen Diagnostik entwickelt worden, etwa die Erstellung von Hormonprofilen und die Feststellung der genitalen Vibrationsschwellen (3). Diese neuartigen Methoden und Medikamente locken mit dem Versprechen auf schnelle Hilfe, und die erschreckenden o. g. Ergebnisse waren Wasser auf die Mühlen von Pharmafirmen. Demgegenüber hat die Sexualtherapie nur Lösungswege ohne Garantie zu bieten, die darauf abzielen, dass Frauen zu sich selbst und ihren sexuellen Bedürfnissen kommen.

Im Nachhinein meldete eine Reihe von Sexualwissenschaftlern ernsthafte methodische Zweifel an der genannten amerikanischen Studie an: Beispielsweise wurden Frauen, wenn sie einer Frage zustimmten, sofort einer Gruppe mit gestörter Sexualfunktion zugerechnet. Als die Urheber der Studie später richtigstellten, dass die Daten in keiner Weise klinischen Diagnosen entsprachen, wurden diese aber von der Pharmaindustrie einfach ignoriert – zu gut passten die Ergebnisse zur Werbestrategie für medikamentöse Behandlungsmethoden.

Gibt es also immer mehr lustlose Frauen?

Der Sexualforscher Gunter Schmidt (4) reanalysierte die Patientenstatistik der Sexualambulanz der Universitätsklinik in Hamburg aus den 1970er- und 1990er-Jahren und verglich die Probleme, aufgrund derer Frauen wie Männer Hilfe suchten. Tatsächlich fand er eine dramatische Zunahme der Frauen von 8 auf 58 %, die wegen sexueller Lustlosigkeit eine Sexualtherapie wünschten. Bei den Männern war der Anstieg von 4 auf 16 % wesentlich geringer. In den Siebzigerjahren dagegen schienen die Frauen eher Orgasmusstörungen zu beklagen (80 %), deren Häufigkeit im Zeitraum von 1992 bis 1994 nur noch 29 % betrug. Wie lassen sich diese Ergebnisse erklären?

Interessanterweise begründet Schmidt die Zunahme sexueller Luststörungen mit einer veränderten Wahrnehmung weiblicher Sexualprobleme: In den Siebzigerjahren stand der weibliche Orgasmus im Fokus. Ob eine Frau zu einem Orgasmus kommen konnte oder nicht, entschied, ob ihre Sexualität normal war oder nicht. Dementsprechend beklagten Beratung und Therapie suchende Frauen vorwiegend Orgasmusprobleme, und TherapeutInnen waren in ihrem Diagnoseverhalten darauf geeicht, Orgasmusstörungen zu diagnostizieren. Für diese damalige Wahrnehmungseinengung dürften die bahnbrechenden Veröffentlichungen von Masters und Johnson in Deutschland zu Beginn der Siebzigerjahre eine Rolle gespielt haben, in denen sie sich auf die beeinträchtigten körperlichen „Sexualfunktionen“ konzentrierten. Erst in den kommenden Jahrzehnten entwickelte sich eine größere Offenheit, die den Blick weg von der „Funktion“ und hin auf das „Erleben“ richtete.

Während nun die oben genannte amerikanische Untersuchung eine sehr niedrige Schwelle definiert, ab der bereits von sexuellen Problemen gesprochen wird, sodass man zu inflationär hohen Zahlen kommt, legten die Sexualforscherinnen Silja Matthiesen und Margret Hauch (5) einen strengen Maßstab zugrunde: Bei ihrem Vergleich verschiedener, nicht klinischer Erhebungen zur Frage der Verbreitung sexueller Lustlosigkeit kommen sie zunächst – trotz der Grenzen der Vergleichbarkeit der Studien, auf die sie hinweisen (unterschiedliche Definitionen von Lust, verschiedene Fragestellungen, Stichproben, z. B. Alter der Befragten, Beziehungssituation etc.) – zu einem ähnlich hohen Anteil an Frauen, die „zu selten Lust“ empfinden: Je nach Untersuchung wäre demnach sogar jede zweite oder dritte Frau betroffen.

Eine solche Interpretation, und sie liegt nahe, ist jedoch ihres Erachtens problematisch, ja sogar falsch. Zunächst einmal muss berücksichtigt werden, dass solche Erfahrungen wie „zu selten Lust" und auch andere wie „Schmerzen beim Geschlechtsverkehr" oder „Orgasmusprobleme" zum sexuellen Alltag gehören. Sie sagen noch nichts darüber aus, als wie belastend sie von den Betroffenen selbst eingestuft werden. Die Frage, die sich an dieser Stelle auftut, ist also: Wann ist eine sexuelle Klage ein sexuelles Problem?

Als sexuelle Klagen definieren die Forscherinnen das gelegentliche Auftreten in den letzten 12 Monaten bei fehlendem oder nur geringem Leidensdruck. Von sexuellen Problemen sprechen sie dann, wenn ein Befragter oder eine Befragte unter der sexuellen Klage stark oder sehr stark leidet und psychotherapeutische Hilfe ernsthaft erwogen oder diese aufgesucht hat. Ihren Ergebnissen nach klagen 60 % der 60-jährigen, 44 % der 45-jährigen und 51 % der 30-jährigen Frauen über „zu selten Lust auf Sex". Demgegenüber klagen 18 % der 60-jährigen, 25 % der 45-jährigen und 28 % der 30-jährigen Männer über „zu selten Lust". Eine Interpretation dieser Ergebnisse, warum mehr Frauen als Männer klagen, ist schon deshalb nicht einfach, weil man nicht weiß, ob vielleicht Frauen ihre Leiden besser wahrnehmen können, sie vielleicht auch wichtiger nehmen und insgesamt auch mehr klagen dürfen. Unter dem Aspekt des Leidensdrucks relativiert sich das Bild zur sexuellen Unlust, auch wenn die Daten hier nur für Frauen und Männer insgesamt erhoben wurden: „Insgesamt geben über 90 % derjenigen, die mindestens eine Schwierigkeit haben, an, unter den beschriebenen Erfahrungen nicht (67 %) oder nur wenig (25 %) zu leiden. Nur knapp 10 % leiden stark, davon nur 3 % „sehr stark" (6).

Schlussfolgern lässt sich aus diesen Befunden weder, dass es eine Zunahme von sexueller Lustlosigkeit bei Frauen gibt, noch aber, dass es keine Zunahme gibt. Dennoch sind in Sexualtherapien die Probleme mit sexueller Lustlosigkeit die am häufigsten beklagten, wie andere SexualtherapeutInnen bestätigen (7).

1.2 Worauf Frauen, worauf Männer Lust haben

„Ohne vorausgehende Zärtlichkeiten geht bei mir nichts. Ich muss mich erst einmal sicher und geborgen fühlen, dann können wir zusammen schlafen."

„Bis ich Lust und Erregung verspüre, brauche ich eine gewisse Zeit. Nicht nur, dass meine Gedanken zur Ruhe kommen müssen, ich brauche auch das Gefühl, dass mein Partner nicht nur Sex haben will, sondern dass er mit mir Sex haben will, dass er mich begehrt."

„Meine Lust kommt selten von sich aus. Eigentlich entsteht sie nur, wenn mein Partner auf mich zukommt und sein Funke überspringt. Nur bis der Funke überspringt, ist es für mich schwierig: Es ist wie eine Schwelle, die ich immer wieder von Neuem überwinden muss. Deshalb bin ich zu meinem Bedauern immer die Reagierende und nicht die Initiierende."

Diese Klagen sind nicht ungewöhnlich, im Gegenteil. Viele Frauen schildern ihr Dilemma mit der Lust in ähnlichen Worten und bestimmte Aspekte wiederholen sich: Der Wunsch, länger zärtlich gestreichelt zu werden; Zeit zu brauchen, bis sexuelle Lust entsteht; sich zu früh in eine Entscheidungssituation gedrängt zu fühlen; die häufig uneindeutige Schwellensituation, ob es in eine sexuelle oder zärtliche Richtung gehen soll; die Befürchtung, Sex nicht ablehnen zu dürfen; die Verunsicherung über sich selbst, wenn sie ihren männlichen Partner im Vergleich als eindeutiger erleben etc. Da solche Situationen in Beziehungen wiederkehren, sich quasi musterhaft wiederholen und auf Dauer zu Frustration und Hoffnungslosigkeit führen, können daraus schuldhafte Zuweisungen erwachsen. Dabei gibt es auch einen grundsätzlichen Unterschied in den Bedürfnissen von Frauen und Männern, wie die folgende Untersuchung zeigt (8):

Man befragte 3000 Studentinnen und Studenten über den Verlauf der Sexualität in ihrer Partnerschaft während der ersten acht Jahre. Besonders interessierten die Forscher die Häufigkeit des Geschlechtsverkehrs und die Bedeutung von Zärtlichkeit. Obwohl eine studentische Stichprobe befragt wurde, betonen die Forscher die Gültigkeit der Ergebnisse auch für nicht studentische Paare: In den ersten sechs Monaten der Partnerschaft gaben die Befragten zunächst eine hohe Frequenz an, d. h., die Paare schliefen in den letzten vier Wochen (vor dem Befragungszeitpunkt) durchschnittlich etwa 13 Mal miteinander. Nach acht Jahren Beziehung sank die Häufigkeit durchschnittlich auf die Hälfte, also etwa sechs Mal in den letzten vier Wochen. Selbst bei den 40 % der Paare, die anfangs besonders häufig sexuell aktiv waren (drei Mal wöchentlich und mehr), sank die Zahl deutlich ab, und nur noch 10 % dieser Paare konnten die anfängliche Häufigkeit aufrechterhalten. Mit zunehmender Beziehungsdauer und Abnahme der sexuellen Aktivität bei der überwiegenden Zahl der Paare beklagte mindestens einer der beiden Partner zunehmende Unzufriedenheit, meistens war das der Mann. Bei Frauen wiederum nahmen die Phasen sexuellen Desinteresses zu. Beide berichteten aber über eine Abnahme des sexuellen Glücks. Was passiert nun im Laufe von Beziehungen mit den anfänglich doch recht ähnlichen Wünschen?

Zu Beginn einer Partnerschaft sind die Wünsche insofern recht ähnlich, als beide Partner etwa gleich häufig Zärtlichkeit und Sex wollen. Dann aber driften die Wünsche, einer Schere gleich, immer weiter auseinander, es kommt zu einer geschlechtsspezifischen Zuspitzung. Dabei bleibt „oft Sex haben wollen" für Männer ein zeitlich stabiler Wunsch, während er bei Frauen ständig abnimmt. Und „einfach nur zärtlich sein wollen" bleibt bei Frauen ein durchgehend starker Wunsch, während er bei Männern ständig geringer wird. Frauen und Männer haben also tendenziell unterschiedliche Bedürfnisse, und es ist falsch, die relativ geringere weibliche Lust auf Sex als auch die relativ häufigere männliche ausschließlich individuell zu begründen. Vielleicht kann man es so sagen: Männer wollen Sex mit Zärtlichkeit, Frauen wollen Zärtlichkeit mit Sex. Da diese Studie nur Aussagen über einen Beziehungszeitraum von acht Jahren machen konnte, untersuchte man in einer weiteren Studie (9) noch ältere Paare: Man fand heraus, dass es sich um ein nicht vorübergehendes Phänomen handelt, welches sich über die weiteren Beziehungsjahre (bis 30 Jahre) hinweg fortsetzt. Auf der Suche nach Erklärungen erwogen die Forscher (10) beispielsweise die Hypothese, dass eine abnehmende Koitusfrequenz für Männer aufgrund einer engeren Verkoppelung mit ihrem Selbstwertgefühl beunruhigender wirken könnte. Dies hätte auch die oftmals typische Paardynamik – er drängt, sie setzt Grenzen, er drängt mehr, sie setzt stärkere Grenzen ... – erklären können. Aber die geschlechtsspezifische Zuspitzung konnte weder dadurch noch durch weitere Überlegungen (sozial-, partnerschafts- und evolutionspsychologischer Art) befriedigend erklärt werden (11).

Aus den bisherigen Ausführungen könnte sich jetzt folgendes pessimistisches „Bild" ableiten: Zu Beginn einer Beziehung erfreuen sich verliebte Paare ausgiebig und intensiv an ihren Zärtlichkeiten und ihrer Sexualität; je länger sie zusammenbleiben, desto mehr nimmt sowohl das eine wie das andere ab, bis beides irgendwann ganz erlischt. Darüber könnte man ganz schön depressiv werden oder auch ins Grübeln kommen, ob unser monogames Beziehungskonzept nicht doch besser durch andere Modelle zu ersetzen wäre. Doch so einfach ist es nicht und zusätzliche Variablen differenzieren das Bild:

Beziehungsstatus und Beziehungsform: Der Beziehungsstatus, also ob man überhaupt eine Beziehung hat oder nicht, ist von übergeordneter Bedeutung. Im Vergleich zu Singles haben heterosexuelle Paare viel häufiger Geschlechtsverkehr (Ausnahmen bestätigen die Regel!). Unerheblich ist die Beziehungsform selbst, d. h., ob das Paar verheiratet ist oder unverheiratet und ob es zusammenwohnt oder nicht.

Zusammenleben mit Kindern: Kinder beeinträchtigen zwar die Spontanität und die Häufigkeit der Sexualität, aber dies nur vorübergehend, auch wenn dieser Zustand Jahre andauern kann.

Lebensalter und Beziehungsdauer: Die vielleicht gängige Vorstellung, je älter eine Frau oder ein Mann, desto weniger Sex, entspricht nicht der Realität, denn der Zusammenhang zwischen Lebensalter und Sex ist komplizierter. Ältere Studien haben oft nur das Alter von Frauen und Männern registriert, ohne es in Zusammenhang mit der Beziehungsdauer zu bringen, was den irreführenden Eindruck erweckt hat, dass ältere Menschen weniger Sex haben. Bedenkt man aber, dass viele ältere Menschen auch lange Partnerschaften haben, so ändert sich das Bild in zweifacher Hinsicht: Zum einen kann man sagen, dass der Alterseffekt für die Häufigkeit des Geschlechtsverkehrs bis zum Alter von 45 Jahren geringer ist als der Einfluss der Beziehungsdauer. Zweitens zeigt sich bei einem Vergleich, dass Paare unterschiedlichen Alters (30-, 45- und 60-jährige) mit gleich langen Beziehungen etwa gleich oft miteinander schlafen! Ein Paar um die sechzig, das sich neu findet, hat also genauso oft Sex wie ein junges Paar um die dreißig, das ebenso am Anfang einer Beziehung steht. Die Koitusfrequenz sinkt aber nicht kontinuierlich mit der Beziehungsdauer, sondern sie sinkt in den ersten Jahren, während sie in den folgenden 20 bis 30 Jahren verhältnismäßig stabil bleibt (12).

Beziehungs- und sexuelle Zufriedenheit: Man hat auch untersucht, wie Paare die Abnahme der gemeinsamen Sexualität bewerten. Die Forscher stellten hierzu u. a. die Frage, was Frauen und Männer in langfristigen Beziehungen angeben, verloren und gewonnen zu haben, und bringen deren Botschaften auf folgenden Punkt: „Verloren haben wir die emotionale Lebendigkeit und Leichtigkeit des Anfangs, gewonnen haben wir Bindung“ (13). Was die Beziehungszufriedenheit und die Zufriedenheit mit der Sexualität anbelangt, so sinkt diese im Durchschnitt in den ersten fünf Jahren von „gut“ auf „gut bis befriedigend“ und bleibt in den nächsten 20 bis 25 Jahren stabil. Interessanterweise fühlen sich aber die meisten langjährigen Paare durch die gesunkenen Koitusfrequenzen nicht besonders beeinträchtigt. Um sich weiterhin als Liebespaar definieren zu können, bleibt jedoch der fortwährende Sex ein wichtiger Bestandteil einer Partnerschaft.

1.3 Frauen in unterschiedlichen Lebensaltern

„Geht es immer weiter bergab mit meiner sexuellen Lust und am Ende bleibt nichts mehr?“
„Sex, Cellulitis und graue Haare, geht das zusammen?“

Die Sexualforscherinnen Hauch und Matthiesen (14) beschäftigten sich mit dem Zusammenhang von sexuellen Klagen und dem Alter der Frauen. Sie bezogen sich dabei auf eine Stichprobe von Paaren, deren letzter Sex nicht mehr als zwölf Monate zurücklag. Hätten sie Paare miteinbezogen, die noch seltener Sex haben, wären die Ergebnisse sicherlich noch krasser ausgefallen. Die Variable „Beziehungsdauer“, die das sexuelle Verhalten stark beeinflusst (wir haben davon im Zusammenhang mit der geschlechtsspezifischen Zuspitzung erfahren), wird an dieser Stelle allerdings vernachlässigt. Auch über alleinstehende Männer und Frauen wurden in dieser Studie keine Aussagen gemacht (15).

Interessant an den Ergebnissen ist jedoch, wie wenig sich die Anzahl der Frauen in den verschiedenen Frauengenerationen unterscheidet, d. h., wie nahe die Prozentsätze der über „zu wenig Lust“ klagenden Frauen bei den jüngeren, 25-jährigen (51 %) und den ältesten, 60-jährigen (60 %) beieinanderliegen. Dabei könnte man doch annehmen, dass Letztere häufig eine viel längere Beziehungsdauer hinter sich haben (den großen „Lustkiller“) und dass die jüngste Frauengeneration liberalere sexuelle Sozialisationsbedingungen hatte, die größeren sexuellen Genuss ermöglichen. Bei der Gruppe der 45-Jährigen beklagten sich weniger, aber dennoch 44 % über „zu selten Lust auf Sex“. Wie lässt sich dieses Ergebnis erklären? Zunächst ist wichtig zu beachten, dass „zu wenig Lust auf Sex“ in den drei Generationen eine unterschiedliche Bedeutung hat und dass die unterschiedlichen Lebens- und Beziehungsbedingungen einen deutlichen Einfluss haben:

In der *ersten Phase des Beziehungsaufbaus* ist die Sexualität ein tragendes Element: Sexuelle Exklusivität ist besonders wichtig, beide haben viel Lust auf Sex, haben viel Zeit, weil oft noch kinderlos, und ergreifen gleichberechtigt die Initiative. Sind aber Kinder geboren, kollidieren oft die Anforderungen des Alltags mit den sexuellen Wünschen. Sexuelle Probleme, u. a. sexuelle Unlust, die aus diesen Bedingungen heraus erwachsen, werden als temporär und deshalb weniger belastend verbucht, wie z. B. in der Zeit der Schwangerschaft und den ersten Monaten nach der Geburt. Während der Schwangerschaft, und da besonders im letzten Drittel, nehmen die sexuellen Aktivitäten ab, bewegen sich in den ersten drei Monaten nach der Geburt um den Nullpunkt herum, um dann allmählich wieder anzusteigen. Der Austausch von Zärtlichkeiten und Küssen bleibt aber während des gesamten Zeitraums konstant. Ebenfalls konstant bleibt die Selbstbefriedigung bei Männern, die Selbstbefriedigung bei Frauen pendelt sich aber um zwei- bis dreimal monatlich während der Schwangerschaft ein, sinkt in den drei ersten Monaten nach der Geburt und steigt dann langsam wieder an (16).

Auch wenn in der *Phase der etablierten Partnerschaft* ein Bindungsgefühl besteht, es bereits eine gemeinsame Paargeschichte gibt, sich ein größeres Verhaltensrepertoire entwickelt hat, um Nähe, Verbindlichkeit, Sicherheit etc. auszudrücken, externe Bedingungen, Vermögen, ein Haus etc., aber auch Kinder die Beziehung schwerer kündbar machen, verliert Sex nicht an Bedeutung. Auf die Frage, ob denn Sexualität „nicht so wichtig" oder „unwichtig" sei, antworten 32 % der 45-jährigen Frauen und 21 % der 45-jährigen Männer (gegenüber 30 % der Frauen und 16 % der Männer bei den 30-Jährigen) mit Ja. Tatsächlich scheint die Sexualität aber auch schwieriger zu werden: Die 45-jährigen Frauen und Männer klagen mehr über problematische Beziehungskonstellationen und über die Unvereinbarkeit sexueller Wünsche. Während die Gruppe der 30-Jährigen noch optimistisch mit den Belastungen umgeht, weil sie als vorübergehend eingeschätzt werden, ist der Grundton der 45-Jährigen mehr von Frust und Resignation geprägt, denn während die sexuelle Lust abnimmt, bleiben gleichzeitig die weiblichen Wünsche nach Zärtlichkeit stark. Die Belastungen, unter denen die 45-jährigen Frauen stehen, Zeitmangel, Stress, Kinder, Beruf etc. sind offenbar gewichtige, Lust dämpfende Faktoren. Durch die geschlechtstypische Zuspitzung der Wünsche, mehr Sexualität seitens der Männer, mehr Zärtlichkeit seitens der Frauen, entsteht häufig ein hohes, die Beziehung belastendes Konfliktpotenzial.

Der Blick auf die *sexuell aktiven 60-jährigen Paare* ist schwierig und vermittelt ein Zerrbild, wenn wir uns nicht die demographischen Gegebenheiten vor Augen führen: Immerhin 70 % der über 60-jährigen Frauen müssen als Witwen ihr Leben alleine verbringen, während nur 30 % der über 60-jährigen Männer ohne Partnerin sind (17). Dabei ist gerade bei Frauen das Vorhandensein eines Partners überaus wichtig dafür, ob sie noch Sexualität ausüben oder nicht. Selbst wenn ein Partner vorhanden ist, beenden Frauen in der Regel zwischen dem 60. bis 65. Lebensjahr den Koitus, Männer mit 68 Jahren. Interessanterweise wird dies mehrheitlich durch die Männer initiiert (18). Wenn also 60 % der 60-jährigen Frauen, die innerhalb einer Partnerschaft leben und zumindest im letzten Jahr noch Sex hatten, beklagen, „Ich hatte zu selten Lust auf Sex", dann sagen diese Zahlen wenig über die sexuelle Lust der gesamten Gruppe der 60-jährigen Frauen aus. Laut einer Untersuchung an 50- bis 91-jährigen alleinstehenden Frauen haben 97 % einen Partnerwunsch. Während knapp die Hälfte dieser Frauen eine rein kameradschaftliche Beziehung bevorzugt, wünscht sich jeweils ein Viertel eine romantisch-zärtliche ohne genitale bzw. mit genitaler Sexualität (19).

1.4 Thesen zur Entstehung einer „modernen" Klage

Nach Auffassung des Sexualforschers Gunter Schmidt (20) ist sexuelle Unlust eine „moderne Klage", die er unter sozialpsychologischen Gesichtspunkten analysiert. Diese Sichtweise stellt nicht das individuelle Schicksal und die Entstehung und

Aufrechterhaltung einer sexuellen Problematik in den Fokus der Aufmerksamkeit, sondern sucht nach übergeordneten Erklärungen, die in den sozialen, politischen und ökonomischen Bedingungen liegen. Seine fünf Thesen werfen ein Licht darauf, wie unser modernes Menschenbild, gekoppelt mit entsprechenden Beziehungsansprüchen, dieses Problem mitproduziert:

Erstens: Die Emanzipation schafft den Freiraum für Lustlosigkeit

Möglicherweise klingt diese These zunächst befremdlich, ja verrückt. Denn sind es nicht gerade die emanzipierten Frauen, die mutiger ihre sexuelle Lust ausleben? Sowohl das eine, der sexuellen Lust zu folgen, wie auch das andere, sich Lustlosigkeit zuzugestehen, erfordert weibliches Selbstbewusstsein und Autonomie, wie sie nur in einer liberalen Gesellschaft, die die Gleichberechtigung der Geschlechter hochhält, verwirklicht werden kann. Zur Lustlosigkeit zu stehen, ist deshalb – historisch betrachtet – zunächst ein Akt der Emanzipation, denn das Nein einer Frau galt in unserem patriarchalischen Kulturkreis sowohl beim Sex als auch in anderen Lebensbereichen wenig. Für viele Frauen heutzutage ist und bleibt die Abgrenzung beim Sex dennoch schwierig, und indirekte Strategien sind weiterhin hoch im Kurs (das Kind im Ehebett, Kopfweh, vorgetäuschte Lust, ein vorgespielter Orgasmus etc.). Denn Emanzipation bedeutet auch, Verantwortung für die eigene Lust zu übernehmen und Ja zu sagen.

Zweitens: Moderne Beziehungsstrukturen und Beziehungsideale machen die „natürliche" Lustlosigkeit und sexuelle Langeweile schwer erträglich

Mir sind Zeiten in meiner Kindheit erinnerlich, als übergewichtige Frauen und Männer über sich selbst zu sagen pflegten, oft mit einem vielleicht entschuldigenden Schmunzeln im Gesicht: „Ich ess halt gern." Ihre Begründung galt als akzeptabel, kein Mensch hätte behauptet: „Die oder der hat ein Essproblem." Übergewicht galt als eine normale Variante des Aussehens und Übergewicht wurde (noch) nicht „psychologisiert", also in Termini von psychisch gesund oder gestört eingeordnet. Das Thema der sexuellen Lust ist damit in gewisser Weise vergleichbar. Sexuelle Langeweile, die nicht pathologische Vorläuferin der mittlerweile psychologisierten sexuellen Lustlosigkeit, war noch gesellschaftlich akzeptabel. Heute scheint diese unspektakuläre Alltagsvariante ausgestorben. Woran liegt das?

In unseren Köpfen hat sich die Idee breitgemacht, dass zu einem erfüllten Paarleben eine leidenschaftliche Sexualität als unverzichtbarer Bestandteil gehört. Und wenn dies nicht der Fall ist, muss etwas verkehrt sein. Denn in Zeiten sicherer Verhütungsmittel, der Gleichheit der Geschlechter, der emanzipierten Frauen, der zumindest teilemanzipierten Männer, der Verfügbarkeit von PsychotherapeutInnen zur Bearbeitung gestörter Persönlichkeitsanteile ... Wieso sollte es da noch Hindernisse geben?

Tatsächlich aber, folgt man den sozialpsychologischen Analysen Schmidts (21), gab es einen großen Wandel im Verständnis von Partnerschaften. Das Stichwort der „industriellen Revolution im 19. Jahrhundert“, die das bäuerliche Leben komplett in allen Lebensbereichen umwälzte, beschreibt diesen Wandel. Nicht nur die Arbeitswelt war betroffen, indem Teile der Landbevölkerung in die Städte abwanderten, die sozialen Verhältnisse änderten sich völlig und mit ihnen die Struktur und das Verständnis von Familie, ebenso die Beziehungen zwischen den Eheleuten und zwischen Eltern und Kindern. Und nicht zuletzt bewirkte die industrielle Revolution einen einzigartigen Umbau der psychischen Struktur, was den Umgang mit Bedürfnissen und Gefühlen anbelangt. Im Bereich der Sexualität wurde so der Grundstein für das damals ungehörige Ideal, dass Liebe und Sexualität zusammengehören und sich gegenseitig erfüllen, gelegt. (Wer mehr über dieses spannende Kapitel zur Entstehung der modernen Sexualität erfahren möchte, sei auf Schmidt 1988 und 2005 verwiesen.) Die Verwirklichung dieses Ideals ist heute Realität und sogenannte Liebesheiraten sind die Regel. Sie stehen für ein romantisches Konzept von Liebe und Partnerschaft, das sich nicht nur auf die Anfangsphase des Verliebtseins richtet, sondern auch zu einer Norm geworden ist, an der auch lang andauernde Beziehungen gemessen werden. Dabei weist uns das Phänomen der geschlechtsspezifischen Zuspitzung (Rückgang des sexuellen Interesses bei Frauen in langfristigen Beziehungen und Rückgang des Bedürfnisses nach Zärtlichkeit bei Männern) darauf hin, dass Paare eine gehörige Portion Toleranz aufbringen müssen, um die Unterschiedlichkeit des anderen Geschlechts anzuerkennen. Wahrscheinlich wirken eine Reihe von Gründen für den Verlust des sexuellen Interesses bei Frauen zusammen, zu denen auch „natürliche“ Lustlosigkeit und sexuelle Langeweile gehören. Transparent zu machen, wie weibliche Lust überhaupt „funktioniert“, welchen biologischen und lerngeschichtlichen Bedingungen sie unterliegt, ist ja ein wichtiges Anliegen dieses Buches. So werde ich Ihnen u. a. beschreiben, dass weibliche Sexualität, anders als dies bei Männern der Fall ist, den Schwankungen des natürlichen Monatszyklus unterliegt. Demnach entspricht die kursierende Idee, ein bis zwei Mal wöchentlich Sex zu haben, nicht dem biologischen Rhythmus von Frauen (siehe Kap. 2.1, S. 31).

Drittens: Wünsche werden knapp

In der Fußgängerzone einer beliebigen Stadt fallen unzählige erotische Verlockungen ins Auge: Äußere Sexualisierungen in Aufmachung, Kleidung, Mimik,

Gestik geben bei Frauen und Männern unterschiedlichen Alters Aufschluss, wie sie gerne gesehen werden möchten. Die ausgesandten „Blickfänger" sollen reizen und Begehrlichkeiten erwecken – das ist ein uraltes Gesellschaftsspiel, dessen Spielregeln sich dem Zeitgeist anpassen. Mit den Möglichkeiten des Internets haben sich überdies die Zugänge zu sexuellem Material potenziert, der individuellen Reizsuche ist keine Grenze mehr gesetzt. Dass vieles oder vielleicht fast alles möglich ist, wirft für manche Menschen eher die Frage auf, ob sie es auch gut finden und nutzen möchten. Diese Entwicklung hin zu einer sexuellen Liberalisierung seit der Studenten- und Frauenbewegung in den ausgehenden Sechzigerjahren des letzten Jahrhunderts schwächte und verdrängte die traditionelle Sexualmoral. Anstatt derer entstand eine Verhandlungsmoral, d. h., Paare gingen mehr und mehr dazu über, ihre sexuellen Wünsche zu verhandeln und ihre gemeinsame Sexualität nach ihren Wünschen und Bedürfnissen zu gestalten. Nur, woher all die Wünsche nehmen, die realisierbar wären? Während die Menschen in Zeiten restriktiver Sexualmoral noch wussten, was sie wann wie und wie oft durften und wo die Grenzen des Erlaubten waren, daher viele Wünsche offenbleiben mussten, sie also von einem „Zuviel" an sexueller Energie getrieben waren, beklagen Menschen heute, nicht genug Wünsche zu haben.

Viertens: Sexuelle Langeweile spiegelt die Abwendung von einer mechanischen und biologisierenden Sichtweise der Sexualität wider.

Dem alten „Dampfkesselmodell" zufolge waren die Dinge noch einfach und klar: Männliche sexuelle Spannung baute sich wie der Druck in einem erhitzten Kessel auf und drängte nach Entladung. Die Rolle der Ehefrau bestand unterdessen darin, ihm die Dienstleistung des ehelichen Verkehrs zu erfüllen. Nachdem diese Zeiten aber der Vergangenheit angehören und ihnen höchstens noch in Form flotter Sprüche nachgetrauert werden kann („Wam, bam, thank you, Mam"), messen sich sexuelle Aktivitäten heute an einem höheren Standard. Den weiblichen Bedürfnissen zufolge braucht ein gutes sexuelles Zusammensein eine gelungene Dosierung und Kombination kommunikativer, zärtlicher und sexueller Elemente, balancierend zwischen Einfühlung und Führung, Kreativität und Ritual, Vertrautheit und Fremdheit. Kein leichtes Unterfangen für Männer, wenn die männlichen Bedürfnisse eigentlich anders gestrickt sind, was vice versa für Frauen genauso gilt.

Fünftens: Die Tabuisierung aggressiver Dynamik und Sexualität erstickt Erotik und Leidenschaft.

In den Achtzigerjahren des letzten Jahrhunderts entbrannte eine Gewaltdebatte nicht nur in der psychologischen Fachliteratur, sondern sie durchdrang die

Massenmedien und sensibilisierte Frauen wie Männer für Themen wie Herrschaft, Aggression, Unterdrückung und Verletzung im sexuellen Umgang miteinander. Höhere Aufmerksamkeit hinsichtlich der eigenen Grenzen sowie denen des Partners bzw. der Partnerin war gefordert. Ein neuer Kodex für ein partnerschaftliches Verhalten in der Sexualität mit neuen Umgangsformen und Ritualen, die einer Verhandlungsmoral entsprachen, bildete sich schließlich heraus. Mit der Ächtung und Tabuisierung von Gewalt sind auch aggressiv getönte Spielarten der Erotik, „das Transgressive und Überschreitende", „das unberechenbar Wilde und Heftige", das Spiel mit „Macht und Ohnmacht", „Übergriff und Sich-Wehren" (22) suspekter geworden. Die „Shades of Grey" (23) fordern heraus, sich eigene Positionen zu bilden und zwischen „sexuellen Moden" und wirklichen eigenen Bedürfnissen zu unterscheiden. Denn was wir als Erwachsene als sexuell lustvoll erleben, ist oft schon in Kindheit und Jugend angelegt, ohne dass wir darauf hätten Einfluss nehmen können. (In Kap. 3 und 4 erfahren Sie mehr darüber.)

Zusammenfassend lässt sich sagen:

- Häufigkeitsangaben darüber, wer wie oft eine bestimmte Form der Sexualität ausübt, sind als Anhaltspunkte dafür, was „normal" ist, ungeeignet. Sexuelle Klagen als Alltagsprobleme werden in der Regel nicht von sexuellen Problemen unterschieden, wodurch der Eindruck eines Massenphänomens weiblicher Unlust erweckt wird. Generell lässt sich jedoch sagen, dass sehr viele Frauen über zu wenig sexuelle Lust klagen, wobei aber auch der Anteil an Männern entgegen landläufiger Meinung nicht unbedeutend ist.
- Es scheint nicht nur so, es ist so, dass Frauen und Männer hinsichtlich ihrer sexuellen Bedürfnisse unterschiedlich sind – von der Anfangsphase einer Beziehung abgesehen. Für die meisten Männer bleibt „oft Sex haben wollen", für die meisten Frauen „einfach nur zärtlich sein wollen" der stabile Wunsch. Das Auseinanderdriften der zärtlichen vs. der sexuellen Wünsche ist ein typischer Paarkonflikt. Ob er sich jedoch zu einem Dauerproblem entwickelt, hängt entscheidend davon ab, wie klug ein Paar damit umgeht.
- Es gibt generelle Einflussfaktoren auf die Sexualität eines Paares wie Beziehungsdauer und geschlechtsspezifische Bedürfnisse, die bei allen Paaren wirken und alle Paare zu Lösungen herausfordern.
- Die Veränderung der gesellschaftlichen Verhältnisse hin zu mehr Demokratie und Gleichberechtigung hat auch die Paarbeziehungen umgestaltet. Die sexuellen Probleme wurden jedoch dadurch nicht beseitigt, sondern Paare werden vor neue Herausforderungen gestellt.

1.5 Fragen zur Selbstreflexion

- Schreiben Sie spontan auftauchende Einstellungen zu Sexualität und sexueller Lust auf, auch wenn Ihnen diese noch so nichtig oder absurd vorkommen sollten. Überlegen Sie weiterhin, welche begründete Einstellungen, welche Mythen sind.
- Leiden Sie unter sexueller Unlust? Handelt es sich um eine Klage oder um ein Problem? Schätzen Sie auf einer Skala zwischen null bis zehn ein, wie stark Sie darunter leiden. Gibt es Schwankungen? Von welchen Bedingungen hängen diese Schwankungen ab?
- Worauf haben Sie, worauf hat Ihr Partner Lust? Wie gehen Sie mit den Unterschieden um?
- Wenn Sie eine Lebenslinie Ihrer sexuellen Lust zeichnen würden – oder es tatsächlich auch tun –, in welchen Phasen war die Lust einmal mehr, einmal weniger? Worin sehen Sie die Gründe?
- Welche der fünf Thesen nach Schmidt treffen bei Ihnen zu?

Literaturverweise:

(1) Schmidt 1998.
(2) nach Sigusch 2001, S. 190ff.
(3) Moynihan 2003, S. 17.
(4) Schmidt, 1998, S. 349.
(5) Matthiesen, Hauch 2004, S. 145.
(6) Matthiesen, Hauch, 2004 S. 143ff.
(7) Clement, Eck 2014, S. 366f.
(8) Schmidt 1998, S. 353ff.
(9) Schmidt, Matthiesen, Meyerhof 2004, S. 130.
(10) Schmidt, Matthiesen, Meyerhof 2004, S. 131.
(11) TSA 2003, S. 8f.; Schmidt, Matthiesen, Meyerhof 2004, S. 131.
(12) Nachfolgend Schmidt, Matthiesen, Meyerhof 2004, S. 124–129.
(13) Schmidt, Matthiesen, Meyerhof 2004, S. 127.
(14) Matthiesen, Hauch 2004, S. 145ff.
(15) z. B. Bucher, Hornung, Buddeberg 2003.
(16) Sydow, v. 2001, S. 29ff.
(17) Sydow, v. 1994, S. 92.
(18) Sydow, v. 1994, S. 79.
(19) Sydow, v. 1994, S. 93.
(20) Schmidt 1998, S. 358ff.
(21) Schmidt 1988, 2005.
(22) Schmidt 1995, S. 364.
(23) James 2012.

2. Das versteckte Programm weiblicher Lust – evolutionspsychologische Erkenntnisse

Die Natur hält für uns Frauen eine Art Programm zur Erkennung von Lustreizen bereit. Ganz von selbst und ohne Bemühungen entfaltet es jeden Monat zum Eisprung seine Wirkung von Neuem – vorausgesetzt, der natürliche Zyklus nimmt bei fruchtbaren Frauen seinen Lauf. Evolutionspsychologische Studien konnten subtile, teils unbewusste Veränderungen im Verlauf des Monatszyklus nachweisen. Diese Ergebnisse können für die Behandlung sexueller Lustlosigkeit fruchtbar gemacht werden. Was geschieht aber, wenn der Monatszyklus verändert und der Eisprung verhindert wird, z. B. durch hormonelle Verhütungsmittel? Leider gibt es noch immer keine eindeutige Befundlage.

Allgemein beschäftigt sich die Evolutionspsychologie mit der stammesgeschichtlichen Entwicklung und der genetischen Manifestation menschlicher Bedürfnisse, Vorlieben und Abneigungen als Anpassung an frühere Lebensbedingungen. Sie geht von der Annahme aus, dass sich die Anpassungsleistungen in Interaktion mit der Umwelt herausgebildet haben und die evolutionären Ergebnisse auch weiterhin Veränderungen unterliegen. Auch die menschliche Sexualität unterliegt einer Vielzahl vererbter Anpassungsmechanismen, die die sexuellen Bedürfnisse und das sexuelle Verhalten prägen (1). Die Wirkmechanismen des Monatszyklus spielen dabei auf weiblicher Seite eine zentrale Rolle. In den letzten Jahren führten Befunde, die insbesondere anhand von Laboruntersuchungen gewonnen wurden, zu zum Teil verblüffenden Erkenntnissen.

2.1 Die Bedeutung des Monatszyklus für die weibliche Lust

Der Monatszyklus unterteilt sich in zwei Phasen, in die ca. fünf Tage dauernde fruchtbare Phase um den Eisprung und die ausgedehntere, nicht fruchtbare Phase während des Rests des Zyklus. Evolutionsforscher (2) vertreten den Standpunkt, dass Frauen aus evolutionären Gründen ihre „Hitze" (entsprechend der zeitbeschränkten Hitze nur dann befruchtungsfähiger weiblicher Tiere) nicht verloren, sondern sogar eine „duale Sexualität" entwickelt haben: Frauen reagieren um den Zeitpunkt des Eisprungs herum mit einer höheren Bereitschaft, auf sexuelle Reize zu reagieren, und ergreifen öfter die sexuelle Initiative; überdies haben sie für den Rest des Monatszyklus eine kontinuierliche Sexualität dazugewonnen. Diese Abhängigkeit des weiblichen sexuellen Verlangens vom Zyklus halten SexualforscherInnen für einen sog. adaptiven evolutionsbedingten psychologischen Mechanismus (3).

Obwohl Frauen also sexuell kontinuierlich empfänglich sind, ist die weibliche Sexualität dennoch nicht im engeren Sinne als kontinuierlich zu bezeichnen. Die zwei Phasen sind insofern klar voneinander trennbar, als die sexuellen Bevorzugungen hinsichtlich dessen, was Frauen an Männern attraktiv finden, während dieser Phasen wechseln (siehe unten).

Diese Prozesse um den Monatszyklus spielen sich nicht unbedingt bewusstseinsnah ab. Als Alltagswissen gilt, dass es durchaus eine nicht unbeträchtliche Zahl an Frauen gibt, die ihren Eisprung anhand bestimmter körperlicher und seelischer Veränderungen wahrnehmen können. Dem gegenüber gibt es aber auch Befunde (4), die aussagen, dass viele Frauen ihn nicht identifizieren können. Frauen unterscheiden sich also darin, wie prägnant wahrnehmbar ihr Eisprung ist. Dementsprechend variiert auch die Bewusstheit der Wahrnehmung, die eher als Spektrum von bewusst über mehr oder weniger bewusst bis nicht bewusst anzusehen ist. Biologische, psychologische und soziale Gründe dürften hierbei eine Rolle spielen; beispielsweise wie deutlich die körperlichen und/oder psychischen Anzeichen sind, ob es überhaupt subjektiv von Bedeutung ist, den Eisprung wahrzunehmen, ob entsprechendes Wissen vorhanden ist, das eine entsprechende Einordnung erlaubt, etc. Befragte Frauen gaben folgende Antworten:

Lisi: „Ich konnte schon immer meinen Eisprung wahrnehmen. Es ist ein bestimmtes Ziehen in meinem Unterleib, das mir signalisiert, dass es passiert ist.“

Clara: „Meine Brüste schwellen an, das finde ich bei meiner kleinen Brust toll. Aber ich habe dann auch ein Spannungsgefühl, und mein Bauch wird dicker. Irgendwie bin ich auch unter Strom, bin launiger, aber auch energetischer.“

Johanna: „Ich habe nie darauf geachtet, aber ich habe ja auch die längste Zeit die Pille genommen.“

Miriam: „Ich habe erst angefangen, mich mit meinem Eisprung zu beschäftigen, als ich die Pille abgesetzt hatte und schwanger werden wollte. Nach einigen Monaten, als die Menstruation wieder regelmäßig kam, habe ich bemerkt, dass ich tatsächlich mehr um die Zyklusmitte Lust hatte. Aber ich wollte auch schwanger werden. Von daher kann ich nicht unterscheiden, ob ich nun Lust auf Sex oder Lust auf ein Kind hatte.“

Interessanterweise können aber nicht nur die Frauen ihren Eisprung und damit verknüpfte Veränderungen mehr oder weniger realisieren; im Gegenzug haben die Männer evolutionäre, nicht notwendigerweise bewusste Anpassungsstrategien entwickelt, mit denen sie die sich in der Nähe des Eisprungs befindenden Frauen wahrnehmen können (siehe unten). Die Evolutionspsychologie erklärt diesen Befund damit, dass zur Sicherung der menschlichen Reproduktion ein unbewusstes Erkennen ausreicht. Sinn macht dieses erstaunliche Phänomen, wenn man bedenkt, dass die Bedingungen für eine Befruchtung in der Frühzeit der Menschheit nicht einfach waren (enges Befruchtungszeitfenster, körperliche Veränderungen für Frauen selbst uneindeutig, damit Signale der Empfängnisbereitschaft auch uneindeutig etc.). Auch das unbewusste Wahrnehmen des weiblichen Eisprungs durch Männer ist als ein adaptiver, evolutionsbedingter psychologischer Mechanismus zu verstehen, der die Wahrscheinlichkeit einer erfolgreichen Befruchtung erhöht.

Welche hormonellen Abläufe spielen sich nun im Monatszyklus ab?

Deren Verständnis erleichtert es uns, bestimmte Phänomene körperlicher und emotionaler Veränderung, ja sogar der Traumtätigkeit, besser einzuordnen. Sexualtherapeutisch sind diese Informationen deshalb relevant, weil sie die Grundlage des Zyklusprotokolls begründen, das ich Ihnen anschließend vorstellen werde (5):

Hormone sind Substanzen, die, ständig im Blut kreisend, verschiedene Reaktionen in Gang setzen. Die so genannten Geschlechtshormone werden in den Keimdrüsen (Eierstöcke bzw. Hoden) produziert. Die Eierstöcke schütten Östrogene, Progesteron und Androgene (u. a. das Testosteron) aus. Sie veranlassen wiederum bestimmte Zellen des Gehirns und der Anhangdrüse, Hormone und hormonähnliche Substanzen auszuschütten (LHRH, LH, FSH und Beta-Endorphine). Für jede Phase im Leben einer Frau (heranwachsendes Mädchen; erwachsene, fruchtbare Frau; Frau in den Wechseljahren; Frau nach der Menopause) ist ein bestimmtes Grundmuster hormoneller Ausschüttungen charakteristisch. Das Ausssehen einer Frau, ihre Kraft und Energie, die Gemütsverfassung und ihre Gesundheits- bzw. Krankheitsanfälligkeit stehen unter dem Stern dieser hormonellen Rhythmen, einer Art von biologischem Programm.

Betrachten wir uns kurz die hormonellen Veränderungen und ihre Auswirkungen auf Körper, Psyche und Sexualität:

Der 28-Tage-Zyklus ist zwar weit verbreitet, jedoch keine Norm, viele Frauen haben kürzere oder längere Zyklen. Auch die Dauer der Menstruation variiert zwischen drei und sieben Tagen. Unabhängig von der Zyklusdauer jedoch geschieht der Eisprung 14 Tage vor Menstruationsbeginn. Nach Ende der Monatsblutung bis zum Eisprung wird keine oder nur eine geringfügige Menge an Vaginalschleim produziert, sodass eine Frau ein längeres Vorspiel bis zum Feuchtwerden braucht. In der zweiten Zyklushälfte dagegen wird reichlich Vaginalsekret (auch ohne sexuelle Erregung) abgesondert, während sich bis zur Menstruation hin wieder eher „trockene" Tage einstellen (Abbildung 1: Der Menstruationszyklus). Zur Zyklusmitte hin vergrößern sich die Brüste und werden empfindlicher, überdies kommt es zu einer Gewichtszunahme durch vermehrte Wassereinlagerungen. Manche Frauen berichten von Heißhungeranfällen oder von der Gier nach Süßigkeiten. Wenn der Östrogenspiegel sinkt, verschwinden diese Effekte wieder. Da es in der zweiten Hälfte zu einem erneuten, wenn auch geringeren Östrogenanstieg, unterstützt durch einen Progesteronanstieg, kommt, kann sich die Brust nochmals vergrößern bzw. das Gewicht erneut ansteigen. Der zweite Progesterongipfel kann auch zur Erhöhung der Körpertemperatur führen, wobei der Abfall vor Eintritt der Menstruation die kalten Hände und Füße, über die viele Frauen klagen, erklärt. Prämenstruell, also kurz vor der Menstruation, können die hormonellen Schwankungen bei einigen Frauen Durchfall und Unterleibskrämpfe, bei anderen Verstopfung bewirken. Die hormongesteuerte Verengung bzw. Erweiterung von Blutgefäßen kann auch Kopfschmerzen oder Herzjagen erzeugen.

Die körperlichen Veränderungen stehen in Wechselwirkung mit den emotionalen und sexuellen Reaktionen. Während der „trockenen" Tage nach der Menstruation, der Zeit, in der das Ei heranzureifen beginnt und nur geringfügig Vaginalschleim produziert wird, haben Frauen keine Lust auf Sex. Dies scheint ein Zeitraum zu sein, wo Altes abgeschlossen und Neues auf den Weg gebracht werden kann. Dies wird begreiflich, wenn man sich vor Augen hält, dass die fruchtbaren Tage um den Eisprung herum, jene Zeit also, auf die der Zyklus zustrebt und in der der Östrogenspiegel am höchsten ist, die Zeit der höchsten Leistungsfähigkeit darstellen. Untersuchungen haben gezeigt, dass Frauen in den fruchtbaren Tagen bei Intelligenz- und Leistungstests besser abschneiden sowie sportliche Höchstleistungen vollbringen. Außerdem ist nicht nur der Körper zur Empfängnis bereit, indem die Brüste voll und empfindsam sind, die Scheide feucht und die Körpertemperatur angestiegen ist, sondern die sexuelle Bereitschaft ist am höchsten. Hierbei kommen auch die Wirkungen der Androgene, der männlichen Geschlechtshormone, zum Ausdruck, die im Zyklus außer zur Zeit des Eisprungs eine relativ unbedeutende Rolle spielen. Wahrscheinlich stehen sie mit dem gesteigerten sexuellen Verlangen in Beziehung. Das Progesteron, das in der zweiten Zyklushälfte seinen Höhepunkt erreicht, scheint ebenso die psychische Befindlichkeit zu beeinflussen: Offensichtlich wirkt es auf Frauen narkotisierend und angenehm ermüdend. Einige Tage vor der Menstruation, wenn der Progesteronspiegel am höchsten und der Östrogenspiegel wieder angestiegen ist, erleben viele Frauen

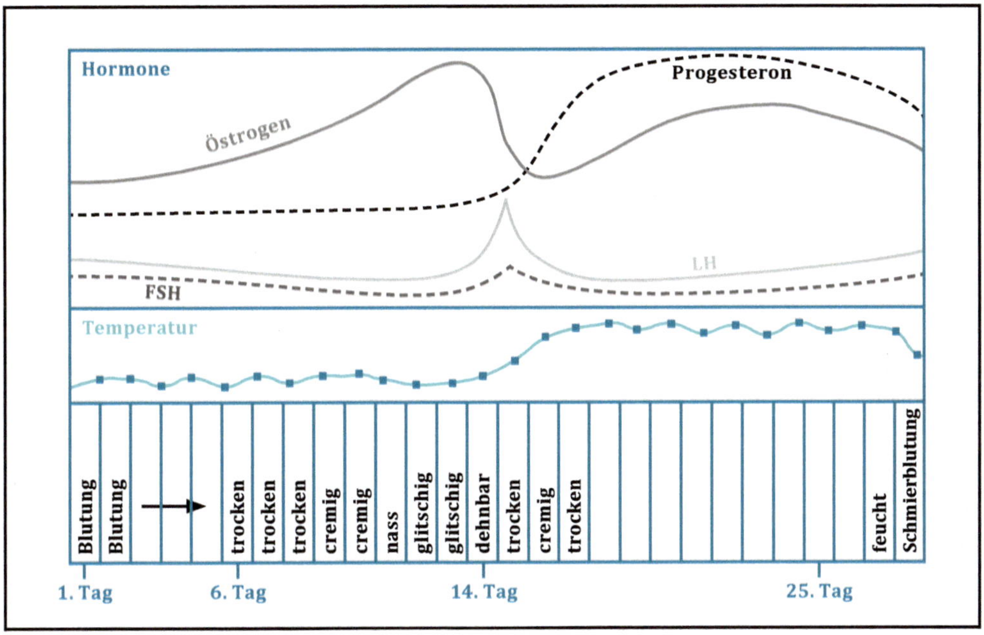

Abbildung 1: *Der Menstruationszyklus*

einen zweiten sexuellen Gipfel, der sich jedoch qualitativ von dem ersten zu unterscheiden scheint: Während beim ersten Gipfel um den Eisprung herum Frauen von einer weichen Grundgestimmtheit berichten, erleben sich Frauen beim zweiten sexuellen Gipfel als eher wild, drängend bis grob (6).

Wenn schließlich prämenstruell Östrogene, Progesteron und Beta-Endorphine (bei Letzteren handelt es sich um eine hormonähnliche Substanz, die das Wohlbefinden steigert) absinken, treten auch öfters Gereiztheit und depressive Verstimmungen auf.

Der hormonelle Monatszyklus, insbesondere die Schwankungen des Progesteronspiegels, scheint ebenso in Zusammenhang mit der Veränderung der Trauminhalte zu stehen: In der Phase von der Menstruation bis zum Eisprung, in der der Progesteronspiegel niedrig ist, träumen befragte Frauen vermehrt von außerhäuslichen Aktivitäten, während derer sie initiativ sind, die Führung übernehmen und eher zielgerichtet handeln. In der Phase vom Eisprung bis zur Menstruation, in der Progesteron ausgeschüttet wird und den Gipfel erreicht, sind die nächtlichen Träume von einer eher friedfertigen, geruhsamen Stimmung geprägt. Bezeichnenderweise spielt sich das Geschehen in Räumen ab. Während der Menstruation wiederum, die in die Follikelphase mit einem niedrigen Progesteronspiegel übergeht, berichten Frauen häufiger von blutigen gewaltsamen Träumen (6). Schattenseiten des Lebens scheinen aktiviert zu werden, die inhaltlich, wenn auch nicht spiegelbildlich wie in den Nachrichten, Realität abbilden. Atmosphäre und Stimmung eines Traumes geben wichtige Anhaltspunkte darüber, welche Themen uns unbewusst beschäftigen. Man muss jedoch schon genau hinschauen, um diese Botschaften wahrzunehmen, die wie nebenher mitschwingen, sie gehen sonst im Alltagstrubel leicht verloren. Ein Grund hierfür ist sicherlich der, dass das heutige Denken von Vernunft, Rationalität und Logik gesteuert wird, Fähigkeiten, die eher linkshemisphärisch lokalisiert sind. Dies hat dazu geführt, dass wir das rechtshemisphärische Denken, wozu auch das intuitive, bildhafte Wissen unserer Träume gehört, geringschätzen. So genannte alte oder eingeborene Kulturen haben Traumbotschaften als Wegweiser benutzt. Ebenso versucht die freudsche und jungsche Psychoanalyse das Unbewusste als eine Facette des Bewusstseinsspektrums in die Persönlichkeit zu integrieren. Träume werden dabei als Ausdruck des Unbewussten verstanden und zu entschlüsseln versucht.

Das eben Beschriebene soll Sie, liebe Leserin, dazu anregen, sich zu fragen, wie Ihre individuellen Monatszyklen beschaffen sind, also

- welche Eigenheiten (körperliche Veränderungen, Energie und Leistungsfähigkeit) sie aufweisen,
- welche Eigenheiten variieren,
- welche sich wiederholen und
- wie Sie Ihr Leben einrichten können, um besser mit diesen Eigenheiten als gegen sie zu leben.

Insbesondere möchte ich Sie zur Selbstwahrnehmung der Rolle der Erotik (im weiteren Sinne) anregen, wie diese Ihren Alltag durchzieht: etwa in Gestalt von sexuellen Phantasien, Träumen, sexuellen Empfindungen, Körperwahrnehmungen oder stimulierenden Gerüchen, Stimmen, Geschmackswahrnehmungen oder Bildern. Stellen Sie weiterhin Überlegungen an, ob und wie diese Reize Ihre sexuelle Stimmung und Ansprechbarkeit beeinflussen. Sie werden möglicherweise entdecken, dass eine höhere Aufmerksamkeit bezüglich angenehmer sexueller Stimuli Ihre Hintergrundstimmung positiver, anregender und bunter einfärben kann.

Um tatsächliche sexuelle Rhythmen herauszufinden, ist es sinnvoll, ein Zyklusprotokoll über mehrere Wochen, besser noch über einige Monate hinweg

Monatszyklus	Körperliche Ver-änderungen	Verände-rungen der Energie und Leistungs-fähigkeit	Erotische Gedanken, Phantasien, Empfindungen und Gefühle	Erotische Träume	Sexuelle Ansprech-barkeit
1. Tag					
2. Tag					
3. Tag					
4. Tag					
5. Tag					
6. Tag					
7. Tag					
8. Tag					
9. Tag					
10. Tag					
11. Tag					
12. Tag					
13. Tag					
14. Tag					
15. Tag					
16. Tag					
17. Tag					
18. Tag					
19. Tag					
20. Tag					
21. Tag					
22. Tag					
23. Tag					
24. Tag					
25. Tag					
26. Tag					
27. Tag					
28. Tag					
29. Tag					
30. Tag					

Abbildung 2: *Zyklusprotokoll*

auszufüllen. Beginnen Sie am besten mit dem ersten Tag der Monatsblutung. Nehmen Sie sich hierfür, am besten abends, ca. fünf bis zehn Minuten Zeit:

Entscheiden Sie jeweils mit Ja oder Nein:

- Gab es körperliche Veränderungen?
- Gab es Veränderungen der Energie und Leistungsfähigkeit?
- Gab es erotische Gedanken, Phantasien, Empfindungen und Gefühle?
- Gab es erotische Träume?
- Waren Sie sexuell ansprechbar?

Schließlich ist es sinnvoll, sich einmal monatlich zusätzlich ca. fünfzehn Minuten Zeit zu nehmen, um sich mit folgenden Fragen zu beschäftigen:

- Konnten Sie Ihren Eisprung identifizieren? Wenn ja, anhand welcher Kriterien?
- Konnten Sie die fruchtbare und die unfruchtbare Phase voneinander unterscheiden? Wenn ja, anhand welcher Kriterien?
- Gibt es wiederkehrende Muster im Monatszyklus? Wenn ja, was können Sie daraus lernen?

2.2 Partnerwahl, Partnerschaft und sexuelle Bedürfnisse

Ein zentrales Forschungsthema der Evolutionspsychologie sind die Partnerwahl und entsprechende weibliche (und männliche) sexuelle Strategien, um in der Werbung erfolgreich zu sein. Aus evolutionärer Sicht stehen beide Geschlechter vor der Herausforderung, sich einen Partner mit „guten Genen" suchen zu müssen, der die Vererbung eigener, schlecht angepasster Gene minimieren könnte. Da die Partnerwahl ein subtiler und komplexer Prozess ist und der oder die Auserwählte nicht auf potenzielle Kopierfehler der DNA, also Erbfehler oder Mutationen, überprüft werden kann, gibt es anscheinend andere, durch die Selektion herausgebildete Merkmale, die den Geschlechtern Hinweise liefern. Um diese Hinweise zu erkennen, spielt nach Erkenntnissen der Evolutionspsychologie auch hier der weibliche Monatszyklus eine zentrale und koordinierende Rolle (7). So bevorzugen Frauen, wie erwähnt, kurz vor dem Eisprung, der fruchtbaren Phase, andere männliche Merkmale als während der restlichen Zeit, der unfruchtbaren Phase. Die sexuellen Bevorzugungen, was Frauen an Männern attraktiv finden, wechseln also von einer Phase zur nächsten. In über einem Dutzend Studien (8) konnte dieses Phänomen der sog. Präferenzverlagerung bei männlichen Merkmalen belegt werden. Allerdings gelten wichtige Einschränkungen bzw. Relativierungen insofern, als diese Ergebnisse nur Frauen betreffen, die einen Eisprung haben und nicht hormonell verhüten. Außerdem hat man herausgefunden, dass die zyklusabhängigen Veränderungen weiblicher Bevorzugungen bei Single-Frauen nur schwach ausgeprägt sind, bei Frauen in festen Partnerschaften deutlich und bei Frauen mit festen, als wenig attraktiv empfundenen Partnern besonders stark (9). Im Folgenden (10):

- Körpersymmetrie: Frauen bevorzugen zum Zeitpunkt des Eisprungs symmetrische Männer, die sie über deren Körpergeruch anhand getragener T-Shirts identifizieren können. Der Körpergeruch enthält ein bestimmtes Pheromon, einen Duftstoff, der während der fruchtbaren Tage bevorzugt wird, aber nicht bewusst wahrgenommen werden kann. Zu anderen Zeitpunkten des Zyklus haben Frauen keine Geruchsvorlieben. Die evolutionspsychologische Erklärung nimmt eine entwicklungsbedingte Instabilität asymmetrischer Männer an, die sich auch auf den Körpergeruch auswirkt.
- Maskuline Gesichter: Männergesichter wirken durch eine ausgeprägte Kinnpartie und ausgeprägte Augenbrauenwülste besonders maskulin. Während der fruchtbaren Tage finden Frauen solche Männer besonders sexy und für eine Affäre geeignet, nicht aber als Langzeitpartner. Als maskulin gelten weiterhin eine ausgeprägte Muskulatur und eine hochgewachsene Körperstatur; ebenso finden Frauen tiefe männliche Stimmen um den Eisprung herum attraktiver als zu anderen Zeitpunkten. Die wissenschaftliche Erklärung lautet, dass maskuline Züge auf einen hohen Testosteronspiegel hinweisen, gepaart mit den Merkmalen Dominanz, Neigung zum Wetteifern und gute Gesundheit. Allerdings signalisieren sie auch eine geringe Bereitschaft, in Partnerschaft und Elternschaft zu investieren.
- Männliche Dominanz: Sie kann ebenso von fruchtbaren Frauen über den männlichen Körpergeruch anhand getragener T-Shirts eingeschätzt werden. Empfängnisbereite Frauen schätzen selbstbewusstes, selbst arrogantes und gegen männliche Konkurrenten gerichtetes Verhalten während dieser Tage mehr als während der unfruchtbaren Tage.

Während diese Befunde die Bevorzugung von maskulinen Kennzeichen bei körperlich empfängnisbereiten Frauen beschreiben, auch wenn diese Bevorzugung häufig unter der Wahrnehmungsschwelle liegt, gibt es auch männliche Merkmale, die über den gesamten Zyklus hinweg als gleichbleibend attraktiv eingeschätzt werden. Hierzu gehören Freundlichkeit, Intelligenz, gute väterliche Eigenschaften und potenzieller finanzieller Erfolg.

Evolutionspsychologische Forschungen haben sich weiterhin mit der Frage beschäftigt, wie sich Frauen in festen Partnerschaften in Abhängigkeit vom Monatszyklus verhalten. Daraufhin konnten sie noch spezifischere Aussagen über die Partnerwahl in Zusammenhang mit dem Monatszyklus machen. Generell gilt, dass das sexuelle Interesse von gebundenen Frauen an anderen Männern nicht gleichmäßig über den Monatszyklus verteilt ist, sondern besonders intensiv um die Zeit des Eisprungs:

- Frauen in ihren fruchtbaren Tagen mit festem Partner berichten, dass sie sich von fremden Männern mehr als durch ihre eigenen Partner angezogen und sich weniger fest gebunden fühlen. Die Anziehungskraft der eigenen Partner erhöht sich also nicht um den Eisprung, allerdings gehen die Frauen auch nicht öfter fremd. Interessanterweise initiieren sie mit den eigenen Partnern im Vergleich zu den unfruchtbaren Tagen dennoch öfter Sex (11).
- Fruchtbare Frauen definieren Beziehungszufriedenheit anhand anderer Kriterien als Frauen in der nicht fruchtbaren Phase. Für erstere sind Zärtlichkeit, sexuelle Zufriedenheit, Körperkontakt, den Partner kennen etc. wichtig, während für Frauen in der nicht fruchtbaren Phase Merkmale von Ähnlichkeit wie gemeinsam den Haushalt machen, gemeinsame Ziele, ähnliche Interessen etc. vorrangig sind (12).
- Frauen, die ihren Partner als unattraktiv empfinden, fühlen sich vor dem Eisprung mehr als Frauen mit einem als attraktiv empfundenen Partner zu anderen Männern hingezogen und besonders wenig vom eigenen angezogen (13).
- Weiterhin untersuchte man verliebte Paare (14): Verliebte fruchtbare Frauen fühlen sich verblüffenderweise ebenso mehr von fremden Männern angezogen als vom eigenen Partner! Jedoch wird dieser Effekt von der Symmetrie des männlichen Partners relativiert, d. h., Frauen mit relativ unsymmetrischen Partnern fühlen sich mehr zu anderen Männern hingezogen als Frauen mit symmetrischen Partnern. Erstaunlicherweise spielt die Beziehungszufriedenheit der verliebten Frauen keine Rolle, d. h., selbst wenn verliebte Frauen sehr zufrieden mit dem eigenen Partner sind, bleibt die Anziehung durch fremde Männer davon unberührt (15).

Dieses „freibeuterische" Beziehungsverhalten fruchtbarer Frauen forderte die Evolutionspsychologen geradezu heraus zu überprüfen, ob sich im Gegenzug evolutionäre männliche Anpassungsstrategien entwickelt haben. Tatsächlich konnten sie solche nachweisen. Diese Strategien sind abhängig davon, in welchem Beziehungsmodus sich ein Mann befindet: So sind gebundene Männer um die Zeit des Eisprungs ihrer Partnerin wachsamer und besitzergreifender (16). Denn der Partner – wie auch seine Konkurrenten – finden den Körperduft von Frauen um den Eisprung herum anziehender als den Körperduft von Frauen während der unfruchtbaren Tage (17).

Schließlich fanden die Evolutionspsychologen heraus, dass die weibliche Sexualität nicht nur in zwei Phasen unterscheidbar ist, sondern – je nach Phase – von unterschiedlichen sexuellen Bedürfnissen geprägt wird (im Folgenden auch 18):

- Untersuchungen zum weiblichen Kleidungs- und Schminkverhalten belegen, dass fruchtbare Frauen einer „sexy" Aufmachung einen signifikant höheren Wert beimessen (19). Dies macht durchaus Sinn, wenn Frauen, von der Hitze des „Jagdfiebers" gepackt, entsprechende Vorbereitungen treffen, um ihren „Jagderfolg" zu maximieren. Aber sie kleiden sich nicht nur attraktiver, sie werden auch als attraktiver wahrgenommen (20).
- Weiterhin reagieren fruchtbare Frauen auch erfreuter auf erotische Stimuli: Eine Untersuchung (21) belegt, dass sie beim Anblick von männlichen Nacktbildern signifikant mehr lächeln. Die evolutionspsychologische Erklärung lautet, dass fruchtbare Frauen mit ihrem Lächeln die Kontaktaufnahme zu Männern, potenziellen Reproduktionspartnern, unterstützen und durch die Neigung, sich über erotische Stimuli erfreut zu zeigen, interessierte Männer anlocken.
- Riechen Frauen während ihrer fruchtbaren Tage männliche Gerüche, was durchaus auch unbewusst geschehen kann, beeinflussen diese offensichtlich die sexuelle Erregung positiver und produzieren leichter sexuelle Phantasien. Allerdings wurde eine Signifikanz nur für die Messung der genitalen Erregung nachgewiesen und nicht für die subjektiv berichtete (22). (Dieses Ergebnis macht auf ein interessantes Phänomen aufmerksam, über das auch andere ForscherInnen berichten [siehe Kap. 3.1.2], dass Frauen zwar körperlich erregt sind, diese Erregung aber entweder nicht wahrnehmen oder erkennen oder sie anders bewerten.)

2.3 Sexuelle Lust und die Pille

Nicht nur die Pille, auch andere hormonelle Verhütungsmittel verändern den Monatszyklus. Studien über die Auswirkungen auf die sexuelle Lust habe ich aber nur in Bezug auf die Pille gefunden. Trotz einiger neuer Optionen ist sie noch immer „das" Verhütungsmittel, das nach wie vor von einer überwältigenden Zahl von Frauen über viele Jahre eingenommen wird.

Die Befunde über die Auswirkungen auf die sexuelle Lust sind auch heute noch inkonsistent und uneindeutig, wie ich Ihnen noch darlegen werde. Dennoch sind sie und ihr Verhältnis zu den evolutionspsychologischen Befunden – damit sich jede Frau ihr eigenes Urteil bilden kann – Bestandteil unserer sexualtherapeutischen Gespräche. Hier aber zunächst einige Zahlen zum Verhütungsverhalten allgemein und zur Pille im Besonderen (23):

- In der Altergruppe der 18- bis 24-Jährigen ist der Einsatz von Kontrazeptiva am häufigsten.
- Die Pille ist mit 53 % das Verhütungsmittel der ersten Wahl, gefolgt vom Kondom (37 %), der Spirale (10 %) und der Sterilisation (10 %) (Sterilisation des Mannes/der Frau zusammen).
- Andere Verhütungsmittel werden nur von einer Minderheit bevorzugt: Vaginalring (2 %), Temperaturmethode (1 %), Dreimonatsspritze (1 %), Kalendermethode (1 %). Von den 750 Befragten nennt keiner chemische Verhütungsmittel, Schleimbeobachtung oder Koitus interruptus.
- Je nach Lebensalter gibt es große Unterschiede in den angewandten Verhütungsmitteln: Der höchste Anteil von Pillennutzerinnen macht die Gruppe der 18- bis 29-Jährigen (72 %) aus, ebenso bildet diese Gruppe den höchsten Anteil an Kondomverwendern (51 %). In der Gruppe der 30- bis 39-Jährigen sinken sowohl die Pilleneinnahme (51 %) als auch der Kondomgebrauch (33 %). Stattdessen lassen sich 14 % der Frauen eine Spirale einsetzen, und die Zahl der Sterilisierten (einer der beiden Partner) wächst auf 6 % an. Erneut sinkt die Pilleneinnahme in der Altersdekade der 40- bis 49-Jährigen auf 34 %, der Kondomgebrauch auf 26 %, während die Spirale ihre Bedeutung behält (14 %) und der Anteil der Sterilisierten weiterhin auf 23 % zunimmt.
- Insgesamt kann man feststellen: Eine typische fruchtbare und sexuell aktive Frau (laut US-Durchschnitt) erlebt mit 12,6 Jahren ihre Menarche, mit 17,6 Jahren den ersten Geschlechtsverkehr und tritt mit 51,4 Jahren in die Wechseljahre ein. Wenn sie zwei Kinder gebiert, ist sie etwa drei Jahre damit beschäftigt, schwanger zu werden und es zu sein. Dagegen nimmt sie durchschnittlich 29 Jahre lang Verhütungsmittel ein (24).

Von Anbeginn machten die Pharmaproduzenten keinen Hehl aus möglichen Nebenwirkungen, u. a. einer Verminderung des sexuellen Verlangens, und vermerkten diese auf dem Beipackzettel. Beispielsweise soll Aida, eine Kombinationspille mit zwei weiblichen Geschlechtshormonen, gelegentlich zu einer „Abnahme des Geschlechtstriebs (Libido)" führen, wobei die Definition von „gelegentlich" lautet, „mehr als 1 von 1000, aber weniger als 1 von 100 Frauen" (25). Doch wie sollen Laien eine solche Information werten?

Legt man neuere Veröffentlichungen seit 2000 zugrunde, so fällt auf, dass das Thema in diesem Zeitraum – gemessen an der Anzahl relevanter Publikationen – kein allzu großes Forschungsinteresse auf sich ziehen konnte. Dennoch gibt es einige Weiter- und Neuentwicklungen, die frühere methodische Schwächen subjektiver (z. B. Selbsteinschätzung) und objektiver Methoden (z. B. Messungen genitaler Veränderungen) zu vermeiden suchen: Etwa unterliegen Selbsteinschätzungen subjektiven Fehlertendenzen und Hemmungen (26) und früher übliche genitale Messungen werden durch die unterschiedliche Art der physikalischen Veränderungen der Vasokongestion (Blutanstauung) bei Frauen und Männern (Erektion) als nicht mehr vergleichbar betrachtet (27). Deshalb fanden Bemühungen statt, Fragestellungen weiter zu spezifizieren bzw. neue Untersuchungsmethoden zu entwickeln.

So wurden beispielsweise Fragen in Zusammenhang mit hormonellen Untersuchungen, insbesondere Testosteron, spezifiziert (28), man setzte Eye-tracking (29), die Registrierung von Augenbewegungen, ein, schließlich bildgebende Verfahren (30) und Online-Befragungen (31), die Zugang zu großen Stichproben ermöglichen.

Die Auseinandersetzung mit Studien zu den neuen Untersuchungsmethoden ist allerdings sehr komplex und eine ausführliche Darstellung der Ergebnisse würde den Rahmen sprengen. Hier möchte ich mich daher auf die meines Erachtens zwei wichtigsten Ergebnisse beschränken:

- In Jahrzehnten der Forschung darüber, wie sich die Pille auf die weibliche Sexualität und insbesondere die Lust auswirkt, ist es nicht gelungen, zu wiederspruchsfreien Ergebnissen zu gelangen. Dieses „Patt", die Pros und Kontras, spiegeln sich in der öffentlichen Meinung wider: Letztlich wissen Frauen nur, dass die Pille bzw. die hormonellen Verhütungsmittel die sichersten sind, die es auf dem Markt gibt. Die Ergebnisse verhelfen jedoch Frauen zu keiner klaren Einschätzung, ob und wie diese ihre Sexualiät beeinflussen. Letztlich bleibt nur die eigene subjektive Befindlichkeit als schwacher, unzureichender Maßstab.
- Einige Forschergruppen bemühten sich um eine weitere Klärung der widersprüchlichen Befundlage. Über spezifischere Fragestellungen, gestützt auf

neuartige Messinstrumente, gelangten sie zu differenzierteren Ergebnissen: Erstens gibt es deutliche Hinweise, dass das (durch hormonelle Kontrazeption hervorgerufene) Testosterondefizit primär die sexuelle Lust (nicht aber Erregung und Befriedigung) beeinflusst. Der Grad der Empfindlichkeit einer Frau (bzw. die Toleranz) in ihrer Reaktion auf Testosteronveränderungen ist individuell verschieden. Zweitens scheinen Testosteronveränderungen die Empfindlichkeit für sexuelle Stimuli negativ zu beeinflussen, d. h., diese wirken schlechter bzw. werden als solche schlechter wahrgenommen. Interessanterweise sind solche Effekte so subtil, dass sie der Wahrnehmung nicht zugänglich sind und von daher unbewusst bleiben.

Welche Schlussfolgerungen kann man daraus ziehen?

Diese Befunde lassen sich meines Erachtens so interpretieren, dass Frauen, die hormonelle Kontrazeptiva einnehmen, ein Teil ihrer Sexualität vor sich selbst verborgen bleibt: Offensichtlich führen sie zu einer Unempfindlichkeit für etwas, was unterhalb der Wahrnehmungsschwelle bleibt und dementsprechend wissenschaftlichen Untersuchungen schwer zugänglich ist. Sie geben also vermehrt Hinweise auf eine Beeinträchtigung der sexuellen Lust durch hormonelle Veränderungen, ohne dass diese Befunde jedoch gegenwärtig abschließend beurteilt werden könnten.

Abschließend bleibt noch auf die wirtschaftspolitische Dimension der Pille als einem weltweiten Verkaufserfolg aufmerksam zu machen:

Hormonelle Verhütungsmittel und insbesondere die Pille scheinen kaum mehr wegzudenken aus einer modernen Gesellschaft, und die Vorteile der außerordentlichen Zuverlässigkeit und der relativ nebenwirkungsarmen Verträglichkeit sind ja auch bestechend. Durch die feste Etablierung wurde allerdings auch eine kritische Distanz aufgehoben, die Nachteile sind in Vergessenheit geraten. Kaum jemand wirft noch provokative Fragen danach auf, warum die Frauen diejenigen sind, deren Körper Manipulationen unterworfen werden. Ebenso wird nicht mehr infrage gestellt, dass der relativ leicht zu manipulierende weibliche Zyklus der Wirkmechanismus ist, auf den zugegriffen wird – alternative Forschungsansätze bleiben außen vor. Denn – und diese Tatsache darf nicht unerwähnt bleiben – das Medikament Pille hat mächtige „Freunde“, Pharmakonzerne, die den ungeheuren ökonomischen Gewinn von uns Frauen abschöpfen, einer Klientel, die für sie gut kalkulierbar ist, da sie sich über Jahrzehnte an ihr Produkt bindet.

Obwohl die Pilleneinnahme leicht gemacht und billig ist, liegt es jedoch an jeder einzelnen Frau, ob sie sich um eine Alternative bemüht.

2.4 Konsequenzen für die Sexualtherapie

2.4.1 Das Geschenk des Eisprungs

Den biologischen zweiphasigen Rhythmus zu kennen und sich darauf einzustellen, hilft Frauen, mit ihm, statt gegen ihn zu leben und die daraus erwachsenden Möglichkeiten zu erkennen und für sich zu nutzen. Meines Erachtens liefern diese Ergebnisse insbesondere für Frauen in dauerhaften Partnerschaften, in denen die Möglichkeiten des sexuellen Spielraums naturgemäß begrenzt sind, wichtige Anhaltspunkte, wie eine Frau (unter evolutionspsychologischer Perspektive) ihre sexuelle Lust wach und lebendig halten kann.

Hier zusammengefasst die wichtigsten, therapierelevanten Befunde, die Ihnen als Grundlage zur Selbstreflexion dienen können:

- Die weibliche Sexualität besteht aus zwei Phasen: der fruchtbaren Phase um den Eisprung und der nicht fruchtbaren Phase. Sie lassen sich insofern klar voneinander unterscheiden, als sich die Präferenzen für bestimmte männliche Merkmale ändern. Allerdings weist eine Untersuchung darauf hin, dass diese Veränderung nicht für alle Frauen in gleichem Maße gilt, sondern vom Beziehungsstatus (Single vs. gebunden) und der Attraktivität des Partners mit beeinflusst wird.
- Die Zeit um den Eisprung geht sowohl mit einer höheren Bereitschaft einher, auf sexuelle Reize zu reagieren, als auch mit einer Neigung, stärker die sexuelle Initiative zu ergreifen. Selbst die sexuellen Bedürfnisse werden dementsprechend beeinflusst. Einschränkend gilt, dass es bei vielen Frauen eine Diskrepanz gibt zwischen der objektiv gemessenen Erregung und der subjektiv empfundenen.
- Die Wahrnehmung des Eisprungs und seiner Begleiterscheinungen ist mehr oder weniger bewusst. Manche Frauen nehmen diese Zeichen mehr wahr, andere weniger oder auch überhaupt nicht.
- Die wiederkehrende fruchtbare Phase bleibt ein verlässliches Zeitfenster und wiederholt sich ganz von selbst. Aufgrund dieser besonderen biologischen Vorbereitung sind Frauen sexuell ansprechbarer, verhalten sich (aus ihrem besonderen körperlichen Zustand heraus) eigenmotiviert sexuell aktiver. In der länger andauernden, nicht fruchtbaren Phase ergreifen Frauen seltener die sexuelle Initiative, sexuelle Reize sind weniger anziehend und externe sexuelle Motivierung wird wichtiger.
- Gebundene Frauen, die sich für andere Männer interessieren und darüber irritiert sind (besonders solche, die glücklich und zufrieden sind), sollten mitbedenken, in welcher Phase sie sich befinden – sie zieht vorüber.

- Dies gilt ebenso für Frauen auf Partnersuche, da die Partnerwahl vom Zeitpunkt des Zyklus mitgesteuert wird, sodass dies mitbedacht werden sollte.

Welche positiven Konsequenzen können Frauen daraus ziehen?

Steigerung der Selbstwahrnehmung: Eine Schulung zur bewussten Wahrnehmung des Eisprungs und seiner Begleitzeichen kann helfen, einen besseren Zugang zu der biologisch vorbereiteten höheren Ansprechbarkeit für sexuelle Reize zu erlangen und sie mit einer angemessenen Einschätzung zu verknüpfen. Hierzu habe ich das Zyklusprotokoll entwickelt, das Ihnen in der Therapie oder als Instrument bei der Selbsthilfe dienen kann. (Siehe als Fallbeispiel Tanja, Kap. 9.2.1, S. 231.)

Förderung des Selbstbewusstseins: Das Verständnis des Monatszyklus als eines rhythmischen Prozesses macht erstens selbstbewusst im Wortsinn (selbst-bewusst) und stärkt gegen von außen vermittelte Normen, Mythen und Erwartungen. Zweitens widerspricht das Konzept der dualen Sexualität der weitverbreiteten Norm einer regelmäßigen und gleich getakteten Sexualität („zwei Mal die Woche"): Es gibt eine zeitliche Ungleichverteilung (ca. 5 Tage vs. ca. 23 Tage), und auch die Bedürfnislage im Hinblick auf Männer ist verschieden (körperbezogen/sexuell vs. kommunikativ/zärtlich).

Umgang mit den zwei Phasen der Sexualität: Die zwei grundlegenden, einander abwechselnden Phasen (auch wenn oft nicht als deutlich trennscharf empfunden, sondern eher im Sinne eines Geneigtseins!) knüpfen an unterschiedliche Seiten der Persönlichkeit an: zum einen die unmittelbare, „spontane", aus den biologischen Veränderungen heraus motivierte Position, bei der eine erhöhte sexuelle Ansprechbarkeit vorliegt und die aktiv sexuelles Verhalten anstößt; zum anderen die von außen motivierte, mittelbare und eher reaktive Position. Zugespitzt ausgedrückt – eine tendenziell nehmende bzw. eine tendenziell empfangende Position. Beide Positionen sind mit unterschiedlichen Herausforderungen im Umgang mit Sexualität verknüpft. Während Erstere herausfordert, sich mit der Selbstwahrnehmung des Körpers und daraus erwachsenden sexuellen Impulsen (z. B. nach Initiative, siehe auch Kap. 11.3.2, S. 300) auseinanderzusetzen, fordert die zweite Position eine Haltung im Umgang mit einer eher „neutralen" körperlichen Startposition, die sich mit von außen kommenden sexuellen Reizen auseinandersetzen muss (siehe Kap. 11.3.1, S. 296).

2.4.2 Schlussfolgerungen bei Pilleneinnahme

Mir sind nur Studien zur Pille als hormonellem Verhütungsmittel bekannt, nicht aber zu anderen, wie der Hormonspirale. Die Untersuchungsergebnisse lassen derzeit, wie erwähnt, keine eindeutige Schlussfolgerung zu, ob und wie stark die künstlichen Hormone die weibliche Lust beeinträchtigen. Über genau diese Informationen spreche ich mit Frauen, die die Pille einnehmen, denn letztendlich muss jede Frau ihre eigene Entscheidung treffen.

Themen zur Selbstreflexion:

- Die Entscheidung, welches Verhütungsmittel eine Frau anwendet, hängt von einer Reihe von Faktoren ab. Die Sicherheit der Verhütung und mögliche – wie wir gesehen haben –, zum Teil schwer zu fassende Nebenwirkungen für die sexuelle Lust können bei der Anwendung der Pille konfligieren. Informationen, die den uneindeutigen Forschungsstand widerspiegeln, sollten in einer Sexualtherapie zur Verfügung gestellt und die Implikationen diskutiert werden. Auf dieser Grundlage kann eine Frau erneut abwägen, ob ihr der mögliche Gewinn, („ein, zwei, drei Tick" mehr in Richtung einer höheren Durchlässigkeit für sexuelle Signale und eine erhöhte Bereitschaft für Sex zur Zeit des Eisprungs, mehr Lust an sexuellen Reizen) die Unsicherheit bei der Verhütung bzw. die Unannehmlichkeit eines Wechsels zu einer nicht hormonellen Methode wert ist.
- Zeit der Selbstwahrnehmung: Alternativ kann eine „Pillenpause" helfen herauszufinden, ob eine Frau die sensible Zeit um den Eisprung herum überhaupt wahrnehmen und für sich nutzen kann. Zur Selbstwahrnehmung kann das Zyklusprotokoll geführt werden.
- Ressourcenorientierung in langfristigen Partnerschaften: Der Einfluss der Pille bei Frauen, die auf ein Testosterondefizit empfindlich reagieren und deshalb weniger auf sexuelle Reize ansprechen, muss aber vor dem Hintergrund ihrer psychosozialen Situation mitbedacht werden: Verliebte und sich in neuen Partnerschaften befindliche Frauen befinden sich in der wunderbaren Situation, durch neue, aufregende sexuelle Reize des Partners, eine hohe emotionale Intensität und eine vorübergehende Phase seiner Idealisierung (die eine Selbstidealisierung erleichtert), „wie von selbst" in den häufigen Genuss von Sexualität zu gelangen (siehe Kap. 1.2, S. 20). Die Variable „neue Beziehung" „überwältigt" die biologische Beeinträchtigung. Dieses evolutionäre „Geschenk" verebbt, in langfristigen Partnerschaften können weder die Intensität der Reize noch die emotionale Dichte noch die Fremd- und Selbstidealisierung aufrechterhalten werden. Ein Umgang mit den vorhandenen und mehr oder weniger konstanten Ressourcen tritt auf den Plan. Eine der weiblichen Ressourcen kann in der Rekurrierung auf den Eisprung als verlässliche Quelle erhöhter Durchlässigkeit für sexuelle Reize liegen.

Literaturverweise:

(1) Maß 2011, S. 105f.
(2) Gangestad et al. 2005, S. 312ff.
(3) Maß, Bauer, Wolf 2008, S. 84f.
(4) Klusmann, Berner 2011, S. 178.
(5) Ecker 2000, S. 93–99.
(6) Cutler, W. 1994, *Rhythmus der Liebe. Die Zyklen der weiblichen und männlichen Hormone und ihr Einfluß auf eine erfüllte Sexualität.* München: Heyne.
(7) Maß, Bauer, Wolf 2008, S. 76f.
(8) Gangestad, Thornhill 2008, S. 1ff.
(9) Klusmann, Berner 2011, S. 171.
(10) Gangestad, Thornhill 2008, S. 313ff. und Gangestad, Thornhill, Garver 2002.
(11) Gangestad, Thornhill, Garver 2002.
(12) Hassebrauck 2003.
(13) Haselton, Gangestad 2006.
(14) Gangestad, Thornhill, Garver-Apgar 2005.
(15) Haselton, Gangestad 2006; Gangestad, Thornhill 2008, S. 6.
(16) Gangestad et al. 2002; Haselton, Gangestad 2006.
(17) Thornhill et al. 2003.
(18) Klusmann, Berner 2011, S. 179.
(19) Denk 2004.
(20) Haselton et al. 2007.
(21) Maß, Bauer, Wolf 2008, S. 78f.
(22) Graham, Janssen, Sanders 2000, S. 82.
(23) Bundeszentrale für gesundheitliche Aufklärung 2011, S. 7ff. Repräsentationsbefragung zum Verhütungsverhalten Erwachsener in Deutschland.
(24) Davis, Castano 2004.
(25) Nach der Aida Gebrauchsinformation von 2007, Jenapharm GmbH & Co. KG.
(26) Alexander, Fisher 2003.
(27) Rupp, Wallen 2009.
(28) Rolle des Testosterons: Davis, Castano 2004; Graham et al. 2006, S. 2; Warnock et al. 2006; Heiman et al. 2011; Rupp, Wallen 2009; Rupp, Wallen 2007b.
(29) Eyetracking: Rupp, Wallen 2007a.
(30) Bildgebende Verfahren: Rupp, Wallen 2008; Hamann, Herman, Nolan & Wallen 2004; Rupp et al. 2009a, 2009b.
(31) Wallwieser et al. 2010.

3. Wie Frauen sexuell reagieren

Es ist hoch umstritten, was die sexuelle Lust wie und warum anstößt und wie Frauen dann weiterhin reagieren. SexualforscherInnen unterschiedlicher Ausrichtung gelangen diesbezüglich zu kontroversen Auffassungen. Zunächst stelle ich Ihnen grundlegendes Wissen vor, das Sie herausfordert, sich auch mit trockener Theorie zu beschäftigen. Dabei geht es darum, wie wir Sexualität lernen, wie sexuelle Lust und Erregung angestoßen werden und wie die anschließende Reiz-Reaktionsverarbeitung geschieht. Danach beschäftige ich mich mit den Überlegungen zweier SexualforscherInnen, Rosemary Basson und Marta Meana, die sich mit der speziellen Ausformung des weiblichen Erregungsablaufs auseinandersetzen.

Möglicherweise haben Sie sich schon einmal die Frage gestellt, was da eigentlich genau geschieht, wenn sich in Ihnen sexuelle Lust und Erregung aufbauen? Vielleicht haben Sie überlegt, was den Anstoß liefert, welche Rolle Ihre Lebensumstände spielen, welche Rolle Ihr Partner dabei spielt, und vielleicht haben Sie sogar wahrgenommen, ob und wie der Eisprung wirkt.

Die Antworten der Sexualforschung seit ihren Anfängen bis heute haben sich sehr verändert: Sigmund Freud sah die Sexualität noch als einen Trieb an, der aus dem eigenen Körper gespeist wird. Später, in den 1960er-Jahren, wurde sein Triebmodell abgelöst von psychophysiologischen Modellen. Die Amerikaner William H. und Virginia E. Johnson (1) propagierten die sogenannte sexuelle Reaktion als lineares und zielgerichtetes Vier-Phasen-Modell: die Phase des sexuellen Verlangens, der sexuellen Erregung, des Orgasmus und der sog. nachorgastischen Reaktion. Heutige SexualforscherInnen kritisieren dieses Modell. Sie argumentieren z. B., dass Lust und Erregung keine getrennten Phasen sind, weil Lust die psychische und Erregung die körperliche Seite ein und derselben Medaille darstellen. Oder auch, dass der gradlinige und zielgerichtete Ablauf das männliche sexuelle Begehren abbildet, dem weiblichen jedoch nicht gerecht wird (2).

3.1 Grundlegende Erkenntnisse aus der Sexualforschung

Erkenntnisse von SexualforscherInnen, die in der Regel in Gruppen arbeiten, werden in einer Vielzahl von Studien gewonnen, die sich dann wie Puzzlesteine im Laufe der Jahre zu einem Gesamtbild zusammensetzen. Die anschließenden Befunde, die ich Ihnen erläutern werde, stammen von ForscherInnen unterschiedlicher theoretischer Ausrichtungen:

- Lerntheoretiker beschäftigen sich schwerpunktmäßig mit den sich abspielenden Lernprozessen. Sie fragen sich etwa, wie in unserer Lebensgeschichte Reize zu sexuellen Reizen werden oder wie Reize und sexuelle Reaktionen zusammenhängen (Ansatz der Klassischen Konditionierung [3]).
- ForscherInnen, die das sog. Anreiz-Motivations-Modell zugrunde legen, setzen sich mit der Bedeutung der Anziehungskraft sexueller Reize auseinander: Sie betonen den Grundgedanken, dass sexuelle Lust und Erregung als Resultat eines Wechselspiels zwischen einem sexuellen Reaktionssystem und Stimuli (Anreizen) entstehen, die dieses System aktivieren. Demnach entsteht sexuelle Lust als Konsequenz wirksamer realer oder vorgestellter Reize, die für das Individuum eine sexuelle Bedeutung haben (4).
- Schließlich beschäftigt sich eine dritte Gruppe von SexualforscherInnen auf dem Hintergrund des sog. Informationsverarbeitungsansatzes mit den unterschiedlichen mentalen Prozessen, die in uns ablaufen, während sexuelle Lust und Erregung befördert oder gehemmt werden.

Wie wird nach heutigem Forschungsstand eine sexuelle Reaktion angestoßen?

Eine Antwort darauf, die eine dichte und komplexe Zusammenfassung beinhaltet, liefert uns der deutsche Sexualforscher Uwe Hartmann. Seine Überlegungen, angereichert mit Befunden aus den genannten Forschungsrichtungen, können Ihnen Schritt für Schritt verdeutlichen, wie komplex Sie eigentlich reagieren, ohne dass Ihnen das immer bewusst ist.

Seines Erachtens spielt sich in etwa folgender Prozess ab (5):

1. Wenn wir merken, dass eine Situation sexuell ist oder wir sexuell erregt werden, haben vorher schon komplexe Verarbeitungs- und Bewertungsprozesse stattgefunden. Denn ein bestimmter Reiz wurde in einem blitzschnell ablaufenden Prozess dahingehend überprüft, „ob dieser eher eine erotische oder nicht erotische Bedeutung hat, wofür ein Abgleich mit Gedächtnisinhalten notwendig ist".
2. „Ist dieser Abgleich positiv, werden die sexuellen Systeme angeworfen und die bewusste Verarbeitung setzt ein, die dann ihrerseits den ganzen Ablauf entweder blockieren oder befördern kann."
3. „Je stärker die Gedächtnisinhalte von negativen Erfahrungen, Versagensängsten, bedrohlichen Gefühlen etc. geprägt sind, umso weniger sexuelle Bedeutung wird einem Reiz gegeben oder umso mehr widersprüchliche Informationen werden dann abgerufen, was die sexuelle Erregung sehr störbar macht."
4. „Das gleichzeitige Auftreten konflikthafter, emotional negativ getönter Bedeutungen senkt die Intensität sexueller Erregung und Lust, was auch zeigt, dass

> besonders für die exzitatorischen (erregenden) Prozesse eine positiv-sexuelle Informationsverarbeitung und erotische Bedeutungserteilung wichtig ist."

Aus seinen Überlegungen schließt Hartmann, dass die Reiz-Reaktionsverarbeitung „sowohl unbewusst bzw. automatisch als auch bewusst und kontrolliert" ist und dass sexuelle Reize „multiple Bedeutungen" bekommen. (6)

3.1.1 Sexuell oder nicht sexuell? Unbewusstes und bewusstes Wahrnehmen, Bewerten und Verarbeiten

Jeder Mensch besitzt ein sensitives, also empfindungsfähiges sexuelles Reaktionssystem. Dieses muss aber durch erotische Reize aktiviert werden, die entweder vorgestellt oder tatsächlich vorhanden sein müssen (7). Dieses sexuelle Reaktionssystem besteht aus zwei motivationalen Komponenten: Die eine aktiviert in sexueller Hinsicht das Lustsystem und führt zu einem sexuellen Annäherungsverhalten, die andere löst Flucht und Vermeidung aus, sodass Sexualität vermieden wird (8). Abhängig davon, wie die erotischen Reize wahrgenommen und bewertet werden, wird nun die eine oder die andere Komponente aktiviert. Während bei der einen Frau der stark behaarte, kräftige Körperbau eines Mannes einen attraktiven erotischen Reiz darstellt, fühlt sich eine andere Frau abgestoßen oder reagiert verängstigt. Oder während eine bestimmte Stellung beim Geschlechtsverkehr der einen Frau große Lust verheißt, kommt sich die andere ausgeliefert und gedemütigt vor. Mit anderen Worten: Nicht der Reiz an sich, sondern die persönliche Bedeutung, den er für eine Frau gewonnen hat, entscheidet über seine sexuelle Wirksamkeit.

Wie geschieht das, dass ein sexueller Reiz eine persönliche Bedeutung bekommt?

Die sexuelle Entwicklung (9) kann man zunächst allgemein als einen Prozess betrachten, in dem durch die Interaktion mit der Umwelt sexuelle Erfahrungen generell und sexuelle Reize im Besonderen begründet werden. Entwicklungspsychologisch gesehen bilden zu Beginn angenehme Berührungen die Grundlage, und später verbinden sich damit Bilder, Geräusche und Gerüche etc. Die ersten sexuellen Erfahrungen führen zu Bedeutungszuschreibungen, d. h., sexuelle Reize werden geistig erfasst und als Botschaften interpretiert. So berichtet die oben genannte Frau, wie geborgen und sicher sie sich bei einem solch starken, eine urtümliche Kraft ausstrahlenden Mann fühlt. Und die andere erwähnte Frau fühlt sich von festen, männlichen Berührungen bedroht – so wie früher, als sie Übergriffe erlebte. Von Ausnahmen abgesehen, wie z. B. den Berührungen der Genitalien, gibt es keine von innen heraus kommenden sexuellen Reize, sondern sie sind Ergebnis des Lernens in sexuellen Situationen: Während bei den einen Frauen solche puren Körperempfindungen bereits hoch wirksame Reize darstellen, sind diese bei anderen Frauen mit zusätzlichen positiven oder auch schwierigen Inhalten verknüpft, z. B. sich als begehrte Frau vorstellen oder in einer schmerzhaften oder erniedrigenden Weise überwältigt werden. Die sexuellen Gefühle, die wir empfinden, hängen demnach unmittelbar von den im Gedächtnis gespeicherten persönlichen Bedeutungen ab.

Das Langzeitgedächtnis ist jedoch ein sehr komplexes Gebilde, und es gliedert sich in das explizite, d. h. das bewusst zugängliche, und in das implizite, das unbewusste Gedächtnis. Beispiele für das explizite Gedächtnis sind Erinnerungen an frühere sexuelle Begegnungen, sexuelle Haltungen und Meinungen, sexuelle Phantasien und sexuelle Wünsche. Im impliziten Gedächtnis sind dagegen angeborene sexuelle Reflexe, sexuelle Konditionierungen, automatisierte Skripts etc. gespeichert. Hierzu gehören auch im Verlauf einer individuellen Lerngeschichte entwickelte, automatisierte Reiz-Reaktionsverbindungen, bei denen Reize mit uneindeutigen, mehrdeutigen und manchmal widersprüchlichen Reaktionen gekoppelt sind (z. B. Lust und Angst, Lust und Ekel, Lust und Schmerz etc.). Es ist davon auszugehen, dass es viele, uns unbewusste sexuelle Reize gibt, auf die wir teils bewusst, teils unbewusst reagieren.

Welche Rolle spielen unbewusste (Informationsverarbeitungs-)Prozesse in der Sexualität?

Genauso wie jeder Mensch die körperliche Ausstattung für Sexualität, gebunden an die Aktivierung durch sexuelle Reize, besitzt, ist er ausgestattet mit der Fähigkeit, diese sexuellen Informationen, die auf ihn einwirken, aufzunehmen und zu verarbeiten. Dass wir sexuelle Reize und die Wirkungen, die sie in uns anrichten, bewusst wahrnehmen können, ist unbestritten. Für die unbewussten Prozesse (sowohl geistig/kognitive, emotionale und körperliche) ist charakteristisch, dass sie weder dem Bewusstsein zugänglich noch willentlich kontrollierbar sind (10). So gilt für die Frauen aus den oben genannten Beispielen, dass sie auf unbewusste Reize (bestimmte Männerkörper, bestimmte Berührungen) reagieren, ohne dass ihnen die damit verknüpften Bedeutungen aus ihrer Lebensgeschichte bewusst sind. Auch ist es ihnen kaum oder nicht möglich, ihre Reaktionen zu kontrollieren und zu verändern (z. B. Angst oder Ekel vor Merkmalen des männlichen Körpers, Bedrohungsgefühl durch bestimmte Berührungen). Interessant und überraschend ist jedoch, dass Forscher (11) die Wirkungen unbewusster sexueller Prozesse belegen können. Genau genommen können sie belegen, dass es eine unbewusste sexuelle Informationsverarbeitung gibt, die wahrscheinlich nicht vollständig evolutionär geprägt ist, sondern auch teilweise von Lernprozessen überlagert sein kann:

- Etwa konnten sie nachweisen, dass sexuelle Merkmale bereits sexuelle Reaktionen in Gang setzen, bevor man bewusst seine Aufmerksamkeit auf diese Reize richtet: Möglicherweise haben Sie selbst solche Erfahrungen schon einmal gemacht, indem Sie erotische Literatur gelesen oder Filme gesehen und plötzlich festgestellt haben, dass Sie erregt sind.
- Weiterhin konnten sie belegen, dass sexuelle Reize eine körperliche Erregung hervorrufen können, unabhängig davon, wie wir diese Reize bewerten: Vielleicht kennen Sie die Situation, dass Sie durch Inhalte, die Sie eigentlich von ihren Wertvorstellungen her ablehnen, erregt werden, wie etwa sexuelle Szenen, in denen Gewalt vorkommt und z. B. eine Frau von einem oder mehreren Männern überwältigt und vergewaltigt wird. Sie nehmen Ihre Reaktion wahr und können dennoch nichts tun, denn sie läuft „automatisch" ab, wie ich gleich erklären werde.
- Das implizite Gedächtnis kann ferner durch die Speicherung vergangener positiver und negativer Erfahrungen unbewusst das gegenwärtige Verhalten beeinflussen: Siehe die oben genannten Beispiele.
- Implizite, unbewusste Gedanken können bestimmte Wirkungen erzeugen: Ein sexuelles Problem kann beispielsweise in eine entsprechende Partnerwahl münden, indem sich zwei Menschen mit einem spiegelbildlichen Grundkonflikt unbewusst anziehen, etwa eine Frau mit einer Vaginismusproblematik, die sich unbewusst einen extrem rücksichtsvollen Partner aussucht, oder eine missbrauchte Frau einen grenzüberschreitenden Partner.

3.1.2 Positive sexuelle Reize

In einem ersten Schritt aktivieren also sowohl automatische, unbewusste Prozesse (die schnell und unabsichtlich geschehen) als auch kontrollierte, bewusste Prozesse (die absichtlicher Natur sind und langsamer ablaufen) die sexuelle Erregung einer Frau. Dabei wird ein Reiz zum einen dahingehend überprüft, ob er sexuell oder nicht sexuell ist, woraufhin physiologische Veränderungen eintreten, um Verhalten vorzubereiten; zum anderen ruft der sexuelle Reiz automatisch Bedeutungen hervor, die im Gedächtnis gespeichert sind. Bis zu diesem Punkt läuft der innere Prozess hauptsächlich automatisch und unbewusst ab. Er tritt dann ins Bewusstsein, wenn die sexuellen Reize und ihre Bedeutungen positiv aufgenommen werden und sich die sexuelle Erregung erhöht.

Was begünstigt ein gutes sexuelles Erleben?

Die meisten Frauen wissen aus Erfahrung, dass der Genuss sexueller Lust und Erregung am größten ist, wenn es ihnen gelingt, in ihre emotionalen und körperlichen Empfindungen einzutauchen. Dabei fühlt sich die sexuelle Erfahrung „komplett“ an, wenn sowohl die Körperreaktionen bewusst wahrgenommen werden („Ich fühle mich erregt“) als auch der sexuelle Reiz bewusst gefühlt wird (z. B.: „Das ist ein sexueller Reiz, der mich erregt.“) (12). Was vielleicht banal klingt, gewinnt jedoch in der Sexualtherapie bei solchen Frauen Relevanz, deren Empfindungen sich unvollständig anfühlen. Beispielsweise wenn manche Frauen zwar wahrnehmen, dass sie körperlich erregt reagieren, es sich aber nicht sexuell anfühlt; oder wenn Frauen sich emotional erregt fühlen, die körperlichen Empfindungen jedoch ausbleiben. Weiterhin nimmt man intuitiv im Alltagswissen an, dass eine positive Grundstimmung die Lust und Erregung fördert und eine negative Stimmung die sexuelle Reaktion mindert. Viele Frauen beschreiben in der Therapie auch genau diesen Zusammenhang, etwa in dem sie sagen, dass Ausgeruhtheit, Entspannung und die Abwesenheit von Sorgen günstige Voraussetzungen sind, sich auf Sexualität einzulassen. Die Ergebnisse einer empirischen Studie (13) differenzieren jedoch dieses Alltagswissen: Zwar scheint es einen relativ eindeutigen Zusammenhang dahingehend zu geben, dass eine positive Grundstimmung die subjektive Lust und Erregung steigert, das gilt jedoch nicht für die genitalen Erregungsanzeichen, d. h., dieser Bestandteil von Erregung ist bewusstseinsferner und bleibt für viele Frauen unbewusst.

Die Rolle der Wahrnehmung

Erotische Reize sind, wie bereits erwähnt, nicht per se wirksam, sie werden es erst durch die individuelle Bedeutung, die ihnen als Ergebnis lerngeschichtlicher Erfahrungen verliehen und im Gedächtnis gespeichert wird. Ihre Wirkung entfalten sie zwar unabhängig davon, ob sie tatsächlich vorhanden sind oder nur vorgestellt; entscheidend ist, ob die Reize und ihre Wirkung überhaupt wahrgenommen werden. Allerdings können Frauen genitale Erregungsanzeichen wie vaginalen Blutandrang, Feuchtwerden der Scheide etc. nur schwer wahrnehmen, obwohl sie überraschend schnell genital reagieren, wenn ihnen erotische Filme dargeboten werden. Selbst von Frauen negativ bewertete Stimuli oder Stimuli, die keine subjektiv lustvollen, erregenden Gefühle hervorrufen, erzeugen genitale Reaktionen. Dieses Ergebnis gilt für verschiedene Gruppen von Frauen: für junge Frauen, Frauen nach den Wechseljahren und Frauen mit sexuellen Problemen. Forscher (14) erklären diese Reaktionen als automatisch und unbewusst und ordnen sie als einen evolutionär erworbenen Anpassungsmechanismus zur Produktion vaginaler Feuchtigkeit ein – im Klartext als Schutz, um unfreiwillige sexuelle Interaktionen zu erleichtern. Unter therapeutischen Gesichtspunkten ist es nicht unwesentlich, dass sexuell lustlose Frauen lernen, genitale Reaktionen bewusst wahrzunehmen und als Zeichen von Lust und Erregung zu bewerten, denn dies kann einen Anstoß liefern, sexuell aktiv zu werden.

Was motiviert zum sexuellen Handeln?

Je intensiver die sexuellen Reize, desto stärker die Tendenz, handeln zu wollen. Dieser Zusammenhang konnte in einer Studie (15) belegt werden, in der man die Wirkung sexueller Reize unterschiedlicher Intensität (erotisches Küssen, Zärtlichkeiten und Küssen, Geschlechtsverkehr) auf den Prüfstand stellte. Das Ergebnis bei Frauen war deutlich und ergab mit zunehmender Intensität der Stimulierung eine Steigerung der Handlungsbereitschaft. Aber kommt es dann auch tatsächlich zu Sex? Nach der Präsentation eines neutralen bzw. eines erotischen Films wurden die TeilnehmerInnen (Männer und Frauen) 24 Stunden danach zu ihrem sexuellen Verhalten befragt. Tatsächlich waren jene Männer und Frauen, die den erotischen Film gesehen hatten, sexuell aktiver geworden. Sowohl die Qualität als auch die Quantität sexueller Reize spielen eine wichtige Rolle: Manche Menschen haben viele und starke, andere nur wenige und schwache sexuell wirksame Reize zur Verfügung. Am besten verdeutlichen kann man diesen Unterschied, wenn man sich ein Spektrum vorstellt: Am einen Pol befinden sich sexsüchtige Männer (zumindest handelt es sich in der Mehrzahl der Fälle um Männer), die sich von vielem stark „anturnen" lassen, am anderen Pol sexuell Lustlose (meistens Frauen), die scheinbar durch nichts „anzuknipsen" sind. Die Unterschiede in der Qualität und Quantität sexuell wirksamer Reize kommen dadurch zustande, dass manche wenige und schwache, andere mehr und starke Verbindungen zwischen sexuellen Reizen und Belohnungserfahrungen lernen. Sexuell lustlose Frauen haben möglicherweise nur wenige und schwach wirksame Reize zur Verfügung und erwarten deshalb auch nicht, dass Sexualität zu erfüllenden emotionalen und sexuellen Empfindungen führt. Diese Überlegung führt uns erneut zur Rolle biographischer Erfahrungen, in diesem Fall zum Mangel an Erfahrungen: Traut sich beispielsweise ein Mädchen nicht oder nur selten, sich selbst zu berühren und herauszufinden, was erregende Berührungen alleine oder in Verbindung mit Phantasien bewirken können, so fehlt ihm ein gewisses Training, worüber stabile und unterschiedliche Reiz-Reaktionsverbindungen eingeübt werden können, die es als sexuell belohnend abspeichern kann. Im Gegenzug lernt ein sexuell neugieriges und unbefangenes Mädchen, sich auf unterschiedliche Arten und Weisen und möglicherweise auch in Verbindung mit aufkommenden Phantasien anregend zu streicheln; darüber wird sie nach und nach die Anzahl und die Art der wirksamen Reize vermehren und die Varianten ihres Empfindungsvermögens erweitern. Möglicherweise erlebt sie sogar einen Orgasmus. Diese positiven Erlebnisse werden sie motivieren, das Streicheln bei weiteren Gelegenheiten zu wiederholen, mit dem Ergebnis, dass sich stabile Reiz-Reaktionsverbindungen aufbauen. Der Aufbau und die Erweiterung eines erregenden Reizrepertoires ist jedoch nicht an die Kindheit oder Jugend gebunden. Auch erwachsene Frauen können sich auf den Weg machen und herausfinden, bei welchen Berührungen, Vorstellungen, Bildern und Szenen sie sich erregt und wohlfühlen.

3.1.3 Negative sexuelle Reize

Viele Studien mit lustlosen Frauen wurden durchgeführt, um besser verstehen zu können, welche Bedingungen zu Lustlosigkeit führen oder diese begünstigen. In diesem Zusammenhang haben SexualforscherInnen auch Erkenntnisse über spezielle Mechanismen gewonnen.

Wie entstehen negative Reize?

Ich habe bereits darauf hingewiesen, dass sexuelle Reize lebensgeschichtlich gelernt und mit Bedeutungen versehen werden. Interessanterweise scheinen aber Frauen (im Vergleich zu Männern) sexuelle Reize grundsätzlich als vieldeutiger zu erleben. ForscherInnen nehmen an, dass die Bedeutung der Reize sowie die subjektive Erfahrung des sich Erregtfühlens bei Frauen viel stärker an beziehungs- und situationsbezogene Faktoren geknüpft sind. D. h., Frauen reagieren auf die sexuellen Reize im Kontext von Beziehung und Situation (16). Dies macht weibliche Sexualität auch störanfälliger: Immer wieder schildern Frauen, wie wichtig ihnen bei einer sexuellen Begegnung eine harmonische und entspannte Beziehungssituation ist, eingebettet in einen von äußeren Einflüssen ungestörten Rahmen. Gibt es dennoch verhältnismäßig moderate Störungen, z. B. durch eine gewisse Ungeduld oder Unaufmerksamkeit des Partners, so sind viele Frauen trotz intensiver sexueller Reize störbarer. Möglicherweise ist die von Frauen erlebte Vieldeutigkeit sexueller Reize mit ein Grund, dass sie, mehr als Männer, die negativen Bedeutungen sexueller Reize unbewusst erinnern, wie man in einer Gedächtnisstudie (17) herausfand, wodurch die Qualität des sexuellen Erlebens gemindert wird.

Wie positive Reize ihre Wirkung verlieren

Manche Studien (18) bestätigen (was auch schon der gesunde Menschenverstand weiß) den Zusammenhang zwischen negativer Grundstimmung und vermindertem sexuellem Interesse. Für einen depressiven Zustand ist charakteristisch, dass man nicht nur alles schwarzsieht, sondern dass man auch keine Kraft mehr hat und keine Freude empfinden kann. Sexuelle Empfindungen, die durch sexuelle Reize hervorgelockt werden können, brauchen eine gute psychische Verfassung und vielleicht sogar einen gewissen Überschuss an Lebenskraft, damit sie sich entfalten können. Ist die Grundstimmung düster, ist es normal, dass auch sexuelle Reize ihre Wirkkraft verlieren. Auch Ängste entkräften das sexuelle Vermögen. Besonders Frauen, die an ihrem Selbstwert zweifeln und sich nicht attraktiv und liebenswert vorkommen oder die ihrem Körper nicht trauen, weil sie z. B. die Erregung nicht halten können, keinen Orgasmus bekommen oder beim Eindringen Schmerzen erleben, geraten in eine verflixte Situation, weil die Angst als der stärkere Reiz ihre Aufmerksamkeit bindet und sie von den sexuellen Reizen ablenkt (19).

Wie verwandeln sich positive sexuelle Reize in negative?

Diese Fragestellung ist insofern interessant, als sie darauf hinweist, dass sexuelle Reize änderbar sind und ihren Charakter zum Negativen (und zum Positiven hin) wandeln können. Eine Studie (20) belegt, dass positive sexuelle Stimuli ihre Attraktivität einbüßen können, wenn sexuelles Erleben wiederholt mit negativen Erfahrungen wie Enttäuschung, Angst, Schmerzen etc. einhergeht. Folgt beispielsweise einem erotischen Reiz ein Schmerzensreiz, wird die sexuelle Erregung unterdrückt und der erotische Reiz wird in der Folge nicht mehr als solcher erlebt. Solche Erfahrungen machen Frauen häufig beim Eindringen des Partners, wobei die Gefahr einer Chronifizierung besteht, also eines dauerhaften Schmerzproblems oder gar eines Vaginismus. Manchmal verweisen solche Symptome auf frühere tragische Lerngeschichten, in denen Frauen grenzverletzendes Verhalten beim Eindringen erdulden mussten, sodass sich starke negative Reiz-Reaktionsverbindungen ausgebildet haben. Belastende biographische Erfahrungen dürften auch die Resultate anderer Studien erklären, denen zufolge sich bei Frauen mit sexueller Unlust bei der Präsentation sexueller Fotos weniger bewusste und unbewusste sexuelle Assoziationen in verschiedenen Wort- und Bilder-Tests zeigten als bei Frauen ohne sexuelle Probleme (21). Auch lebensgeschichtlich vermittelte negative Einstellungen gegenüber Sexualität stehen in Zusammenhang mit späteren sexuellen Problemen bei Frauen (22).

3.1.4 Ambivalente sexuelle Reize

Sexuelle Situationen haben oft das Potenzial, bipolare oder gemischte Affekte zu aktivieren (23), indem ein sexueller Reiz ambivalent wirkt und positive und negative Affekte zugleich hervorruft. Mit einem bipolaren Affekt nach einem sexuellen Reiz ist gemeint, dass er Gefallen und zugleich das Gegenteil, Missfallen, hervorlockt; z. B. erregt Uli die Vorstellung einer analen Penetration, zugleich verbietet diese ihre Moral. Bei gemischten Affekten werden zwei unterschiedliche Dimensionen, wie Freude und Angst oder Lust und Ekel oder Lust und Scham, ausgelöst. Beispielsweise erregt es Miriam in ihrer Vorstellung, wenn sie ein aggressiv und schleimig wirkender Mann gierig anschaut, zugleich schämt sie sich ihrer (ausführlich Kap. 4.3.1, S. 85).

Wie wirken ambivalente Reize?

Leider gibt es keine Studien, die explizit den Einfluss ambivalenter Reize auf die sexuelle Lust und Erregung erforschen. Nur einige wenige Studien, bei denen Frauen und Männern erotische Filme vorgeführt wurden, lassen indirekt zwei entsprechende Schlüsse zu. Erstens: Negative Reize allein hemmen die sexuelle Reaktion nicht entscheidend. Zweitens: Ambivalente Reize sind nicht unverträglich mit sexueller Lust und Erregung. Man nimmt jedoch an, dass der positive Anteil, also der eine Teil der Ambivalenz, eine Art Puffer für den anderen, den hemmenden Teil, bildet, sodass insgesamt dennoch subjektiv empfundene Lust und Erregung übrig bleiben. Einige meiner Klientinnen konnten nur sexuelle Lust und Erregung empfinden, wenn sie zugleich Schmerzen erlebten. Um eine solche Situation zu realisieren, durchbohrten sie selbst oder der Partner die Brustwarzen und die Schamlippen mit Nadeln und Klammern. Eine andere Frau wurde nur sexuell erregt, wenn sie sich ihren Partner beim Sex mit einer anderen Frau vorstellte, was sie zugleich rasend eifersüchtig machte. In beiden Fällen waren die sexuellen Reize ambivalent und lösten sowohl Lust und Erregung als auch Schmerz bzw. Eifersucht aus.

Zusammenfassend lässt sich sagen (siehe 24):

- Spontanes sexuelles Begehren gibt es nicht. Jede Frau und jeder Mann benötigt einen subjektiv wirksamen sexuellen Reiz, der entweder tatsächlich vorhanden oder vorgestellt ist.
- Ein Reiz wird dann zu einem subjektiv wirksamen Reiz, wenn er eine sexuelle Bedeutung durch Lernprozesse erhalten hat.
- Sexuelle Lustprobleme sind nicht Folge eines schlecht funktionierenden Sexualinstinkts, sondern sind vielmehr durch die Abwesenheit attraktiver sexueller Reize verursacht.
- Sexuelle Lustprobleme hängen mehr von der Bedeutung der sexuellen Situation und der Bedeutung der vorausgehenden Reize ab als von den sexuellen körperlichen Reaktionen selbst. Diese Bedeutungen werden von positiven

und negativen Erfahrungen der Vergangenheit bestimmt und im Gedächtnis gespeichert. Sie entscheiden u. a. darüber, welche sexuellen Gefühle eine Frau entwickeln wird.

- Sexuelle Reize werden zwar weitgehend unwillkürlich und unbewusst verarbeitet. Sexuelle Lust entsteht aber erst dann, wenn Gefühle von sexueller Erregung und Begehren als Folge sexuell wirksamer Reize ins Bewusstsein dringen. Dabei kann die Wahrnehmung von Körpersignalen, wie z. B. Feuchtwerden, Blutfluss in die Genitalien und Wärmeempfindungen, helfen, die Erregung bewusster zu empfinden und sie als solche zu bewerten.

3.2 Modelle weiblicher sexueller Reaktionen

Auch wenn die Grundlagenforschung wertvolle Erkenntnisse zum Verständnis der weiblichen sexuellen Reaktion liefert, so ordnet sie ihre Befunde letztlich doch dem linearen, zielgerichteten, aus vier Phasen bestehenden Reaktionsmodell unter: 1. Sexuelles Verlangen. 2. Sexuelle Erregung. 3. Orgasmus. 4. Nachorgastische Reaktion.

Wie bereits erwähnt, bildet ein solches Modell das männliche Begehren in geeigneter Weise ab, nicht jedoch das weibliche. Eine Reihe von Argumenten öffnet den Blick für andere Facetten weiblicher Lust: Etwa, dass die weibliche Lust nicht unbedingt mit dem drängenden Wunsch nach sexueller Aktivität verbunden sein muss. Oder dass sexuelle Lust und Erregung nicht zwingenderweise Ausgangspunkt sexueller Aktivitäten sein müssen, sondern sich auch während des Sex einstellen können. Weiterhin, dass Frauen auch durch andere, nicht sexuelle Gründe zu motivieren sein können, sich auf Sex einzulassen etc.

Diese Überlegungen irritieren festgeschriebene und vereinfachte traditionelle wie emanzipatorische Auffassungen von weiblicher Lust, denn sie lassen sich nicht in Entweder-oder-Kategorien fassen: Weder stehen Frauen auf Kuschelsex, sind beziehungsbezogen und bindungsfixiert, noch sind sie selbstbestimmt und autonom, wenn es z. B. um die Realisierung sexueller Wünsche oder die sexuelle Initiative geht. Frauen sind manchmal mehr am einen, manchmal mehr am anderen Pol oder auch irgendwo dazwischen. (Auch die evolutionspsychologischen Befunde weisen ja in diese Richtung.) Und nicht einmal die klassische sexuelle Reaktion eines zielgerichteten, linearen Begehrens ist grundsätzlich falsch, sondern lediglich eine Option unter mehreren, wie ich Ihnen noch darstellen werde.

In ihren Bemühungen um eine Annäherung an ein realitätsgerechtes Verständnis von weiblicher Sexualität entwickelte die kanadische Psychiaterin Basson ein Modell der weiblichen sexuellen Reaktion (25), welches das sexuelle Verhalten von Frauen in dauerhaften Beziehungen abbilden soll. Ihrem Verständnis nach ist das sexuelle Verlangen von Frauen viel eher von Bedürfnissen nach emotionaler Nähe geprägt als vom körperlichen Bedürfnis nach Erregung. Ins Zentrum stellt Basson deshalb die Merkmale Beziehungsbezogenheit und Responsivität, d. h., die weibliche Lust hält sie eher für reaktiv als für spontan.

Die amerikanische Psychologin Meana (26) betont ebenso die Bedeutung von Beziehungsfaktoren für die weibliche sexuelle Reaktion. Ihrer Auffassung nach zentral für das weibliche Begehren ist jedoch das körperbezogene Selbstbild, das eine Frau von sich hat, also ob sie sich selbst erotisch und erregend findet. Meana hält diese Einstellung für entscheidender für die weibliche Lust und Erregung als den Einfluss eines Partners.

3.2.1 Das Modell der sexuellen Lust als responsivem Geschehen nach Rosemary Basson

Bassons Auffassung, wie viele Frauen in langjährigen Partnerschaften sexuell reagieren, kann man in etwa so zusammenfassen:

Neutrale Ausgangsgestimmtheit als Beginn einer sexuellen Begegnung

Während eine Frau die sexuelle Lust ihres Partners erspürt, befindet sie sich selbst in einer neutralen Ausgangsstimmung. Eigene, jedoch nicht sexuelle Bedürfnisse (z. B. der Wunsch nach Nähe, Geborgenheit, Bestätigung, Liebe, Berührtwerden etc.) können sie veranlassen, ihre Neutralität aufzugeben und sich Reizen zuzuwenden, die ihre Lust und Erregung entzünden. Darin liegt auch die Idee begründet, die weibliche Lust in dauerhaften Beziehungen als responsiv im Sinne von reagierend zu bezeichnen, weil nicht die Lust auf Sex am Beginn einer sexuellen Begegnung steht, sondern der Wunsch nach einer emotionalen Verbundenheit.

Mit vielen Frauen habe ich in Sexualtherapien darüber gesprochen, wer wie und was zu Beginn einer sexuellen Begegnung tut. Viele Frauen in langen Beziehungen, in denen die anfängliche Attraktivität von Sex ab- und die Gewöhnung zugenommen hat, beschreiben sich in der von Basson beschriebenen Weise und sagen, dass sie aus sich heraus keine oder nur selten Impulse verspüren, Sexualität initiieren zu wollen. Gelingt es diesen Frauen im Fortgang der sexuellen Begegnung, „die Kurve zu kriegen" und dennoch genügend positive Gefühle aus der Paarsexualität zu ziehen, so kann diese auf Dauer auch befriedigend bleiben (siehe auch Kap. 11.3.1, S. 296). Bassons klinischem Eindruck nach sind viele Frauen, ohne dass sie sexuelle Störungen haben, mit ihrer sexuellen Reaktion, die auf Responsivität gründet, zufrieden. Außerdem belegt eine Untersuchung auch die

Annahme (27), dass amerikanische Frauen mittleren Alters und verschiedener Ethnien mit der körperlichen Seite der Sexualität zufrieden sind, auch wenn sie nie oder nur selten zu Beginn einer sexuellen Aktivität Lust verspüren. Diese Balance gelingt anscheinend Frauen mit Lustproblemen aus den verschiedensten Gründen nicht oder selten, möglicherweise weil ihnen das Investment zu hoch oder das Ergebnis zu unbefriedigend ist. Auch wenn Basson das Eingebettetsein von Sexualität in eine positive Beziehung für viele Frauen als sehr wichtig erachtet, so gibt es dennoch auch Frauen, für die emotionale Intimität als Voraussetzung für Erregung nicht diesen hohen Stellenwert besitzt (28).

Motive, sich auf Sex einzulassen

Nach Auffassung Bassons führt bei vielen Frauen eine positive, aber in der Regel nicht sexuelle Motivation, die sich aus unterschiedlichen Quellen speist, zu dem Wunsch, sexuelle Stimuli zu finden und sich darauf einzulassen. Sie untermauert ihre Auffassung mit einer Studie (29), in der vier Motivgruppen unterschieden wurden: Liebe, Intimität, körperliches Vergnügen und Stressabbau. Während sich von fünfundzwanzig der meistgenannten Motivnennungen zwanzig sowohl in der Art als auch der Reihenfolge bei Frauen und Männern decken, gibt es einen interessanten Unterschied: Frauen sind mehr aus emotionalen Motiven wie Liebe und Intimität zu Sex motiviert. Dagegen bewerten Männer die Intensität ihrer Motive (die sie Sex suchen lassen) im Vergleich zu Frauen als stärker ausgeprägt und geben auch mit größerer Häufigkeit als Frauen an, deshalb die sexuelle Initiative zu ergreifen; überdies gewichten Männer Motive des reinen Lust- und Statusgewinns höher.

Als Konsequenz aus diesen Ergebnissen – folgt man Bassons Grundgedanken einer sexuellen Responsivität – ergibt sich eine höhere persönliche Verletzlichkeit der stärker beziehungsbezogenen Frauen, während Männer im Gegenzug höchstens mit einer Frustration ihrer egozentrisch getönten Motive rechnen müssen. Das weibliche Investment und entsprechend der Preis bei einer fehlgeschlagenen sexuellen Initiative ist höher, was die anfängliche Neutralität der Frauen erklären könnte, der sexuellen Initiative des Mannes zunächst abwartend gegenüberzustehen, statt sich (wie ein Mann) spontan auf sexuell reizvolle Angebote einzulassen. Als Resultat können Frauen eine subjektive sexuelle Erregung erfahren, die bei gesteigerter Stimulation zu einer Steigerung der Erregtheit führen und das Verlangen nach Sex selbst erzeugen kann.

Von der neutralen in die sexuelle Gestimmtheit wechseln

Basson schlussfolgert, dass Frauen, erst nachdem sie sich eingelassen haben, herausfinden, ob sie von einer neutralen auf eine sexuelle Gestimmtheit wechseln wollen. Ist das sexuelle Empfinden eindeutig genug, fällt es Frauen leicht, sich dem sexuellen Angebot zuzuwenden. Für viele Frauen kann dieser Zeitpunkt jedoch auch schwierig sein: Wenn sie sich weiterhin in ihrer Entscheidung uneins sind oder feststellen, dass sie doch keine Sexualität mögen. Dann Nein zu sagen, führt oft genug zu Konflikten. Insofern spiegeln Bassons Überlegungen auch ein altes weibliches Dilemma wider: Frauen, die sich für oder gegen einen bereits lustvollen und erregten Partner entscheiden müssen, und Männer, die erst einmal „was bringen müssen, bevor sie ran dürfen“. Sexuelle Befriedigung mit oder ohne Orgasmus schließlich entsteht dann, wenn die Stimulation lang genug anhält und eine Frau sich auf die Erregung konzentrieren und diese genießen kann, ohne dass sie von negativen Empfindungen beeinträchtigt ist (30). Nach Basson haben Frauen bei dieser Form der sexuellen Begegnung auch einen Vorteil: Anders als Männer sind sie sexuell flexibler und können bei geeigneter und hinreichender Stimulation an unterschiedlichen Stellen des Ablaufs Lust und Erregung bekommen.

Responsivität als Kompromisslösung

Eine andere Perspektive auf Bassons Konzeption wäre aus meiner Sicht auch möglich: Sie beforschte in einer Klinik Stichproben von Frauen in Langzeitbeziehungen. Möglicherweise spiegelt die Responsivität das sexuelle Niveau genau dieser Gruppe von Frauen wider, deren Lust im Laufe der Zeit aus den verschiedensten Gründen nachgelassen hat und die Sexualität in Form einer Kompromisslösung leben. Dieser Kompromiss erlaubt Frauen, eine die Partnerschaft stabilisierende sexuelle Beziehung aufrechtzuerhalten und dabei auch emotionale und/oder sexuelle Befriedigung zu erfahren. Solche „Lösungen“, die den „kleinsten gemeinsamen erotischen Nenner“ (31) leben, sind in der Fachliteratur selten thematisiert, im Alltag vieler Langzeitbeziehungen aber Realität.

Responsivität und Spontanität

Bassons Grundgedanke der Responsivität könnte man überdies außerdem schlüssig mit der evolutionspsychologischen Betrachtungsweise der dualen Sexualität verknüpfen: Während der langen unfruchtbaren Tage sind Frauen mit einem natürlichen Monatszyklus in sexueller Hinsicht passiver, man könnte auch sagen, eine responsive Haltung ist charakteristisch, während um die Zeit des Eisprungs ein spontaner Zugang zur sexuellen Lust möglich ist. Basson hat später selbst darauf hingewiesen, dass Frauen trotz des vertrauten und gewohnten Partners zur Zeit des Eisprungs spontan Lust auf Sex bekommen können (32), eine Einarbeitung in ihr Modell steht allerdings noch aus. Insofern gibt es tatsächlich beide Formen weiblicher Lust: die spontane und die responsive.

3.2.2 Das körperbezogene Selbstbild als Bezugspunkt weiblicher Lust von Marta Meana

Auch Meana (33) geht davon aus, dass Frauen Beziehungsfaktoren, wie das Erleben von Intimität, das sich begehrt und geliebt Fühlen, bei einer sexuellen Begegnung wichtig sind, kritisiert jedoch Bassons Auffassung der Responsivität und Beziehungsbezogenheit als zu eng:

Zum einen geht sie davon aus, dass das weibliche Verlangen besser durch ein Kontinuum (von schwach bis stark) charakterisiert wird, statt eines Entweder-oder (spontan-responsiv). Dabei bezieht sie sich auf das Modell der dualen Kontrolle (34), das die menschliche Sexualität von Erregungs- und Hemmungsneigungen strukturiert sieht: Demzufolge hat jedes Individuum eine persönliche Neigung sowohl zur Erregung als auch zur Hemmung, die getrennt voneinander wirken. Auch wenn die Hemmungs- und Erregungsneigungen eine gewisse Variabilität aufweisen und Lernprozessen unterliegen, betrachtet man diese sexuelle Reaktionsbereitschaft als ein stabiles Persönlichkeitsmerkmal.

Zum anderen fragt sich Meana, wie genau die Beziehungsbezogenheit bei Frauen zu verstehen sei. Denn erstens belegen Befunde, dass Frauen im Vergleich zu Männern eine höhere Flexibilität in den sexuellen Motivationen (warum sie Sex haben) aufweisen; zweitens zeigen Befunde eine höhere weibliche Flexiblität hinsichtlich des als attraktiv empfundenen Geschlechts und der Merkmale des Sexpartners bzw. der Sexpartnerin.

Dabei kommt Meana zu zwei überraschenden Feststellungen:

Zum einen werde Beziehungsbezogenheit bei Frauen bisher grundsätzlich im Sinne von Wechselseitigkeit gedacht, obwohl diese vielmehr unidirektional, d. h., nur in eine Richtung weisend sei: Diese Annahme bestätigen Befunde (35), die besagen, dass es für Frauen sehr erregend ist, begehrt zu werden. Damit geht aber keine Wechselseitigkeit einher. Frauen finden es nicht in gleichem Maße erregend zu begehren! Diese Hypothese wird von einer Reihe von Befunden gestützt, die die Inhalte sexueller Phantasien analysieren (36).

Zum anderen werde sexuelles Verlangen und sexuelle Belohnung bislang als ein Komplex gedacht (was für Männer zutrifft), für Frauen aber zweierlei sei: Dafür spricht, dass in lang andauernden Partnerschaften bei Frauen (nicht aber bei Männern) die sexuelle Lust und der Wunsch nach Geschlechtsverkehr abnimmt, die Lust auf Zärtlichkeiten bei Frauen aber bestehen bleibt (siehe Kap. 1.2, S. 20).

Was also begehren Frauen?

Nach Meana ist der Selbstfokus auf den eigenen Körper ein bedeutsamer Bezugspunkt, worüber sich Lust und Erregung entzünden können – oder aber auch nicht!

In anderen Worten: Welchen Blick eine Frau auf den eigenen Körper hat, bestimmt wesentlich mit, ob sich ihr Begehren entfaltet oder ob sie gehemmt bleibt. Interessanterweise vermutet Meana, dass dieser Faktor sogar ein höheres Gewicht hat als die Sichtweise eines Partners auf seine Partnerin.

Folgende Studien führt Meana zur Unterstützung ihrer Hypothesen an:

- Viele Frauen (in diesem Fall etwa ein Drittel einer Stichprobe heterosexueller Collegestudentinnen) geben an, sich aufgrund ihres körperlichen Aussehens während einer sexuellen Begegnung gehemmt zu fühlen (37).
- Weiterhin berichten mehr Frauen (als Männer), während des Sex durch Gedanken an das eigene Aussehen abgelenkt zu sein. Ebenso sind es mehr die Frauen, die sich gehemmt fühlen von negativistischen Grübeleien und Selbstabwertungen über ihr körperliches Aussehen mit der Konsequenz, dass auch die sexuelle Zufriedenheit leidet (38).
- Im Gegenteil gibt es aber auch Befunde, die darauf hindeuten, dass sich Selbstaufmerksamkeit für den eigenen Körper dann positiv auswirkt, wenn sich eine Frau in ihrem Körper wohlfühlt und sich mag: Positive Gedanken und Gefühle dem eigenen Körper gegenüber können demnach als „facilitators" (39), d. h. als erleichternd für die körperliche Erregung, dienen.
- Darüber hinaus weisen Befunde darauf hin, dass Frauen erotische Vorstellungen über sich selbst erregend finden und darüber erregt werden (40).

Welche Konsequenzen hat die Bedeutung des körpereigenen Selbstbildes für Frauen?

Im positiven Fall kann eine Frau eine erotische Grundstimmung, in die sie sich bringen kann (flirten, verführerisches Verhalten, sexy Kleidung, sich selbst erotisch finden, erregt werden, noch heftiger flirten etc.), in Gang halten und steigern, was sich positiv auf ihr Selbstwertgefühl auswirkt. Schlechtestenfalls bleibt eine Frau in ihrem negativen Körperselbstbild gefangen, welches mit hoher Wahrscheinlichkeit zu einer sexuellen Vermeidung führt (41). Schließlich strahlt die Einstellung einer Frau, wie erregend sie sich findet, unmittelbar sexuell hemmend oder erregend auf Männer aus (42), während die männliche Erregung selbst vergleichsweise wenig Einfluss hat. Auf den Punkt gebracht kann man also sagen: Frauen begehren, von Männern den Spiegel ihrer eigenen Unwiderstehlichkeit vor Augen geführt zu bekommen.

Weiterführende Überlegungen zum körperbezogenen Selbstbild als Bezugspunkt der weiblichen Lust

Was für die einen Frauen entlastend sein kann – zu hören, dass die eigenen Selbstzuschreibungen und -bewertungen sowie die Bedeutung der Selbstaufmerksamkeit wesentlich die Selbstwirksamkeit bei der eigenen sexuellen Lust und Erregung steuern –, kann für die anderen eine Last sein: Viele Frauen in unterschiedlichen Lebensaltern mit und ohne Partnerschaften in verschiedenen Kulturkreisen leiden darunter, den von außen kommenden und selbstgesteckten Schönheitsnormen nicht zu genügen. Um nicht daran erinnert zu werden, mit dem eigenen Körper unzufrieden oder gar unglücklich zu sein, wird Sexualität mit sich selbst oder mit einem Partner vermieden: Dabei ist „sexy sein" und sich sexy fühlen viel mehr als der unter Bewertung stehende Körper. In einer umfassenderen Sichtweise geht es um das Selbsterleben, während ein Mensch von sexueller Lust und Erregung erfasst ist: Ein Selbsterleben auf einer körperlichen wie emotionalen wie mentalen wie spirituellen Ebene. Eine ehemalige Klientin formulierte es so: *„Ich möchte den Sex finden, wie Eva ihn mit Adam hatte, bevor sie vom Baum der Erkenntnis aß."*

Folgt man überdies den Untersuchungsergebnissen der Evolutionspsychologie, die Meana nicht in ihre Überlegungen miteinbezieht, so sollten folgende Differenzierungen bedacht werden: Nach der Hypothese der dualen Sexualität, derzufolge sich die weibliche Sexualität während der fruchtbaren von der unfruchtbaren Phase in signifikanter Weise unterscheidet, begehren fruchtbare Frauen mehr und aktiver Sex und begehren männlich ausgeprägte Körpermerkmale und Verhaltensweisen.

Anders als bei Meana werden also die Aspekte von Männlichkeit als für fruchtbare Frauen besonders sexuell reizvoll betont. Hieraus ließe sich wiederum die Hypothese ableiten, dass das sexuelle Begehren von Frauen je nach Zeitpunkt innerhalb des Zyklus unterschiedlichen Regeln folgt: An den fruchtbaren Tagen würde sich das sexuelle Verlangen durchaus aktiv auf den Mann als begehrenswertes Sexualobjekt richten, in der übrigen Zeit würden Frauen tendenziell lieber begehrt werden als begehren.

Wenn Meana sich mit der Frage beschäftigt, wie Frauen sich mit ihrer eigenen *„sexiness"* (43) fühlen, dann stützt sie sich auf begrenzte Daten, die ähnliche und doch unterschiedliche Aspekte des körperbezogenen Selbstbildes fokussieren: z. B. körperliches Aussehen und Selbstbewusstheit/Befangenheit, Selbstaufmerksamkeit und Körperbild, sexuell gefärbte Vorstellungsbilder von sich etc. Ihres Erachtens sei weitere Forschung hinsichtlich autoerotischer (nicht masturbatorischer) Aktivitäten sinnvoll (sich verführerisch kleiden, flirten, selbstbezogene sexuelle Phantasien haben, sich im Spiegel anschauen etc.), um mehr über das Selbstverständnis weiblicher Sexiness und seiner Bedeutung für die weibliche Lust und Erregung zu erfahren. Dies vor allem deshalb, weil die Ergebnisse darauf hindeuten, dass Frauen darüber ihre sexuelle Lust befeuern können. Auch wenn diese Aspekte alle irgendwie zum sexuellen Selbstbild einer Frau dazugehören, so bleiben doch offene Fragen: Welche Komponenten erzeugen das körperbezogene Selbstbild? Wie definiert eine Frau ihr lustvolles Selbstbild? Welche Aspekte einer Selbstzuschreibung wirken hemmend, welche erregend?

Schlussendlich noch folgende Überlegung: Wenn Frauen am meisten begehren, dass sie begehrt werden, so gibt es ein Problem: Für eine Partnerschaft, eine langfristige allemal, ist eine „Begehrensaufteilung“ schwierig – er begehrt sie mit ihrer Sexiness, sie lässt sich begehren. Meine Erfahrungen in Sexualtherapien mit Männern weisen in eine andere Richtung: Entgegen der männlichen Rollenzuschreibung von einem sexuell aktiven Verhalten wünschen sich viele Männer von ihrer Partnerin und von Frauen überhaupt, begehrt zu werden. Nur liegt darüber ein Tabu, das es Männern schwer macht, sich dazu zu bekennen, und Frauen leicht, dieses Bedürfnis zu ignorieren. Dabei leben gerade langfristige Partnerschaften von einer Dynamik des wechselseitigen Begehrens.

Zusammenfassende Schlussfolgerungen

- Bassons Verdienst ist es, darauf aufmerksam gemacht zu haben, dass es für viele Frauen Realität ist, sexuell responsiv und nicht spontan zu handeln, ohne unglücklich zu sein und ohne unter sexueller Unlust zu leiden.
- Außerdem verweist ihr Beitrag auf zwei Formen weiblicher Lust: die spontane und die responsive.
- Meanas Grundgedanke eines körperbezogenen Selbstbilds als Bezugspunkt weiblicher Lust und Erregung wurde in dieser radikalen Weise so noch nicht gedacht. Diese Selbstbezogenheit hat erhebliche Konsequenzen für Frauen: Sie macht sowohl darauf aufmerksam, dass und wie sehr Frauen für ihr körperlich-sexuelles Wohlbefinden selbst verantwortlich sind, sie weist aber auch darauf hin, was Frauen wirklich von Männern und vom Sex wollen – eine Beziehungs- und eine Selbst(wert)botschaft.
- Als Tatsache jedoch bleibt bestehen, so Meana, dass Frauen im Vergleich zu Männern über weniger Interesse an Sex berichten bzw. dieses Interesse weniger ausdrücken. Sie sichtet eine Vielzahl von Untersuchungen zum Thema Mangel an sexueller Lust und Leidensdruck und schlussfolgert, dass es aber mehr die SexualforscherInnen und -therapeutInnen sind, die über dieses Ergebnis gestresst sind als die Frauen selbst (44).

3.3 Anregungen für Selbsterfahrung und Therapie

Fragen zur Selbstreflexion:

Zur Bearbeitung der anschließenden Fragen macht es Sinn, die entsprechenden Textstellen ein zweites Mal zu lesen und aufzuschreiben, was Ihnen spontan dazu einfällt. In einem weiteren Schritt können Sie dann Ihre Gedanken sortieren und sich nochmals gezielte Gedanken machen.

- Welche positiven sexuellen Reize locken bei Ihnen Lust und Erregung hervor?
- Welche negativen und ambivalenten sexuellen Reize kennen Sie? Wie haben Sie diese gelernt?
- Kennen Sie den Zustand der neutralen Ausgangsgestimmtheit? Wenn ja, wie gelingt Ihnen der „Spurwechsel"?
- Was motiviert Sie zum sexuellen Handeln?
- Welche Formen der sexuellen Reaktion kennen Sie von sich (spontan, responsiv, zielgerichtet)?
- Denken Sie über Meanas Aussage nach, ob und wie sehr das körperbezogene Selbstbild, das Sie von sich haben, (der wichtigste) Bezugspunkt Ihrer sexuellen Lust und Erregung ist.
- Generell schlägt eine Forschergruppe, die auf dem Hintergrund des Anreiz-Motivations-Modells arbeiten, für die Sexualtherapie bei Luststörungen vor: *„Wenn sexuelles Begehren verschwunden ist und es wieder hergestellt werden soll, gibt es nur eine Möglichkeit, nämlich es aktiv zu mobilisieren."* Sie empfehlen als therapeutische Strategie *„Umstände und Situationen zu finden, in denen positive sexuelle Gefühle erlebt werden. Denn"*, so betonen sie, *„optimale persönliche und partnerschaftliche Umstände"* werden nicht ausreichen, *„von selbst sexuelle Gefühle"* hervorzurufen (45).

Unter welchen Umständen und in welchen Situationen können Sie positive sexuelle Gefühle erleben?

Selbsterfahrungsexperimente für zu Hause

- Je intensiver die sexuellen Reize, desto stärker die Tendenz, handeln zu wollen: Kennen Sie dieses Phänomen?
  Machen Sie ein kleines Experiment: Lesen Sie erotische Literatur, sehen Sie sich erotische Filme an oder beschäftigen Sie sich intensiv mit Ihren sexuellen Phantasien etc. und finden Sie heraus, ob und wie diese Aussage auf Sie zutrifft.

- Positive Gedanken über die eigene Sexiness helfen, sich selbst erregend zu finden:
  Wie betonen Sie Ihre Sexiness? Sind Sie damit zufrieden, wie Sie das tun? Wenn nicht, wie können Sie Ihre Sexiness mehr zum Ausdruck bringen? Beschließen Sie konkrete Maßnahmen, z. B. sich sexy kleiden, sich sexy schminken, sich bewusst und wohlwollend im Spiegel ansehen etc. Probieren Sie aus, wie Sie sich selbst sexy finden, wenn Sie z. B. vor dem Spiegel tanzen oder singen oder mit dem Spiegelbild sprechen.
  Holen Sie sich von Ihrem Partner oder ihrer Partnerin und FreundInnen Rückmeldung.

Experimente in der Sexualtherapie

- Nach Meana ist der Selbstfokus auf den eigenen Körper ein bedeutsamer Bezugspunkt, worüber sich Lust und Erregung entzünden können – oder aber auch nicht! In anderen Worten: Welchen Blick eine Frau auf den eigenen Körper hat, bestimmt wesentlich mit, ob sich ihr Begehren entfaltet oder ob sie gehemmt bleibt:
  Therapeutische Instruktionen: Malen Sie ein Körperselbstbild mit Wachsmalstiften oder Jaxonkreiden, das Sie als lustvolle Frau zeigt mit all Ihren positiven und negativen Gefühlen und Gedanken, die Sie über sich hegen. Beginnen Sie damit, dass Sie möglichst lebensgroß Ihre Körperumrisse zeichnen. Nutzen Sie Farben, um all Ihre Körperzonen, die beim Sex miteinbezogen sind, zu malen. Denken Sie daran, dass es nicht um eine anatomische Abbildung geht, sondern um ein subjektives Abbild Ihrer Gefühle und Gedanken für sich selbst.
  Auswertung des Körperselbstbildes unter folgenden Aspekten: 1. Wie erging es Ihnen während des Malens? 2. Wie ergeht es Ihnen jetzt, wenn Sie Ihr Bild betrachten? Sind Sie überrascht, zufrieden, stolz, froh, unzufrieden, unglücklich, bedrückt, erschreckt ... ? 3. Was spricht Sie am meisten an, was am wenigsten? Warum? 4. Welches sind schwierige Stellen für Sie im Bild? Was macht sie schwierig? 5. Welches sind positive Stellen im Bild? Was verbinden Sie damit? 6. Mit welchen Stellen möchten Sie sich näher befassen? 7. Welche Konsequenzen möchten Sie ziehen und wie können Sie diese umsetzen?

- Ein positives erotisches Körperselbstbild wirkt sich günstig auf das Selbstwertgefühl einer Frau aus, kann eine erotische Grundstimmung erzeugen und strahlt nach außen aus.
  Therapeutische Instruktion: Malen Sie Ihr erotisches Körperselbstbild, so wie Sie es sich wünschen. (Auswertung mithilfe der Fragen, siehe oben.)

Literaturverweise:

(1) Masters, Johnson 1966.
(2) Clement, Eck 2014.
(3) Die Perspektive der klassischen Konditionierung fokussiert die spezifische Art des Lernens. Zwei zeitlich eng aufeinanderfolgende Reize werden dargeboten, um Assoziationen zwischen unkonditionierten und konditionierten Stimuli zu bilden, sodass der konditionierte Reiz schließlich alleine die entsprechende Reaktion hervorzubringen vermag. Beispielsweise haben Laborstudien zur weiblichen Sexualität gezeigt, dass der Lernmechanismus der klassischen Konditionierung sowohl in positiver als auch negativer Weise wirkt, ebenso wirken sich fehlende positive Reiz-Reaktionsverbindungen aus (Laan, Both 2011).
(4) Both, Everaerd, Laan 2005, 2007, Laan, Both 2011.
(5) Hartmann 2001, S. 197.
(6) Empirische Schützenhilfe erhalten Hartmanns Überlegungen zu einem bio-psycho-sozialen Modell der sexuellen Lustdimensionen durch spätere Studien, deren Forschungsergebnisse zu einem differenzierten Bild der sexuellen Informationsverarbeitung führen, die sowohl die unbewussten als auch die bewussten Prozesse beleuchten. Insbesondere Janssen et al. (2000) setzten mit ihrer Studie einen Startpunkt. Ziel war, die Hypothese zu überprüfen, ob automatische kognitive Prozesse genitale Reaktionen zu aktivieren in der Lage sind. Ihre Befunde gelten, ihrer Stichprobe entsprechend, allerdings nur für Männer.
(7) Both, Everaerd, Laan 2005, S. 368.
(8) Lang 1993.
(9) Spiering, Everaerd 2007.
(10) Spiering, Everaerd 2007, S. 168.
(11) Die vier Kategorien des kognitiven Unbewussten nach Kihlstrom et al. 2000.
(12) Spiering, Everaerd 2007, S. 176.
(13) Peterson, Janssen 2007.
(14) Laan, Janssen 2007.
(15) Both, Spiering, Everaerd, Laan 2004.
(16) Laan, Janssen 2007.
(17) Canli, Desmond, Zhao, Gabrieli 2002.
(18) Bartlik et al. 1999.
(19) Salemik, van Lankveld 2006, Nobre 2009.
(20) Both et al. 2008.
(21) Brauer et al. 2012.

(22) Nobre, Pinto-Gouveia 2009.
(23) Janssen, Everaerd, Spiering, Janssen, 2000.
(24) Both, Everaerd, Laan 2005, S. 368–375.
(25) Basson 2000, 2002.
(26) Meana 2010.
(27) Cain, Johannes, Avis et al. 2003.
(28) Graham, Sanders, Milhausen 2006.
(29) Meston, Buss 2007, S. 73.
(30) Basson 2005.
(31) Clement 2004, S. 74.
(32) Basson 2005.
(33) Meana 2010, S. 114.
(34) Janssen, Bancroft 2006.
(35) Brotto et al. 2009.
(36) Meana 2010, S. 112.
(37) Wiederman 2000.
(38) Meana, Nunnick 2006.
(39) Meana, Nunnick 2006, S. 113.
(40) Moser 2009.
(41) Wiederman 2000.
(42) Janssen et al. 2008.
(43) Meana 2010, S. 114.
(44) Meana 2010, S. 113.
(45) Both, Everaerd, Laan 2005, S. 378.

4. Zur Bedeutung der sexuellen Entwicklungsgeschichte

Wissenschaftliche Erkenntnisse aus der Sexualforschung haben uns in den vergangenen Kapiteln geholfen, die Grundlagen des weiblichen Begehrens besser zu verstehen. Was die kindliche und jugendliche Sexualität anbelangt, die Grundlage der Erwachsenensexualität, so ist sie in weiten Teilen noch immer ein „dunkler Kontinent" (1) mit vielen offenen Fragen (2). Dieses Kapitel hat es sich zur Aufgabe gemacht, sexuelle Entwicklungsgeschichten von Frauen mit den Mitteln des Sexualpanoramas zu rekonstruieren. Allgemein liegt ihnen ein komplexes Zusammenspiel nicht sexueller und sexueller Entwicklungseinflüsse sowie biologischer Faktoren zugrunde. Dabei entwickelt sich sowohl gesundes wie problematisches und gestörtes sexuelles Verhalten aus dem Zusammenwirken aller positiven, negativen und Mangelerfahrungen (3). Während wir mit dem Sexualpanorama den Längsschnitt einer Entwicklung erfassen können und die daraus erwachsende sexuelle Identität, beschreibt das sexuelle Profil den Querschnitt, d. h., welche Neigungen eine Frau aufgrund ihrer Geschichte ausgebildet hat. Im Wesentlichen vollziehen sich in der Kindheit und Jugend unbewusste, ja schicksalhafte Lernprozesse, denen wir, unabsichtlich und ohne dass wir die Kontrolle hätten, ausgesetzt sind; erst mit zunehmender Reife gelingt es uns, die sexuelle Entwicklung mitzusteuern. Anhand zweier Fallbeispiele möchte ich zeigen, wie unterschiedlich die sexuelle Entwicklung von Frauen und die Ausprägung sexueller Profile verlaufen kann. – Dieses Kapitel ist komplex, weil die Themen komplex sind. Hätte ich es vereinfacht oder verkürzt, so wäre ich den sexuellen Entwicklungsverläufen nicht gerecht geworden. Deshalb brauchen Sie, liebe Leserin, hier besonders viel Geduld und Konzentration.

Für viele Frauen ist ihre eigene Sexualentwicklung zunächst ein rätselhafter, unverständlicher Prozess. Kein Wunder, er zieht sich über viele Jahre, geschieht in weiten Teilen unterhalb der Bewusstseinsschwelle und überfordert in seiner fortschreitenden Komplexität das Alltagsverständnis. Die Gedächtnispsychologie macht uns überdies darauf aufmerksam, dass die erzählte Vergangenheit das Ergebnis einer mehrfachen Auswahl ist, vom sich erinnernden Menschen aktiv gestaltet und zu einer sinnvollen Geschichte organisiert. Insofern haben wir es nicht mit objektiven, sondern mit subjektiven Wahrheiten zu tun, die immer nur eine Annäherung sein können. Dies gilt selbstverständlich auch für die Erinnerungsgeschichten, die in der therapeutischen Arbeit mit dem „Sexualpanorama" aufsteigen, wenn wir uns in die frühere Perspektive einer Frau einfühlen. Das Sexualpanorama ermöglicht es uns, die sexuelle Entwicklung im Längsschnitt, von der Kindheit bis in die Gegenwart, zu verbildlichen und sie dadurch nachvollziehbar zu machen. Weiterhin weckt die therapeutische Arbeit Verständnis dafür, warum sich in der Konsequenz ein sexuelles Profil, im Grunde genommen, was wir sexuell mögen oder auch nicht, so und nicht anders ausgeformt hat. Im sexuellen Profil bündelt sich die Gesamtheit der bevorzugten Reiz-Reaktionsverbindungen und die Bedeutungen, die wir ihnen zuschreiben.

Viele Frauen ahnen vage, dass ihre sexuelle Lustlosigkeit nicht nur der gegenwärtigen Lebenssituation entspringt, und wollen auch die größeren, übergeordneten Zusammenhänge verstehen. Und viele vermuten außerdem, dass es sich bei der sexuellen Lustlosigkeit um ein letztes Glied in einer negativen Ereigniskette handeln könnte, die viel mehr umfasst, als es das Symptom selbst erahnen lässt.

4.1 Sexuelle Entwicklung als komplexes Geschehen

Sexualtherapie braucht auf unterschiedlichen Ebenen einen theoretischen Bezugsrahmen. In meinen Überlegungen beziehe ich mich auf die Integrative Therapie, wie sie von Petzold gelehrt wird (4).

Was versteht die Integrative Therapie unter einer gesunden vs. einer gestörten Persönlichkeitsentwicklung?

Im Kern geht sie von der Annahme aus, dass für die Entwicklung einer gesunden Persönlichkeit eine adäquate Stimulierung unerlässlich ist. Stimulierungen werden hier verstanden als ein „permanenter Fluß von Informationen aus der Umwelt, die wahrgenommen, erfasst, verstanden und erklärt werden können (...) und damit eine persönliche Bedeutung gewinnen" (5). Deshalb können Unter- oder Überstimulierung, konflikthafte, inkonstante und widersprüchliche Stimulierung durch Botschaften aus der Umwelt potenziell krankmachend wirken, wenn sie über einen längeren Zeitraum auf einen Menschen einwirken. Stellen Sie sich ein Kind vor, das ohne oder mit nur geringfügigem wohltuendem Körperkontakt aufwächst. Nicht nur, dass es eine Unterstimulierung seiner sensumotorischen Entwicklung erfährt (indem weder die entsprechende Hautoberfläche noch tiefer liegende Regionen zu Empfindungen angeregt werden), die Auswirkungen sind vielfältig und umfassen auch Beeinträchtigungen seines Körperempfindens, seines Selbstbildes und seiner Kommunikations- und Beziehungsfähigkeit. Im Erwachsenenleben gibt es dann möglicherweise Störungen in der Weise, dass sich Körperberührungen nicht besonders angenehm anfühlen, sondern eher neutral und nichtssagend; der Umgang mit dem eigenen Körper und dem des Partners bleibt „funktional" statt einfühlsam, die Sexualität wird eher „praktiziert" als gelebt. Früher oder später bleibt es nicht aus, dass sich auch auf der Beziehungsebene eine Störung entwickelt, weil sich beim Streicheln und Gestreicheltwerden – vielleicht trotz Liebe – kein Wohlgefühl einstellt.

Allerdings wäre es falsch und zu vereinfacht zu schließen, weil das in der Kindheit passiert ist, komme es später zu diesem oder jenem Problem – das Gesamtbild (negativer und positiver Faktoren) ist viel komplexer. Ausschlaggebend sind z. B. auch Ausmaß und Intensität negativer Erfahrungen: Eine einmalige sexuelle Grenzüberschreitung durch einen Fremden, ein einmaliger Konsum verstörender Pornos bei den Nachbarn, zufällige Zeugenschaft beim Geschlechtsverkehr der Eltern bei ansonstem vertrauensvollem Klima etc. können ggf. durch spätere positive Erfahrungen abgemildert, korrigiert oder kompensiert werden. Eine Kette schädigender Ereignisse über einen längeren Zeitraum hinweg überfordert jedoch das Bewältigungspotenzial und die Ressourcenlage eines jeden Menschen.

Den Annahmen der Integrativen Therapie entsprechend verstehe ich auch sexuelles Verhalten (gesundes wie gestörtes) als ein Ergebnis von angemessener oder unangemessener Stimulierung. Es wird bestimmt durch das Zusammenwirken von

- Negativerfahrungen (Traumata, Störungen und Konflikte),
- nicht gemachten Erfahrungen, die für unsere sexuelle Entwicklung notwendig gewesen wären (Defiziten), und
- positiven Erfahrungen (die mildernd, korrigierend oder kompensierend wirken).

Die Gesamtheit all dieser Wirkungen und ihrer Interaktionen kommt in einer hoch komplexen Verdichtung in jedem Moment unserer Sexualität zum Ausdruck. Denn diese Gesamtheit ist mehr und etwas anderes als die an ihr beteiligten Teilwirkungen (6).

Bevor ich Ihnen jetzt diese komplizierte „Formel" erkläre, bitte ich Sie, für einige Augenblicke die abgebildeten Sexualpanoramen von Miriam, Luisa, Johanna und Tanja auf sich wirken zu lassen:

Natürlich werden Sie die Symbole und Farben nicht auf Anhieb verstehen können, aber vielleicht werden einige Assoziationen aufsteigen, wenn Sie realisieren, dass hier der Versuch gemacht wurde, eine jahrelange Entwicklung zu verbildlichen. Diese Sexualpanoramen sind als Ergebnis einiger Stunden gemeinsamer Gespräche entstanden. In einigen weiteren Stunden haben wir versucht, sie zu erfassen, zu verstehen, zu erklären und, wo nötig, sie vertiefend zu bearbeiten. Sie enthalten die subjektive Wahrheit einer Frau über ihre Sexualentwicklung, die sich in jedem

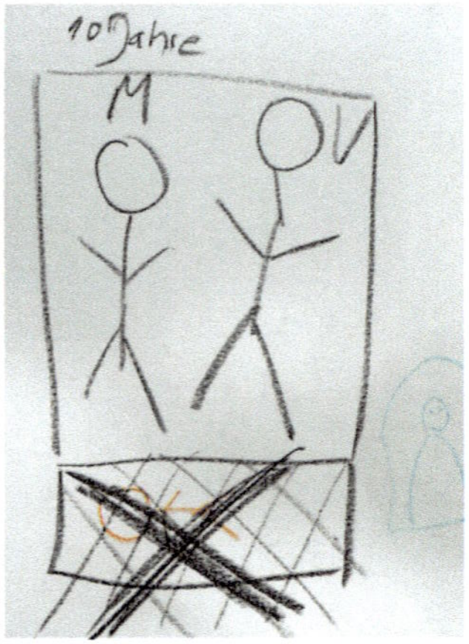

Abbildung 3.1: *Miriam*

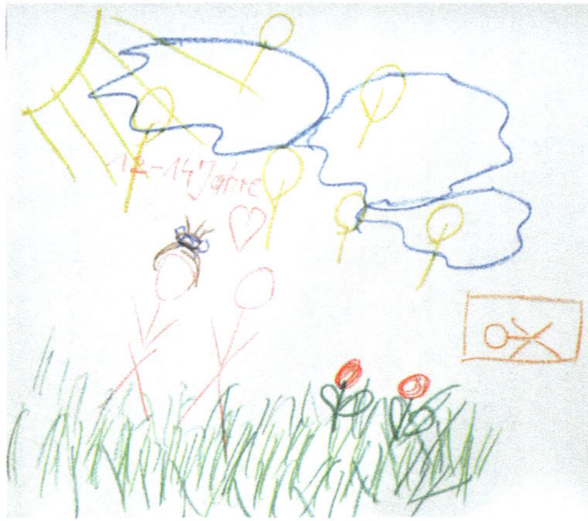

Abbildung 3.2: *Miriam*

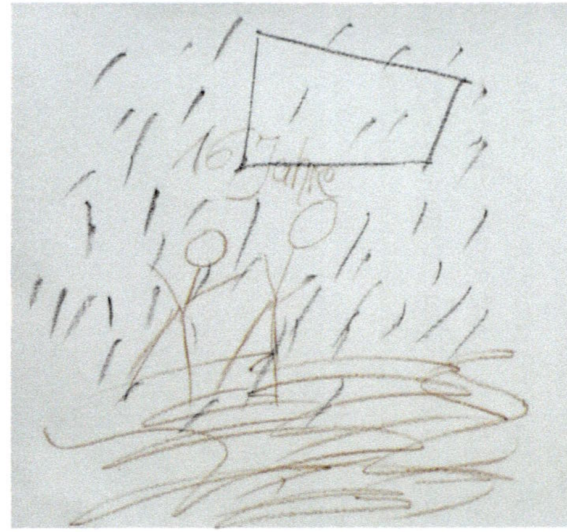

Abbildung 3.3: *Miriam*

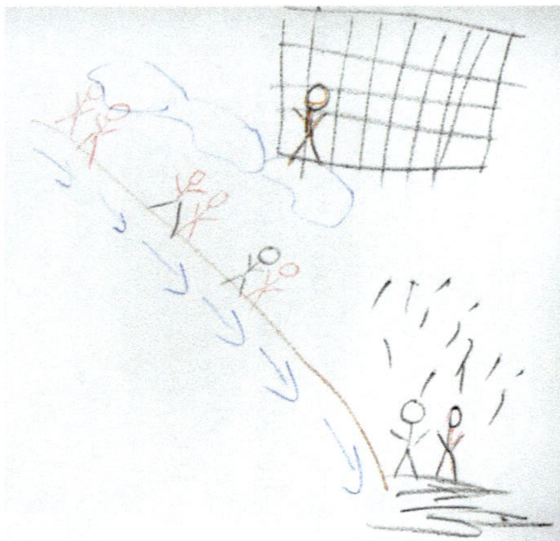

Abbildung 3.4: *Miriam*

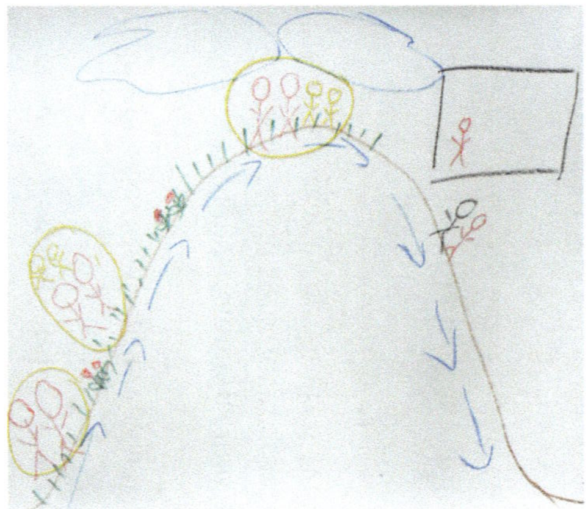

Abbildung 3.5: *Miriam*

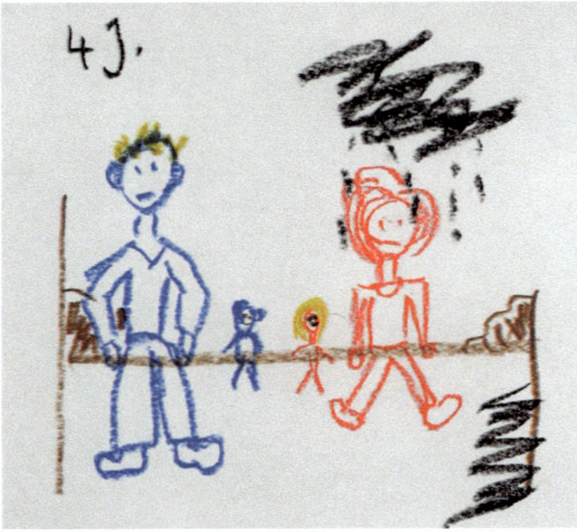

Abbildung 3.6: *Luisa*

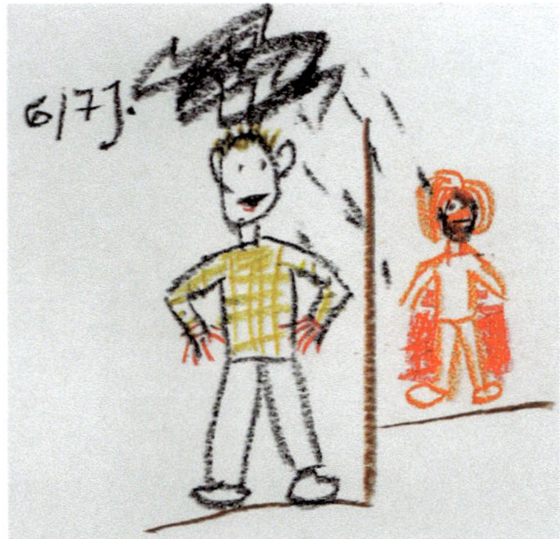

Abbildung 3.7: *Luisa*

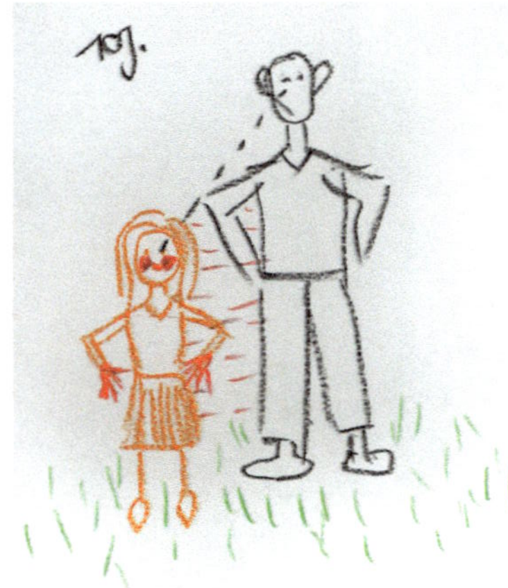

Abbildung 3.8: *Luisa*

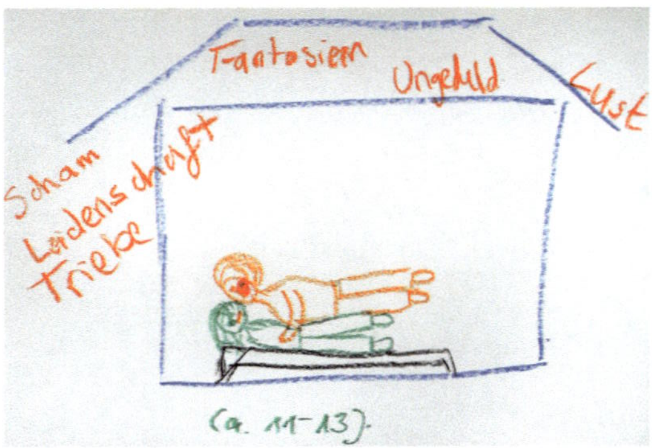

Abbildung 3.9: *Luisa*

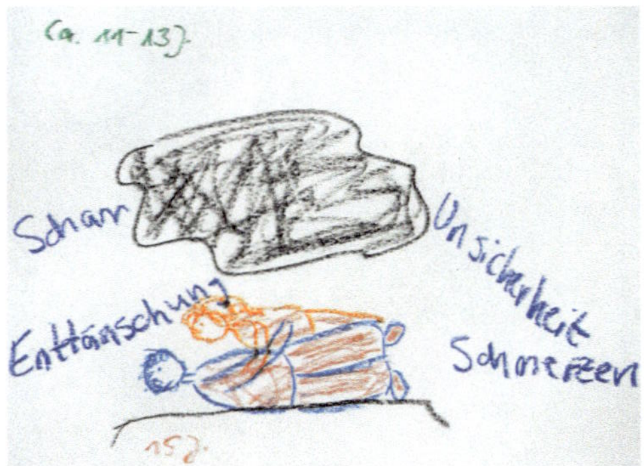

Abbildung 3.10: *Luisa*

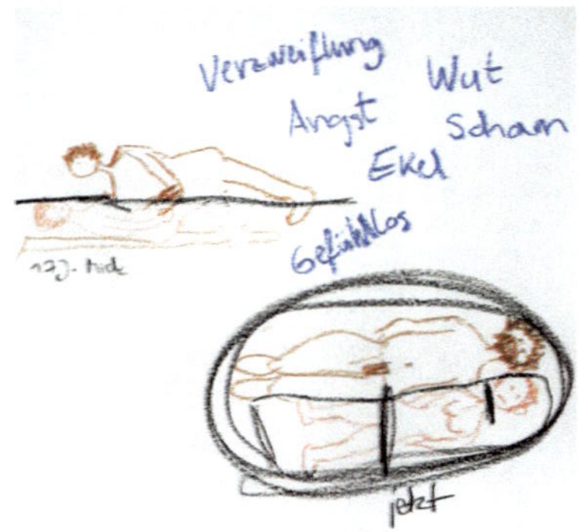

Abbildung 3.11: *Luisa*

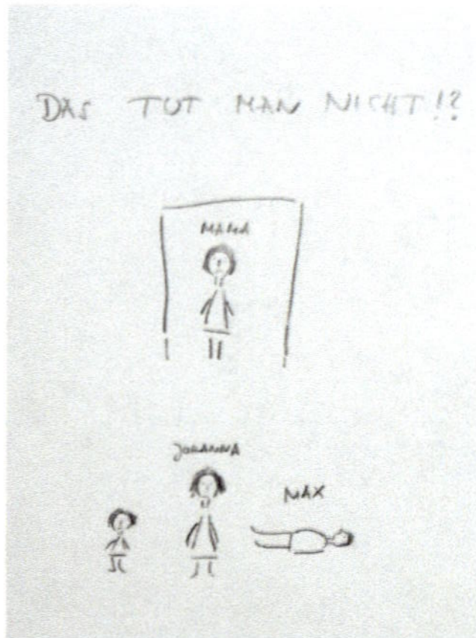

Abbildung 3.12: *Johanna*

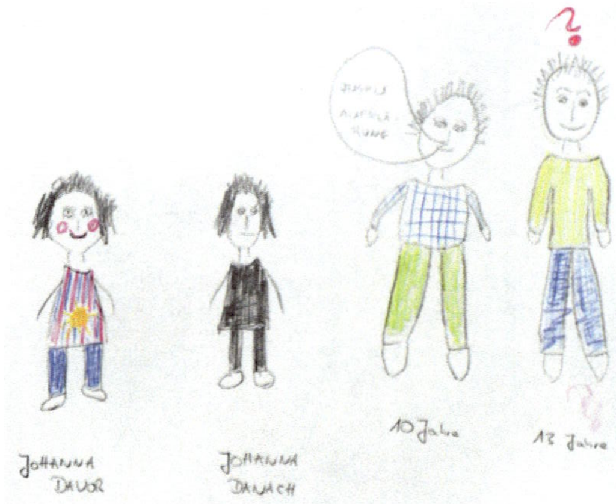

Abbildung 3.13: *Johanna*

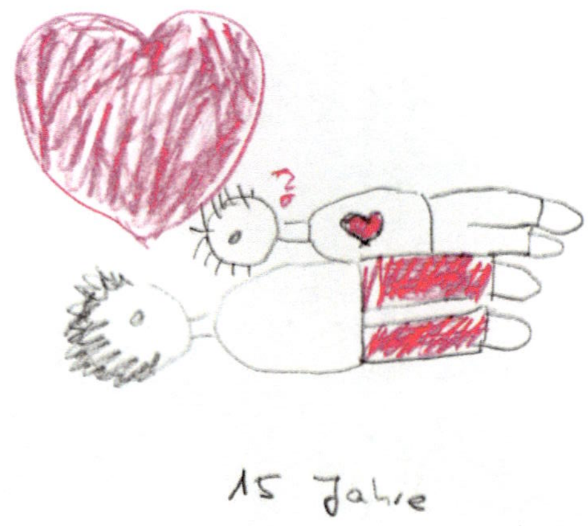

Abbildung 3.14: *Johanna*

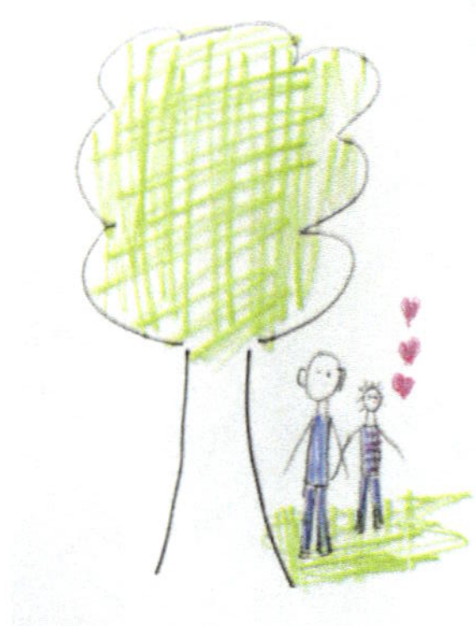

Abbildung 3.15: *Johanna*

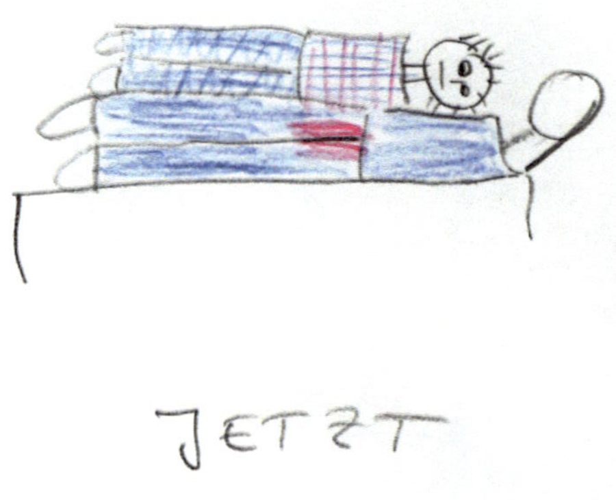

Abbildung 3.16: *Johanna*

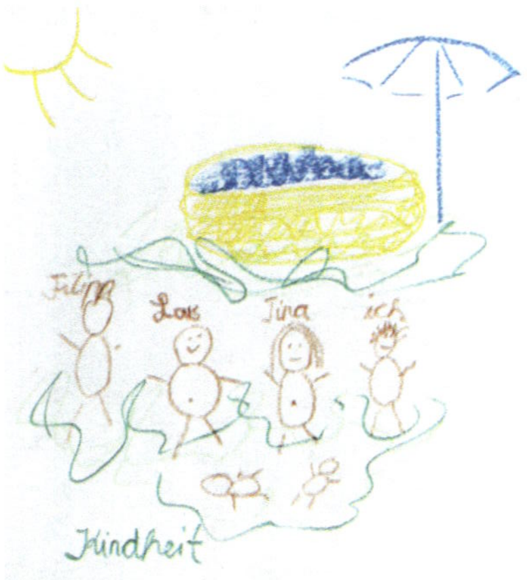

Abbildung 3.17: *Tanja*

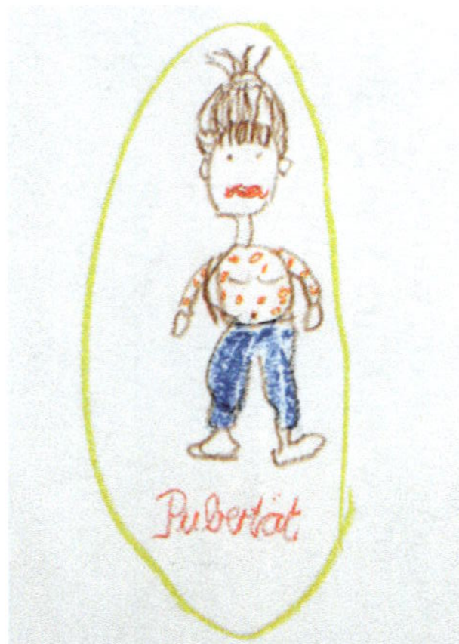

Abbildung 3.18: *Tanja*

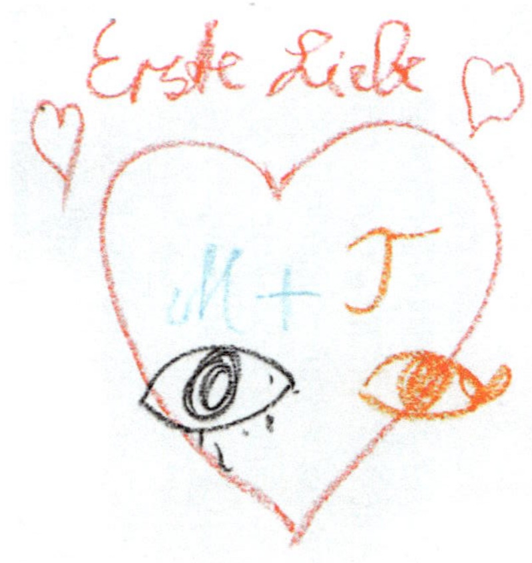

Abbildung 3.19: *Tanja*

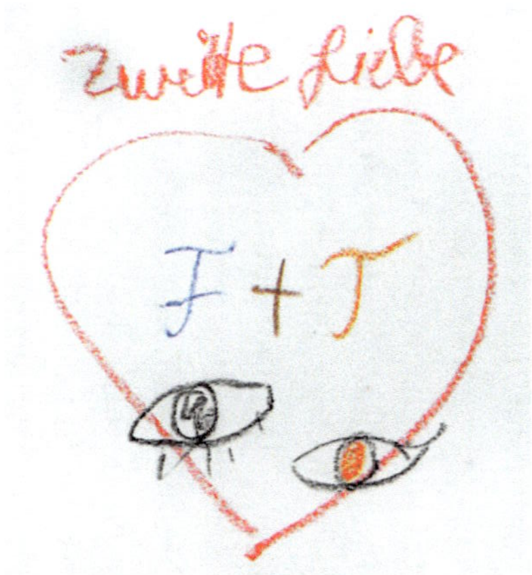

Abbildung 3.20: *Tanja*

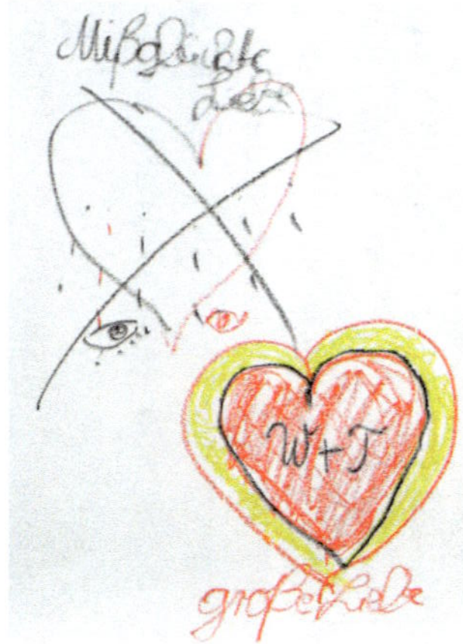

Abbildung 3.21: *Tanja*

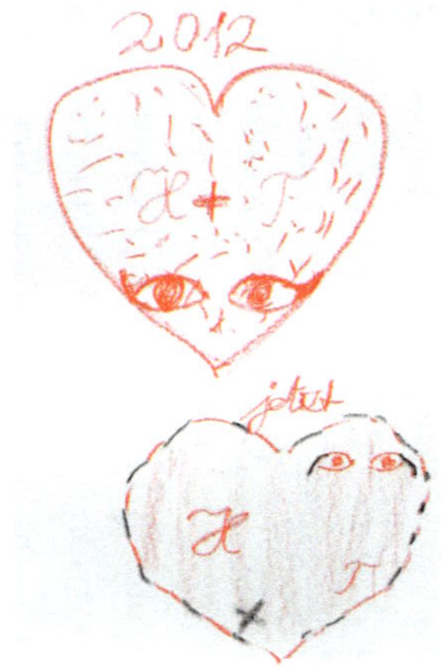

Abbildung 3.22: *Tanja*

Moment einer sexuellen Begegnung im Hier und Jetzt konkret und hoch verdichtet äußert. Mir selbst nötigt das komplizierte Zusammenspiel vieler Faktoren in unserem Leben immer wieder gehörigen Respekt ab, offenbart es doch, welch hochkomplexe, differenzierte Wesen wir sind – und deshalb auch so störanfällig. (In Kap. 7 stelle ich das therapeutische Arbeiten mit Sexualpanoramen dar.)

Was genau bedeutet das nun, wenn einer Frau in ihrer sexuellen Entwicklung Negativerfahrungen in Form von Traumata, Konflikten und Störungen widerfahren? (7)

Traumata können nicht sexueller Natur sein und als Folgen von Krieg, Naturkatastrophen, Unfällen, Krankheiten etc. auftreten, aber auch sexueller Natur als Folgen von Missbrauch und Vergewaltigung. Dabei können sie die Persönlichkeit und die Sexualität nachhaltig schädigen.

Wenn z. B. ein Kind sexuell missbraucht oder eine Frau vergewaltigt wird, so erleiden sie Überstimulierungen in einer Intensität und in einem Ausmaß, welches ihre gesamte Persönlichkeit bedrohlich überflutet. Mit allen vorhandenen Ich-Funktionen (Wahrnehmung, Fühlen, Denken, Wollen, Denken, Werte, Handeln) nehmen sie bewusst wahr, was ihnen Entsetzliches widerfährt: Wie ihr Wille bricht, sie Panik, Schmerz, Ohnmacht etc. fühlen, wie der Glaube und die Werte zunichte gemacht werden, die Handlungsimpulse abgeblockt und die Gedanken fixiert werden. Wenn auch die ganze Person involviert ist, so sind doch der Körper und die Sexualorgane zentral betroffen, zumal wenn gewaltsame Penetrationen und zusätzliche körperliche Gewalt angetan werden. Traumata „brennen" sich in das Körpergedächtnis ein und führen in aller Regel zu übergeneralisierten Lebensüberzeugungen über sich selbst, die Menschen und die Welt überhaupt. Kein Mensch ist nach einem Trauma derselbe! Je nach Traumatisierungsprofil reicht eine Annäherung des Partners oder der Partnerin ohne sexuelle oder mit nur niedrigschwelligen sexuellen Reizkonstellationen aus, um große Ängste oder Ekel hervorzurufen. Denn sexuell traumatisierte Frauen stufen z. B. körperliche Annäherungssituationen schnell als existenzbedrohlich ein. Überlebensstrategien, also Strategien, die Betroffenen helfen, ein Wiedererleben zu vermeiden, bestehen oft in sog. dissoziativen Zuständen: Die betroffenen Frauen haben gelernt, sich außerhalb ihres Körpers zu begeben oder sich in einen Zustand der Anästhesierung, d. h. der Empfindungslosigkeit, zu versetzen. Dies wirft ein erhellendes Licht auf die ansonsten schwer zu verstehenden Phänomene des Nicht-fühlen- und Nicht-spüren-Könnens von sexuellen Empfindungen. Miriam, die ich Ihnen gleich vorstellen werde, bildet in ihrem Sexualpanorama im ersten Abschnitt die traumatische Situation ab, der sie über Jahre immer wieder im elterlichen Schlafzimmer ausgesetzt war. Ihr sexuelles Profil wird erheblich durch die frühen traumatischen Erfahrungen geprägt: Z. B. lernt sie Rollenmodelle, wie Männer und Frauen als sexuelle Wesen sind, und es entstehen Konditionierungen, automatische Reiz-Reaktionsverbindungen, was sexuell erregt oder auch gerade nicht. Solche festen, in der Regel unbewussten Denk-, Gefühls- und Verhaltensmuster prägen die weiteren Lernerfahrungen in einer negativen, einengenden Art und Weise. Im Erwachsenenalter fällt es Miriam sehr schwer, körperliche Nähe zuzulassen, weil Sexualität mit Gewalt assoziiert ist.

In der sexuellen Entwicklung *Konflikte* zu erfahren, meint hier, dass widerstreitende Impulse bzw. ein Impuls und seine Hemmung zeitgleich aufeinandertreffen (8). Die Folge ist, dass eine Frau dadurch in Konflikte zwischen ihren verinnerlichten Grundüberzeugungen und den von außen kommenden Impulsen geraten kann.

Empirische Untersuchungen (9) etwa machen auf die negativen Folgen des Zugangs von Kindern zu pornographischem Material, zur Zeugenschaft bei elterlichem Geschlechtsverkehr, beim Sehen von sexuellen Szenen im Fernsehen aufmerksam. Man geht davon aus, dass diese Erfahrungen in einem direkten Zusammenhang mit auffälligem, grenzverletzendem Sexualverhalten von Kindern stehen. Denn Pornographie wirkt im Sinne einer antagonistischen, also widerstreitenden Stimulierung, indem sie Kinder einerseits sexuell erregt und andererseits mit Erwachsenen-„Geheimnissen" überfordert, die sie weder kritisch bewerten noch emotional einordnen können. Als Erwachsene beschreiben solche Kinder rückblickend widerstreitende Impulse von Ekel und Anziehung, Angst und Aufregung, Verbot und Faszination. So ist auch Miriam (siehe Kap. 4.3.1, S. 85) jahrelang solchen Situationen als Zeugin der elterlichen Sexualität ausgesetzt. Sie verspürt sexuelle Erregung, verknüpft mit Abscheu und Ekel ihrem Vater und Wut und Mitleid ihrer Mutter gegenüber. Die sich dabei aufbauende, widersprüchliche sexuelle und emotionale Anspannung kann sie nicht auflösen; später werden die dazugehörigen Gedanken und Phantasien zentraler Bestandteil ihrer Sexualität. Langfristig bleibt sie in verschiedenen Konflikten gefangen: Etwa findet sie bestimmte Männer anziehend und eklig zugleich, andere findet sie nett, aber sexuell langweilig. Als Frau wünscht sie sich Nähe und hält sie doch nicht aus. Sie verurteilt sich für ihre Phantasien, die aber dennoch stark erregend sind. Miriam gehört zu den Frauen, deren sexuelles Profil im Kern durch konflikthafte Stimulierungsbedingungen geprägt wurde, mit der Folge, dass es nur ein eingeengtes, sehr spezifisches Muster gibt, wie sie mit einem Partner befriedigende Sexualität haben kann.

Für viele Frauen drehen sich typische Alltagskonflikte um die Frage, wie sie sich bei sexueller Unlust verhalten sollen. Ihr Verhalten wird hierbei geprägt durch Bedürfnisse, Überzeugungen und Wertvorstellungen sowie durch von außen kommende Impulse wie z. B. das sexuelle Bedürfnis des Partners. Im Gegensatz zu dem oben genannten Beispiel, in dem das sexuelle Profil in sich konflikthaft ist, befinden sich die Frauen hier im Konflikt zwischen ihrer Unlust und von außen kommenden oder eigenen, nicht sexuellen Erwartungen. Vielfältige Konfliktkonstellationen können sich ergeben, hier drei Beispiele:

Eine Frau möchte Zärtlichkeit und vielleicht später Sex mit ihrem Partner haben. Grundsätzlich findet sie, dass sexuelle Unterschiede in den Bedürfnissen auch sein dürfen. Der Partner steuert zielgerichtet auf den Koitus zu. Als Konflikt erlebt sie, ob jetzt ihr oder sein Bedürfnis „dran" ist. Eine zweite Frau hat Lust auf Selbstbefriedigung. Die äußeren Bedingungen sind günstig, denn sie ist ungestört, sie schämt sich aber, weil eine bestimmte, „verbotene" sexuelle Phantasie sie erregt, und hat Schuldgefühle, weil sie ihre Lust nicht mit ihrem Partner teilt. Eine dritte Frau empfindet momentan keine Lust auf Sex, möchte jedoch ihrem Partner nicht wehtun (oder hat Angst, dass er sie verlässt, fremdgeht etc.). Allerdings ist die Situation günstig, weil die Kinder außer Haus sind. Soll sie dennoch Nein sagen oder strategisch entscheiden?

Für in der sexuellen Entwicklung erlebte *Störungen* (wie sie die Integrative Therapie nennt) sind uneindeutige oder inkonstante, von Unterbrechungen durchsetzte Stimulierungen charakteristisch, die Frauen verleiten, in Beziehungen doppelbödige Botschaften (double-binds) zu kommunizieren. Biographisch finden sich solche, für die sexuelle Entwicklung prägenden Stimulierungssituationen sowohl im nicht sexuellen (im Folgenden an den Beispielen Körperkontakt und sexuelle weibliche Identität skizziert) als auch im sexuellen Bereich, mit Folgen für die spätere Sexualität:

Uneindeutige Signale im Körperkontakt in zärtlicher bzw. angeblich zärtlicher Absicht, die Kinder von Bezugspersonen erhalten, wie angespanntes, zu festes, ungeduldiges, zu „lasches" Streicheln, das kindliche Rückmeldungen ignoriert, „vermiest" Kindern zu schmusen und gestreichelt zu werden. Im Grunde angenehme Körperempfindungen, die Beziehungsbotschaften von Nähe und Geborgenheit vermitteln, sind bewusst oder unbewusst mit einem Mangel an Empathie gekoppelt, der sich nonverbal mitteilt. Als unerwünschte Tochter einer alleinerziehenden Mutter erinnert Gabi keinen Körperkontakt, außer wenn ihre Mutter sie als kleines Kind auf der Straße an die Hand genommen hat. Dabei erlebt sie immer wieder durch den laschen Händedruck, wie ihre Hand herausschlüpft, was ihre Mutter ärgert. Sie wird gehalten, aber eigentlich doch nicht (double-bind), und weiß nicht, was sie falsch macht. Annettes Vater liebt es, sie als Kind in die Luft zu werfen und wieder aufzufangen oder mit ihr zu raufen. Wiederholt verletzt er sie dabei, einmal ein blaues Auge, ein anderes Mal Blutergüsse an den Armen, und sagt, dass das nicht so schlimm sei (double-bind). Beide beschreiben sich im Körperkontakt mit ihren Partnern so, dass die es ihnen nicht recht machen können.

Uneindeutige Botschaften über das Geschlecht, was für ein „süßes kleines Ding“ das Mädchen doch ist, solange sich seine weiblichen Körperformen nicht ausprägen, bzw. was für eine „Schlampe, die den Jungs“ in der Pubertät „hinterherrennt“, „verstören“ das Selbstbild von weiblicher Identität. Diese Verstörung kann ihre Fortsetzung später in uneindeutigem, inkonstantem Sexualverhalten finden („mal Schlampe, mal Frauchen“). Monika beschreibt ihr Dilemma so: „Wenn ich eine lustvolle Frau bin, bin ich eine Schlampe. Wenn ich eine süße Frau bin, passe ich mich seinen Bedürfnissen, oder was ich dafür halte, an. Es gibt keinen Mittelweg, ich bin in den Extremen gefangen.“

Häufige sexuelle Symptome, über die Frauen klagen und deren Hintergrund häufig solche uneindeutigen oder inkonstanten Stimulierungsbedingungen bilden, sind etwa, wenn während einer sexuellen Begegnung die Lust und Erregung jäh abreißen oder wenn Frauen trotz hoher Erregung die Schwelle zum Orgasmus nicht überschreiten können. „Es ist, als käme mir immer was dazwischen. Obwohl ich Lust habe, drifte ich in Gedanken immer wieder ab. Ich frage mich dann, ob es an der Art seines Streichelns liegt, das dann manchmal falsch ist oder langweilig? Ich frage mich auch, hat es eher was mit mir zu tun, dass mir die Nähe zu arg wird? Oder will ich nicht loslassen, weil ich ihm letztlich doch nicht vertraue?“

Natürlich können auch Partner uneindeutige und inkonstante Stimulierung erzeugen. Hintergrund können eigene mehr oder weniger bewusste Störungen sein, wie Widerwille oder Angst vor der Lust einer Frau, Unsicherheit, ob man alles richtig macht, Unklarheit, ob man die Frau begehrt, etc., was sich in einer uneindeutigen oder inkonstanten Art und Weise des Streichelns niederschlagen kann.

Wie wir gesehen haben, verzerren Erfahrungen mit Traumata, Konflikten und Störungen den Blick auf die Welt und die Menschen nachhaltig in einer jeweils spezifischen Art und Weise und erschweren oder blockieren die persönliche Weiterentwicklung. Für *Defizite* charakteristisch ist, dass Lernerfahrungen, die zur weiteren Reife notwendig gewesen wären, erst gar nicht stattfinden: Mangelnde Stimulierung führt deshalb zu einer unzureichenden Ausbildung körperbezogener, emotionaler und gedanklicher Strukturen. Eine von wenigen Studien zur Kindersexualität (leider mit schmaler empirischer Datenbasis [10]), in der man Achtjährige auf Erfahrungen mit Körperkontakt angesprochen hat, weist bereits auf das Vorhandensein bestimmter Defizite hin, die für eine positive sexuelle Entwicklung notwendig, auf jeden Fall günstig gewesen wären: Manche der befragten Kinder geben an, nicht mit Personen, sondern nur mit Stofftieren zu schmusen, andere berichten, keine angenehmen und keine aufregenden Körperteile zu kennen.

Schmusen mit einem Spielzeug oder einem Tier ist sicherlich für das emotionale Wohlergehen gesünder, als überhaupt nicht zu schmusen. Dennoch bleibt es eine reduzierte Erfahrung, bei der wichtige Informationen fehlen, wie sie nur ein menschlicher Körperdialog leisten kann. Dabei werden nämlich eine Vielzahl emotionaler, körperlicher, gedanklicher und verhaltensbezogener Informationen ausgetauscht: Etwa, ob ein Kind geliebt wird und sich geliebt fühlt, ob es vertrauen kann und vertraut, ob es sich „fallen lassen" darf und kann, ob es das Schmusen aktiv mitgestalten kann oder ob es eine passive Rolle zugewiesen bekommt etc.

Defizitentwicklungen können sowohl am Anfang einer schwierigen Sexualentwicklung stehen als auch als Nachwirkungen vorangegangener Traumata, Konflikte und Störungen auftreten. Dabei entstehen „Kettenreaktionen", also Krankheitsverläufe, bei denen ein Problem das nächste nach sich zieht. In der oben genannten Studie erfahren wir leider nichts über die Aufwuchsbedingungen der achtjährigen Kinder. Sexualanamnesen zeigen aber, wie sich die verschiedenen Arten problematischer Stimulierungen verketten: Weil kindliche, jugendliche, erwachsene Erfahrungen mit Sexualität eklig, ängstigend, überwältigend etc. oder verboten oder „irgendwie komisch" waren, werden weitere Erfahrungen gemieden, sodass auf Dauer ein adäquates Reagieren auf Anforderungen der Gegenwart zunehmend schwierig bis unmöglich wird, was wiederum neue Probleme hervorbringt.

Frauen, die über sexuelle Lustprobleme klagen, berichten häufig, dass sie ihren Körper in der Pubertät nicht erforscht haben, ihren sexuellen Phantasien nicht gefolgt sind, keine Erfahrungen mit Selbstbefriedigung gesammelt und weiterhin auch nicht damit experimentiert haben, indem sie z. B. entsprechende Bilder angeschaut oder Literatur gelesen haben. Damit wurden keine Verknüpfungen zwischen aufregenden Lustimpulsen und Handlungen wie sich berühren, die Phantasien ausgestalten etc. hergestellt und folglich auch keine selbstverständlichen Verhaltensmuster „eingeübt". Nach Erklärungen befragt, antworten die Frauen, dass sie sich entweder nicht getraut haben oder dass es nicht „reizvoll" war. Daraus resultieren Defizite in der Identifizierung von wohltuenden, Lust spendenden Körperzonen, im Bewusstsein, dass diese Körperzonen zu „mir" gehören, im Umgang mit Lust und sexuellen Phantasien etc., was sich letztlich in einer mangelhaft ausgeprägten sexuellen Identität niederschlägt. Probleme im Umgang mit dem ersten Sexualpartner oder auch weiteren sind vorprogrammiert. Wie soll eine Frau wissen, was sie sexuell mag oder auch nicht, wie soll sie ihre Bedürfnisse kommunizieren, die sie nicht kennt, wie soll sie sich, ihrer selbst unsicher, behaupten und abgrenzen etc.? Und wenn der Partner auf all diese Fragen auch keine guten Antworten hat, soll sie ihn dann verlassen und hoffen, dass es beim nächsten Mann besser klappt oder beim übernächsten Mann?

Insbesondere Mädchen, junge und erwachsene Frauen, die schwierige und belastende sexuelle Entwicklungen durchmachen mussten, brauchen in der Therapie Unterstützung, damit sie auch die *schützenden (protektiven) Faktoren und ihre persönlichen Ressourcen* wahrnehmen und als solche bewerten können. Damit sind einerseits Persönlichkeitsmerkmale und verinnerlichte positive Erfahrungen gemeint, andererseits äußere positive Einflussgrößen des sozialen Umfelds wie Familie, Freunde, wichtige erwachsene Bezugspersonen, Wohnung etc. Interagieren die schützenden Faktoren mit vorhandenen Risikofaktoren, so mindern sie Entwicklungsrisiken, etwa indem sie Gefühle der Ohnmacht und Wertlosigkeit verringern oder indem der Einfluss schädigender Ereignisse ausgeglichen oder verringert wird. Außerdem stärken sie die Selbstwert- und Kompetenzgefühle sowie die Ressourcenlage einer Frau (11). Empirische Untersuchungen in der Sexualforschung, die sich mit der sexuellen Entwicklung unter protektiven Gesichtspunkten befassen, sind mir nicht bekannt.

4.2 Die Entwicklungsfähigkeit des sexuellen Profils

Bestimmte Ereignisse positiver oder negativer Qualität prägen also den sexuellen Entwicklungsverlauf und bilden die sexuelle Identität aus mit einem unverwechselbaren, individuellen sexuellen Profil. Es lässt sich auf drei Dimensionen beschreiben (siehe unten). Allerdings steht es nicht „abrufbar bereit" (12), v. a. wenn es durch schwierige, komplexe Lernerfahrungen bestimmt und zudem häufig (zumindest in Teilen) unbewusst ist. Die anschließenden Fallgeschichten werden überdies verdeutlichen, dass ein sexuelles Profil nicht frei wählbar ist, sondern v. a. in Kindheit und Jugend „schicksalhaft" gelernt und häufig als Teil der eigenen Persönlichkeit empfunden wird. Dennoch sind die Bedeutungen, die sich in einem sexuellen Profil bündeln und sich aus den Erinnerungen speisen, nicht unumstößlich festgelegt, sondern veränderbar und entwicklungsfähig (13). Genau hierin liegt auch das therapeutische Veränderungspotenzial: Dynamisch und unabgeschlossen wie unsere Erinnerungen sind, sind sie zugleich Veränderungen zugänglich.

Die drei Dimensionen des sexuellen Profils

Die *Lustdimension* beschreibt die subjektiven Vorlieben und Abneigungen und macht Aussagen darüber, welche Bedingungen die sexuelle Lust und Erregung fördern oder hemmen. Alternativ könnte man auch sagen, es handelt sich um in der Lebensgeschichte erlernte Reiz-Reaktionsverbindungen. Eine sexuelle Lustreaktion (mit entsprechenden Gefühlen, Körperreaktionen, Gedanken und Verhaltensweisen) wird erst ausgelöst, nachdem eine Frau sexuelle Reize (bewusst oder unbewusst) wahrgenommen hat: Einzig, dass alle Menschen auf direkte genitale Berührungen unwillkürlich mit Lust reagieren, scheint angeboren. Reize können positive und negative, aber auch ambivalente oder vieldeutige Bedeutungen beinhalten. Manche davon sind bewusst, andere unbewusst.

Vielen Frauen reichen jedoch Lust auslösende Reize allein nicht aus, und hier kommt die Beziehungsdimension ins Spiel. Denn diese Reize werden erst im Kontext einer vertrauensvollen Beziehung richtig wirksam. Überdies reagieren viele Frauen dann stark mit Lust, wenn sie sich selbst als Lustquelle für das Begehren ihres Partners oder ihrer Partnerin erleben.

Die *Selbstdimension* beschreibt, ob und wie eine Frau mit sich selbst und ihren sexuellen Bedürfnissen und Wünschen in Beziehung ist und ob ihre sexuelle Identität als Frau und lustvolle Frau gefestigt ist: So ist eine Frau mit einer stabilen Persönlichkeit in einer sexuellen Beziehung in der Lage, die Erwachsenenposition aufrechtzuerhalten (statt in eine Innere-Kind-Position zu regredieren). Sie kann, trotz des Bedürfnisses nach Nähe, ihre Individualität wahren und zugleich abgegrenzt und durchlässig für die Gefühle des anderen sein (14).

Die *Beziehungsdimension* beschreibt, wie eine Frau mit ihrem Partner/ihrer Partnerin in Beziehung geht: Was sie von sich während einer intimen sexuellen Begegnung offenbart und was nicht. Ob sie in der Lage ist, ihrem Partner/ihrer Partnerin selbstbestimmt zu begegnen, d. h., ob sie in der Lage ist, ihr Selbstwert- und Identitätsgefühl unabhängig von ihrem Partner/ihrer Partnerin und dessen/deren Reaktionen aufrechtzuerhalten, und dies bei emotionaler Nähe mit einem durchlässigen Selbst. Ferner braucht sie die Fähigkeit, ihre Ängste zu reduzieren und sich selbst zu beruhigen, ggf. auch schmerzliche Gefühle zu tolerieren (15).

4.3 Das Sexualpanorama als verbildlichte sexuelle Biographie

Der therapeutischen Intervention des Sexualpanoramas (16) gehen in der Einzeltherapie intensive Gespräche über die sexuelle Biographie (z. T. unter Zuhilfenahme von Fotos) voraus, u. a. mit dem Ziel, Erinnerungen zu erwecken und zu präzisieren, aber auch rückblickend Empathie für sich selbst als heranreifendes Mädchen und Frau in den verschiedenen Lebensaltern zu entwickeln. (Indiziert ist es v. a. dann, wenn Frauen schwierige, komplexe und belastende sexuelle Biographien erleben mussten.) Im Anschluss ermutige ich, das Erlebte symbolisch und bildhaft mit Farben umzusetzen und es zu malen (ausführlich in Kap. 7). Diese Form des therapeutischen Arbeitens zieht sich über eine Reihe von Therapiesitzungen hin (günstig sind Doppelsitzungen), sodass eine ganze Bilderserie entstehen kann. Überdies ist diese Intervention so flexibel, dass nicht die Notwendigkeit besteht, das Sexualpanorama chronologisch zu malen, sondern die Inhalte eines bestimmten Lebensabschnitts fokussiert werden können, die gerade aktiviert sind. Jede Frau entwickelt dabei eine eigene, unverwechselbare „Handschrift" an Figuren, Formen, Symbolen, Mustern, Farbvorlieben etc. Nicht nur die sichtbaren Symbole mit ihren Farben, Formen, Größenverhältnissen, Anordnungen etc. wirken bei der Betrachtung, auch unbewusste Bedeutungen werden angestoßen und befruchten den Auseinandersetzungsprozess. Am Ende liegt die sexuelle Entwicklung als Ereigniskette von der Kindheit an bis in die Jetztzeit ausgebreitet auf dem Boden. Das macht einen gemeinsamen Auslegungsprozess und die Auseinandersetzung mit bestimmten Themen sehr viel einfacher: Etwa, wie der Weg eines Mädchens hin zu einer lustvollen Frau war, welche Lernschritte sie vollzogen hat, mit welchen Schwierigkeiten sie auf ihrem Weg konfrontiert war, welche Problemmuster auftauchen und sich wiederholen, welche Stärken sie dabei entwickelt hat etc. Überdies geben uns die drei Dimensionen des sexuellen Profils Orientierung, wann sich welche Dimension wie und warum so ausgeformt hat.

Da ich das Sexualpanorama insbesondere bei schwierigen sexuellen Biographien einsetze, stelle ich Ihnen anschließend auch zwei recht komplexe Entwicklungsverläufe vor. Viele andere Frauen, die zu mir in Therapie kommen, haben ein leichteres Schicksal und ihr sexuelles Profil kann sich unbelasteter entwickeln.

Zu Beginn stelle ich Ihnen Miriam und Luisa jeweils kurz vor; anschließend schildern sie in ihren eigenen Worten, was sie warum gemalt haben, und im Anschluss teile ich Ihnen meine Überlegungen im Hinblick auf die Entwicklung des sexuellen Profils mit, wie sie sich in der Anfangsphase einer Therapie erschließen.

4.3.1 Miriam – Lust im Zwiespalt

Miriam (44 Jahre, zwei halbwüchsige Töchter) hat schon viele Jahre keine Lust mehr, mit ihrem Mann zu schlafen, sie tut es aber dennoch, um die Ehe nicht zu gefährden. Dabei fühlt sie sich oft als Dienstleisterin und manchmal sogar, als würde sie sich selbst einer Vergewaltigung zuführen. Sieht sie jedoch von der Sexualität ab, so findet sie ihre Ehe insgesamt gut und ihren Mann liebenswürdig. Aufgrund dieses für sie kaum begreifbaren Zwiespalts ist sie über die Jahre depressiv geworden und hat phasenweise unter ernsthaften Selbstmordgedanken gelitten. Insgeheim befriedigt sie sich gelegentlich selbst mit einer für sie beschämenden Phantasie, über die sie zuvor noch nie mit jemandem gesprochen hat. Dabei kommt sie verlässlich zu einem klitoralen Orgasmus, während dies zusammen mit ihrem Mann nur selten geschehen ist. Wenige Versuche, ihrem Mann anzudeuten, was sie eigentlich erregt, z. B. begehrende, ihren Körper ausführlich taxierende Blicke ohne Berührungen oder in seinem Begehren aggressive, sie überwältigende Gebärden (Lustdimension), trafen auf Unverständnis und sie fühlte sich beschämt (Beziehungsdimension). Deshalb sah sie von weiteren Versuchen ab, die biographisch vorgebahnten Lustreize in ihre Beziehung zu integrieren, und kam zu der Schlussfolgerung, dass sie sexuell nicht ganz normal sei (Selbstdimension).

Ihr Sexualpanorama besteht aus drei Papierbögen, wovon der erste das kindliche Sexualpanorama, der zweite Bogen das jugendliche mit drei Bildern und der dritte Bogen das erwachsene mit einem Bild darstellt. Im Laufe der Therapie hat Miriam das Sexualpanorama um eine Reihe weiterer Bilder ergänzt bzw. manche auch modifiziert oder erweitert. Im ersten Bild malt sie eine Szene, bei der sie mit etwa zehn Jahren nachts in ihrem Kinderbett, das am Fußende des Elternbetts steht, wach wird und miterlebt, wie die Eltern Sex miteinander haben. Obwohl sie nur eine Szene erinnert, vermutet sie, dass sie über die zehn Jahre hinweg, während derer sie im Elternschlafzimmer schlief, immer wieder Zeugin geworden ist. Ebenso glaubt sie, dass sie als Kind am nächsten Tag gleich wieder alles vergessen hat.

Miriams Schilderungen zu ihrem Sexualpanorama mit ca. 10 Jahren: „Kindliche Doktorspiele habe ich mit Nachbarmädchen gespielt, und ich erinnere mich, wie wir unsere Puppen einander küssen ließen und sie nackt nebeneinander ins Bett legten. Das waren irgendwie unwissende und unschuldige Spiele, und da war ich ganz Kind. Dann gab es aber die andere Geschichte mit meinen Eltern. Bis im Alter von zehn, elf Jahren schlief ich in meinem Kinderbett am Fußende des Ehebetts. Da es dunkel war, konnte ich sie nicht sehen, und dennoch habe ich irgendwie Bilder. Ich höre auch, wie es raschelt. Das Rascheln höre ich heute noch ganz genau. Es ist das trockene Knistern von Stoff, und ich weiß, es sind die Kissen und das Nachthemd meiner Mutter auf der Haut. Aber eigentlich weiß ich doch nicht, ob ich das wirklich so gehört habe oder es mir nur vorstelle. Dann sehe ich vor mir, wie mein Vater das Nachthemd hochschiebt, obwohl es doch dunkel war. Dann ist er über ihr und sie wehrt sich und will ihn wegstoßen, aber er hält sie fest. Sie weint, und vielleicht ekelt sie sich auch, auf jeden Fall will sie das nicht. Mein Vater zischt sie an, ist sauer und wütend, er bewegt sich, wird immer schneller und dann grunzt er. Am liebsten würde ich rufen oder schreien, aber ich bin ganz still, und diese Stille ist wie aufgeladen von Angst und Schrecken und der Erregung meines

Vaters. Ich spüre diese Erregung auch, sie ist in meinem Unterleib! Ich bin hin- und hergerissen zwischen Faszination, Angst, Ekel und sexueller Erregung im ganzen Körper. Ich weiß nicht genau, was meine Eltern da machen, aber ich weiß, dass ich nicht dabei sein will, ich möchte mich am liebsten in Luft auflösen. Ich bin verzweifelt, wo soll ich denn hin?

Ich habe zwei schwarze Vierecke, ein großes und ein kleineres, nebeneinander gemalt. Im großen Viereck befinden sich zwei schwarze Strichmännchen: Das sind meine Eltern in ihrem Ehebett. Im kleinen Viereck, meinem Kinderbett, liege ich als orangenes Strichmännchen. In meinem Bett breiten sich schwarze Längs- und Querstriche aus, wie kariert, das sind die einfallenden Lichtstreifen auf meiner Decke. Aber ich habe mein Viereck durchgestrichen, weil ich nicht dabei sein will." (Die hellblaue Marienstatue malt sie erst später, siehe Kap. 7.4, S. 165.)

„Grundsteinlegung" eines zwiespältigen sexuellen Profils

Lustdimension: Miriam widerfahren diese Situationen im elterlichen Schlafzimmer. Ungewollte, sexuell wirkungsfähige Reize stoßen ihr in der Dunkelheit zu (das Knistern der Kissen, das Knarren des Betts, verhaltene, erregte Laute der Eltern etc.), und sie macht sich Vorstellungen darüber, was da wohl geschieht (sich gegenseitig nackt anfassen, hin- und herwälzen). Als Kind ist sie von den Ereignissen überfordert. Um sich zu schützen, bleibt ihr lediglich, so zu tun, als schliefe sie. Diese sexuellen Reize sind mit zeitgleich auftretenden unerwünschten Reizen wie Aggression, Gewalt, Angst und Ekel gekoppelt, wodurch Aggressions-Lust-, Lust-Angst-, Lust-Zwang- und Lust-Ekel-Verbindungen entstehen. Denn bei diesen geheimen Handlungen ist der Vater in einem seltsamen Zustand, erregt, aber auch ungeduldig und wütend, wenn die Mutter nicht mitmacht. Diese wirkt auf Miriam verängstigt, wahrscheinlich wegen des Zorns des Vaters, vielleicht auch wegen Miriam, die aufwachen könnte. Miriam glaubt, dass die Mutter das eigentlich nicht möchte und dass der Vater sie dazu zwingt. Dann liegt er auf ihr, und abstoßende und zugleich faszinierende, erregende Geräusche passieren. Neu für Miriam ist, dass da ein komisches Kribbeln im Unterleib geschieht, das sie teils aufregend, teils unangenehm findet. Es hat keinen Namen, aber diese sexuellen Reize verkoppeln sich nun (für Miriam unbewusst) mit sexuellen Reaktionen. Miriam veranlasst dieses Kribbeln, sich dort berühren zu wollen, was aber verboten ist, und sie schämt sich ihrer Gefühle und Gedanken. Deshalb malt sie das Strichmännchen, das sie darstellt, orange, als Zeichen der körperlichen Erregung. (In Kap. 7.4, S. 165, stelle ich Ihnen zu diesem Ausschnitt ihres Sexualpanoramas eine Einzelarbeit vor.)

Nicht nur prägen diese sich wiederholenden, für Miriam verwirrenden und verstörenden Erfahrungen eine zwiespältige Einstellung ihren sexuellen Empfindungen gegenüber, die sich auf allen Dimensionen ihres sexuellen Profils widerspiegelt. Mehr noch wird es in ihrer weiteren sexuellen Entwicklung darauf ankommen, ob die zwiespältigen Verkoppelungen von positiven, Lust auslösenden und negativen Reizen (Aggression, Ekel, Angst, Zwang) sowie die Verkoppelungen zwiespältiger Reizverbindungen und unerwünschter sexueller Reaktionen gefestigt oder abgeschwächt werden.

Selbstdimension: Diese Erfahrungen führen nicht dazu, dass Miriam ein positives Selbstgefühl entwickelt. Im Gegenteil erlebt sie „Zwickmühlen", etwa ein Unbehagen, dass sie ihre Eltern in dieser Situation erlebt, wobei das aufkommende sexuelle Kribbeln im Unterleib zugleich sehr aufregend ist. Oder sie gibt vor zu schlafen, obwohl sie hellwach ist. Diese erste Notlösung bereitet den Boden dafür, in späteren unliebsamen sexuellen Situationen die Verbindung zwischen sich und ihrem Erleben zu kappen und sich aus der Beziehung auszuklinken.

Beziehungsdimension: Die Eltern geben ein bestimmtes Beziehungsmodell vor, etwa wenn sich der Vater als der Stärkere im Zustand sexueller Erregung gegen die Bedürfnisse der Mutter durchsetzt. Als Frau in der schwächeren Position bleibt ihr keine andere Wahl, als kleinbeizugeben, sonst wird er ungeduldig und zornig. Miriam wird darüber sehr traurig und wütend auf ihre Eltern, auf den Vater, weil er rücksichtslos ist, auf die Mutter, weil sie schwach ist. Miriam lernt unbewusst, dass körperliche und vielleicht auch emotionale Nähe für eine Frau bedrohlich sein kann und dass Männer diejenigen sind, die Frauen zu Sexualität zwingen können. Außerdem lernt sie unbewusst, dass sie als Beobachterin (im Kinderbett) geschützt und unnahbar ist.

In den nachfolgenden Jahren der Pubertät und Adoleszenz gibt es eine Reihe von sexuellen Begegnungen mit Jungen. Auch findet Miriam Gefallen an Selbstbefriedigung, und bestimmte Phantasien sind besonders erregend. Allerdings befruchten sich diese Entwicklungen nicht gegenseitig, sondern laufen streng getrennt voneinander ab. Während Miriam ein für die Selbstbefriedigung wirkungsvolles sexuelles Profil herausbildet, bleibt sie in ihren Beziehungserfahrungen wie blockiert:

Sexualpanorama mit 12 bis ca. 21 Jahren: „Ich habe eine blühende Wiese gemalt und rechts darüber zwei rote Strichmännchen, über deren Köpfen ein rotes Herz ist. Das bin ich mit zwölf und der erste Junge, der mich küsst. Er hieß Erik. Über mir befinden sich Wolken und die Sonne lugt dahinter hervor. Luftballons steigen auf bis in den Himmel, so glücklich bin ich. Ich habe meine Haare zu einem Dutt hochgebunden und eine Schleife reingesteckt. Ich fühle mich hübsch. Am rechten Bildrand ist ein orangenes Strichmännchen in einem orangenen Viereck. Vielleicht bin ich das, wie ich die Selbstbefriedigung entdecke? Etwa zu diesem Zeitpunkt müsste ich auch die erste Periode bekommen haben. Ich war überrascht und wusste von nichts. Aufklärung gab es nicht. Meine Mutter hat mir ohne große Erklärung eine Binde gereicht. Ich habe mich dann selbst aufgeklärt, indem ich mit anderen Mädchen darüber gesprochen und Bravo gelesen habe. Es gibt zwei weitere Jungen, in die ich verliebt war, aber die habe ich nicht gemalt.

Im nächsten Bild bin ich 16: Zwei braune Strichmännchen in einem Auto, und es regnet heftige Regentropfen. Das sind der Junge, mit dem ich das erste Mal Petting habe, und ich. Wir sind nach der Disco im Auto und es regnet tatsächlich. Aber die Regentropfen sind auch Tränen, denn ich bin traurig darüber, dass es nicht so ist wie in meinen Träumen. Ich will das nicht richtig, was da geschieht, sage aber auch nicht Nein. Über den Strichmännchen male ich ein schwarzes leeres Viereck, das ist genau so, wie ich auch das Bett meiner Eltern gemalt habe. Ich weiß nicht, warum ich das so gemacht habe, aber es fühlt sich auch traurig an.

Ab 18 taucht eine Berglandschaft auf. Der erste Berg ist groß und und symbolisiert die zweijährige Beziehung mit Mike, meiner ersten großen Liebe. Ich war sehr verliebt, und er war der erste Mann, mit dem ich geschlafen habe. Da er zwei Jahre älter war, habe ich mich irgendwie darauf verlassen, dass er weiß, wie es geht. Anfangs war er aber sehr ungeschickt beim Streicheln, und ich musste ihm einiges zeigen, und er lernte auch schnell. Was nicht so gut war, war, dass er eigentlich nicht mein Typ war: Er war etwas übergewichtig, im Gegensatz zu mir sehr gesellig und trank gerne einen über den Durst. Bald haben wir uns in die Haare bekommen, weil er öfter wollte als ich. Ich überlegte mir eine ganze Palette von Ausreden, aber war auch verunsichert, weil mich der Sex nicht besonders interessierte. Ich habe versucht, mit zwei, drei Freundinnen darüber zu reden. Denen ging es anscheinend auch nicht viel anders. Ich hatte manchmal den Eindruck, dass viel zu viel heiße Luft um den ganzen Sex gemacht wurde und dass bei vielen Paaren die Männer drängten. In meinem Bild rechts fällt der Berg allmählich ab. Das ist der Untergang unserer Beziehung, bis ich wieder allein unten im Tal stehe, wo es schwarz ist, und ich vor Traurigkeit auch ein schwarzes Strichmännchen bin. Über der flach abfallenden rechten Seite habe ich ein schwarzes Viereck mit schwarzen karierten Linien gemalt, darin ist ein kleines orangenes Strichmännchen, es sieht genauso aus wie das erste Bild mit meinem Kinderbett. Ich verstehe nicht, warum ich es gemalt habe."

Fortschreibung des zwiespältigen sexuellen Profils

Lustdimension: Die Farbe Orange kennzeichnet im Selbstbild der Zwölfjährigen die große Aufregung, die sie beim ersten Verliebtsein im ganzen Körper erfüllt. Das Leben fühlt sich auch leicht an, sie ist mutiger als sonst, sie ist „gewachsen". Der orangene Rahmen um das Strichmännchen stellt die Einbettung in etwas Größeres dar, in erhebende Empfindungen, die einen Zeitenwechsel markieren. Als ich Miriam befrage, was in den Begegnungen das „Erhebende" ausgelöst hat, antwortet sie, es sei vielleicht die Tiefe seiner braunen Augen gewesen, seine besondere Art, sie anzulächeln, seine großen Hände. Neue Reize gewinnen eine erotische Komponente und sie reagiert mit erregenden, „orangenen" Empfindungen im ganzen Körper.

Im Alter von 16 trüben negative Erlebnisse beim ersten Petting ihr Erleben „braun", weil, wie sie im Nachhinein erkennt, die Voraussetzungen schwierig waren und sie den Jungen nicht kannte, verunsichert war und sich nicht abgrenzen konnte. Nach der anfänglich freudigen Erwartung, was da vielleicht Aufregendes passieren könnte, bleibt sie enttäuscht zurück. Noch eine Besonderheit überrascht sie: Das Symbol des Elternbetts aus der Kindheit taucht wieder auf, obwohl sie diese Erinnerungen längst vergessen glaubt. Auf dem von ihr gemalten Bild platziert sie das Elternbett über das braune Strichmännchen, das sie selbst darstellt. Gegenwart und Vergangenheit scheinen näher zusammengerückt – als ob die Vergangenheit sie einholt.

Als sie 18 ist und mit Mike, ihrem ersten Partner, zusammen, gibt es einige bedeutsame Weiterentwicklungen auf der Lustdimension, aber sie stößt auch an Grenzen. (Ab dieser Zeit nimmt sie, außer in den Zeiten ihrer zwei Schwangerschaften, die Pille.) Sie erfährt, dass nicht nur das eigene Streicheln lustvoll sein kann, sondern auch die Berührungen eines Mannes an Brust, Leiste, Schamlippen, Klitoris etc. Allerdings empfindet sie seine Berührungen nie so lustvoll, dass die Lust sich auch bis zum Orgasmus steigert. – Bis auf einmal, als sie ihre geheime Phantasie nutzt und seine Hand führt. Dem Geschlechtsverkehr kann sie wenig abgewinnen, und die Bewegungen des Penis rufen keine Lust und Erregung hervor. Vielen jungen Frauen geht es ähnlich, sodass Miriam keine Ausnahme ist. Während Mike ihren nackten Körper sehr reizvoll erlebt, kann sie das im Gegenzug nicht behaupten. Miriam findet in der körperlichen und emotionalen Nähe große Geborgenheit, was ihr zunächst ausreicht. Nach und nach muss sie sich jedoch eingestehen, wie unbefriedigend die Sexualität und besonders der Geschlechtsverkehr sind. Wenn sie miteinander schlafen, bleibt sie mit einem Gefühl der Leere zurück. Mike fragt sie, ob sie ihn überhaupt begehrt. Das ist keine einfache Frage, und die Antwort lautet, prinzipiell Ja, aber dass ihr Körper eigentlich mit einem Nein reagiert. Ihre Schlussfolgerung lautet, dass wohl etwas mit ihr nicht stimmt und sie ein Problem hat. Mike sieht das auch so, v. a. nachdem irgendwann beiden nichts mehr einfällt, was sie tun könnten, um das Problem zu lösen.

Bei der Betrachtung dieses Bildabschnitts fragen wir uns, was das bedeutet, dass nicht nur das Elternbett als schwarzes Viereck wieder auftaucht, dieses Mal sogar mit dem roten Strichmännchen darin, das sie selbst meint (siehe Kap. 7.4, S. 165, therapeutisches Arbeiten mit sexuellen Phantasien). Erschrocken fragt sie sich, ob sie gefühlsmäßig noch immer in dieser alten Szene gefangen ist?

Selbstdimension: Eriks Verliebtsein gibt der zwölfjährigen Miriam das Gefühl, als Mädchen schön und liebenswert zu sein. Sie nimmt, ohne dass ihr diese Entwicklungsprozesse bewusst sind, wahr, dass etwas ganz Neues und Bedeutsames geschehen ist, sowohl eine Aufwertung ihrer Weiblichkeit als auch romantisch-erotische Empfindungen. Fremd- und Selbstbestätigung wirken Hand in Hand und kreieren die Basis ihres Selbstempfindens, sich als erotische Frau zu erleben. Diese Gedanken und Gefühle, dass sie begehrenswert ist und Begehren auslösen kann, bestätigen in einer positiven Weise, dass es schön ist, auch zukünftig romantisch-erotische Begegnungen mit Männern herbeizuführen. Überdies erlebt sie in der Episode mit Erik die Möglichkeit, ganz in ihren Empfindungen aufgehen zu können. Als sie 16 ist, zeigen sich auch schwierige Seiten in der Begegnung mit Jungen, etwa, dass das Begehren und Begehrtwerden zwar grundlegende, aber keine hinreichenden Bedingungen dafür sind, dass eine erotische Begegnung gelingt. Sie ist z. B. nicht selbstbewusst genug, um zu sagen, was sie mag oder auch nicht. Mit 16 ist es aber auch nicht verwunderlich, wenn sie das noch nicht weiß. Insofern ist diese enttäuschende Begegnung eine wichtige Rückmeldung für ihre weibliche Selbsteinschätzung, dass es noch vieles zu lernen gibt. Erst mit 18 gelingt es ihr, mehr für sich und ihre Bedürfnisse einzustehen, und sie kann Mike zeigen, wie sie gestreichelt werden möchte. Während solcher Situationen ist Miriam anfangs sehr offen und aufnahmebereit für Mikes Streicheln. Bald stellen sich jedoch Irritationen auf beiden Seiten ein, wenn er sie an der Klitoris streichelt, was sie zunächst erregend findet, dann aber frustrierend, da sich die Erregung nicht steigert, sondern schließlich abflaut. Dass sich beim Geschlechtsverkehr schon gar keine Lust und Erregung einstellen, kreidet sich Miriam selbst an. Schließlich bestätigt Mike ihre Sicht auf sich selbst, dass sie ein Problem hat.

Beziehungsdimension: Miriam begibt sich ab zwölf auf eine Entdeckungsreise, um herauszufinden, wie mit Jungs eine Beziehung gelingt. Meistens ist sie verliebt, bevor sie mit einem Jungen intim wird, und obwohl sie oft unsicher ist, ob sie liebenswert ist, gibt es auch eine andere, mutige Seite und sie fühlt sich auf Augenhöhe. Die Balance beginnt zu bröckeln, als sie mit 16 in einer sexuellen Situation erstmals ihre Unfähigkeit erlebt, sich abzugrenzen. Zementiert wird diese Unsicherheit, nachdem sie mit Mike erfährt, dass er kraft seines sexuellen Begehrens eine stärkere Beziehungsposition gewinnt, während sie durch ihr schwächeres Begehren an Selbstsicherheit verliert und sich unterlegen vorkommt. Dass auch weitere Faktoren hierzu beitragen (eine vielleicht aus ihren Bedürfnissen heraus ungünstige Partnerwahl, Kommunikationsprobleme, Fehlen sexueller Reize, eine noch „unerweckte" Vagina, Blockade durch frühere Erfahrungen etc.), ahnt Miriam dunkel, dies ändert jedoch nichts an ihrem defizitären Selbstwertgefühl. Zunehmend verschließt sie sich und versucht einen anderen Weg: Sie stellt sich beim Sex mit Mike ihre sexuelle Phantasie vor, woraufhin sie tatsächlich erregt wird. Zugleich bedeutet das auch, dass sie sich aus der realen Situation entfernt und sich emotional von ihm distanziert, was ihr Schuldgefühle bereitet. Weil sie sich einsam dabei fühlt, ist das auch keine Lösung. Zurück bleiben Verzweiflung und Hilflosigkeit. Miriam beginnt in unseren Gesprächen langsam zu begreifen, dass sie, aus welchen Gründen auch immer, etwas nicht kann: sich zugleich emotional und sexuell hingeben.

Fort- und Festschreibung der sexuellen Phantasie: Um Miriams Problem zu begreifen, ist es wichtig, sich mit ihrer zentralen sexuellen Phantasie zu beschäftigen. Bis dato ist diese so „geheim" und „verboten", dass Miriam von sich aus nicht auf die Idee kommt, sie in der Therapie zu erwähnen oder gar zu malen, obwohl sie ihr von Beginn an viel Lust und Erregung bis zum Orgasmus bereitet hat. Zwar gibt es auch irritierende Aspekte, da Miriam sie aber nicht ändern kann, nimmt sie sie als gegeben hin. Interessanterweise unterscheidet sich das Drehbuch dieses sexuellen Profils (also was ihr mit sich selbst Lust bereitet und wie sie sich als begehrende Frau bzw. als Beziehungspartnerin vorstellt) grundlegend von dem in einer Partnerschaft aktivierten. Ersteres ist autonom, steht unter der eigenen Kontrolle und ist, gemessen an der Intensität der Lust, erfüllender. Das Drehbuch der sexuellen Phantasie ist, wie wir herausfinden, nicht von Anfang an festgeschrieben. Es ist flexibel, durchlässig und kann neue Erfahrungen integrieren, bleibt sich aber in seinen Hauptmotiven treu. Da sich Miriam viele Jahre selbst befriedigt und dabei regelmäßig Lust empfindet, festigt sich die Wirkung ihrer sexuellen Phantasie:

„Mit 12, 13 Jahren entdecke ich die Selbstbefriedigung nach einem Gespräch mit einer Freundin, wo es um Küssen und Petting geht. Das ist in etwa auch die Zeit, als ich zum ersten Mal verliebt war. Bald finde ich heraus, dass ein intensives Streicheln zu einem Orgasmus führt. Zugleich gehen mir Phantasien durch den

Kopf. Sie handeln von Dingen, die sich im Schlafzimmer ereignen: Ein Mann und eine Frau tun etwas im Halbdunkeln. Obwohl der Mann kein Gesicht hat, hat er dennoch irgendwie diesen aggressiven, gierigen Ausdruck. Er überwältigt die Frau, und dazu habe ich nur ein undeutliches Bild, dass er auf ihr liegt. Aber ich höre sie, wie sie sich lustvoll wälzen und stöhnen, bin sehr erregt und abgestoßen zugleich und finde das alles eklig.

Ich weiß nicht, wie und wann es genau geschieht, aber irgendwann, vielleicht mit 14 oder 15, bin ich diese Frau. Aber ich liege nicht unter ihm, ich stehe in einiger Entfernung da, und er schaut mich mit diesem aggressiv-gierigen Blick an. Er hat schwarze Kleider an und sieht bedrohlich aus, aber kann mir nichts tun. Ich kann jederzeit weggehen, wenn er mir zu nahe kommt. Aber das tut er nicht, denn er tut alles, damit ich bleibe. Sein Blick ruht auf meinem Körper, er ist sehr erregt von meinem Anblick. Ich sehe, was er alles mit mir tun möchte, aber das traut er sich nicht. Es bleibt ihm nur, mich anzugaffen, und ich genieße sein Begehren und meine Macht über ihn. Davon werde ich sehr erregt! Die Phantasie verwandelt sich nochmals, als die erste Beziehung mit Mike mit zwanzig zerbricht, und bleibt bis heute gleich. Eine aufregende weibliche Filmfigur gibt mir den Anstoß. Danach sehe ich mich mit einem Tangaslip bekleidet auf High Heels und von einem Scheinwerfer angestrahlt auf einer Bühne. In sicherer Entfernung, im Zuschauerraum, steht ein unsympathischer Mann und beobachtet mich. Er begehrt mich, was mich wiederum erregt. Das viereckige Elternbett meines ersten Bildes habe ich erneut gemalt, aber jetzt ist es die Bühne."

(Später beschäftigen wir uns mit den inneren Bildern ihrer sexuellen Phantasie in den verschiedenen Altern. Wie wir damit gearbeitet haben, können Sie in Kap. 7.4, S. 165, nachlesen.)

Lustdimension: Bedrohliche, gierige Blicke verraten die entfesselte Lust des Mannes, der auf die unwiderstehlichen körperlichen Reize einer Frau reagiert. Zu diesem Zeitpunkt hat sich die Szene bereits insofern vom Modell der Eltern gelöst, als das Paar keine erkennbaren Gesichter mehr aufweist. Inbesondere die männlichen Blicke wirken erregend und erwecken Begehren in der Frau, die nun Miriam ist. Interessanterweise kommt es noch zu einer Steigerung: Miriam wird sich selbst zum Reiz, indem sie sich vor ihrem geistigen Auge als attraktive, begehrte und begehrende Frau sehen kann.

Selbstdimension: Während sich Miriam zunächst in der Position einer Beobachterin sexueller Aktivitäten vorkommt, identifiziert sie sich zunehmend mit dem weiblichen Part. Dies geschieht aber erst, nachdem die weibliche Position eine Veränderung erfährt: Nicht mehr unterworfen, sondern durch räumliche Distanz vor dem gierigen Mann geschützt, steht sie als Frau in ihrer Phantasie aufrecht vor ihm und gewinnt mit den Jahren noch an Selbstbewusstsein und Verführungskraft. Die innere Szene der Phantasie perfektioniert sich, als sie, unantastbar auf der Bühne stehend, die Macht ihrer Verführung genießen kann.

Beziehungsdimension: Im Drehbuch der phantasierten Beziehung gibt es klare Rollenanweisungen und Regeln des Umgangs: Es geht nicht um eine romantische Inszenierung, Verliebtsein und Liebe spielen keine Rolle. Im Gegenteil realisiert das Drehbuch maximale Lust für die Frau, indem der Mann sein Begehren zur Verfügung stellt. Beide sind jedoch voneinander abhängig. Nur indem sie ihre körperlichen Reize offenbart, kann seine aggressiv getönte, bedrohliche Gier entfacht werden, die ihr wiederum als Schlüsselreize für hohe Lust und Erregung dienen und in ihr das „richtige" Empfinden ihrer Unwiderstehlichkeit zur Entfaltung bringen. Als hoch wirkungsvolle Phantasie, die Miriam bei der Selbstbefriedigung zuverlässig zu erregen vermag, existiert diese nicht nur unabhängig und abgespalten „neben" der Sexualität mit einem Partner, sondern ist viel erregender – der Grund, weshalb Miriam sich zunehmend kritisch mit der Existenz ihrer sexuellen Phantasie auseinandersetzt. Alles in allem jedoch bewertet Miriam ihre Solosexualität als nachrangig. Was sie sich wirklich wünscht, ist eine lustvolle Sexualität, bei der sie sich emotional mit ihrem Partner verbunden fühlt.

Als Miriam mit Anfang 20 ihren zukünftigen Ehemann Stefan kennenlernt, hat sie durch die Beziehungserfahrungen mit Mike dennoch eine Menge an positiven Ideen gesammelt und soziale Fertigkeiten erlernt, um die nächste Partnerschaft besser zu gestalten. Vieles scheint sich dieses Mal gut zu fügen. Sie kann in Stefans kleine Firma einsteigen und sie bekommen in den nächsten Jahren zwei Kinder. Auch kann sie ihm viel schneller mitteilen, was sie sich sexuell wie wünscht, und sie schöpft Hoffnung, dass die Sexualität gelingen könnte. Nach einigen Jahren findet sie die Sexualität, in der sie sich an seine Bedürfnisse anpasst, routiniert, langweilig und brav. Einige Versuche, ihm mitzuteilen, dass ihr auch ein aggressives und überwältigendes Verhalten gefallen könnte oder dass sie ihn gerne mal wie eine unnahbare, distanzierte Stripperin oder Tänzerin verführen würde, quittiert ihr Mann mit Unverständnis und Befremden. Nachdem sie für einige Zeit die Selbstbefriedigung wegen ihrer Schuldgefühle reduziert hat, belebt sie diese jetzt wieder, die Paarsexualität bleibt aber unbefriedigend und sie verliert alle Lust. Mit zunehmender Beziehungsdauer verschärfen sich die Konflikte um Sexualität, aber aus Angst vor einer Trennung überwindet sie sich immer wieder. Als sie diesen Zustand unerträglich findet und Selbstmordgedanken hegt, begibt sie sich in Therapie:

Sexualpanorama von 21 bis 44 Jahren: „Der zweite Berg bedeutet, dass ich mit 21 meinen jetzigen Mann kennengelernt habe. Der Berg ist einseitig von einer grünen Wiese mit roten Blumen bewachsen. Das war auch eine in sexueller Hinsicht glückliche Zeit, und ich war voller Hoffnung. Nach einem steilen Anstieg bleibt der Berggipfel für eine ganze Zeit flach, bekommt dann zwei weitere Erhöhungen und fällt dann jäh ab, wobei auch die zwei Strichmännchen, mein Mann und ich, in das Tal abrutschen. Wieder habe ich das schwarze Viereck gemalt, dieses Mal über dem abfallenden Berghang. Das ist mein schwarzes Erbe, meine geheime Welt, in die ich meinen Mann nicht hineinlasse. Er würde das nicht verstehen und mich verurteilen. Dieses Mal befindet es sich über dem jäh abfallenden Berghang. Es ist bedrohlich dort. Und dann gibt es nur noch eine lange Linie, eine Tiefebene; nichts passiert mehr in unserer Beziehung, alles ist seit Jahren festgefahren – es ist unglaublich deprimierend. Er will ja nicht mal zu Paargesprächen kommen."

Lustdimension: Das anfängliche Verliebtsein, symbolisiert durch die grüne, ansteigende Bergwiese und die zwei Phasen des Kinderwunsches, durch die Berggipfel gekennzeichnet, beflügeln Miriams Lust auf Sex, bleiben aber zu ihrem Bedauern keine anhaltenden Quellen der Motivation. Interessanterweise beschreibt sie, wie sie die körperliche Attraktivität ihres Mannes (Körpergröße, Schultern, Oberarme, Hände, Penis etc.) und seine männliche Ausstrahlung (ruhige, entschlossene Art, tiefe Stimme, Verbindlichkeit, Vertrauenswürdigkeit) zunächst erotisch anziehen, auch weiterhin ihre Bedeutung behalten, aber letztlich nicht ausreichen, ihre Lust immer wieder zu entfachen. Zu Zeiten des zweimaligen Kinderwunsches schildert sie sich jedoch sexuell als in einem Ausnahmezustand befindlich: Die sonstige Schwelle, dass er zum falschen Zeitpunkt mit den falschen Berührungen und den falschen Worten anklopft, ist fast aufgehoben, und sie ist toleranter gegenüber dem Unperfekten. In dieser Zeit findet sie ihn auch wieder attraktiver – so wie zu Beginn, wenn er auch nicht der gierige, aggressiv Sex herausfordernde Typ ist. Und überdies kommt sie sich viel mehr wie die lustvolle Frau in ihrer Phantasie vor: Sexy, selbstbewusst, auf die männlich gierigen Seiten ihres Mannes ansprechend sowie unabhängiger und unverletzlicher. Nachdem aber diese erotischen Geschenke verflogen sind und sie wieder die Pille nimmt, ist sie im sexuellen Zusammensein zunehmend darüber frustriert, dass sie von sich aus so gut wie keine Lust auf Sexualität empfindet. Lässt sie sich darauf ein, wird sie zwar in Maßen erregt, zu einem klitoralen Orgasmus reicht es jedoch nicht; auch beim Geschlechtsverkehr baut sich keine Erregung auf, die Vagina bleibt nahezu empfindungsunfähig. Im Grunde genommen gibt es wenig Weiterentwicklung hinsichtlich zusätzlicher, sexuell ansprechender Reize, und sie hat es auch nicht geschafft, ihre Erregungs- und Orgasmusfähigkeit zu entwickeln bzw. zu stabilisieren. Hinzu kommt, dass es ihr auch nicht möglich war, das sexuelle Potenzial ihrer Selbstbefriedigungsphantasien für die Paarsituation fruchtbar zu machen.

Selbstdimension: Miriams Selbstwertgefühl wächst in allen Bereichen (als Frau, Mutter, Ehefrau, beruflich) außer in ihrer Sexualität. Als ihr der Zugang zu ihrem Begehren zunehmend entgleitet und sie sich immer hilfloser fühlt, wirkt sich das auch auf ihr Selbstwertgefühl aus, und sie kommt sich sexuell insuffizient vor. Kommt es zu Sexualität, so ist sie intern stark mit ihren ambivalenten Gedanken und Gefühlen beschäftigt, dass sie wollen soll und aber doch nicht will. Das verhindert, dass sie mit sich und mit ihrem Mann in einem guten Kontakt steht. Kein Wunder, wenn schon allein dadurch Lust und Erregung immer wieder unterbrochen werden. Die Selbstbefriedigung bleibt einerseits für ihren Selbstwert ein Trostpflaster, worüber sie sich ihrer Fähigkeit zur Lust vergewissern kann; andererseits bindet und fixiert die Phantasie ihre Lust auf eng begrenzte Inhalte.

Beziehungsdimension: Solange sie sich mit ihrem Mann emotional verbunden fühlt (Verliebtheitsphase, Kinderwunschzeit, Familienzeit, gemeinsamer Aufbau der Firma), kann sie ihre sexuelle Enttäuschung wegstecken. Zunehmend muss sie jedoch mit der Diskrepanz kämpfen, dass ihr Mann häufiger Lust auf Sex hat, während sie sich immer mehr „anstrengen“ und mit sich kämpfen muss, um die innere Schwelle zu überwinden, damit es wenigstens ab und zu Sex gibt. Dabei ist sie nun innerlich mehr mit den konflikthaften Themen beschäftigt als mit dem Lustvollen und Erregenden. Um Konflikten vorzubeugen, vermeidet sie, ihm Einblick in ihr Innenleben zu gewähren. Das geht nicht, ohne dass sie sich auch emotional zurückzieht. Eine widersinnige Situation entsteht: Obwohl körperlich nah, bleibt Miriams inneres Wesen abgegrenzt und fern. Es scheint nur, als sei sie da und dabei, ein fürchterliches Versteckspiel geschieht. Auf die Dauer fühlt sie sich wie in einer Zerreißprobe: Ich und Schein, Körper und Geist, Herz und Verstand bleiben gespalten. (Wie wir mit diesem Ausschnitt ihres Sexualpanoramas vertiefend arbeiten, können Sie in Kap. 7.4, S. 165, lesen.)

Persönliche Ressourcen und Schutzfaktoren

Bei der viele Therapiestunden währenden Beschäftigung mit dem Sexualpanorama habe ich immer wieder versucht, Miriam auf ihre Ressourcen aufmerksam zu machen. Ich habe sie gefragt, welche positiven Gedanken und Gefühle ihr – bei allen Schwierigkeiten in dem jeweiligen Bildabschnitt – kommen. Miriam wurde deutlich, dass die Farben Grün, Blau und Gelb symbolhaft für viel mehr stehen, als die skizzenhaften Zeichnungen einer Wiese, eines Berges, des Himmels und der Sonne etc. vermuten lassen. Die darin enthaltenen Motive der Hoffnung, des Wachsens, des Geborgenseins und der Freude durchziehen das Sexualpanorama und wirken über einen bestimmten Zeitabschnitt hinaus. So wurde ihr in einer Sitzung klar, dass die Sonne als universales Symbol ja immer da war und sein wird, auch wenn sie es nicht gemalt hatte, und die Strahlen sie an jedem Ort zu jeder Zeit erreichen. In einer anderen Sitzung fiel ihr auf, wie stark ihre Fähigkeit zu hoffen ausgeprägt war. Als wir das Motiv der Hoffnung ergründeten, kam die Großmutter mütterlicherseits ins Spiel, die ihre Kinder durch den Krieg gebracht und die Hoffnung nie aufgegeben hatte, ihren verschollenen Mann wiederzusehen, bis er dann tatsächlich als einer der letzten Kriegsheimkehrer wieder nach Hause kam. Im Vergleich dazu konnte sie ihres Erachtens die Hoffnung und den Traum vergleichsweise leicht aufrechterhalten, dass es ihr eines Tages gelingen könnte, eine Verschmelzung von emotionaler Verbundenheit und sexueller Befriedigung zu erfahren. Anhand des positiven Wandels ihres Männerbildes, das ihr am Beispiel Mikes auffiel, erkannte sie auch ihr Wachstums- und Veränderungspotenzial: Ursprünglich durch den Vater eher von Misstrauen, Angst und Widerwillen geprägt, entdeckte sie eine freundliche Haltung, die sie auf Mikes Geduld und Stoizismus zurückführte und die sich in der Kennenlernphase ihres späteren Ehemanns festigte und bis dato anhält. Überdies waren die Ressourcen ihrer sexuellen Phantasie wiederkehrend Thema: das darin verkörperte weibliche Selbstbewusstsein, ihr Abgrenzungsvermögen, die Stabilität und Verlässlichkeit ihrer Lust und Erregung bis zum Orgasmus etc. Irgendwann rutschte ihr in diesem Zusammenhang heraus: „In der Phantasie hab ich alles und kann alles, damit es mir sexuell gut geht. Jetzt muss ich nur noch dazu stehen."

4.3.2 Luisa – Nicht spüren können

Seit sie 15 sei, berichtet Luisa (26 Jahre, in einer viermonatigen Beziehung), habe sie sexuelle Probleme, und danach sei es nur noch schlimmer geworden. Als Kind sei sie sehr neugierig, experimentierfreudig, initiativ und in großer positiver Erwartung auf den ersten Geschlechtsverkehr gewesen. Als sie diesen dann mit 15 mit einem Jungen in der Hoffnung initiiert habe, dass sich daraus eine Beziehung entwickeln könnte, habe sie gemerkt, dass sie eigentlich noch nicht bereit sei. Aber für einen Rückzieher sei es zu spät gewesen und sie habe es „ausgehalten". Auch mit den nächsten Jungen sei der Geschlechtsverkehr bei einem One-Night-Stand enttäuschend gewesen. In der ersten richtigen Liebesbeziehung mit 17 Jahren sei sie sexuell die Aktive gewesen, während er eher gehemmt gewesen sei. Aber dann habe sich etwas verkehrt: Er sei aktiv geworden und sie habe unerwarteterweise immer mehr Hemmungen entwickelt, habe die Sexualität immer weniger genießen können, obwohl es anfangs okay gewesen sei. Sein Penis habe sich, je vertrauter sie geworden seien, immer mehr wie ein Fremdkörper angefühlt, und es seien immer mehr negative Gefühle hochgekommen, während ihre Fähigkeit, sexuelle Lustgefühle zu empfinden, mehr und mehr versiegt sei. Manchmal empfinde sie noch sekundenweise die alte Lust und Erregung. Aber sie wolle diese Momente nicht mehr empfinden, weil sie abgrundtief traurig werde, die Empfindungen nicht halten zu können. Wenn ihr Freund sie liebevoll verwöhne, sei es am schlimmsten, sie könne weder emotional noch körperlich etwas empfinden. Sie schäme sich sehr, aber das sei nicht alles, sie komme mit für sie nicht fassbaren Gefühlen in Kontakt. In ihrer aktuellen Partnerschaft sei der Sex deshalb nur einseitig, d. h., sie befriedige ihren Partner, sie selbst wolle jedoch nicht berührt und gestreichelt werden. Selbstbefriedigung habe sie nur wenige Male überhaupt ausprobiert, denn sie empfinde nichts dabei. Nach einigen früheren, vergeblichen Therapieversuchen wirkt Luisa sehr resigniert. Sie denke, dass ihre Probleme bereits in der Kindheit begonnen haben, nachdem Benni, ein vier Jahre älterer, sexuell missbrauchter Junge (wie sie heute weiß), in die Nachbarschaft eingezogen sei. Beim gemeinsamen Spielen habe ihr Benni sexuelle Spiele mit Puppen und Doktorspiele aufgedrängt.

Nachdem Luisa wenige Erinnerungen an ihre Kindheit hat, schlage ich ihr zunächst vor, Fotos mitzubringen. Zu ihrer eigenen Überraschung stellt sie fest, dass sie erst vier Jahre alt war, als Benni einzog. Es gibt auch ein Foto mit Benni und ihr und zwei weiteren Freundinnen in der Badewanne. In einem Sexualpanorama erkundet Luisa ihre sexuelle Entwicklungsgeschichte:

Sexualpanorama im Alter von ca. vier bis neun Jahren: „Ich habe hier die drei Situationen gemalt, an die ich mich erinnere, mit Benni gespielt zu haben, aber ich denke mir, dass es auch viel öfter gewesen sein könnte. Denn tatsächlich erinnere ich mich nicht an die Situation, als das Foto in der Badewanne entstand. Ich nehme an, meine Mutter hat es aufgenommen.

Im ersten Bild spielen wir in meinem Bett. Benni hat gesagt, ich soll erst an seiner Brustwarze saugen und er will mir den Finger in den Po stecken, dann spielen wir hinterher mit den Barbie-Puppen. Eigentlich will ich das nicht, aber damit er mit mir weiterspielt, lasse ich ihn gewähren. Danach spielen wir mit Ken und Barbie, und Benni spielt auch hier sexuelle Spiele, z. B. küsst Ken Barbie und dann legt er sich nackt auf Barbie drauf. Zwischendurch kommt meine Mutter herein. Sie bemerkt, dass etwas nicht stimmt, und schimpft. Ich habe Schuldgefühle und weiß, dass ich etwas Schlechtes getan habe.

Auf dem zweiten Bild stehen wir uns gegenüber. Es drückt meine Verwirrung aus. Ich weiß nicht, was Benni von mir will und was er mit mir tut. Er sagt, ich spiel nur mit dir, was du willst, wenn du das und das zuerst tust. Zwischen uns verläuft ein brauner Strich: Er hat mich angefasst und er wollte, dass ich ihn anfasse. Er hat was Fremdes rübergebracht. Ich schäme mich vor dem, was ich getan habe, und vor dem, was Benni mit mir getan hat. Ich bin sensibel und zerbrechlich. Mich habe ich in dieser orangenen Farbe gemalt. Ich bin immer die Kleine, bin für die Größeren das Versuchskaninchen. Ihn habe ich in den Farben Rot, Schwarz und Gelb gemalt. Rot ist die sexuelle Leidenschaft, die er übertragen hat, Schwarz meint das Düstere, was ihm angehaftet hat, und Gelb ist die Farbe dafür, was ich nicht an ihm mochte. Er hat mich unterdrückt, aber wütend kann ich dennoch nicht auf ihn sein.

Im dritten Bild bin ich vielleicht zehn Jahre alt. Wir sind im Urlaub. Da ist ein Fußballspiel auf einem Sportplatz, der an eine Wiese mit Kühen grenzt. Ich streichle ein Kalb und da ist ein Mann, vielleicht 30 Jahre alt, mit dem ich spreche. Ich möchte seine Aufmerksamkeit, ich weiß nicht, warum. Zuerst lacht er mich nur an oder vielleicht aus. Ich tue so, als würde ich mich sehr gut mit Tieren auskennen, will ihm imponieren. Dann wird wieder Fußball auf dem Sportplatz gespielt und ich tue so, als würde ich auch Fußball mit einer Wurzel oder so spielen. Hier in meinem Bild sind meine Bäckchen ganz rot, die Farbe Rot ist jetzt auch in mir. Ich flirte, ich spüre diesen Drang in mir, diese Art Leidenschaft, wie Benni sie wahrscheinlich auch hatte. Es gelingt mir tatsächlich, dass er mich mit anderen Augen ansieht. Ich kriege Angst, nehme seine Einladung zu einer Cola nicht an und flüchte in eine Toilette. Dort stelle ich mir vor, dass er mich vergewaltigt hat, und alle bemitleiden mich jetzt und bewundern mich zugleich. Später habe ich das ganz oft gemacht. Habe über Flirten Männer erobert, habe das provoziert. Jedes Mal, wenn es geklappt hat, habe ich mich überfordert gefühlt und bin dann vor lauter Angst geflüchtet. Aber ich halte es auch kaum aus, diesen Mann – wie später oft im Leben – enttäuscht zu haben. Mein Drang, alles wieder gut zu machen, ist sehr stark. Warum tue ich das? In diesem Zeitraum, was ich nicht gemalt habe, weil ich es nur in Spuren erinnere, gibt es auch, glaube ich, heimliche sexuelle Spiele mit Nachbarkindern, die ich initiiert habe. Aber alles ist so verwaschen in meinem Kopf."

Bereits in den ersten kindlichen sexuellen Erfahrungen entstehen im sich entwickelnden sexuellen Profil Muster, deren weiteren Verlauf ich analysieren möchte. Vorweg lässt sich bereits sagen, dass Luisa zunächst asymmetrische Beziehungserfahrungen macht, d. h., einer ist immer in einer deutlich stärkeren Position als der andere kraft seines Alters oder seiner Reife und nutzt auch diese Macht. Während Luisa zuerst die Schwächere ist, setzt sie später die sexuellen Beziehungen mit umgekehrten Rollen fort. Als sie schließlich mit 17 Jahren erstmals eine Liebesbeziehung „auf Augenhöhe" hat, fehlt ihr die Fähigkeit zur emotionalen und sexuellen Hingabe, ihr Körper verweigert ihr sexuelle Empfindungen:

Lustdimension: Luisa widerfahren die grenzüberschreitenden „Spiele" mit Benni, wie auch Benni sehr wahrscheinlich sexueller Missbrauch widerfahren ist. Beide werden Opfer einer zu früh geweckten Sexualität, die „frühreifes" Verhalten provoziert. Luisa erfährt altersuntypisches sexuelles Wissen, das Benni auch an ihr praktiziert. Luisa nimmt wahr, wie Benni von einem Drang gesteuert wird, der ihn auch antreibt, wenn er Luisa zu sexuellen Spielen manipuliert. Spätestens mit neun Jahren erlebt Luisa auch einen inneren unwiderstehlichen Drang, der sie zum Flirten animiert und der sie eine Art Bewunderung oder vielleicht eher ein Begehrtwerden suchen lässt. Was sie veranlasst, mit einem erwachsenen Mann zu flirten, ist außerhalb ihres Verständnishorizonts. Vielleicht, mutmaßt sie, hatte es damals mit ihrer Vorstellung zu tun, dass man bei einer „richtigen" Sexualität erwachsen sein sollte und dass dazu immer ein Mann und eine Frau gehören.

Selbstdimension: Luisa wird von Benni in zwei Dingen „angefixt": Erstens in einem frühzeitig erweckten sexuellen Drang, zweitens in einer verfrühten, übermäßigen narzisstischen Zufuhr. Bestimmte Reize, etwa Phantasien über sexuell getönte Spiele, körperliche Stimulation durch Gegenstände und Bewegungen etc., stoßen diesen verbotenen Drang an, den sie vor den Eltern verheimlicht. Sie fühlt sich in einer aufregenden Weise belebt, und ihr starkes Wollen verleiht ihr zu Dingen Mut, die sie normalerweise nicht tun würde, denn auch ihr Selbstwert ist über die Maßen gestärkt. Andere sagen ihr, dass sie eine „Lolita" sei, eine Rolle, mit der sie sich auch gerne identifiziert und auf die sie stolz ist. Als Kind kann sie selbstverständlich nicht überblicken, warum sie in diese Rolle geraten ist, die ihr unabsichtlich und unbewusst widerfahren ist. Zu diesem Zeitpunkt weiß sie jedoch, dass die sexuellen Dinge verboten sind, und fühlt sich schuldig. Die Erregung und der Drang, weitere narzisstische Bestätigung zu erhalten, sind jedoch starke Kräfte, stärker als ihr Gewissen und ihre Vernunft. So kennt sie sich eigentlich nicht. Damit sie befriedigt werden, ist sie bereit Dinge zu tun, die ihre Eltern nicht billigen und die ansonsten auch nicht erlaubt sind.

Beziehungsdimension: Zunächst fühlt sich die kleine Luisa zu Benni, dem Größeren, hingezogen, weil er ihr Aufmerksamkeit und Zuwendung schenkt. Weil er aber vier Jahre älter ist, ist dies eine besondere Aufmerksamkeit, die sie vielleicht in einer magischen Weise „größer" und wichtiger macht. Dafür muss sie nur einige komische, z. T. unangenehme sexuelle Spiele mitmachen. Luisa realisiert schnell, dass sie damit einen Trumpf in der Hand hat, denn dem Großen sind diese Spiele über die Maßen wichtig. Sie tauschen ihre „Güter" aus, beide – so scheint es – profitieren zu gleichen Maßen: Luisa kommt sich besonders wichtig und begehrt vor, Benni kann seinen Drang zu sexuellen Spielen ausleben. Luisas Selbstvertrauen wächst darüber unverhältnismäßig, und dieser Glaube an ihre Attraktivität und der durch Benni eingepflanzte sexuelle Drang ermutigen sie zu dem Verführungsexperiment mit dem erwachsenen Mann; es endet insofern erfolgreich, als sie ihre kindliche erotische Attraktivität zunächst bestätigt findet. Langfristig wird sich aber das Überforderungsgefühl wiederholen, worauf sie mit Flucht (aus der realen Situation oder später emotional über ein Neben-sich-Treten) reagiert.

Sexualpanorama von 11 bis 13 und mit 15 Jahren: „Meine Freundin und ich sind in einem bestimmten Raum des Nebengebäudes unseres Hauses. Deshalb auch das Haus, über dessen Dach ich meine damaligen Gefühle geschrieben habe: ‚Scham, Phantasien, kontrollierend, Lust, Ungeduld, Leidenschaft, Triebe'. Ich muss sie überreden, dass sie diese Spiele mitmacht, so wie Benni mich immer überreden musste. Das ist gar nicht so einfach, denn sie will das eigentlich nicht. Ich liege auf ihr, wir sind beide angezogen und wir reiben uns aneinander. Ich bin eindeutig diejenige, die bestimmt, was wir tun. Es ist sehr sehr aufregend, aber es endet ohne wirkliche Befriedigung. Vielleicht mit einer Ausnahme, vielleicht hatte ich ein Mal einen Orgasmus. Einige ähnliche Situationen gibt es auch mit anderen Mädchen.

Das nächste Bild: Ich bin 15, habe gerade Fabian auf einer Geburtstagsparty kennengelernt und mich in ihn verliebt. Ich möchte auch eine Beziehung zu ihm und unbedingt die Erfahrung machen, endlich mit einem Jungen zu schlafen; denn richtiger Sex findet mit einem Jungen statt und zum richtigen Sex gehört, dass man miteinander schläft. Ich habe so lange darauf gewartet, meine Erwartungen sind sehr hoch! Es ist leicht, ihn zu verführen, und ich bestimme wieder, was wir wann tun. Auf dem Bild liege ich wieder oben und er unter mir. Aber hinterher bin ich enttäuscht, ich habe wenig gespürt, obwohl ich keine Angst hatte und keine Hemmungen, ich verstehe mich nicht. Ich weine sogar, so enttäuscht bin ich. Ich habe über uns eine dunkle Wolke gemalt, ich weiß nicht warum."

Wie schreibt sich das sexuelle Profil ab der Pubertät bis zum Beginn der Adoleszenz fort?

Lustdimension: Luisas sexueller Drang motiviert sie weiterhin dazu, sexuelle Annäherungen zu initiieren, wobei sie nun auch, beflügelt von mehr oder weniger klaren Vorstellungen, den Ablauf bestimmt. Diese Aktivitäten sind insofern riskant, als sie dabei erwischt oder verpetzt werden könnte. Im Bild malt sie sich mit roten Bäckchen, die Erregung steht ihr ins Gesicht geschrieben, aber ihr Gefühlszustand ist komplizierter, und sie beschreibt ihn rückblickend mit einigen Stichworten. Konkretisiert hat sich mittlerweile eine kindliche Idee vom „richtigen" Sex. Sie entstammt vielleicht noch Kens und Barbies Aktivitäten und wird über Szenen aus dem Fernseher bestätigt. Darin geschieht ausschließlich Geschlechtsverkehr, der mit der Überzeugung verknüpft ist, dass er eine Frau in höchste Lust und Erregung versetzt, worüber sie irgendwie zu einer Befriedigung findet (denn Wissen über einen Orgasmus und die Erfahrung selbst fehlen). Andere Formen des sich Kennenlernens, etwa den eigenen Körper erkunden und sich selbst befriedigen oder eine schrittweise körperliche Erkundung zusammen mit einem Jungen oder Mädchen, kommen zu kurz. Möglicherweise ist dies mit ein Grund, warum sich die wirksamen sexuellen Reize auf den Kontext des Geschlechtsverkehrs einengen und warum andere Körperpartien, wie beispielsweise die Klitoris, nicht als sinnliche Zonen sensibilisiert wurden. Erstmals erlebt sie sexuelle Enttäuschungen, dass nämlich ihre Gefühle nicht mit ihren Vorstellungen, wie Sex geht, Schritt halten können und dass der Geschlechtsverkehr ihr keine Lustgefühle bereitet. (Letzteres ist nicht erstaunlich, da viele Frauen über die Stimulierung durch den Geschlechtsverkehr allein keine oder nur wenig sexuelle Erregung empfinden und erst einmal „rauskriegen" müssen, wie das „funktioniert".)

Selbstdimension: Luisa wird von ihrem sexuellen Bedürfnis angetrieben. Dies verleiht ihr Flügel, stachelt das Selbstvertrauen an und dämpft ihre Gewissenskonflikte, sexuell Verbotenes zu tun. Sie spürt durchaus, dass ihre Verführung auch etwas Unaufrichtiges hat, und schämt sich dafür. Zunächst setzt sich noch der sexuelle Drang durch und sie verführt befreundete Kinder; zunehmend beginnt sie sich zu kontrollieren und ihren sexuellen Drang zu unterdrücken. Gleichzeitig ist Luisas sich entwickelndes weibliches Selbstwertgefühl – ganz normal in dieser Phase – empfindlich und störanfällig. Komplizierte innere Prozesse, die sie in diesem Alter nicht überblicken kann, spielen sich ab, indem sie sich Fragen stellt wie: „Bin ich liebenswert um meiner selbst Willen?" Oder: „Bin ich nur liebenswert, wenn ich verführerisch bin und vielleicht was zu bieten habe?" Ihr drängt sich schließlich die Antwort auf, nur begehrt, aber nicht geliebt zu werden, was sie mit großer Enttäuschung erfüllt. In Therapiegesprächen können wir in etwa ihre Denkschritte nachvollziehen, die damals für sie in diesem Ausmaß nicht bewusst waren: „Ich selbst bin vielleicht nicht genügend liebenswert. Wenn ich mich aber wie eine Lolita gebärde, dann bin ich wenigstens begehrenswert. Die mich begehren, reagieren aber nur auf meine Fassade. Wenn sie aber auf meine Fassade reagieren, lieben sie mich nicht. Also bin ich erstens nicht liebenswert und zweitens sind die Jungen nicht achtenswert, die mich begehren, denn sie wollen nur sexuell etwas von mir." Rückblickend kann Luisa erkennen, dass sie zwar logisch, aber dennoch falsch gedacht hat, denn von vornherein schloss sie aus, dass man sie hätte mögen können. Mit der enttäuschenden Erfahrung des ersten sexuellen Kontakts bricht ihr Selbstwertgefühl ein – möglicherweise am meisten, weil sie von sich selbst enttäuscht ist.

Beziehungsdimension: Sie hat klare Vorstellungen über ihre Rolle (kontrollierend, bestimmend), die auch Bennis Rolle war. Auch die Rolle des Partners ist definiert: Er soll sich ihren sexuellen Bedürfnissen zur Verfügung stellen. Ihrem Konzept zufolge ist keine langsame Annäherung vorgesehen, sie ist zielgerichtet zum Geschlechtsverkehr hin. Gefühle auf dem Weg dahin haben sich unterzuordnen bzw. werden ggf. als Störfaktoren angesehen, wie z. B., dass sie ihre versiegende Lust bemerkt, aber ratlos ist, was sie jetzt tun darf und soll. Oder dass sie für einige Momente spürt, dass sie innerlich doch noch nicht bereit ist, aber sich nicht traut, jetzt noch Nein zu sagen. Darüber überfordert sie sich, die sexuelle Begegnung wird zu einer generellen Enttäuschung. Vielleicht ist das der Zeitpunkt, zu dem der sexuelle Drang erstmals in einer negativen Weise „gedeckelt" wird, sexuelle Reize ihrer Attraktivität beraubt werden und ihre Bereitschaft, sich emotional einzulassen, aus Angst vor einer weiteren Enttäuschung sinkt.

Sexualpanorama von 17 bis in die Gegenwart: „Mit 17 lerne ich Mick kennen. Es ist meine erste Liebesbeziehung, auch wenn sie nur vier Wochen anhält. Am Anfang bin ich wieder die sexuell Aktivere, bin auch ganz optimistisch, dass es gut und aufregend wird. Es gibt zwar Petting, aber eigentlich sind wir schnell dabei, miteinander zu schlafen. Ich empfinde nichts dabei, wenn ich an der Klitoris oder an den Schamlippen stimuliert werde, sie sind tot, das war schon immer so; höchstens wenn die Stimulation zu heftig wird, setzt plötzlich eine Überreizung ein. Mick wurde damals schnell selbstsicherer und ergriff dann öfter die Initiative als ich, während ich immer mehr in die Defensive kam. Er war genervt, dass ich so oft Nein sagte. Ein Grund ist, dass mir das Eindringen Schmerzen bereitet und ich den Penis als Fremdkörper empfinde und mich auch ekele. Das alles macht mir keinen Spaß und erregt mich nicht, im Gegenteil, ich empfinde nichts. In meinem Bild liegt Mick oben, er hat die Kontrolle, ich liege unten, bin hilflos und ausgeliefert. Aber ich habe dieses Mal einen dicken schwarzen Strich zwischen uns gezogen, wegen der Schmerzen und dem Fremdkörper. Um mich zu schützen, schotte ich mich innerlich noch mehr ab.

Das letzte Bild spiegelt die sexuelle Situation heute wieder: Ich liege unten, mein jetziger Partner oben, ich habe uns wie in einem Sarg mit schwarzen Balken umrahmt gemalt. Mittlerweile bin ich resigniert. Anfangs war ich verliebt und fand ihn körperlich sehr anziehend, und ich habe gehofft, dass jetzt alles besser wird. Aber alles ist vergeblich, ich bin so frustriert und weiß nicht, ob ich mich trennen soll oder nicht. Ich fürchte aber, dass es beim nächsten Mann auch nicht besser wird. Im Bild habe ich einen schwarzen Strich gezeichnet, der Kopf und Körper trennt, ein zweiter geht quer durch meinen Unterleib. Mein Unterleib ist tot und mein Körper und mein Kopf sind unverbunden. Um mich ist ein Schirm, eine Blockade, die alles abschirmt. Sie lässt nichts mehr an mich ran und in mich hinein, es herrscht Stillstand. Jede Veränderung macht mir Angst, aber keine Veränderung auch.

Es gibt eine Ausnahmesituation: Ich war 20, die habe ich nicht gemalt. Ich hatte beinahe einen One-Night-Stand mit dem Freund einer Freundin. Wir haben erst eine erotische DVD angeschaut, er war nackt, aber ich war unentschlossen wegen meiner Freundin. Es ging stundenlang, dass er versucht hat, mich rumzukriegen. Ich war schließlich komplett erregt, mein ganzer Körper war ein einziges Sinnesorgan. Das ging, weil ich wusste, dass wir nicht miteinander schlafen durften. Daran habe ich erkannt, dass mein Körper nicht grundsätzlich tot ist."

Lustdimension: Ihre früheren Vorstellungen, bei denen sich alles um das Miteinanderschlafen drehte, sind aufgeweicht. In den letzten Jahren ist ihr klar geworden, dass die Lust auf die Lust, also jene Lust und Erregung in Erwartung der bevorstehenden Sexualität, nicht bis zum Geschlechtsverkehr trägt und dafür sorgt, dass sie auf die anschließende Stimulation mit positiven Empfindungen reagiert oder gar bis zum Höhepunkt kommt. Auch beginnt sie zu begreifen, dass etwas Grundsätzliches nicht stimmt, dass die sexuelle Lust eines Partners und seine stimulierenden Berührungen genau das Gegenteil erzeugen: Statt ihre Lust zu steigern, wird sie wie „abgeschaltet". Um diesem, für sie unverständlichen und frustrierenden Automatismus zu entkommen, behilft sie sich mit der Idee, dass sie sofort miteinander schlafen. Manchmal erlebt sie dann eine Art blitzartiger Empfindung, die sie sich mit der Stimulation des G-Punkts erklärt. Es ist jedoch eine zwiespältige Empfindung, eine zu plötzliche und zu starke Stimulation, die sofort ins Unangenehme kippt. Dennoch ist diese Empfindung auch ein Hoffnungsschimmer, dass ihr Körper nicht ganz „tot" ist. Grundsätzlich gibt es aber „ungefährliche“ und „gefährliche“ Körperzonen; Letztere betreffen die Brust und den Genitalbereich.

Selbst- und Beziehungsdimension: Rückblickend stellt sich Luisa die Frage, ob und wann sie jemals in einer sexuellen Situation emotional mit sich und dem oder der anderen verbunden war. Durch von außen kommende Reize spürt sie als Kind und Jugendliche (z. B. Stimulation des Beckens beim Fahrradfahren oder sich im Genitalbereich indirekt aneinander reiben) sexuelle Lust und Erregung. Später jedoch vermögen es stimulierende Berührungen, entweder durch sie selbst oder durch andere herbeigeführt, nicht, ihre mentale Erregtheit direkt und eins zu eins auf die körperliche Ebene zu übertragen. Überdies ist – auf dem Hintergrund der grenzüberschreitenden Erfahrungen mit Benni – die Offenheit für Kontakt und für eine Beziehung zu anderen sowie zu sich selbst blockiert. Warum das allerdings so ist, ist Luisas Bewusstsein nicht mehr zugänglich, sie hat es „vergessen“. Die Zusammenhänge wirken jedoch unbewusst auf einer emotionalen und Körperebene, sie mag das sexuell Getönte in einer nahen Beziehung nicht und ihr Körper bleibt stumm, er „verweigert“ die Empfindungen. Luisa klagt über diese Blockade, die wie ein seelischer Schutzwall fungiert, sie gleichzeitig aber auch von ihren Empfindungen abschneidet. Ihr Problem ist aber weitgehender. Sie mag nicht nur das Sexuelle in einer Beziehung nicht, sie empfindet die sexuell empfindende und sie begehrende Person unbewusst als so „gefährlich“ wie früher Benni, dem sie als kleines Kind ausgeliefert war. Glücklicherweise hat sie eine Notstrategie gefunden, um Sexualität manchmal doch zu leben, damit eine Beziehung nicht gleich zerbricht. Wenn sie aufhört zu fühlen, indem sie quasi neben sich und ihren Partner tritt und zu einer Zuschauerin ihrer selbst wird, kann sie Sexualität ertragen und die sexuellen Bedürfnisse ihres Partners befriedigen. Allerdings ist das wirklich nur eine Notstrategie, denn sie empfindet sich dann wie eine Dienstleisterin, wofür sie sich verachtet. Überdies spürt ihr Partner, dass sie nicht wirklich emotional im Kontakt ist. Meistens lehnt er diese Art von Sex ab und nur manchmal lässt er sich darauf ein. (Die therapeutische Aufgabe besteht u. a. darin, solche Zusammenhänge zugänglich zu machen und Luisas Unbewusstem zu helfen, zwischen früher und heute zu differenzieren.)

Ressourcen: Luisa, daraufhin befragt, wo ihr Sexualpanorama auf ihre Stärken hinweist, berichtet ganz spontan über ein grundsätzliches Steh- und Durchhaltevermögen und eine geringe Ängstlichkeit. Wo andere aufgeben, hat sie, vielleicht auch irrationalerweise, noch Hoffnung und macht weiter, auch weil sie keine Angst hat vor dem, was kommt. Daraufhin befragt, wie sie sich das erklärt, sagt sie, dass sie von Beginn an diejenige von den Geschwistern gewesen sei, die hartnäckig und mutig an einer Sache drangeblieben sei. Ihren älteren Geschwistern sei sie von den Eltern immer wieder als leuchtendes Beispiel vor Augen geführt worden, was sie stolz gemacht habe. Außerdem, so ist ihr aufgefallen, wenn ich sie gebeten habe, an ihrem Bild weiterzumalen, habe sie nie unkontrolliert, sondern immer sehr überlegt ihr Bild weiterentwickelt. Es sei ihr wichtig gewesen, auch über mich und über die Inhalte die Kontrolle zu bewahren. Sie sei grundsätzlich misstrauisch. Denn es sei niemand da gewesen, um sie zu beschützen, sie habe das immer selbst übernehmen müssen, obwohl sie eigentlich mit liebevollen Eltern aufgewachsen sei, die aber auch sehr mit anderen Dingen beschäftigt gewesen seien und ihr und ihren Geschwistern viel Freiheit gelassen hätten. Diese Haltung, letztlich sich selbst helfen zu müssen, habe dazu geführt, dass sie immer Selbstverantwortung getragen habe und selbstständig gewesen sei, auch wenn sie es nicht immer gut gemacht habe. So mache sie die Therapie in erster Linie für sich und unabhängig davon, was aus ihrer Partnerschaft werde.

4.4 Fragen zur Selbstreflexion

Diese Fragen sind dazu gedacht, Sie anzuregen, über bestimmte Inhalte nachzudenken und ggf. Konsequenzen zu ziehen. Am besten ist es, wenn Sie sich Notizen machen):

Zur Lebensgeschichte (in Kindheit, Jugend, im frühen, mittleren, späteren Erwachsenenalter):

1. Die Sexualität eines jeden Menschen ist von negativen, positiven und fehlenden Erfahrungen in Wechselwirkung mit schützenden Faktoren und persönlichen Ressourcen geprägt.
   Suchen Sie Beispiele in Ihrem Leben für negative, positive und fehlende Erfahrungen. Überlegen Sie, in welchem Lebensabschnitt sich diese Erfahrungen zugetragen haben.
2. Denken Sie darüber nach, welche schützenden Faktoren Sie erlebt haben. Außerdem: Welchen hilfreichen Menschen sind Sie begegnet, die Ihre sexuelle Entwicklung günstig beeinflusst haben?
3. Welche persönlichen Ressourcen halfen Ihnen während Ihrer sexuellen Entwicklung? Welche helfen Ihnen heute, Ihre Sexualität positiv zu gestalten?

Zum sexuellen Profil:

Lustdimension

1. Welche sexuellen Reize (Anblicke, Vorstellungen, Gerüche, Berührungen, Verhaltensweisen etc.) erregen mich?

2. Gibt es sexuelle Reize, die ich als negativ bewerte oder ambivalent und die dennoch wirken? Wie geht es mir damit?
3. Welche Merkmale eines Partners/einer Partnerin (Aussehen, Verhaltensweisen, Gerüche, Einstellungen etc.) fördern meine Lust?
4. Welche Merkmale eines Partners/einer Partnerin (Aussehen, Verhaltensweisen, Gerüche, Einstellungen etc.) hemmen meine Lust?
5. Welche Merkmale meiner Persönlichkeit (Aussehen, Verhaltensweisen, Gerüche, Einstellungen etc.) fördern meine Lust?
6. Welche Merkmale meiner Persönlichkeit (Aussehen, Verhaltensweisen, Gerüche, Einstellungen etc.) hemmen meine Lust?

Selbstdimension

1. Kann ich dafür sorgen, dass es mir in einer sexuellen Situation wirklich gut geht? Wenn nicht: Was sind mögliche Gründe?
2. Stimmt die Aussage: „Bei einer sexuellen Begegnung bin ich in der Regel ganz bei mir“? Können Sie diesen Zustand beschreiben?
3. Die Aussage, „Bei einer sexuellen Begegnung bin ich in der Regel ganz bei mir“, stimmt nicht. Können Sie beschreiben, „wo“ Sie sich „wie“ befinden?
4. Stimmt die Aussage: „Es gelingt mir, in der Erwachsenenposition zu bleiben und zugleich abgegrenzt und durchlässig für meinen Partner zu sein“? Können Sie beschreiben, was Ihnen diesen Zustand ermöglicht?
5. Die Aussage, „Es gelingt mir, in der Erwachsenenposition zu bleiben und zugleich abgegrenzt und durchlässig für meinen Partner zu sein“, stimmt nicht. Können Sie beschreiben, in welchem Zustand Sie sich warum befinden?

Beziehungsdimension

1. Stimmt die Aussage: „Ich fühle mich beim Sex emotional mit meinem Partner/meiner Partnerin verbunden.“ Woran merken Sie das?
2. Die Aussage, „Ich fühle mich beim Sex emotional mit meinem Partner/meiner Partnerin verbunden“, stimmt nicht? Woran merken Sie das?
3. Stimmt die Aussage: „Ich öffne beim Sex mein Herz“?
4. Die Aussage, „Ich öffne beim Sex mein Herz“, stimmt nicht. Was glauben Sie, woran das hängt?
5. Stimmt die Aussage: „Ich kann mich gehen lassen und wieder zu mir zurückkehren“?
6. Die Aussage, „Ich kann mich gehen lassen und wieder zu mir zurückkehren“, stimmt nicht. Was glauben Sie, woran das hängt?

Literaturverweise:

(1) Schmidt 2004.
(2) Vgl. Bancroft, Herbenick, Reynolds 2003.
(3) Hier beziehe ich mich auf die Krankheitslehre, wie sie die Integrative Therapie lehrt: Petzold 1988 Bd. I/1, S. 41ff.
(4) Petzold 1988.
(5) Petzold 1993, S. 571.
(6) Petzold 1988, S. 366.
(7) Im folgenden Petzold 1988, S. 41ff., S. 200ff., S. 357ff.
(8) Petzold 1988, S. 361.
(9) Reynolds, Herbenick, Bancroft 2003, S. 134ff.; Friedrich 2003, S. 107ff., 118.
(10) Rademaker, Laan, Straver 2003.
(11) Petzold 1997, S. 366.
(12) Clement 2004, S. 188.
(13) Both, Everaerd, Laan 2005.
(14) Schnarch 2006, S. 81, S. 141.
(15) Schnarch 2006, S. 63ff.: Ausschlaggebend dafür, ob eine sexuelle Begegnung gut gelingt oder nicht, ist nach Schnarchs Auffassung die persönlichen Reife, der Grad der „Differenzierung“ beider Partner, die sich in „selbstbestimmter (vs. fremdbestimmter) Intimität“ begegnen, d. h., in der Lage sind, (generell und in der gemeinsamen Sexualität) ihr Identitäts- und Selbstwertgefühl nicht vom Partner und seinen Reaktionen abhängig zu machen. Voraussetzung ist die Fähigkeit beider, neben einem stabilen Selbst, auch ein „bezogenes Selbst“ zu entwickeln, wobei es sich um eine dynamische Fähigkeit handelt, die in einem lebenslangen Wachstumsprozess immer wieder neu justiert werden muss.
(16) Petzold, Orth 1996, S. 125–169.

5. Prozessorientiertes Arbeiten in der Sexualtherapie

Beim prozessorientierten Arbeiten begibt sich eine Frau in einen Suchprozess, um ihre Sexualität zu erforschen und Lösungen für ihre Fragen und Probleme zu finden. Die therapeutische Ausrichtung ist schulenoffen und das Primat der Methoden tritt zugunsten eines prozessorientierten Fokus zurück. Dadurch eröffnen sich Zugänge zu verschiedenen psycho- und sexualtherapeutischen Richtungen. Im Kern leitet die Vision von der „inneren lustvollen Frau", die den Blick auf das Selbst, die Motivation und die Ziele einer Frau prägt. In der Auseinandersetzung mit ihren Ambivalenzen und mit verschiedenen Entwicklungsaufgaben richtet eine Frau ihre Sexualität neu aus.

Eine viele Jahre währende Auseinandersetzung mit den Vorzügen und Schwächen unterschiedlicher sexualtherapeutischer Konzeptionen führte mich zu einem prozessorientierten Arbeiten, das sowohl auf eine verhaltenstherapeutische (1) als auch tiefenpsychologische, insbesondere aus der Integrativen Therapie kommende (2) Tradition zurückgreift und diese sowohl in der Theorie als auch der therapeutischen Arbeit überschreitet. Die Entdeckung, dass jede Frau ein Selbstbild ihrer „inneren lustvollen Frau" hat, in der Regel unbewusst, änderte meinen gesamten Blickwinkel. Und auch die Frauen in meinen Sexualtherapien begannen, nachdem sie sich dieses Selbstkonzept zu eigen gemacht hatten, ihren Blick auf sich selbst, auf ihre Rolle als Klientin, auf ihre Motivationen und Ziele zu verändern.

Wie kam es dazu?

Zunächst fragte ich mich, was es genau bedeutete, wenn Frauen die Lust in der Partnerschaft verloren und schließlich überhaupt keine Lust mehr auf Sex hatten, auch wenn eine ganze Reihe von ihnen sich noch immer selbst befriedigte, sexuelle Phantasien und in einigen Fällen auch sexuelle Affären hatte. Manche sagten aber auch, noch nie Lust auf Sex oder noch nie eine sexuelle körperliche Empfindung gehabt zu haben. Dennoch fragte ich mich, ob nicht vielleicht doch alle, oder zumindest fast alle Frauen, auch solche mit negativen Prägungen in ihrer sexuellen Geschichte, ein unausgesprochenes, vielleicht unbewusstes oder noch nie gedachtes, positives Vorstellungsbild von sich als lustvoller Frau haben.

Also begann ich damit in Therapien und Ausbildungsseminaren (die ich für angehende VerhaltenstherapeutInnen durchführte) zu experimentieren. Grundlage war eine geleitete Imagination, deren Instruktion ich über die Jahre immer wieder verändert habe. Die Ergebnisse überraschten nicht nur die Frauen (und die Männer), die sie ausprobierten; auch ich war überrascht, wie leicht es den TeilnehmerInnen gelang, vor ihrem inneren Auge ein Bild oder mehrere Bilder spontan aufsteigen zu lassen. Dabei schien es keine Rolle zu spielen, ob es sich um Frauen mit oder ohne Lust-, Erregungs- und Orgasmusproblemen handelte, und auch Frauen nach grenzüberschreitenden Erfahrungen oder sexuellem Missbrauch entwickelten Vorstellungsbilder. Da ich in der Imaginationsreise dazu aufforderte, an positive Erinnerungen zu denken, waren die Vorstellungen von sich selbst auch entsprechend biographisch geprägt und stammten aus den unterschiedlichsten Lebensabschnitten.

Diese Entdeckung warf jedoch auch viele Fragen auf. Etwa, wenn es ein solches inneres Bild oder auch mehrere Bilder der „inneren lustvollen Frau“ von sich selbst gab, wie entwickelten diese sich in der sexuellen Geschichte? Welche Einflüsse wirkten prägend in einer negativen und positiven Weise? Was waren überhaupt positive, was negative Einflüsse? (Die Fachliteratur hierzu war lückenhaft und unzureichend.) Wie konnte und sollte man dann therapeutisch arbeiten? Reichte es aus, die negativen biographischen Anteile zu bearbeiten? Wenn nein, wie konnte man mit diesem inneren Bild in Kontakt treten, wie sich damit identifizieren und es sich aneignen, es also fühlen und denken, sodass es handlungsrelevant werden konnte? Wie ging das, die „innere lustvolle Frau“ auch körperlich zu empfinden? Und darüber hinaus, wie konnten all diese Entdeckungen und neuen Erfahrungen mit sich selbst in einer Partnerschaft bestehen? Etc.

Wenn ich also Sexualtherapien mehr aus einer ressourcenorientierten Sicht dachte, ohne die defizitäre Perspektive zu vernachlässigen, in der die positive Perspektive, die Entwicklung und das Wachstum der „inneren lustvollen Frau“ im Zentrum standen, veränderte sich auch mein therapeutisches Verständnis: Ein prozessorientiertes Arbeiten gewann mehr und mehr an Kontur.

- Demnach begibt sich eine Frau in einer prozessorientierten Sexualtherapie auf eine „Suche“, damit ihre Sexualität wieder „ganz“ und „heil“ werden kann.
- Ihre Suchbewegungen im therapeutischen Prozess gleichen einem „Sich-Herantasten“ an einen thematischen Fokus: Dabei versucht sie, unterstützt von einer Therapeutin/einem Therapeuten, genau wahrzunehmen, zu erfassen, zu verstehen und zu erklären, was ein Thema in ihr auslöst. Ist ein thematischer Fokus ausreichend „geklärt“, kristallisiert sich in der Fortsetzung der Suche meist ein weiterer Fokus heraus. Solche Suchbewegungen können Veränderungen anstoßen, persönliches Wachstum fördern und manchmal sogar eine Verwandlung hervorrufen. Die unterstützende Begleitung dieser Suchbewegungen ist ein Grundelement der prozessorientierten Sexualtherapie.
- Der Fokus kann sich auf unterschiedliche Zeitpunkte und Themenaspekte der Sexualgeschichte konzentrieren. Wechselnde Perspektiven (Kind-Ich, Erwachsenen-Ich, professionelle Sicht etc.) reichern das Verständnis an.

- Auf ihrer Suche wird eine Frau herausgefordert, sich ihren Ambivalenzen hinsichtlich grundsätzlicher sexueller Fragestellungen zu stellen: Will ich mich überhaupt mit Sexualität beschäftigen oder nicht? Will ich mich mit meiner Sexualität beschäftigen oder nicht? Will ich eine lustvolle Frau sein oder nicht? Will ich mit ihr in Kontakt gehen oder nicht? Will ich Sex allein haben oder nicht? Will ich Sex mit (m)einem Partner/(m)einer Partnerin haben oder nicht? Etc.
- Als beste Kennerin ihrer selbst entscheidet eine Frau aktiv und selbstverantwortlich, wohin und wie weit ihr Weg sie führen wird. Als Therapeutin begleite ich ihre Entwicklung und trage mit, wenn sie neue Schritte ausprobiert.
- Die sich entwickelnde Therapeut-Klient-Beziehung ist mehr auf Augenhöhe, direkter, unverstellter und „persönlicher". Trotz meiner professionellen Rolle als Therapeutin teilen wir vieles, denn auch ich bin eine Frau, eine Frau mit einer Sexualität, eine Frau mit einer eigenen Geschichte. Und während wir zusammenarbeiten, dienen mir meine eigene Entwicklungsgeschichte und die Entwicklungsgeschichten vieler Frauen, mit denen ich schon gearbeitet habe, immer als Hintergrund, um mich in ihre Erfahrungen einzufühlen.
- Wohin führt eine prozessorientierte Sexualtherapie eine Frau? Sie fördert die persönliche Entwicklung und das Wachstum, hilft beim Aufbau von sexueller Identität und bei der Auseinandersetzung mit dem lebensgeschichtlich erworbenen und in Anteilen vielleicht schwierigen oder auch gestörten sexuellen Profil. Und sie hilft dabei, sexuelle Störungen zu zu verstehen, zu erklären und aufzulösen.

  So wie allerdings viele Wege nach Rom führen, führen auch viele therapeutische Wege zum Ziel; deshalb sind die Therapieschulen, die meinem Arbeiten mit seinen spezifischen Konzepten und seinem therapeutischen „Handwerkszeug" zugrunde liegen, nur ein Ausschnitt dessen, was die zahlreichen Therapieverfahren zur Verfügung stellen – und zweifelsohne gibt es viele therapeutische Alternativen. In einer solchen „schulenoffenen" Betrachtungsweise tritt das Primat der Methoden zugunsten eines prozessorientierten Fokus zurück, wodurch sich vielseitige Zugänge zu unterschiedlichen Richtungen eröffnen:
- Die Integrative Therapie erweitert das Blickfeld in Richtung der Kreativitäts- und Bibliotherapie sowie der Körper- und Bewegungsarbeit und greift auf Techniken der Gestalttherapie und des Psychodramas zurück.
- Aus der Verhaltenstherapie steht eine breite Palette allgemeiner Verfahren, Trainings und Übungen zur Verfügung.
- Frühere und jüngere sexualtherapeutische Ansätze, auf verhaltenstherapeutischen Prinzipien aufgebaut, enthalten nützliche einzel- und gruppentherapeutische Übungen (3, 4, 5).

- Aus den neueren paartherapeutischen Konzeptionen, Hamburger Modell (6), Systemische Sexualtherapie (7), Crucible Ansatz (8, 9). entnehme ich bestimmte Konzepte und Interventionen.
- Schließlich kommen eigens entwickelte Konzepte, Techniken, Übungen und Experimente des prozessorientierten Arbeitens hinzu.

Die zahlreichen Interventionen aus den genannten therapeutischen Ausrichtungen lassen sich überdies flexibel zu unterschiedlichen Zielsetzungen nutzen:

Etwa kann man eine Suchbewegung im Rahmen der therapeutischen Gesprächsführung oder ein Körperexperiment (siehe Kap. 9) so anlegen, dass der *Klärung* einer bestimmten Frage der Vorzug gegeben wird, etwa, indem eher kognitive Techniken zum Einsatz kommen, um die bewussten und unbewussten Hintergründe zu erarbeiten; alternativ kann man aber auch das Erleben vertiefen, indem man ihm mit emotionsfokussierten Zugängen „auf den Grund geht" *(Problemaktualisierung);* darüber hinaus kann man den Ressourcenaspekt betonen, indem eine Frau sich fragt, was sie, trotz ihrer Schwierigkeiten, lernen könnte *(Ressourcenorientierung);* außerdem können wir uns fragen, wie sich eine Lösung (z. B. aus der Suchbewegung oder dem Körperexperiment resultierend) in Handlung umsetzen ließe *(Problembewältigung).* Letztlich spielen aber auch die *therapeutische Beziehung* und die Verwirklichung unterschiedlicher Beziehungsqualitäten (als Therapeutin z. B. gewährend, ermutigend, unterstützend, Orientierung gebend, konfrontierend zu sein) eine wichtige Rolle.

Diese soeben genannten fünf Faktoren sind die wichtigsten Wirkfaktoren in der Psychotherapie, die Veränderungsprozesse besonders gut unterstützen (10). Dem prozessorientierten Vorgehen kommen sie in ihrer elastischen Qualität sehr entgegen und dienen mir beim prozessorientierten Arbeiten als Leitlinie, wie ich meine Interventionen ausrichten kann. Da ich in späteren Fallbeschreibungen immer wieder benenne, welche Interventionen auf welche Wirkfaktoren abzielen, stelle ich sie nochmals ausführlicher vor:

- Aktive Hilfe zur Problembewältigung: Die Aufgabe des/der TherapeutIn besteht darin, geeignete und bewährte Maßnahmen anzubieten, die Sie darin aktiv unterstützen, Ihr Problem zu bewältigen. Beispielsweise kann ich das in der Sexualtherapie erreichen, indem ich Ihnen bestimmte Informationen über sexuelle Fragestellungen gebe oder Ihnen bestimmte Verhaltens- oder Körperexperimente vorschlage. Überdies sind therapeutische Hausaufgaben sehr wichtig, über die Sie das in der Therapie Erarbeitete zu Hause konkret in Verhalten und Handlungen umsetzen sollen.

- Klärungsarbeit: In sexualtherapeutischen Gesprächen versuchen wir herauszufinden, welche bewussten und unbewussten Ziele, Werte und Motive Ihr sexuelles Verhalten, Ihre Gefühle, Gedanken und Empfindungen steuern. Wenn wir z. B. mit dem Sexualpanorama arbeiten, geben uns sowohl die inneren Prozesse beim Malen selbst als auch die Inhalte Ihres Bildes sowie formale Kriterien (Farben, Platzierung, Größenverhältnisse etc.) Aufschluss über die Bedeutung.
- Problemaktualisierung: Diesen Wirkfaktor in Psychotherapien zu realisieren, ist vielleicht für TherapeutInnen die größte Herausforderung wie auch für Sie als KlientInnen, sich darauf einzulassen. Denn das, was verändert werden soll, muss unmittelbar erfahrbar gemacht werden, entweder in einer realen Situation oder indem besondere therapeutische Techniken aus unterschiedlichen Therapieschulen eingesetzt werden wie psychodramatische Rollenspiele, Stuhlarbeit, Exposition, kreative Medien etc. Dann, wenn sich das Problem vom Erleben her so anfühlt, als würde es im Hier und Jetzt geschehen mit all seinen dazugehörenden Gefühlen, Gedanken, Körperempfindungen und Verhaltensimpulsen, geschieht Veränderung. (Siehe in diesem Zusammenhang auch „Die vier Ebenen der therapeutischen Tiefung", Kap. 5.1.3, S. 119.) Beispielsweise wirken kreative Medien unmittelbar problemaktualisierend durch die Anregung emotionsnaher, rechtshemisphärischer Prozesse: Rationalisierende Widerstände werden umgangen und das Wiedererinnern für die sexuelle Entwicklung richtungsweisender biographischer Episoden wird gefördert.
- Ressourcenaktivierung: Eigenarten, die Sie in die Therapie mitbringen, wie motivationale Bereitschaften und Fähigkeiten, werden für das therapeutische Vorgehen genutzt: Wir fragen immer wieder, welche Ressourcen Sie in einer bestimmten Situation zur Verfügung haben, um Ihr sexuelles Problem zum Guten zu wenden. Mit der Intervention der „inneren lustvollen Frau" (siehe Kap. 8) oder dem Zyklusprotokoll (siehe Kap. 2.1, S. 31) möchte ich Sie explizit mit Ihren Ressourcen in Kontakt bringen.
- Therapiebeziehung: Bei allen Therapien trägt darüber hinaus die Qualität der Therapiebeziehung signifikant zu einem besseren oder schlechteren Therapieergebnis bei. Deshalb frage ich mich immer wieder, wie kann ich die Beziehung zu Ihnen so gestalten, dass Sie sich als Mensch, als Frau, als lustvolle Frau so gesehen und verstanden fühlen, dass Sie sich mit Ihrer Sexualität annehmen können und mögen. Der vielleicht wesentlichste Beitrag, den ich leisten kann, ist, Ihnen in der zwischen uns wachsenden Beziehung zu zeigen, dass ich Sie als lustvolle Frau wahrnehme, akzeptiere und mag. Diese Begegnung ist wechselseitig und braucht Mut, Ehrlichkeit und Authentizität.

5.1 Sich auf die Suche begeben

Bereits in der ersten Sitzung ist das zentrale Thema (neben den lebensgeschichtlichen Daten wie Alter, Beruf, Beziehungsstatus, familiäre Situation etc.) die Sexualität. Oft frage ich: *„Was ist der Anlass, dass Sie gerade jetzt eine Sexualtherapie machen wollen?"*

Diese Frage lädt Frauen ein, sich auf das Thema Sexualität mit all den vorhandenen Widerständen, Ängsten und Befürchtungen, wie auf eine „Suche" nach sich selbst, einzulassen und erlaubt zugleich das darüber Sprechen – für manche Frauen eine wichtige, korrektive Erfahrung. Erste nonverbale Eindrücke zeigen mir, wie eine Frau zu dem Thema Sexualität generell und zu sich als Frau mit Sexualität eingestellt ist: Spricht sie gern oder ungern mit mir über das Thema? Fühlt sie sich offen, frei, selbstbewusst und neugierig oder gedrängt, beschämt, selbstunsicher, gequält, unter Druck?

Miriam: „Ich halte es nicht mehr aus, dass ich Sex haben soll. All die vielen Jahre habe ich mich bemüht mitzumachen, jetzt kann ich nicht mehr. Manchmal möchte ich am liebsten tot sein, dass alles ein Ende hat und ich das nicht mehr fühlen muss."

Simone: „Mein Mann hat gesagt, dass er das nicht mehr mitmacht, dass ich nicht will. Er will auch nicht abgespeist werden, indem ich nicht wirklich dabei bin. Dabei ist meine erste Ehe auch schon daran gescheitert. Aber jetzt haben wir zwei kleine Kinder. Ein zweites Scheitern kann ich mir nicht erlauben."

Tanja: „Mein Mann will einfach zu oft Sex, vielleicht zwei Mal die Woche. Vielleicht ist das ja normal, aber mir ist das zu viel. Ich bin unter der Woche oft müde und will im Bett nur noch meinen Krimi lesen und einschlafen. Und am Wochenende ist es auch nicht einfach, weil es viel zu tun gibt und wir wegen der Kinder so spät auch nicht aufstehen können. Oft empfinde ich das Ganze nur als Pflicht. Aber ich weiß, wie wichtig Sex meinem Mann ist. Und ich fühle ich mich ständig unter Druck."

Bärbel: „Meine Partnerin hat sich sexuell viel Mühe gegeben mit mir, aber jetzt hat sie aufgegeben. Zwar hat sie mir beteuert, dass sie mich deshalb nicht verlassen wird. Aber ich bin auch traurig, dass ich das nicht hinkriege. Ich habe noch nie einen Orgasmus bekommen. Mir fehlt etwas von mir."

Allen Frauen ist das Leiden an der Sexualität gemeinsam. Welcher Aspekt eine Frau jetzt aber am meisten beschäftigt, kann ich nur mutmaßen. Deshalb überlasse ich es ihr, mich zum Startpunkt ihres Prozesses und dem ersten Fokus führen zu lassen.

5.1.1 Suchbewegungen

Einer Gesprächsspirale gleich (11) „schrauben“ wir uns in das Thema hinein: In einem ersten Schritt der Suchbewegung bei Miriam geht es darum, wahrzunehmen, was der wirkliche Fokus des Anliegens ist: Geht es ihr darum, herauszufinden, was es genau ist, was sie nicht aushält? Möchte sie über den Lebensüberdruss sprechen? Über die Unmöglichkeit, sich abzugrenzen etc.? Schließlich wird deutlich, dass es Miriam vielmehr darum geht herauszufinden, warum es ihr trotz aller Anstrengungen nicht gelungen ist, die Lust auf Sex mit ihrem Mann aufrechtzuerhalten. Im zweiten Schritt versuchen wir, damit einhergehende bewusste und unbewusste, verdrängte und vergessene Aspekte zu erfassen und zu verstehen: So etwa, dass es ihr schwerfällt, mit ihrem Mann darüber zu sprechen, wie schlecht es ihr wirklich geht, dass durch die Art und Weise, wie sie Sex haben, keine Lust aufkommt und dass überdies immer wieder Erinnerungen an früher aufkommen. Zum Schluss erwägen wir eine Erklärung: Dass es zwar um die verlorene Lust geht, aber darüber hinaus noch um viel mehr, z. B. um das Gefühl, sich selbst fremd zu sein und, ja, sich verloren zu haben.

Miriams Anliegen ist nun sehr viel ausführlicher und tiefer gehend beschrieben, was ihrem Selbst-Bewusstsein guttut (sie fühlt sich, sich selbst gegenüber, *„weniger fremd“*), die Außenperspektive ist gewachsen (*„ich kann über mich und meine Geschichte sprechen und nachdenken“*) und sozialisationsbedingte Prägungen können relativiert werden (*„das sind alte, keine aktuellen Erfahrungen“*) (12). (In dieser ersten, gemeinsamen Suchbewegung kommt schon der erste Wirkfaktor, die Klärungsarbeit, zum Tragen.)

Scheint die Erklärung nach der ersten Gesprächsspirale stimmig, kann die erste Suchbewegung zu einem (ggf. auch nur vorläufigen) Abschluss kommen, und Miriam kann sich jetzt dem nächsten, sie bewegenden Fokus zuwenden, ihrer *„abgeschnittenen Lebensfreude“*:

Miriam: „Manchmal verstehe ich einfach nicht, was mit mir passiert ist. Zu Beginn war ich voller Hoffnung, dass er der Richtige ist, und ich war so verliebt und fand ihn attraktiv.“ *(Wahrnehmung)*

Th.: „Sie schauen ganz versonnen …“

Miriam: „Ja, in dieser Zeit dachte ich, es wird alles gut. Aber dann ging das bald los, dass er mehr Lust hatte auf Sex als ich, und ich geriet immer mehr unter Druck. Ich hab mir viel einfallen lassen, um da herauszukommen, hab Frauenbücher gelesen, mit Freundinnen gesprochen, mit meinem Mann auch, hab mir Erotikfilme angeschaut, aber *(beginnt zu weinen)* im Laufe der Jahre wurde alles nur noch schlimmer." *(Erfassen des Ausmaßes an Leid)*

Th.: „Obwohl Sie Ihr Bestes gegeben haben, hat es nicht gereicht."

Miriam: „Ja, ich habe mich wirklich angestrengt und bin auch schon vor Jahren in eine Psychotherapie. Aber ich habe nach einigen Sitzungen abgebrochen, weil ich nicht das Gefühl hatte, dass das irgendwohin führt." *(Erfassen der Hoffnungslosigkeit)*

Th.: „Und da bekamen Sie das Gefühl, wenn schon eine Therapie auch nicht hilft, dann gibt es keine Hilfe?"

Miriam: „Ja, ich hab dann irgendwie aufgegeben *(verstehen, wie es zur Zuspitzung kam).* Und irgendwann machte sich bei mir der Gedanke breit, dass ich wenigstens die allerletzte Entscheidung habe, wenn ich es gar nicht mehr aushalte *(weint).* Obwohl ich doch eigentlich gerne lebe ..." *(Erklärung, warum sie dennoch Hilfe sucht)*

Th.: „Es ist Ihnen sehr wichtig, über sich selbst bestimmen zu können. Und Sie sind auch ein lebensfroher Mensch?"

Miriam: „Ja, das ist es vielleicht. Dass ich selbstbestimmt sein möchte und dass der sexuelle Druck mir nicht meine Lebensfreude rauben darf. Aber wie soll das gehen?"

Manche Foki sind innerhalb einer Sitzung (hier mit zwei beschriebenen Suchbewegungen) abschließbar, andere brauchen mehr Zeit und können auch mehrere Sitzungen beanspruchen. Sexualtherapie bewegt sich also in weiten Strecken auf einer Gesprächsebene, in der die Klärungsebene, das Reflektieren und Nachspüren, eine große Rolle spielt. Dies gilt auch für das häufig zu Therapiebeginn auftauchende Bedürfnis, die problematische Seite, das Ausbleiben der Lust und wie sich das genau abspielt, zu verstehen.

5.1.2 Verhaltensanalyse einer sexuellen Begegnung

Die Verhaltensanalyse ist ein therapeutisches Instrument, das es erlaubt, eine sexuelle Begegnung exemplarisch „unter die Lupe" zu nehmen und diese zu analysieren. Wir schauen also von einer Außenperspektive auf das Problem, wodurch die Analyse von einem eher rationalen Blickwinkel aus geschieht, wohingegen eine Analyse in der Imagination die Binnenperspektive erforscht (siehe Kap. 5.1.3,

S.119). Bestimmte Fragen führen TherapeutIn und KlientIn zunächst in einen gemeinsamen Prozess des Nachdenkens, dessen Ergebnis wir auf einem großen Papierbogen festhalten: Welche inneren und äußeren Auslöser gehen dem Problem der sexuellen Unlust voraus? Welche Gedanken, Gefühle, Körperempfindungen und konkreten Verhaltensweisen folgen als Reaktion auf die Auslöser? Welche Rolle spielen sog. situationsübergreifende Einstellungsmuster und Grundüberzeugungen, die jemand in seiner sexuellen Lerngeschichte entwickelt hat? Gibt es biologische Faktoren (Gesundheitszustand, Zyklusgeschehen, hormonelle Verhütungsmittel etc.), die die sexuelle Reaktion beeinflussen? Welche unmittelbaren und längerfristigen positiven und negativen Konsequenzen schließen sich an?

Viele Frauen, die mir über ihre sexuelle Unlust berichten, tauschen sich zum ersten Mal ausführlich darüber aus, was sich wie und warum in einer sexuellen Begegnung mit ihrem Partner oder ihrer Partnerin abspielt. Häufig haben sie bis zu diesem Zeitpunkt in der Annahme gelebt, unter einem sehr speziellen Problem zu leiden. Bei aller Individualität aber können Sie, liebe Leserin, wahrscheinlich prinzipielle Ähnlichkeiten entdecken, wenn ich Ihnen die Verhaltensanalyse von Kathrin schildere (12).

Am Wochenende wiederholt sich in ähnlicher Weise folgende Situation:

Auslöser

Äußerer Auslöser: Jochen, ihr Mann, spricht sie tagsüber an und sagt: *„Ich hab total Lust auf dich, ich möchte mit dir schlafen, wenn die Kinder im Bett sind."* Da er, wie schon häufiger passiert, eine Ablehnung befürchtet, fügt er noch hinzu, *„Ich begehre dich, das weißt du, und das ist ein Kompliment."*

Innerer Auslöser: Kathrin denkt sofort, was sie ihm jedoch nicht sagt: *„Ich muss, er erwartet Sex. Was er sich wünscht, ist ja völlig normal und angemessen. Außerdem erwarte ich von mir ja auch, dass ich nicht immer Nein sage."* Sie fühlt sich entsprechend unwohl und unter Druck.

Grundüberzeugungen

Noch hat Kathrin Jochen keine Antwort gegeben. Zu diesem Zeitpunkt haben sich bereits blitzschnelle und komplexe, dem Bewusstsein nicht unbedingt zugängliche Entscheidungsprozesse abgespielt. Sowohl biographisch erworbene als auch sozial überformte Einstellungen und Grundüberzeugungen über sich als Mensch und Frau, über die Ehe und die Liebe in heutiger Zeit und überhaupt etc. kommen zum Tragen: *„Liebe kriegt man nicht einfach geschenkt, man muss sich anstrengen. Ich bin nicht per se liebenswert, das war schon immer so. Ehen sind heutzutage un-*

sicher und verletzlich. Ich will meine Kinder nicht allein großziehen müssen, diese Vorstellung ist bedrohlich. Ich muss mich bemühen, als Frau attraktiv zu bleiben. Sexualität gehört einfach dazu, und zwar ein Leben lang etc."

Reaktion

Kathrins Reaktion analysieren wir nun auf vier Ebenen, und zwar ihr sichtbares Verhalten, ihre Gedanken, ihre Gefühle und ihre körperlichen Empfindungen:

Sichtbares Verhalten: Auf Jochens Annäherungsversuch hin antwortet sie: *„Gib mir noch fünf Minuten, dann treffen wir uns auf dem Sofa."* Dann lässt sie sich von Jochen in den Arm nehmen, sich streicheln und erregen, wobei auch sie ihn streichelt und erregt, bis sie letztlich miteinander schlafen.

Zeitgleich spielen sich folgende Gedanken ab: *„Ich kann nicht wieder ablehnen, wir haben schon vier Wochen nicht mehr miteinander geschlafen. Ich würde auch verstehen, wenn er dann sauer wäre. Nicht, dass er auf andere Gedanken kommt ... Ich mag mich nicht leiden, weil ich fast nie will. Jetzt ist die innere Schwelle wieder so hoch! Ich weiß gar nicht, wie ich die Kurve kriegen soll, dass mein innerer Widerstand sinkt und ich mich auf Jochen einlassen kann. Das ist so mühsam, es quält mich. Ich weiß mir nicht zu helfen. Dabei liebe ich ihn doch und begehre ihn auch. Wenn ich jetzt wieder Nein sage, wird der Druck nur noch schlimmer. Wenn ich Ja sage, dann tue ich das zwar, ohne dass ich richtig will, aber wenigstens hinterher bin ich dann lockerer ... Ich weiß ja, dass ich das zweite Mal, wenn wir zeitnah miteinander schlafen, lockerer bin."*

Gefühle: Kathrin fühlt sich zunächst unbehaglich und unter Druck. Außerdem kommt sie sich angesichts ihrer sich wiederholenden Lustlosigkeit hilflos vor, sie versteht sich auch selbst nicht und ärgert sich über sich, denn eigentlich liebt sie Jochen und begehrt ihn ja auch grundsätzlich. Zunehmend kann sie sich etwas entspannen und auf seine Zärtlichkeiten einlassen, sodass auch etwas Lust aufkommt. Darüber ist sie erleichtert.

Körperliche Empfindungen: Während sie sich zunächst am ganzen Körper angespannt vorkommt, v. a. Unterleib, Bauch, Oberschenkel und im Brustbereich, bewirken Jochens Berührungen, dass sie zunehmend etwas lockerer wird. Als er sie an der Brust und später auch im Genitalbereich streichelt, spürt sie, wie es prickelt und ihre Scheide feucht wird. Mit zunehmender manueller Stimulation bekommt sie auch einen Orgasmus.

Konsequenzen

Kurzfristige Konsequenzen: Unmittelbar nach der sexuellen Begegnung fühlt sich Kathrin zwar erleichtert, dass ihr Körper „funktioniert", zugleich irritiert sie, dass sie zwar körperlich lustvoll reagiert, ohne dass sie aber mit ihrem Herzen ganz bei der Sache ist. Außerdem bleibt eine Art bitterer Nachgeschmack, dass ihre Entscheidung für Sex „strategisch" ist, nicht aus einer Lust heraus, was sie traurig macht. Mehr aber noch fühlt sie sich einsam und unverstanden mit all diesen schwierigen Gefühlen und Gedanken. Jochen hat sie schon einmal versucht zu erklären, was ihr zu schaffen macht, aber er versteht ihr Problem nicht. Vielleicht übertreibt sie auch, vielleicht ist das normal so. Trotz aller Selbstzweifel glaubt sie, dass Jochen (zumindest einigermaßen) sexuell zufrieden ist und damit die Beziehung sicher. Sie kann vorübergehend aufatmen, bis zum nächsten Mal ist noch Zeit.

Langfristige Konsequenzen: Kathrin macht sich dennoch nichts vor. Langfristig weiß sie, dass das Thema Sexualität kritisch bleibt, denn Jochen findet, dass sie zu selten Sex haben; für Kathrin ist die Häufigkeit gerade so, dass sie mit ihren *„inneren Hindernissen"* irgendwie klarkommt. Beiden erlaubt diese Kompromisslösung als kleinster gemeinsamer erotischer Nenner (13), ihre sexuelle Beziehung weiterhin aufrechtzuerhalten.

Nach unserer ersten gemeinsamen Analyse liegen die Lösungen nicht unmittelbar auf der Hand. Im Gegenteil offenbart sich, wie kompliziert alles ist. Aber allein die Tatsache, dass Kathrin – und mit ihr viele andere Frauen, mit denen ich eine Verhaltensanalyse gemacht habe – nicht mehr einem unverständlichen Ablauf ausgesetzt ist, sondern realisiert, dass man ihn verstehen und beginnen kann zu erklären, gibt Hoffnung, und wir können erste praktische Schlussfolgerungen diskutieren (z. B. ob und inwieweit sie ihren Druck reduzieren könnte, wenn sie Jochen mehr in ihre inneren Nöte einweiht; ob sie sich ein Gestreicheltwerden [am ganzen Körper] ohne Sex wünschen dürfte etc.).

Selbstreflexion: Analyse einer sexuellen Begegnung

Das verhaltensanalytische Schema können Sie – wenn Sie mögen – auch für Ihre Überlegungen zu sich selbst nutzen. Gehen Sie am besten schriftlich und in der Reihenfolge vor, wie ich es Ihnen an Kathrins Beispiel gezeigt habe.

5.1.3 Analyse einer sexuellen Begegnung in der Imagination

Frauen mit sexueller Unlust vermeiden es nicht nur, sexuell zu handeln, sondern auch sich über Sexualität Gedanken zu machen, besonders sich selbst als sexuell involviert vorzustellen. Insofern tun sie sich oft schwer, ihre Innensicht zu beschreiben. Eine Analyse in der Imagination ermöglicht es uns, eine Binnenperspektive, also aus der Innenwelt heraus, einzunehmen. Wir nutzen aber die „Sexuelle Begegnung in der Imagination" nicht nur zu diagnostischen Zwecken zu Therapiebeginn, sondern ggf. mehrfach im Therapieverlauf, z. B. um Verhaltensänderungen einzuführen (wie Neinsagen), um etwas neu Erlerntes zu integrieren (wie die „innere lustvolle Frau") oder um mit der sog. neutralen Ausgangsstimmung zu experimentieren (siehe Kap. 11.3.1, S. 296).

Folgende Instruktionen leiten eine Frau beim ersten Mal an:

„Ich werde Sie nun anleiten, eine schwierige sexuelle Begegnung in einer bestimmten Art und Weise durchzusprechen. Dazu werde ich Sie bitten, die Augen zu schließen, aber mit mir im Gespräch zu bleiben: Gehen Sie als Erstes in Gedanken zu den Anfängen der letzten sexuellen Begegnung zurück und schildern Sie mir, wer wie das Zeichen zum Beginn gegeben hat ... Was waren Ihre Gedanken und Gefühle zu diesem Zeitpunkt. Und wie hätten Sie am liebsten reagiert? ...

Wie ging die sexuelle Begegnung dann weiter?

Was waren Ihre Gedanken und Gefühle zu diesem Zeitpunkt? Und wie hätten Sie am liebsten reagiert? Etc.

Was glauben Sie, was Sie in einem ersten Schritt ändern müssten, dass es Ihnen besser geht?"

Tanja: „Ich merke es immer an seinem Blick. Er schaut mich dann in einer bestimmten Weise an, die mir zeigt, dass er Lust auf Sex hat. Es war abends und Zeit, dass die Kinder ins Bett gehen. Ich war hundemüde und hatte mich schon auf meine zehn Minuten mit meinem Krimi gefreut, bevor ich einschlafe. Spontan dachte ich, lass mir doch meine Ruhe, der Tag war anstrengend genug. Ich will nicht noch mehr beansprucht werden. Ich war genervt und auch verärgert, weil er ja wusste, was heute alles los war. Ich habe mir aber nichts anmerken lassen. Vielleicht dachte ich, mal schauen, ob seine Lust vorbeigeht. Als er mich dann im Vorbeigehen kurz gedrückt hat, habe ich seine Erregung gespürt und ich weiß nicht, ob ich da was gedacht habe, aber ich wollte seine Lust weiterhin ignorieren. Es war nicht so, dass ich mit ihm nichts zu tun haben wollte, sondern mit seiner Lust.

Als wir schließlich zusammen ins Bett gingen, habe ich gemerkt, dass er immer noch Lust hatte. Ich habe dann gedacht, jetzt muss ich mir was einfallen lassen oder halt sagen, wie es ist. Aber in den letzten drei, vier Wochen hatten wir keinen Sex und ich rechnete mir aus, dass er ziemlich frustriert sein würde. Also habe ich mir gesagt, gib dir einen Ruck und lass dich halt ein!

Natürlich hatte ich keine Lust, sondern war einfach nur müde und wollte noch meinen Krimi lesen. Als er dann ziemlich schnell begonnen hat, mich im Intimbereich zu streicheln, habe ich stopp gesagt und dass er mich erst mal sonst streicheln soll, damit ich mich entspannen kann. Er hat mir dann mehr Zeit gelassen und hat mich dann auch erregt. Vielleicht hat mich das dann besänftigt oder es mir zumindest leichter gemacht, mich rumkriegen zu lassen. Aber aktiv war ich nicht groß, so weit wollte ich mich nicht mehr anstrengen. Das hat er sicher auch gemerkt, aber ich dachte mir, wenn er schon was zu diesem späten Zeitpunkt möchte, dann muss er sich anstrengen. Ich denke, wir haben es dann irgendwie hingekriegt, ich bin beim Geschlechtsverkehr auch zum Höhepunkt gekommen. Ich wundere mich dann immer, dass mein Körper da so leicht mitmacht. Aber ein romantisches Zusammensein oder leidenschaftlicher Sex sieht anders aus.

Als Erstes sollte ich lernen, mich besser abzugrenzen, und die Bedingungen formulieren, unter denen ich keinen Sex mehr haben möchte. Denn hundemüde zu sein, macht nicht nur keinen Spaß, sondern ich befürchte, ich schade mir auch auf die Dauer, wenn ich zu viele falsche Kompromisse schließe."

Nachdem Tanja in ihrem Therapieprozess schon eine ganze Reihe neuer Erfahrungen gemacht hat (z. B. Arbeit mit dem Sexualpanorama, Zyklusprotokoll, Durchführung einer Verhaltensanalyse, Malen der „inneren lustvollen Frau") beschließen wir, ein zweites Mal mit der „Sexuellen Begegnung in der Imagination" zu arbeiten, damit die „innere lustvolle Frau" „wirklich" wird und einen Platz erhält. Das Gemälde der „inneren lustvollen Frau" liegt vor uns auf dem Boden, und ich frage Tanja, wie es ihr heute geht, sie vor sich liegen zu sehen.

Tanja: „Ich bin froh, dass ich sie habe und dass ich sie sehen kann. Ihre Farben, Orange, Gelb und Rot, kommen mir sehr stark vor. Mit diesen Farben der Lust in mir komme ich mir stark vor."

Th.: „Schließen Sie mal die Augen und stellen Sie sich eine sexuelle Begegnung mit Ihrem Mann vor. Wie geht die vonstatten?"

Tanja (schließt die Augen): „Ich stelle mir die schwierigere Variante vor, dass ich nämlich keine Lust habe und vielleicht müde bin. Gleichzeitig stelle ich mir die Farben in mir vor, in meinem Bauch, meinem Unterleib, meiner Scheide. Und diese Farben beleben mich und füllen mich aus. Ich schaue mit diesem Gefühl auf meinen Mann. Ich habe keine Angst, unter Druck zu geraten. Ich kann Nein sagen, weil ich auch Ja sagen kann. Das habe ich durch mein Zyklusprotokoll gelernt. Und die Farben meiner Lust geben mir auch Sicherheit. Ich habe mir gerade einen Moment Zeit genommen, hinzuspüren, ob ich will oder nicht. ‚Warum nicht?', sagt eine Stimme. Aber ich bin müde, er muss den ersten Schritt machen und mich verwöhnen. Er hat das gehört und kommt jetzt zu mir. Ja, er beginnt mich zu verwöhnen. Es ist kein Problem, er tut das gerne. Er tut ziemlich viel, damit er Sex haben kann *(Tanja kichert)* ... Jetzt war das gerade so, aber es hätte auch genauso gut anders sein können, dass meine ‚innere lustvolle Frau' ohne Schuldgefühle und ganz leicht dahin sagt: lieber ein andermal." *(Tanja kichert weiterhin.)*

5.1.4 Die vier Ebenen der therapeutischen Tiefung

Bisher haben wir uns eher mit reflektierenden Suchbewegungen in einem psychotherapeutischen Gespräch beschäftigt. Viele Probleme lassen sich aber auf einer rationalen Ebene nur unzureichend lösen und brauchen Problemaktualisierungen als Wirkfaktor, sodass sich das, was verändert werden muss, im Erleben unmittelbar anfühlt, als würde es im Hier und Jetzt geschehen. Verschiedene therapeutische Schulen haben hierzu Techniken entwickelt, wozu auch die Arbeit mit kreativen Medien gehört. Diese regt emotionale, rechtshemisphärische Prozesse an, die das Wiedererinnern für die sexuelle Entwicklung richtungsweisender biographischer Episoden fördern und rationalisierende Widerstände eher umgehen. Dabei entfalten sich häufig sich steigernde Prozesse intensiven Erlebens. Im Modell der vier Ebenen der therapeutischen Tiefung (14) werden diese Prozesse benannt und verständlich gemacht: 1. Reflexion, 2. Ebene des Bildererlebens und der Affekte, 3. Involvierung und 4. autonome Körperreaktionen.

Die vier Ebenen werden als ein Spektrum mit fließenden Übergängen definiert. Dabei tritt mit einer Intensivierung der Emotionen die kognitive Kontrolle des Ich zunehmend zurück und das Bildererleben nimmt zu. Steigert sich die emotionale Beteiligung noch mehr, verlässt die Klientin zunehmend die „Zuschauerrolle" und verliert den reflexiven Blick auf sich selbst. Sie tritt in die Bilderwelt ein, das Erleben wird so plastisch, die Identifikation so vollständig, als sei sie oder er die imaginierte Person. Oft setzen Regressionen ein. Bei weiterer Verdichtung kann der Körper quasi autonom reagieren, Lebenssequenzen aus den ersten Lebensjahren werden aktiviert und die kognitive Kontrolle ist nahezu ausgeschaltet, auch wenn ein Rest eines beobachtenden Ichs erhalten und der Rapport gewahrt bleibt.

Kathrin befindet sich bereits in der fünften Doppelsitzung, als wir mit dem Bild der „inneren lustvollen Frau" arbeiten, das sie von sich gemalt hat (siehe Kap. 8.2.4, S. 199). Als Hausaufgabe hat sie einen Brief aus Sicht ihrer „inneren lustvollen Frau" an sich selbst geschrieben („Liebe Kathrin, ich, deine ‚innere lustvolle Frau', möchte dir sagen …"), den sie jetzt vorliest: Durch das laute Vorlesen wird Kathrin emotional und kognitiv direkt involviert, sichtbar u. a. an ihrer angespannten Mimik und hörbar durch ihre belegte Stimme.

Danach trage ich ihr (zur weiteren Verdichtung ihres Prozesses) auf, das Bild so zu positionieren, dass die Nähe bzw. die Distanz, die sie jetzt dazu empfindet, zum Ausdruck kommt. Kathrin schaut daraufhin hoch konzentriert auf ihr Bild, ich warte ab, in welche Richtung sie der angestoßene Prozess führen wird, ob sie sich den Ressourcen oder einem schwierigen Ausschnitt zuwendet. Von außen betrachtet (wie die spätere Exploration bestätigt) wirkt das Bild offensichtlich als intensiver Reiz, der eine Art Sogwirkung entfaltet, wodurch Kathrin in einen Bewusstseinszustand eintritt, in dessen Verlauf die Außenwahrnehmung zurücktritt, zugleich aber der Rapport gewahrt bleibt.

Zunächst die Wiedergabe des therapeutischen Dialogs, in dessen Verlauf jeweils der Beginn der verschiedenen Tiefungsebenen markiert wird. Dabei liegt das Plakat ausgebreitet vor Kathrin auf dem Boden. Nachdem sie es eine Weile aufmerksam angeschaut hat, faltet sie es spontan in der Mitte zusammen:

Kathrin (Reflexionsebene): „Ich möchte jetzt die schwarze Seite nicht sehen, sondern nur die positive, bunte." *Sie stellt das Bild mit der schematischen Umrisszeichnung ihrer Figur hochkant auf das Sofa, wobei deren Kopf nun auf der Höhe unserer Köpfe ist (Ebene des Bildererlebens und der Affekte).* „Jetzt ist sie wie ausgestellt, sie kriegt jetzt alle Aufmerksamkeit *(lacht)*. Das sieht witzig aus. Wie eine dritte Person. Das passt zu meinem positiven Wandel." *(lacht versonnen)*

Th.: „Sie zeigt sich uns?"

Kathrin: „Ja, sie ist selbstbewusst. Das ist schön." *(lacht)*

Th.: „Sie kann sich jetzt sehen lassen?"

Kathrin: „Ja, zum ersten Mal in ihrem Leben." *Kathrin schaut lange nachdenklich auf ihr Bild, sie scheint hoch konzentriert und versunken (Ebene der Involvierung). Irgendwann ändert sich ihre Mimik deutlich, sie wirkt zunehmend unzufriedender, skeptischer.*

Th.: „Können Sie beschreiben, was in Ihnen vorgeht?"

Kathrin: „Sie war superpositiv. Aber je länger ich sie anschaue, desto weniger gern tue ich es. Sie ist das Ideal, nach dem ich strebe. Aber beim Schauen kommt das Negative durch. Das Bild auf der Rückseite kommt jetzt mit dem Schwarzen durch, es will sich auf die Vorderseite drängen. Das ist ja auch nicht verwunderlich, denn in dem bunten Bild ist eine Lüge drin. Das

Schwarz gehört ja dazu. Es ist da, aber es überlagert das Bunte nicht *(verwundert)*. Es ist eher so, dass sich schwarze Flecken neben die bunten drängen .... Aber die bunten sind in der Überzahl ..." *Kathrin, die ganze Zeit in ihr Bild „eingetaucht", schaut jetzt fragend in meine Richtung.*

Th.: „Bleiben Sie ruhig in diesem Gedankenfluss und nehmen Sie wahr, wie es Ihnen dabei geht."

Kathrin schaut erneut hoch konzentriert auf ihr Bild, sie scheint schnell wieder in die Versunkenheit abzutauchen: „Ich kann das Schwarz tolerieren, vielleicht akzeptieren *(lacht)*. Ich werde nicht traurig, so ist das nicht ..." *Sie schweigt und schaut. Eine Weile später, wieder lachend:* „Ich habe mich gerade gefragt, ob sich der Prozess umkehrt, indem der Fluss der Farben wieder schwärzer wird. Aber das ist nicht so *(lacht)*. Vielmehr kommt jetzt in meiner Vorstellung wieder das Bunte mehr durch und die schwarzen Flecke werden weniger ... *(lacht)*. Ich habe nichts getan. Es hat sich von selbst verändert. Ich muss mich nur lassen, ich muss mich nur diesem inneren Fluss überlassen. Aber ich kann mich so schwer lassen! Dann kommt das Schwarze wieder durch, wenn ich mich nicht lasse und steuern will: Es beginnt vom Kopf und breitet sich dann im Körper aus ... Aber es ist nicht so, wie ich dachte, dass das Schwarze als große Fläche im Kopf bleibt. Das Schwarze verflüssigt sich, mischt sich unter die bunten Flecken. Es ist wie ein Fluss, der dahinfließt. Und der Fluss sieht nie gleich aus, er ändert sich. Wenn ich ihn lasse ..."

Th. (ich fasse zusammen): „Das Bild schien Sie am Anfang wie ‚hineingezogen' zu haben *(sie nickt)* und hat dann einen Gedanken- und Gefühlsstrom ausgelöst, der Ihre ganze Aufmerksamkeit beansprucht hat. Sie haben erlebt, wie er geflossen ist und wie er gestockt hat."

Kathrin (Reflexionsphase): „Wie Konfetti ist es durch mich hindurchgeströmt. Ich habe versucht, an nichts zu denken. Ich war an einem neutralen Punkt und habe nichts erwartet. Die Gedanken sind von alleine gekommen. Aber wie habe ich das gemacht? Das wünsche ich mir beim Sex auch! – Ich bin in diesen Fluss ein- und später auch wieder ausgestiegen und wieder eingestiegen ... Ich habe ja auch fließende Schlangenlinien gemalt. Ich habe gewartet, bis etwas zu mir kommt, statt willentlich etwas herzustellen. Jetzt spüre ich auch, wie sich die Wellen durch meinen Körper hindurch bewegen ..."

Kathrin, bereits eingestimmt und „in Kontakt" mit ihrer Lust, gelingt es rasch, in weitere Ebenen der Tiefung einzusteigen: Während sie in einer kurzer Reflexionssequenz von bloßen Überlegungen ohne besondere emotionale Beteiligung geleitet ist, wird auf der sich anschließenden Ebene des Bildererlebens und der Affekte die beginnende emotionale Beteiligung sichtbar. Auch wenn sie durch aufsteigende bildhafte Szenen berührt wird, bleibt sie Zuschauerin ihrer eigenen Geschichte, das emotionale Berührtsein klingt schnell wieder ab und der Körper bleibt relativ unbeteiligt. Während der Ebene der Involvierung verlässt Kathrin die Zuschauerrolle, sie tritt als Akteurin in das Bild hinein – dies ist der Moment der kompletten Identifikation, Kathrin *ist* die „innere lustvolle Frau". Eine weitere Verdichtung der Involvierung, bei der auch die Ebene der autonomen Körperreaktionen mit eingeschlossen ist, findet nicht statt.

Prozessorientiertes Arbeiten in der Sexualtherapie bewirkt also eine intensive therapeutische Involvierung, und Kathrin gelingt es, sich vollständig mit ihrer „inneren lustvollen Frau" zu identifizieren. Bei diesem „flow"ähnlichen Zustand handelt es sich um eine meines Erachtens wichtige Basisfertigkeit für ein gelingendes und beglückendes sexuelles Erleben.

5.1.5 Ausnahmen – Das spontane Auftauchen der „inneren lustvollen Frau"

Kathrins Beispiel zeigt, wie sie ihre „innere lustvolle Frau" erforscht und sich mit ihr identifiziert (ausführlich in Kap. 8). Viele Frauen zeigen jedoch oft schon in den ersten Sitzungen spontan, unabsichtlich und unbewusst durch Mimik, Stimme, Gestik, Körperhaltung, Bewegung etc. Facetten ihrer „inneren lustvollen Frau". Teile ich meine Beobachtungen mit, so ernte ich in der Regel Erstaunen und Verwirrung. Offenbar nehmen „lustlose" Frauen weder die leisen Töne ihrer erotischen Gestimmtheit wahr noch ihre Außenwirkung:

Miriam: „Es hat lange gedauert, bis ich mich entschlossen habe, eine Sexualtherapie zu machen. Aber jetzt bin ich ganz froh, hier zu sein. Endlich kann es losgehen, auch wenn ich nicht genau weiß, was mich da erwartet."

Th.: „Jetzt ist mehr die Aufbruchsstimmung im Vordergrund und weniger die Bedenken und die Angst?"

Miriam: „Ja, ich will das jetzt noch mal probieren, ich will herausfinden, ob es noch die Frau gibt, die ich mal war." *(Fährt sich mit beiden Händen verträumt durch die Hochsteckfrisur.)*

Luisa: „Hier fühle ich mich wohl. Die Sonne scheint hier so schön herein, und die Blumen und die Bilder und das Sofa, ja, das ist gemütlich und weit weg von jedem Mann. Das fühlt sich viel weiter weg an, als es wirklich ist.

Aber hier muss ich nichts und Sie sind ja eine Frau." *(Sie lächelt mich etwas keck und ganz entspannt an.)*

Maren: „Innerhalb der Wände dieses Raumes fühle ich mich geschützt. Ihnen kann ich ja erzählen, was das mit mir gemacht hat, dass sich X für mich interessiert hat. Das ging durch und durch *(lacht verschämt)*, und er hat mir das Gefühl zurückgegeben, das ich vielleicht zwanzig Jahre nicht mehr hatte, dass ich toll und begehrenswert bin. Das hat bewirkt, dass ich plötzlich wieder Lust auf Sex bekam. Aber nicht mit meinem Mann." *(Sie lacht verführerisch.)*

Als ich vor Jahren systematisch darauf zu achten begann, wie Frauen ihre lustvolle Seite repräsentieren, fiel mir auf, wie breit sich das Ausdrucksspektrum zwischen völligem Verbergen und den leisen Tönen und unscheinbaren Gewändern bis hin zum lauten, schrillen Aufschrei erstreckt. Jede Haltung erzählt ihre eigene Geschichte von Weiblichkeit und Erotik und ist deshalb nicht zufällig, sondern im Lebenszusammenhang gesehen begründet und sinnvoll. So begann ich schon früh in Therapien, danach zu fragen (*„Nehmen Sie wahr, was sich da gerade in Ihrer Mimik, Ihrer Gestik, Ihrer Körperhaltung etc. widerspiegelt"*), und war gespannt, welche Geschichte sich dahinter verbarg.

Selbstverständlich ist das aber für viele Frauen auch ein schwieriges Thema, und nicht alle haben einen spontanen Zugang zu ihrer lustvollen Seite.

Interessanterweise kennen jedoch fast alle (von sehr wenigen Ausnahmen abgesehen) Ausnahmesituationen in der Vergangenheit. Auch Kathrin stellt erstaunt fest, dass es Situationen in bestimmten Lebensphasen gab, in denen sie von sich aus sexuell bereit war und aktiv wurde (16).

Was sind die Auslöser? Wie gestaltet sich dann ihre sexuelle Reaktion? Welches sind die Konsequenzen?

Eine Verhaltensanalyse hilft auch hier, Kathrins Ressourcen zu analysieren. Auch wenn uns die Ausnahmesituation zunächst kein auf andere Situationen übertragbares „Rezept" liefert, so macht sie doch deutlich, dass Kathrin bereits alles hat und kann, um lustvoll zu sein.

Eines Abends spielte sich eine für Kathrin überraschende Beziehungssituation ab:

Auslöser

Innerer Auslöser:
Kathrin ist nicht sexuell gestimmt, bzw. wenn, dann entzieht es sich ihrem Bewusstsein.

Äußerer Auslöser:
Sie taxiert Jochen daraufhin, ob er möglicherweise sexuell ansprechbar ist. Plötzlich kommt ihr seine passive, „unschuldige“ Verfassung sehr reizvoll vor.

Reaktion 1

Gedanken: Ihr wird bewusst: *„Ich bin ihm, anders als sonst, voraus. Ich habe jetzt die Wahl, einen Schritt zu machen und sexuell initiativ zu werden oder es zu lassen.“* Interessanterweise kommt ihr auch in den Sinn: *„Ich bin nicht nur frei von seinen Erwartungen. Ich bin auch frei von meinen Erwartungen an mich selbst und von meinen inneren Widersprüchen.“*

Gefühle: Sie fühlt sich *„frei“* von Sorgen und Erwartungen, befindet sich dabei in einem Zustand hoher Konzentration, ist „selbstvergessen“.

Körperliche Empfindungen: Plötzlich ist sie *„offen“*, wirklich den Zugang zu ihrer Sexualität zu spüren. Diese Erkenntnis allein ist schon erregend und ihre Scheide wird feucht.

Sichtbares Verhalten: Sie fragt ihn: *„Hättest du Lust, mit mir ins Schlafzimmer zu gehen?“*

Reaktion 2

Gedanken: Sie bemerkt, dass sie nichts denkt bzw. dass die auftauchenden Gedanken ohne Bedeutung bleiben und sich nicht festsetzen, sondern vorbeiziehen.

Verhalten: Ihre „körperliches“ Ich scheint genau zu wissen, was zu tun ist. Sie küsst Jochen, streichelt und stimuliert ihn, schließlich initiiert sie, dass sie miteinander schlafen.

Gefühle: Sexuelle Lust und Erregung dominieren, sie will nur das „Eine“, seine Lust und Erregung spüren und mit ihm in eine emotional-körperlich-lustvolle Verbundenheit eintreten.

Körperliche Empfindungen: Herzschlag und Atmung sind beschleunigt, die Brüste sind angeschwollen, die Brustwarzen aufgerichtet, die Beckenbodenmuskulatur ist angespannt und die Scheide ist feucht. Ebenso sind die Schamlippen angeschwollen, die Klitoris ist hervorgetreten, die Scheide hat sich verlängert, die äußeren zwei Drittel der Scheide sind angeschwollen und die Scheidenöffnung hat sich zusammengezogen. Eine Welle von Kontraktionen durchzieht beim vaginalen Orgasmus den Körper und wirkt auf Scheide, Gebärmutter und Schließmuskel etc.

Konsequenzen

Kurzfristige Konsequenzen: Nicht nur ist Kathrin hinterher sexuell zufrieden; mehr noch fühlt sie sich selbstbestimmt und stark und vorübergehend aus der Beziehungsfalle ständiger Schuldgefühle, den sexuellen Bedürfnissen ihres Partners gerecht zu werden, entronnen.

Langfristige Konsequenzen: Sie sehnt sich danach, dauerhaft selbstbestimmt zu sein und solche Erlebnisse öfter genießen zu können. Sie ist ratlos, wie das gehen könnte.

Solche Ausnahmesituationen zu analysieren ist insofern wichtig, als sie einer Frau helfen, einen ganz konkret erlebten positiven „Zielzustand" – oder auch eine Vision von sich selbst zu definieren. Kathrin beschreibt ihr Erleben als Flow, in dem sich ihre Aufmerksamkeit zentriert, Handlung und Bewusstsein verschmelzen, sich die Außenperspektive auflöst, das Erleben als Fluss darstellt etc. Dabei ist eine bestimmte Persönlichkeitsfacette aktiviert, die der „inneren lustvollen Frau", und sie fühlt sich selbstbestimmt, frei und im Einklang mit ihrer Lust. Interessanterweise beschränkt sich Kathrins Erleben nicht nur auf ihre eigene Person, sondern sie erlebt sich auch mit ihrem Partner mehr verbunden als sonst, umso mehr durch das Erleben eines vaginalen Orgasmus. Diese Vision vermittelt ihr eine in die Zukunft reichende Motivation für ihre Suche nach sich selbst, auch wenn sie noch keine Idee hat, wie verwirklichen.

5.2 Ambivalenzen als normale Grundkonflikte

Kaum eine Frau mit einer Lustproblematik, auf deren Wegstrecke nicht schon von Beginn an Ambivalenzen auftauchen: *„Will ich überhaupt eine Sexualtherapie machen oder besser doch nicht? Soll ich mich dem Thema stellen oder gibt es noch einen Um- oder Ausweg? Gibt es da eine wirklich gute Lösung oder muss ich am Ende doch gegen meinen Willen handeln? Gibt es überhaupt eine lustvolle Seite in mir oder muss ich mich letzten Endes doch an seine/ihre Bedürfnisse anpassen?"* Etc.

Die eine und die andere Seite sind polarisiert, und alle Gedanken kreisen um das Dilemma, eigentlich keinen Sex (mehr) zu wollen, aber nicht drum herum zu kommen. Die Beweggründe sind verschieden, die Lösungen begrenzt (i. d. R. Vermeidungsstrategien), gemeinsam ist aber allen Frauen zu leiden.

Miriam: „Könnte ich mich unabhängig entscheiden, dann würde ich ein und für alle Mal mit dem Sex abschließen. Ich brauche das nicht, es ist nur eine Pflicht. Ich hasse mich dafür, dass ich so denke. Aber wenn ich aufgebe, ist alles dahin: die Familie, das Geschäft und ich vielleicht auch. Und ich will unser Leben weiterleben, es ist ansonsten gut so."

Simone: „Am liebsten würde ich so weitermachen, mich gelegentlich auf meine Weise selbstbefriedigen, das wäre mir genug. Aber ich kann meinem Mann doch nicht sagen, dass ich nicht mehr will. Auch dass ich seine körperliche Nähe nicht mehr mag; dabei war es anfangs anders, da hatte er noch nicht einen solch dicken Bauch. Aber das ist es nicht nur. Bleibt mir etwas anderes übrig, als der Sache auf den Grund zu gehen? Ich habe eine Mordsangst."

Gitta: „Obwohl ich jetzt mit Ihnen einen Termin ausgemacht habe, weiß ich nicht, ob ich mich wirklich damit beschäftigen will. Ich würde verstehen, wenn Sie mir jetzt sagen, dass man so keine Therapie beginnen kann. Aber es wäre auch eine Kapitulation, mir zu sagen, du hast es nicht geschafft, du bist immer ausgewichen. Und ich werde jetzt fünfzig und denke, so kann das doch nicht noch zwanzig Jahre weitergehen."

Luisa: „Ich habe so lange gebraucht, mich durchzuringen, dass ich jetzt froh bin, hier zu sein. Aber Angst habe ich dennoch, was da vielleicht ans Tageslicht kommen könnte. Im Vorfeld habe ich mal eine Körperübung probiert, in der Hoffnung, dass ich körperlich etwas spüre, und vielleicht war ich jetzt schon allein von der Vorstellung beflügelt, dass ich bald Hilfe bekomme, dass ich, ich würde sagen, einen Funken an Lust gespürt habe, wo mein Körper doch sonst taub reagiert."

Die Aufzählung von Frauen mit einer ambivalenten Therapiemotivation zu Beginn einer Sexualtherapie, aber auch später, könnte ich beliebig fortsetzen: Ambivalenzen sind also normal! Dabei steht ein in der Regel starkes Nein einem von der Vernunft bestimmten schwachen Ja gegenüber. Beide Haltungen werden in der prozessorientierten Sexualtherapie als gleichwertig betrachtet, mit der Konsequenz, dass der therapeutische Prozess ausdrücklich als zieloffen zu betrachten ist. Dabei begeben wir uns in einen Differenzierungsprozess, um unter Abwägung aller uns zugänglichen individuellen und Beziehungsaspekte herauszufinden, wozu eine Frau Ja und wozu sie Nein sagt: Hintergrund von Ambivalenzen ist oft das Ringen verschiedener unbewusster Persönlichkeitsanteile um Vormacht. Nur wenn diese identifiziert sind und Gelegenheit zur Bearbeitung besteht, kann es Fortschritte geben. Auseinandersetzungen mit Ambivalenzen sind häufig belastend, denn sowohl ein Ja als auch ein Nein ziehen ernsthafte Konsequenzen nach sich.

Nein-Positionen (zur Therapie, zur eigenen Sexualität, zur gemeinsamen Sexualität etc.) sind grundsätzlich in jedem Therapieabschnitt möglich, ohne dass eine Frau befürchten muss, das Ziel „verfehlt" zu haben. Damit endet auch nicht zwangsläufig die Therapie, denn die Konsequenzen müssen in aller Ruhe bedacht werden, um das Leben danach auszurichten. Lösungen für Ambivalenzen zu finden, bedeutet in der Regel, sich mit bestimmten Entwicklungsaufgaben zu konfrontieren (siehe unten), deren Erforschung Zeit und Raum gewährt werden muss. Oftmals beanspruchen sie sowohl bei Klientinnen als auch TherapeutInnen ein gutes Maß an Geduld und Vertrauen, bis die Suchbewegungen entsprechende Foki aktivieren.

An dieser Stelle des Weges befindet sich also, metaphorisch gesprochen, eine Gabelung: Beide Richtungen, die des Nein (kein Sex) und die des Ja (doch Sex), sind es wert, erkundet zu werden:

Th.: „In Ihrer Aussage gibt es ein Nein und ein Ja für die Beschäftigung mit dem Thema Sex. Das ist, wie an einer Weggabelung zu stehen und nicht genau zu wissen, wo nun weiterhin langgehen. Sie befürchten, dass der Nein-Weg in einer Sackgasse für Ihre Partnerschaft endet. Und Sie ahnen, dass der Ja-Weg von Hindernissen gepflastert ist und Sie in schwieriges Gelände führen könnte. Hier geht es jedoch gerade nicht darum, sich unter Entscheidungsdruck zu setzen, sondern sich beide Optionen gründlich anzuschauen."

Manchen Frauen reichten das Bild der Weggabelung und die Entlastung vom Entscheidungsdruck, um sich mit beiden Richtungen auseinandersetzen zu können. Andere Frauen zögern, bekommen Angst und werden bei der Vorstellung, sich als sexuell handelnd und fühlend zu imaginieren, von schwer auszuhaltender Unsicherheit befallen. In diesem Fall unterstütze ich mit vertiefenden Interventionen, z. B. einen sicheren und geschützten Ort finden, um den Entwicklungsprozess voranzubringen (siehe Kap. 6.1, S. 136).

5.3 Entwicklungsaufgaben im therapeutischen Prozess

Eine Vielzahl therapeutischer Begleitungen verdeutlichte mir, dass sich Frauen mit Lustproblemen immer wieder mit den gleichen Herausforderungen konfrontiert sehen – im Grunde handelt es sich um Entwicklungsaufgaben auf dem Weg zur lustvollen Frau. Entwicklungsaufgaben deshalb, weil die Lösungen darin bestehen, Wachstumsschritte zu vollziehen, was sehr viel umfassender und anspruchsvoller ist, als z. B. Problemlösestrategien auf Verhaltens- oder gedanklicher Ebene zu finden. Stellt sich eine Frau diesen Aufgaben, verlieren selbstschädigende eigene und von außen kommende Erwartungshaltungen ihre Macht und sie wird zur „Herrin im eigenen Haus ihrer Lust". Die Auseinandersetzung mit den Entwicklungsaufgaben findet zunächst in der Einzeltherapie statt, wo es ungestörten Raum und genügend Zeit gibt, die eigene Person in Augenschein zu nehmen. Begleitend kann eine Frau eine sexualtherapeutische Gruppe besuchen (siehe Kap. 5.3, S. 132), in der sie vielfältige Anregungen durch die Unterschiedlichkeiten und Gemeinsamkeiten im Umgang mit denselben Themen und solidarische Unterstützung erhält. Später, wenn eine Frau freier ist von biographischen Altlasten, ein Verständnis ihrer Lustentstehung gewonnen und bereits ein Bild ihrer „inneren lustvollen Frau" verinnerlicht hat, kann sie sich der Aufgabe stellen, ob und wie sie Sexualität in einer Beziehung leben möchte.

Um welche notwendigen Entwicklungsaufgaben handelt es sich?

- **Umgang mit Ambivalenzen finden:** Ich habe bereits darauf aufmerksam gemacht, dass Frauen mit Lustproblemen mit einer Reihe von Ambivalenzen umgehen müssen. Sie können sich in allen Stadien des persönlichen Prozesses zeigen und durchziehen so den gesamten Therapieprozess. Werden sie nicht identifiziert und bearbeitet, blockieren sie den weiteren Prozess.
- **Identifikation und Bearbeitung biographischer „Altlasten":** Zu jedem Zeitpunkt in der Biographie können biographische Belastungen die Sexualität beeinträchtigen. Kinder und Jugendliche sind besonders anfällig und schutzlos. Mit dem Beginn von Partnerschaften können sich schon die ersten negativen Konsequenzen zeigen, gleichzeitig birgt jede Partnerschaft auch Entwicklungschancen. Ebenso können im Erwachsenenalter individuelle Ressourcen Belastungen kompensieren. Das Sexualpanorama und weitere Interventionen aus unterschiedlichen Schulen können bei der Klärung, der Problemaktualisierung, der Ressourcenaktivierung und dem Verhaltenstransfer helfen.
- **Das Selbstbild der „inneren lustvollen Frau" verinnerlichen:** Keine Therapie bei sexueller Unlust, ohne dass eine Frau ihr visionäres Gegenstück, die „innere lustvolle Frau", entdeckt, erforscht, sich damit identifiziert und sie sich aneignet. Dieses Selbstbild symbolisiert die Vorstellung einer Frau von sich selbst, wie sie sich als erotisch und lustvoll erlebt. Eine Imaginationsreise hilft, das Bild (bzw. die Bilder) der „inneren lustvollen Frau" zu finden, das schließlich zur ständigen „Begleiterin" wird.

- **Den eigenen Körper entdecken:** Körperbezogene Experimente sind ein direkter Weg, wie Frauen ihrer „inneren lustvollen Frau“ begegnen können. Eine achtsame Wahrnehmung, wie sich z. B. eigene Berührungen auf der Haut anfühlen, unterstützt die Identifikation mit der „inneren lustvollen Frau“. In geleiteten Experimenten können Frauen vielfältige Erfahrungen machen, sich und ihren Körper kennenzulernen und ihre Lust und Erregung zu steigern.
- **Die Wiederaufnahme von Paarsexualität vorbereiten:** Durch die Entwicklungsschritte in der Einzeltherapie gerüstet, nähern sich die Frauen der Frage, wann sie bereit sind, ihren Partner oder ihre Partnerin in Paarsitzungen einzubeziehen. Spätestens jetzt müssen unerledigte Konflikte und noch nicht bearbeitete Ambivalenzen (z. B. Zweifel an der Partnerwahl und Schwierigkeiten bei der Initiierung von sexuellen Begegnungen) auf den Tisch.
- **Einbezug des Partners/der Partnerin im Sexualcoaching:** Das Besondere am Sexualcoaching ist, dass die Einzeltherapie einer Frau fortgeführt und bei Bedarf um Paarsitzungen ergänzt wird. Bei Verhaltensexperimenten des Paares, in der Regel als Hausaufgaben, trägt die Frau die Verantwortung für die Anleitung und die Durchführung. Zum Teil schließen Frauen ihre Therapie mit Sexualcoaching ab, welches ihnen in einer Transferphase (ca. drei bis fünf Sitzungen) erlaubt, das von ihnen Gelernte in den Paarkontext umzusetzen. Es handelt sich jedoch nicht um eine Paartherapie, in der das Paar im Fokus steht; die Rolle einer Frau besteht darin, die weiteren beziehungsbezogenen Aufgaben eigenverantwortlich und aktiv, wenn auch in Abstimmung mit ihrem Partner oder ihrer Partnerin, zu gestalten.

Den Entwicklungsaufgaben, die ich soeben im Überblick dargestellt habe, ist jeweils ein ausführliches Kapitel gewidmet. Um ein konkretes und lebendiges Abbild des prozessorientierten Arbeitens zu vermitteln, stelle ich Ihnen zahlreiche Beispiele von Frauen vor.

5.4 Sexualtherapeutische Frauengruppe

Das prozessorientierte Arbeiten in der Sexualtherapie findet überwiegend im Einzelsetting statt; eine Reihe von Frauen führen die Sitzungen mit ihrem Partner/ihrer Partnerin als Sexualcoaching fort, und für einige wenige Paare ist eine Paartherapie angezeigt. Überdies nehmen viele Frauen an einer Frauengruppe mit dem Schwerpunktthema „weibliche Sexualität“ teil. Es handelt sich um eine sog. halbstrukturierte Gruppe mit zehn Doppelsitzungen (und ggf. Verlängerungen) mit dem gemeinsamen Ausgangsthema der Entdeckung, Erforschung und Aneignung der „inneren lustvollen Frau“. Die Konzeption leitet zum einen zu einer Auseinandersetzung mit der eigenen (Un-)Lust an, ist aber zum anderen variabel genug, unterschiedliche Problematiken (Lust-, Erregungs-, Orgasmusprobleme), Fragestellungen und Bedürfnisse (erlebnis-, konflikt-, übungsorientiert) zu integrieren. Drei Grundthemen (biographische Quellen, die „innere lustvolle Frau“ im Hier und Jetzt, Körperexperimente als Form der Aneignung und als Ausgangspunkt zur Entfaltung des sinnlichen Potenzials) strukturieren den Gesamtablauf. Jede Frau kann in dieser flexiblen Konzeption ihren Prozess beginnen und ihn mit therapeutischer Unterstützung individuell weiterentwickeln. Durch die Teilhabe anderer Frauen an ihrem Prozess erfährt sie multiple Anregungen, emotionale Unterstützung und Solidaritätserfahrungen. In den folgenden Kapiteln habe ich auch immer mal wieder kleine Fallvignetten aus Gruppen sowie gruppenspezifische Interventionen eingestreut.

Literaturverweise:

(1) Ecker, Ecker 2013.
(2) Petzold 1988.
(3) Heiman, LoPiccolo, LoPiccolo 1978.
(4) Barbach 1985.
(5) Gromus 2002.
(6) Hauch (Hrsg.) 2006.
(7) Clement 2004.
(8) Schnarch 2006.
(9) Schnarch 2011.
(10) Grawe 1998.
(11) Petzold 1988, S. 215ff.: Die hermeneutische Spirale von Wahrnehmen, Erfassen, Verstehen und Erklären geschieht als Ko-respondenzprozess zwischen Therapeut und Klient.
(12) Ecker 2016, darin habe ich bereits Kathrins Fall publiziert. Vgl. S. 53f.
(13) Clement 2004, S. 74.
(14) Petzold 1988, S. 104ff.
(15) Ecker 2016, Vgl. S. 63ff.
(16) Ecker 2016, Vgl. S. 56ff.

6. Ambivalenzen als Herausforderungen

Eigentlich keinen Sex zu wollen, aber die Partnerschaft aufrechtzuerhalten, ist der typische Konflikt, mit dem sexuell lustlose Frauen eine Sexualtherapie beginnen. Beim prozessorientierten Arbeiten geht es darum, das Ja und das Nein in Suchbewegungen wahrzunehmen und zu verstehen. Außerdem können eine Reihe weiterer therapeutischer Interventionen helfen, die ich Ihnen hier vorstelle.

Wenn sich Frauen als sexuell lustlos definieren, so beziehen sie sich zunächst auf partnerschaftlichen Sex. Bei näherem Hinsehen stellt sich jedoch oft heraus, dass sie die ganze Bandbreite des sexuellen Spektrums meinen. Dazu gehören auch erotische Berührungen wie Küssen und Umarmungen sowie autoerotische Berührungen oder sexuelle Gedanken und Phantasien. Viele Frauen vermeiden zudem, sich erotisch zu kleiden oder zu gebärden, um entsprechenden Reaktionen vorzubeugen. Sexuelle Inhalte werden so im Laufe der Jahre weitgehend aus dem Bewusstsein verbannt. Tatsächlich verläuft dieser Prozess (der eigentlich aus einer Kette von Entscheidungen besteht) häufig unbewusst und wird dann höchstens indirekt als Vermeidungsverhalten sichtbar. Am Ende bleibt dann der verzweifelte Wunsch, Sexualität als Mittel zum Zweck wieder zu installieren, meistens, um einer Trennung vorzubeugen.

Keinen Sex haben und die Partnerschaft erhalten wollen, ist ein ambivalenter, d. h. ein zutiefst zwiespältiger und zugleich widersprüchlicher Therapiewunsch. Darin konzentrieren sich die gesamten Ambivalenzen einer Frau, wenn sie beginnt, sich mit den grundlegenden Fragen der Sexualtherapie auseinanderzusetzen:

- Will ich mein Bewusstsein wirklich für das Thema *Sexualität* öffnen?
- Will ich mich für *meine* Sexualität (mit ihren negativen und positiven Seiten) öffnen?
- Will ich mich meiner *sexuellen Entwicklungsgeschichte* stellen?
- Will ich mich grundsätzlich für eine *gemeinsame* Sexualität öffnen?
- Will ich mich für die Sexualität mit *meinem Partner/meiner Partnerin* öffnen?

Prozessorientiertes Arbeiten legt es nicht darauf an, Ambivalenzen lösungsorientiert aufzuheben. Im Gespräch vollführen wir – wahrnehmend, erfassend, verstehend, erklärend – achtsame Suchbewegungen, die das Zwiespältige und Widersprüchliche „untersuchen". Darüber können fremd gewordene Empfindungen und Gedanken schließlich bewusst integriert und ihnen kann ein innerer „Raum" zur Verfügung gestellt werden, die wichtigste Voraussetzung, um verbannte und ungelebte Sexualität wieder zum Leben zu erwecken. Während sich die Suchbewegungen in einem Gespräch häufig auf einer Klärungsebene bewegen, stehen in der prozessorientierten Sexualtherapie für ambivalente Konfliktkonstellationen Interventionen zur Verfügung, die darüber hinausgehend auch Problemaktualisierungen auf weiteren Tiefungsebenen erreichen. Nachfolgend möchte ich Ihnen zeigen, wie wir damit arbeiten, wenn wir aus einer geschützten Perspektive heraus (geschützter Ort, schützende Person) den Schwierigkeiten begegnen.

Dennoch wäre es falsch anzunehmen, dass einmal geklärte Ambivalenzen endgültig gelöst wurden. Jede Suchbewegung aktiviert neues (biographisches) Material, wirft neues Licht auf die zuvor gefundenen Antworten, bringt neue Fragen auf einer weiteren, höheren Ebene hervor. Insofern ist das prozessorientierte Arbeiten eher einem dynamischen Annäherungs-Vermeidungs-Tanz vergleichbar, in dem eine Frau während ihres gesamten Therapieprozesses wieder und wieder Annäherungs- und Distanzierungsbewegungen als Antworten auf die grundlegenden Fragen vollzieht. Im Kleinen lässt sich dieses Phänomen in Frauengruppen besonders eindrücklich beobachten: In verschiedenen Eingangsübungen instruiere ich die Frauen, sich dahingehend zu positionieren, wie nah oder fern sie sich ihrer „inneren lustvollen Frau“ fühlen. Diese Haltung kann sich sowohl innerhalb einer Gruppensitzung verändern als auch von Sitzung zu Sitzung. Über den Gesamtverlauf einer Gruppe hinweg erfahren die Frauen so, wie wenig konstant, zuverlässig und vorhersagbar, man könnte auch sagen „launisch“ und „unzuverlässig“, sie sich im Alltag in Bezug zu ihrer „inneren lustvollen Frau“ positionieren.

6.1 Der geschützte Ort

„Will ich mich wirklich für das Thema Sexualität öffnen und mich einlassen? Kann ich das überhaupt?“

Für Frauen, deren sexuelle Entwicklung von grenzüberschreitenden (ängstigenden, bedrohlichen und gefährlichen) Erfahrungen geprägt ist, ist es nicht unwesentlich, wie der Ort der Sexualtherapie (Therapieraum, Umgebung, Zufahrt etc.) beschaffen ist und wie die Person des/der TherapeutIn (u. a. das Geschlecht) wirkt. „Trigger“, bewusst oder unbewusst an negative biographische Erlebnisse erinnernde Reizbedingungen, können frühere Situationen und Atmosphären wiederaufleben lassen, z. B. Hummeln im Therapieraum, die durch ihr Gebrumm an die Missbrauchssituation auf der Wiese erinnern, oder das große Fenster nach draußen, durch das man bei verbotenen Dingen beobachtet werden kann, oder die Therapeutin, die durch persönliche Eigenheiten an die Sexualität ablehnende Mutter erinnert. Das ist an sich kein Problem, wenn die therapeutische Beziehung sicher und stark ist, und kann im Gegenteil zur Problemaktualisierung beitragen. Zu Beginn einer Therapie jedoch können zu frühe, unkontrolliert auftretende Problemaktualisierungen Frauen überfordern und einen konstruktiven Start stören.

Heraus- und Überforderungen treten aber prinzipiell bei jedem Übergang zu einer neuen Entwicklungsaufgabe auf, die einen Wachstumsschritt braucht. Das Aufsuchen oder Erschaffen eines geschützten Orts (Wirkvariable Ressourcenaktivierung) erleichtert es, sich der Aufgabe trotz innerer Ambivalenz (annähern oder vermeiden?) zuzuwenden:

Der geschützte Ort im Therapieraum:
1. Gibt es hier im Therapieraum einen Ort, an dem Sie sich geschützt und wohlfühlen können? 2. Können Sie diesen Ort mit den Mitteln, die wir hier zur Verfügung haben (Kissen, Decken, Stühle, Paravent, Tisch, Blumen etc.), gestalten?

Bärbel: „Der Ort, an dem ich mich am meisten geschützt fühle, ist mein Bett. Ich bin da ganz allein, die Tür ist zu, niemand ist im Haus, es ist ganz still. Ich wickle mich in meinem Deckbett ein wie in einem Nest und fühle mich wohlig und beschützt. Ich ziehe mir die Decke fast bis übers Gesicht, damit ich meinen warmen Atem auf der Haut spüre. Die Zeit gehört mir und ich gehöre mir ganz allein. Meine Gedanken, meine Gefühle und mein Körper auch. Ich muss nichts tun. Vielleicht schlafe ich ein, vielleicht auch nicht."

Th: „Können Sie mit den Mitteln, die wir hier haben, einen solchen Ort gestalten?"

Bärbel sieht sich um. Sie holt eine Decke und ein Kissen. Mit der Decke wickelt sie sich ein, sodass nur ihr Kopf herausschaut. Das Kissen legt sie zwischen uns.

Nun versuchen wir zu verstehen, was ihr Arrangement zu bedeuten hat: Von der Decke gegen Widriges von außen gepolstert und zwischen uns ein Kissen als Grenze, fühlt sie sich genügend geschützt, um über die unangenehmen Erfahrungen mit ihrer grenzüberschreitenden, überaus neugierigen Mutter zu sprechen, die sie wiederholt und penetrant über ihr jugendliches Liebesleben ausgefragt hat. Ich rege Bärbel an, auch in den nächsten Sitzungen auf ihren Selbstschutz und auf gute Grenzen zu achten.

Nicht nur in der Therapie selbst, sondern auch zu Hause braucht es einen geschützten Ort, um bestimmte Hausaufgaben durchführen zu können, etwa wenn es darum geht, über eine bestimmte Frage nachzudenken, etwas aufzuschreiben, zu zeichnen oder zu malen. Überdies einen sicheren Aufbewahrungsort, was nicht immer selbstverständlich ist.

Ein geschützter Ort zu Hause I: 1. Wie muss dieser Ort zu Hause beschaffen sein, damit Sie wirklich über sich und Ihre Sexualität nachdenken können? 2. Ist das ein innerer oder ein äußerer Ort? 3. Können Sie ihn mir beschreiben? 4. Wie fühlen Sie sich, wenn Sie sich dort befinden?

Bärbel: „Es ist die Ecke im Wohnzimmer, die ich für mich gestaltet habe. Da liegen meine Bücher, ein Stift, mein Notizbuch, meine Zeitschriften. Auf dem Beistelltisch steht eine dampfende Tasse Tee, und wenn dann noch der Hund kommt und sich auf meine Füße legt, ist es wunderbar. Das gilt aber nur morgens, wenn alle aus dem Haus sind und ich mal durchatmen kann und ganz bei mir bin. Wenn ich mir jetzt vorstelle, dort zu sein, dann kann ich mich besser mit dem Ja zu meiner Sexualität beschäftigen."

In der Regel arbeiten wir in der prozessorientierten Sexualtherapie zu einem späteren Zeitpunkt mit Körperexperimenten, die Sie zu Hause nackt durchführen. Auch hierfür braucht es einen ungestörten, geschützten Raum:

Ein geschützter Ort zu Hause II: 1. Wie muss dieser Ort beschaffen sein, damit Sie nackt oder leicht bekleidet sein können? 2. Wo genau befindet er sich? 3. Wie fühlen Sie sich, wenn Sie sich dort befinden?

Bärbel: „Das ist unser Schlafzimmer, das aber keinen Schlüssel hat. Ich glaube aber, ich möchte diese Übung nur machen, wenn ich allein im Haus bin, z. B. morgens. Ich möchte mir auch die Heizung anmachen, damit ich nicht friere, und vielleicht lege ich eine beruhigende Musik auf. Ich weiß nicht, ob ich mich dennoch wohlfühlen kann. Eine solche Situation ist sehr ungewohnt, vielleicht überfallen mich dann unangenehme Gedanken? Ich glaube, ich lege mir mal ihr Buch auf das Nachtschränkchen, damit ich mich nicht so alleine fühle."

Für Frauen, die sich schwertun, zu Hause einen eigenen, geschützten Ort zu finden oder die keinen finden, schlage ich vor, zunächst einen Ort symbolisch zu gestalten und ihn z. B. zu malen oder ihn als Kollage zu erschaffen.

Alternativ können wir in der Therapie einen geschützten Ort in der Vorstellung erschaffen:

Gitta: „Als Mädchen hatte ich ein Zimmer mit meinen Schwestern. Das war auch schön so, und ich hatte auch genug Zeit, alleine zu sein. Aber dennoch habe ich mich nie getraut, meinen Körper zu erforschen. Meine Mutter hatte die Angewohnheit, die Treppe hinaufzuschleichen, und plötzlich stand sie in unserem Zimmer."

Th.: „Was hätten Sie denn gerne ausprobiert, wenn Sie sich in Ihrem Zimmer sicher gefühlt hätten?"

Gitta: „Vielleicht hätte ich mich dann getraut, mit meiner Hand unter die Unterhose zu wandern und herauszufinden, wie sich das anfühlt."

Th.: „Dann stellen Sie sich doch mal vor, wie das gewesen wäre, wenn Sie sich das getraut hätten.".

Gitta: „Ich hätte vielleicht herausgefunden, dass es sich da weich und warm anfühlt, dass es da Stellen gibt, die kribbeln, die mir Lust bereiten."

Th.: „Gibt es denn heutzutage einen solch sicheren Ort?"

Gitta: „Vielleicht ja, wenn ich allein im Haus bin."

Th.: „Und hätten Sie denn auch den Mut und die Bereitschaft, das heute mal auszuprobieren?"

Gitta: „Und wenn meine Mutter kommt?"

Th.: „Dann können Sie sie ja bitten oder auffordern zu gehen. Weil Sie erwachsen sind und sie jetzt nicht mehr brauchen."

6.2 Zwei Seelen in einer Brust

Während wir uns bisher mit der Frage beschäftigt haben, wie die Annäherung an ein schwieriges sexuelles Thema bei ambivalenter Motivationslage gelingen kann, geht es nun darum, therapeutische Zugänge zu ambivalenten Persönlichkeitsanteilen, den „zwei Seelen in meiner Brust", vorzustellen. Die Interventionen aus der Gestalttherapie, Bewegungsarbeit und der Kreativitätstherapie beziehen sich auf die Auseinandersetzung mit unterschiedlichen Fragen, die sich eine Frau in der Sexualtherapie stellen muss:

Stuhlarbeit:

Bei der sogenannten Stuhlarbeit, einer aus der Gestalttherapie entwickelten Technik, benutzen wir zwei Stühle, einen Ja-Stuhl und einen Nein-Stuhl, auf die stellvertretend die beiden ambivalenten Seiten der Persönlichkeit „gesetzt" werden, also die Seite, die Sexualität leben möchte, und die andere, die das kategorisch ablehnt. Es gibt zwei Varianten des Arbeitens: Entweder können wir rein imaginativ arbeiten oder ich leite Sie zu einem Rollenspiel an, indem Sie abwechselnd mal die eine, mal die andere Rolle spielen und dann entsprechend zwischen den Stühlen hin- und herwechseln.

Imaginierte Stuhlarbeit: „Stellen Sie sich bitte vor, dass Sie gerade auf dem Ja-Stuhl sitzen, in der Rolle, die Sexualität befürwortet. Sie sagt, dass Sie sich auf die Therapie einlassen und in Kontakt zur lustvollen Seite gehen und sich auch mit Selbstbefriedigung und partnerschaftlichem Sex beschäftigen sollen: Wie geht es Ihnen da? Welche Gedanken steigen auf? Gibt es irgendwelche Impulse, was Sie gerne tun möchten? Treten Erinnerungen auf? Etc.

Pendeln Sie jetzt bitte gedanklich zum Nein-Stuhl. Stellen Sie sich vor, wie es Ihnen in der Rolle geht, in der Sie Sexualität ablehnen, in der Sie auch eine Sexualtherapie ablehnen und alles, was man da so tun sollte, wie Körperübungen und schließlich auch Körperübungen mit dem Partner. Stellen Sie sich jetzt bitte vor, wie die zwei Seiten in einen Dialog gehen. Lassen Sie sie miteinander sprechen und hören Sie diesen Stimmen einfach zu. Hinterher sprechen wir darüber, wie Sie sich in der einen und in der anderen Rolle erlebt haben."

Stuhlarbeit in Aktion: „Suchen Sie sich den Stuhl aus, mit dem Sie beginnen möchten, entweder den Ja-Stuhl, auf dem Sie die Sexualität befürworten, oder den Nein-Stuhl, auf dem Sie Sexualität ablehnen. Nehmen Sie dann Platz und nehmen Sie zunächst wahr, wie es Ihnen da geht. Welche Gedanken und Gefühle kommen Ihnen in dieser Rolle, mit der Sie sich da gerade identifizieren? Kennen Sie diese Rolle? Gibt es Verhaltensimpulse? Etc.

Wechseln Sie nun bitte den Stuhl und erkunden Sie, was das für eine Rolle ist. Nehmen Sie auch hier wahr, wie es Ihnen geht. Welche Gedanken und Gefühle kommen Ihnen zu dieser Rolle? Kennen Sie diese Rolle? Gibt es Verhaltensimpulse? Etc.

Gehen Sie nun in einen Dialog mit der anderen Seite. Sagen Sie ihr die Sätze, die Ihnen spontan einfallen.

Wechseln Sie bitte dann den Stuhl und antworten Sie aus der Warte der anderen Seite, sodass ein lebendiger Dialog zwischen den beiden Seiten Ihrer Ambivalenz entsteht. Führen Sie diesen Dialog fort.

Zum Schluss sprechen wir über Ihre Erfahrungen, indem ich Sie bitte, die *innere Bühne* zu verlassen, damit wir von *außen* auf das Geschehene blicken und unsere Sichtweisen austauschen können."

Simone stellt zwei Stühle gegenüber und beginnt mit dem Nein-Stuhl: „Das ist eine sehr schwierige Position für mich, denn in Gegenwart meines Mannes darf ich überhaupt nicht laut sagen, was ich fühle. Dass ich eigentlich überhaupt keinen Sex haben möchte. Das kann ich nur Ihnen sagen, weil ich weiß, dass Sie der Schweigepflicht unterliegen. Auf diesem Stuhl habe ich Schuldgefühle, weil ich ihm etwas vorenthalte, was er braucht oder zumindest haben möchte. Zugleich fühle ich mich aber auch irgendwie stark und ganz, im Sinne von, dass mich keiner besitzt."

Ja-Stuhl: „Es gibt jetzt auch ein Ja zur Sexualität, zu meiner Sexualität. Es ist schwach und wacklig und besteht momentan nur darin, dass ich endlich mal herausfinden will, warum ich sie so lange vermieden habe. Das macht mir Angst, so zu denken, und ich habe aber auch Hoffnung, dass ich endlich diesen fehlenden Teil von mir finden kann."

Dialog:

Nein-Stuhl: „Wenn ich mit ihm Sex habe, obwohl ich nicht will, versuche ich, das so schnell wie möglich hinter mich zu bringen. Ich möchte dann nicht, dass er mich streichelt oder küsst, und sorge dafür, dass es nur kurz geht, z. B. indem ich mich schnell bewege, damit er schnell kommt. In meiner Schwäche, dass ich das kaum aushalte, bin ich vielleicht auch etwas stark, weil ich noch irgendwie versuche, das mitzusteuern."

Ja-Stuhl: „Da habe ich es viel besser als du und ich habe Mitleid mit dir. Ich muss wenigstens nicht so tun als ob. Ich bin zwar nur ein schwaches Ja, und wer weiß, ob das mit mir irgendwohin führt. Aber wenigstens stehe ich nicht so unter Druck und darf herausfinden, ob ich überhaupt lustvolle Empfindungen bekomme."

Nein-Stuhl: „Du bist ja genauso bemitleidenswert. Du hast so viele Jahre gebraucht, endlich mal ehrlich mit dir zu sein und dich nicht mehr zu drücken. Wenn es nach dir gegangen wäre, hätte ich keinen Mann gefunden und wäre noch immer allein. Du hast überhaupt keinen Grund, eingebildet zu sein."

Ja-Stuhl: „Jetzt machst du mich gerade runter. Kann ich nicht gebrauchen. Es kommt mir gerade so vor, als wolltest du, dass ich wieder verschwinde."

Nein-Stuhl: „Wegen mir brauchst du nicht zu verschwinden. Nur will ich von dir auch nicht runtergeputzt werden. Ich habe es vielleicht nicht gut gemacht als Partnerin, aber ich habe mir keinen anderen Ausweg gewusst."

Gemeinsame Zusammenschau

Simone wundert sich, dass sich die beiden Seiten so viel zu sagen haben; die inneren Dialoge, wie sie sich manchmal in ihrem Kopf abspielen, sind dagegen eher kurz und bruchstückhaft. Außerdem fällt ihr auf, wie unversöhnlich sich die beiden Seiten gegenüberstehen und sich bekämpfen. Bei diesen Aussagen stimme ich Simone zu und frage sie, ob sie eine Idee hat, was die beiden Seiten eigentlich voneinander bräuchten. Simone antwortet spontan, dass sich beide wünschen, von der anderen Seite gewürdigt zu werden und Mut zugesprochen zu bekommen. Ich frage sie, wie diese Sätze lauten könnten:

Ja-Stuhl: „Du hast auch jede Menge durchgemacht, und ich habe zwar keine Ahnung, wie du dein Problem lösen könntest, aber ich würde es dir wünschen. Also bleib dran."

Nein-Stuhl: „Glücklicherweise hast du jetzt den Mut gefunden und angefangen, dich um dich zu kümmern. Ich kann dir auch keinen Ratschlag geben, außer vielleicht, dass du dich nicht so schnell entmutigen lassen solltest."

Körperskulpturen – die Verkörperung des Jas und des Neins

Die Arbeit mit Körperskulpturen entsteht aus dem Prozess heraus, beispielsweise dann, wenn eine Frau spontan mimisch, gestisch oder körperlich reagiert, ohne dass ihr diese Reaktionen bewusst sein müssen. Ich fordere sie auf, die Körperreaktionen noch zu verstärken, etwa ihre Stirn noch mehr zu furchen, die Bewegung der Hände, der Beine, des Oberkörpers etc. zu wiederholen und diese zu übertreiben. Eine solche Aufforderung kann problemaktualisierend wirken und die damit verbundenen Gefühle intensivieren, sodass sich möglicherweise Erinnerungen einstellen.

Gibt es keine spontane Brücke, so kann ich eine Frau mit folgenden Instruktionen anleiten:

„1. Stellen Sie sich eine Situation vor, in der Ihr Partner/Ihre Partnerin einen Annäherungsversuch in sexueller Absicht startet. 2. Spüren Sie in sich hinein, welche spontanen Körperreaktionen auftreten. 3. Verstärken Sie diese körperlichen Reaktionen noch, indem Sie die entsprechenden Stellen noch mehr anspannen. 4. Spüren Sie nun in sich hinein, welche gegenläufigen Impulse die Anspannungen auslösen. Das kann sein, dass Sie eine Bewegung machen möchten, dass Sie in den stimmlichen Ausdruck gehen möchten, dass Sie ein Wort oder einen Satz sagen wollen oder auch etwas ganz anderes. 5. Trauen Sie sich, nun in den Ausdruck zu gehen."

Auswertung: Was habe ich erlebt? Was war neu? Was möchte ich noch lernen? Etc.

Anschließend wird die Körperskulptur mit der gegenteiligen Situation, in der der Partner sich nicht annähert, wiederholt.

Weitere Körperskulpturen sind denkbar, z. B. wenn eine Frau ausprobieren möchte, wie es sich anfühlt, selbst sexuell initiativ zu werden, oder eine Situation, in der sie darauf gefiebert hat, dass ihr Partner/ ihre Partnerin endlich mit ihr sexuell in Kontakt geht.

Bärbel beschreibt ihre Partnerin als einfühlsam, rücksichtsvoll und nicht bedrängend und versteht deshalb umso weniger, warum sie auf ihre Annäherung so heftig ablehnend reagiert. Mein Vorschlag, sich die letzte sexuelle Annäherung vorzustellen, reicht aus, dass sie augenblicklich in große Anspannung gerät:

„Meine Brust wird eng, ich halte die Luft an, meine Beine, besonders meine Oberschenkel, verspannen sich, vielleicht schlägt mein Herz schneller. Ich denke, nicht schon wieder, ich will nicht, lass mich in Ruhe, und ich bekomme Druck in den Kopf. Meine Arme und Hände spannen sich auch an, ich halte sie an meinen Körper gedrückt und möchte mich in die letzte Ecke verkriechen. Aber ich weiß nicht, wo die sein könnte. Ich spüre stattdessen, wie ich mich an die Stuhllehne drücke. Wenn Sie jetzt sagen, dass ich alles noch verstärken soll, dann kann ich nur sagen, ich bin schon in sehr hoher Anspannung. Und wenn ich noch alles etwas mehr verstärke, dann spüre ich jetzt plötzlich meine Füße, wie sie treten wollen. Aber wohin soll ich denn treten? Das ist gemein von mir, dass ich sie treten möchte, sie hat mir nichts getan. Vielleicht möchte ich auch meine Mutter treten, die hat mir so viel madig gemacht und vermiest, als ich in der Pubertät war und später auch noch. Alles, was mit mir als Mädchen und junger Frau zu tun hatte, mit meiner Kleidung, meiner Körperentwicklung. Das Wort Sexualität existierte eigentlich gar nicht. Ich bin so wütend …" *Bärbel tritt gegen die Matratze, die ich ihr hinhalte, mit den Worten:* „Weg, weg, geh weg." *Ich gehe in eine mütterliche Gegenposition und entgegne ihr:* „Du hast zu hören. Du bist nur ein Mädchen. Mädchen müssen hören." *Als sie außer Atem ist und vom Treten erschöpft, hört Bärbel auf.*

Gemeinsame Auswertung: Von beiden Eltern als Kind geschlagen, hat Bärbel sich früher nie getraut, sich direkt zu wehren. Ihre Aggressionen drückte sie nur indirekt aus, indem sie z. B. heimlich Dinge zerstörte oder verschwinden ließ. Nun fühlt sie sich erleichtert und stolz, dass sie ihre Wut direkt ausdrücken konnte. Sie fragt sich, ob sie noch immer in einem Muster indirekter, heimlicher Rache verstrickt ist, und will sich, besonders ihrer Partnerin gegenüber, einmal beobachten. Erst in der darauffolgenden Sitzung experimentieren wir mit der anderen Seite der Sexualität, d. h., wenn sie sich, was nur selten geschah, selbst berührte. Ich schlage ihr vor, sich an die letzte Gelegenheit zu erinnern und mir diese genau zu beschreiben:

„Das war, als wir schon den ersten Termin abgemacht hatten, uns aber noch nicht kannten. Irgendwie wollte ich nicht mit leeren Händen kommen, wollte schon was vorweisen können, brav wie ich halt bin. Eine Rolle hat aber auch gespielt, dass ich vorauseilend mutig war *(lacht)*, weil ich wusste, dass wir bald einen Termin haben. Ich war allein zu Hause und legte mich nackt, aber in ein Badehandtuch gehüllt, ins Bett. Ich war aufgeregt und ängstlich und meine Hände wussten erst nicht recht, was tun. Dann erinnerte ich mich an eine Szene in einem Film, in dem sich mehrere Frauen gegenseitig stimulierten. Es war aber kein sanfter Kuschelsex. Die Frauen waren eher wie Amazonen, Kriegerinnen, und jede schaute, dass sie zu ihrem Recht kam. Ich bin nur Zuschauerin dieser Szene, und sie erregt mich sehr. Danach wusste meine Hand, was zu tun war. Ich streichelte mich heftig im Intimbereich, dass es fast wehtat, und ich spürte, vielleicht das erste Mal, dass da eine andere Empfindung war, so, wie ich mir vorstelle, dass sich Lust und Erregung anfühlt. Während ich jetzt darüber spreche, bin ich aufgeregt, und es ist mir warm, heiß. Ich schäme mich und ich bin mir unsicher, ob ich das fühlen darf. Auch hier vor Ihnen."

Gemeinsame Auswertung: Bärbel hat noch nie jemandem von dieser sexuellen Phantasie erzählt und nur ein, zwei Freundinnen, dass es wenige Versuche gab, sich zu berühren. Dass sie körperlich nichts spürt und auch nie einen Orgasmus hatte, weiß nur ihre Partnerin. Von daher war Bärbel heute sehr mutig, sich mir mitzuteilen. Wir sprechen ebenfalls darüber, wie das ist, dass sie sich mir als Frau mitgeteilt hat. Sie ist nicht nur unsicher, ob sie das fühlen darf, was sich spontan eingestellt hat (Aufregung, Erregung), sondern auch, wie das auf mich gewirkt hat. Ich gebe ihr als Feedback, dass es sich um ihre Gefühle handelt, die ich respektiere.

Malen von Gegensätzen – die Verbildlichung des Jas und des Neins

Simone hat als Hausaufgabe zwei Bilder zu Empfindungen bei der Selbstbefriedigung und bei der Sexualität mit ihrem Mann mitgebracht. Sie hat sie frei nach ihren eigenen Ideen gestaltet.

Simone: „Das erste Bild handelt von meinen Empfindungen bei der Selbstbefriedigung. Sie konzentrieren sich im Unterleib, und ich habe sie in verschiedenen Gelb-, Orange- und Rottönen wie eine Spirale gemalt. Umrahmt habe ich die Spirale mit zarten Blautönen, das ist das Gefühl von Friede und Harmonie, das mich hinterher befällt. Dagegen habe ich auf dem zweiten Bild mit Schwarz einen offenen Mund gemalt, der mich aufsaugen und verschlingen, und einen großen Penis, der mich aufspießen will."

Th.: „Wie geht es Ihnen, die zwei Bilder vor sich liegen zu sehen?" *(Simone hat sie mit nur einer schmalen Lücke nebeneinander gelegt.)*

Simone: „Es ist gut, sie mal nicht nur in meinem Kopf zu haben, sondern sie mit einem Abstand vor mir liegen zu sehen. Aber sie sind schon krass verschieden. Die kann ich aber meinem Mann nicht zeigen. Sonst ist er schockiert darüber, was ich wirklich denke und fühle, und bei meinem ersten Bild will er vielleicht teilhaben. Das möchte ich aber nicht."

Th.: „Er soll also weder Ihre Lust noch Ihr Leid sehen. Und dazwischen gibt es ja keine Bilder."

Simone: „Ja, das stimmt, dann bleibt ja wirklich nichts für ihn. Kein Wunder, dass er so frustriert ist."

Th.: „Wie wäre das denn, wenn Sie mal die Bilder auseinanderlegen?"

Simone probiert es aus, und nun ist ca. ein Meter Raum dazwischen.

Th.: „Da ist ja jetzt allerhand Platz dazwischen."

Simone: „Ja, aber was soll ich da malen?"

Th.: „Möchten Sie es ausprobieren?"

In den anschließenden Sitzungen malt Simone noch vier weitere Bilder, in denen sie mutiger wird und Ideen bekommt, wie sie ihrem Mann einen teilweisen Einblick gewähren könnte, aber sie entscheidet sich, dass sie davon noch weit entfernt ist.

7. Herrin im eigenen Haus der Lust – Biographiearbeit

Wie man sich sexuell entwickelt, hängt von vielen, nicht kontrollierbaren und voraussehbaren Erfahrungen ab, die überdies vergessen oder verdrängt werden. Das kann dazu führen, dass man sich selbst nicht kennt und sich noch weniger versteht – ungünstige Bedingungen für eine persönliche Weiterentwicklung. Die Durchführung eines Sexualpanoramas hilft, Erinnerungen zu wecken, das Verständnis zu erweitern und durch eine vertiefende Arbeit die sexuelle Geschichte um- und fortzuschreiben. Tanja, Johanna und Miriam, drei Frauen mit sehr unterschiedlichen Geschichten, befinden sich auf dem Weg, ihr Haus der Lust zurückzuerobern.

Für viele Frauen rückt die sexuelle Entwicklungsgeschichte im Laufe des Lebens in weite Ferne. Viele Erinnerungen sind vergessen, verblasst oder wurden verdrängt, und wenn ich den Vorschlag mache, diesen Bereich der Vergangenheit zu erkunden, reagieren Frauen oft skeptisch und fragen mich, ob das wirklich notwendig ist. Offensichtlich löst bereits die Vorstellung Unbehagen und gemischte Empfindungen aus. Das ist auch nicht weiter verwunderlich, denn die sexuelle Geschichte ist zu Recht sehr persönlich und intim und birgt nicht selten Geheimnisse. Als Kind und auch später kann man kaum darüber sprechen und deshalb auch nicht erfahren, ob es mit den Gefühlen und Gedanken seine Richtigkeit hat. Hat man belastende Erfahrungen gemacht, so gibt es nicht selten über viele Jahre keine Hilfe und keine Korrekturen. Wenn man schließlich seine sexuelle Geschichte erzählt und vielleicht sogar ein Sexualpanorama malt, sind Weiterentwicklungen durch sog. Um- und Fortschreibungen möglich.

Mit der offenen Frage, *Was sind Ihre ersten sexuellen Erinnerungen?,* beginnen wir das Gespräch. Ich weise darauf hin, dass alle Erfahrungen, gleich in welcher Lebensphase, ob positiv, ob negativ, bedeutsam sind und in unserem Gespräch Platz haben dürfen.

Schon die Art und Weise, wie eine Frau den Faden aufnimmt, ob sie langsam, leise, zögerlich, hastig, lächelnd, mit gesenktem Kopf, mit und ohne Blickkontakt spricht, gibt Aufschluss darüber, welche Bedeutung der gerade gewählte Fokus hat. Manchmal wechseln einander gegenläufige Impulse ab, etwa ein Wortschwall, als sei ein Ventil gezogen, und dann wieder stockendes, zögerliches Erzählen, ein Zeichen, wie eng der Wunsch, sich zu öffnen, und Unsicherheit gepaart sind.

Die Frage, *Wie geht es Ihnen beim Erzählen?,* rückt den augenblicklichen Gefühlszustand ins Bewusstsein. Fühlt sich eine Frau angestrengt, aufgehoben, fühlt sie sich ängstlich, wachsam? Und wie hängt das entsprechende Gefühl mit dem thematischen Fokus zusammen? Das zunehmende Bewusstsein über die Zusammenhänge (Wirkvariable: Klärungsarbeit) erweitert die Einsicht in das Thema (*„Ich bin gerade angespannt, weil ich daran denken muss, wie ...“*) und vertieft es um die emotionale Dimension (Wirkvariable: beginnende Problemaktualisierung). Gleichzeitig entlastet das Aussprechen und schafft quasi Platz für neue aufkommende Gefühle und Gedanken, sodass der Suchprozess voranschreiten kann. Manche Frauen brauchen Ermutigung zum Weitererzählen, andere den Hinweis, sich nicht zu überfordern und dass genügend Zeit und Raum vorhanden ist.

Ist es uns gelungen, eine offene Atmosphäre zu schaffen, so können wir in den kommenden Sitzungen die wichtigen Themen der Sexualgeschichte, die Sexualanamnese, besprechen. Über die verbale Ebene hinaus werden die Inhalte anschließend bildhaft in Form des Sexualpanoramas umgesetzt, das uns weiterhin als Bezugspunkt zur Auslegung und vertiefenden Bearbeitung dient. Manchen Frauen hilft als Vorbereitung, wenn sie sich mit geeigneter Literatur einstimmen können (1) oder wenn sie sich im Vorfeld mit Fotos aus ihrem Leben beschäftigen.

Die Sexualanamnese orientiert sich an einem bestimmten Leitfaden (2):

- Kindheit (Doktorspiele, kindliche Selbstbefriedigung, Beobachtung der Eltern, elterliche Einstellungen, Verbote, Strafen, Missbrauchs- und grenzverletzende Erfahrungen etc.)
- Pubertät, Jugend und junges Erwachsenenalter (Aufklärung, erste Periode, Selbstbefriedigung, der erste Kuss, erstes Petting, erster Geschlechtsverkehr, sexuelle Phantasien, grenzverletzende Erfahrungen etc.)
- Partnerschaften bis zur Gegenwart (Anzahl, Dauer, Verlauf, sexuelle Probleme und Zufriedenheit, sexuelle Außenbeziehungen etc.)
- Gegenwärtige Partnerschaft (Kennenlernen, Entwicklung der sexuellen Beziehung, Körperkontakt und Zärtlichkeit, sexuelle Aktivitäten, sexuelle Kommunikation, Vorlieben und Abneigungen, Selbstbefriedigung, Außenbeziehungen etc.)

Sexuelle Biographiearbeit ist oft sehr berührend und bewegend. Erinnerungen, manchmal schon seit Jahrzehnten „vergessen“ und vor der Welt und sich selbst verborgen, erwachen und gewinnen durch die ausgesprochenen Worte ihre Lebendigkeit und Kraft zurück. Das gilt sowohl für die traurigen, unangenehmen, schrecklichen und manchmal kaum erträglichen Erinnerungen als auch für die schönen, leidenschaftlichen, einzigartigen Erfahrungen von Liebe, Lust und Glück – die Schätze des Lebens. Bei aller Intensität ist es nicht ungewöhnlich, wenn sich die Atmosphäre im Therapieraum erotisch auflädt. Bestenfalls werde ich Zeugin von geglückten und glücklichen sexuellen Erinnerungen. Oft genug konkretisieren sich auch die Defizite, Traumata, Konflikte und Störungen der sexuellen Leidensgeschichten, welche die gegenwärtigen Schwierigkeiten in einem neuen, vertieften Verständnis beleuchten. Im Weiteren möchte ich Ihnen die sexualtherapeutische Intervention des Sexualpanoramas genauer vorstellen. Danach werde ich Ihnen am Beispiel dreier Frauen zeigen, welch unterschiedlichen Verlauf sexuelle Entwicklungen nehmen können und wie wir therapeutisch damit gearbeitet haben. Dabei kommen weitere therapeutische Interventionen zum Einsatz wie Malen, Rollenspiele, therapeutisches Schreiben etc.

Tanja hat eigentlich eine relativ unkomplizierte sexuelle Biographie, ihr sexuelles Profil ist weitgehend gut entwickelt, und dennoch hat sie in ihrer Ehe die Lust verloren. Beim Nachvollziehen ihrer sexuellen Entwicklung stellen wir Überlegungen an, ob es in ihrer Entwicklung dennoch Defizite gab (z. B. kein Selbstverständnis einer aktiven sexuellen Rolle, die sich auf allen Dimensionen auswirkt). Außerdem kommen wir auf ihre lückenlose Einnahme der Pille sowie Konflikte in ihrer Beziehung zu sprechen.

Johannas sexuelle Entwicklung wird zu einem frühen Zeitpunkt durch einen von außen an sie herangetragenen mütterlichen Konflikt geprägt. In der Folge kommt es zu Defiziterfahrungen, die sich auf alle Ebenen des sexuellen Profils auswirken. Etwa gibt es nur wenige erregende Reize, und sie kann keine erregenden Empfindungen verspüren (Lustdimension). Dementsprechend verlor bisher jeder Partner sehr schnell seine sexuelle Attraktion (Beziehungsdimension).

Miriams Hintergrund (siehe Kap. 4.3.1, S. 85) ist von Störungen geprägt, d. h. von zwiespältiger sexueller Stimulierung, die sie als Kind ungewollt und unkontrollierbar erdulden musste. In der Konsequenz bildete sich ein entsprechend zwiespältiges sexuelles Profil aus. Bei der Selbstbefriedigung beispielsweise hat sie reizvolle sexuelle Phantasien und ist entsprechend erregbar; in der Sexualität mit einem Partner jedoch zeigt sich, dass ihr sexuelles Profil nur unzureichend gereift ist (Lustdimension). Außerdem sind Lust haben und eine liebevolle Nähe mit einem Partner inkompatibel (Beziehungsdimension).

7.1 Sexualpanorama

Als therapeutisches Instrument hat das Sexualpanorama eine Reihe von Vorzügen:

- Es kann genutzt werden, um einen lebenslangen Entwicklungsverlauf zu erfassen und negative Verläufe sowie Mangelerfahrungen und positive Entwicklungstendenzen festzustellen.

- Die Biographie ist nicht nur in Worte gefasst nachvollziehbar, sondern sie wird als eine bildhafte Szenenfolge mit bewussten und unbewussten Inhalten erschließbar.
- Im Sexualpanorama wird deutlich, dass die sexuelle Biographie nicht das Abbild einer einsamen Geschichte, sondern eine Geschichte von Beziehungen ist: Genau genommen kommen die krankmachenden Wirkungen einer ganzen Sexualkarriere vor dem Hintergrund eines krankmachenden Milieus in Interaktion mit schützenden Faktoren zum Tragen. (3)

Bereits während des Gesprächs über die sexuelle Entwicklungsgeschichte liegen ein großer Papierbogen und Wachsmalkreiden vor einer Frau, und wenn ein Thema hinreichend besprochen ist, fordere ich sie auf, das soeben Geschilderte und Erlebte zu malen. Viele Frauen scheuen sich davor und sagen, dass sie das nicht können. Es geht aber nicht darum, ein Kunstwerk zu produzieren, und es gibt auch keine Noten. Vielmehr geht es darum, dem Inneren einen Ausdruck zu verleihen. Im Einzelsetting unterstütze ich die Frauen vor dem Malen mit folgenden Worten:

„Suchen Sie sich bitte zunächst im ersten Schritt die Farben aus, die Sie bei der Gestaltung des Themas ansprechen. Malen Sie dann alle belastenden Erfahrungen mit Sexualität, über die wir heute gesprochen haben, oder solche, die damit in Zusammenhang stehen. Malen Sie bitte auch alle guten Erfahrungen, die Ihnen in den Sinn kommen. Und auch wenn Ihnen etwas gefehlt, etwas nicht stattgefunden hat, was Sie für Ihre Entwicklung gebraucht hätten, bitte ich Sie, das mit einem Symbol zu markieren. In Ihrer Gestaltung sind Sie ganz frei, Sie können Figuren malen, Sie können beschriften, aber auch nur Formen malen oder die Farben nutzen. Malen Sie bitte, so gut es geht, aus dem Bauch heraus und versuchen Sie nicht, Ihre Vorstellungsbilder detailgetreu oder gar wie ein Kunstwerk aufs Papier zu bringen. Es geht eher darum, dass Sie für sich persönlich das Gefühl haben, dass das Gemalte Ihre Gefühle, Ihr Körperempfinden, Ihre Gedanken wiedergibt."

Diese Form des therapeutischen Arbeitens braucht Zeit. Bis die gesamte sexuelle Geschichte erzählt und gemalt ist, vergehen eine Reihe von Therapiesitzungen, oft mehrere Doppelstunden. Jedoch besteht keine Notwendigkeit, die sexuelle Geschichte chronologisch zu erzählen und zu malen. Eine Frau kann über den Lebensabschnitt und den Fokus sprechen, der sie am meisten beschäftigt, und danach das Erzählte bildhaft umsetzen. Als „Versatzstück" lässt es sich gut in den Ablauf eingliedern.

Nicht immer gelingt es, nach dem Sprechen noch genügend Zeit zum Malen aufzubringen. Ist das der Fall, so gibt es zwei Alternativen: Entweder malt eine

Frau nach der Stunde (z. B. in einem anderen Praxisraum) ihr Erlebtes auf Papier oder wir vereinbaren, dass sie ein Bild als Hausaufgabe malt und es das nächste Mal mitbringt. (In abgewandelter Form setze ich die Instruktion des Sexualpanoramas nach einer Imaginationsreise auch in Gruppen ein. Schritt für Schritt gehen wir im Lebensalter zurück und lassen Erinnerungen zur Sexualität in den verschiedenen Lebensabschnitten aufsteigen. Außerdem kann man das Sexualpanorama auch für sich alleine durchführen [4].)

Jedes Sexualpanorama ist hochindividuell. Jede Frau entwickelt dabei eine eigene, unverwechselbare „Handschrift" an Figuren, Formen, Symbolen, Mustern, Farbvorlieben etc. Nicht nur die sichtbaren Symbole mit ihren Farben, Formen, Größenverhältnissen, Anordnungen etc. wirken. Frauen beginnen wie von selbst, den unbewussten Bedeutungen nachzuspüren, als würde das Bild sie dazu auffordern – ein lebendiger Dialog entsteht. Darüber verändern sich auch die Bedeutungszuschreibungen: Neue Aspekte tauchen plötzlich auf, manches tritt schärfer ins Bewusstsein, Zusammenhänge gewinnen Sinn, anderes erscheint umso rätselhafter, wieder anderes wird vermisst etc. Das vorliegende Bild verwandelt sich unter dem Blick und regt zuweilen zu Anpassungen an. Eine gewisse Flexibilität des Materials, Papier und Farbe, erlaubt es, inhaltliche Weiterentwicklungen bis zu einem gewissen Maße aufnehmen: Etwa können in nachfolgenden Schritten die Farben verstärkt, abgeschwächt oder übermalt werden; das Papierformat verträgt Veränderungen durch Ankleben, Abschneiden, Falten etc.; vom Zweidimensionalen kann man auch ins Dreidimensionale durch Überkleben oder durch Hinzuziehen von transparentem Papier gehen.

In den nächsten Stunden steht die Arbeit mit dem fertigen Sexualpanorama im Vordergrund. Als sichtbarer Bezugspunkt für die gemeinsame Auswertung und die Auseinandersetzung mit bestimmten Themen liegt es vor uns auf dem Boden. Aus Respekt vor der Wirkkraft der hoch persönlichen bewussten und (noch) unbewussten verbildlichten Innenwelt bitte ich die Klientin in jeder Sitzung von Neuem, ihr Sexualpanorama in der „richtigen" Entfernung und im „richtigen" Winkel so zu platzieren, dass die Positionierung der „Beziehung" entspricht. Dies zeigt uns an, wie es um die Bereitschaft und Möglichkeit bestellt ist, damit zu arbeiten. Und ich frage überdies, wie es sich heute anfühlt, es vor sich liegen zu sehen. Denn im Gegensatz zu dem eher flüchtigen Charakter von Worten liegt es da und entfaltet seine Wirkung. Zunächst beschäftigen wir uns bei der Auswertung mit folgenden Schwerpunkten:

Schaffensprozess:

- Wie erging es Ihnen während des Malens?

- Was hat Ihnen Freude bereitet? Was war unangenehm, ängstigend, bedrückend …?

Inhalte:

- Wie ergeht es Ihnen jetzt, wenn Sie Ihr Bild betrachten? Sind Sie überrascht, zufrieden, stolz, froh, unzufrieden, unglücklich, bedrückt, erschreckt …?
- Was spricht Sie am meisten an, was am wenigsten? Warum?
- Haben Sie etwas weggelassen oder vergessen?
- Mit welchen Stellen möchten Sie sich näher befassen?
- Welches sind für Sie schwierige Stellen im Bild? Was macht sie schwierig?
- Welches sind positive Stellen im Bild? Warum?
- Gibt es Stellen, wo Sie den Eindruck haben, dass etwas fehlt?

Formale Aspekte und ihre Bedeutung:

- Was drücken die verschiedenen Farben aus? Was die Symbole?
- Wie haben Sie den Platz verteilt? Was nimmt viel, was wenig Platz ein? Was nimmt eine zentrale Position ein, was ist randständig? Was bedeutet das? Wie erleben Sie das?

Wenn am Ende dann die gesamte sexuelle Entwicklung als Ereigniskette von der Kindheit an bis in die Jetztzeit ausgebreitet auf dem Boden liegt, geht es darum, sowohl ein Verständnis der Problementwicklung zu gewinnen als auch eine Bestandsaufnahme der Ressourcen und schützenden Faktoren zu machen und zuletzt Überlegungen für die weitere Therapie anzustellen. Folgende Fragen leiten uns:

- Wann, wo und unter welchen Bedingungen sich Traumata, Defizite, Störungen und Konflikte zugetragen haben: Diese können den Beginn einer unglückseligen Entwicklung markieren.
- Welche Konsequenzen dies für den weiteren Entwicklungsverlauf hatte: Negative Konsequenzen äußern sich häufig darin, dass notwendige Entwicklungen nicht mehr stattfinden können.
- Wie sich daraufhin das sexuelle Profil (Lust-, Selbst- und Beziehungsdimension) ausgeformt hat: Blockaden und Hemmungen können sich ausbilden.
- Welche schützenden Faktoren und persönlichen Ressourcen vorhanden sind: Ggf. müssen weitere schützende Faktoren und persönliche Ressourcen aufgebaut und erweitert werden.
- Welche Schlussfolgerungen wir für die anschließende Behandlung ziehen.

Bei der Suche nach Antworten auf diese wirklich sehr komplexen Fragen stehe ich selbstverständlich mit meiner ganzen Fachkompetenz zur Verfügung: Wir denken uns gemeinsam ein und suchen gemeinsam nach Antworten.

7.2 Tanja – „Eigentlich ist doch fast alles gut"

Tanjas Sexualtherapie umfasst achtzehn Einzel- und zwei Paarsitzungen. Sie leidet unter sexueller Unlust, kann aber ansonsten einen klitoralen und vaginalen Orgasmus erleben. Ihr Sexualpanorama besteht aus acht Einzelbildern, beginnend mit Doktorspielen in der Kindheit, Pubertät, die „erste Liebe", „die zweite Liebe", die „missglückte Liebe" und „die große Liebe", die Beziehung mit ihrem Ehemann zu Beginn und aktuell. Hier fasse ich zusammen, wie sie ihre sexuelle Geschichte erzählt:

„Eigentlich habe ich keine negativen Erinnerungen an sexuelle Ereignisse in meiner Kindheit. Im Gegenteil, es gibt einige Szenen mit Nachbarskindern, als wir Doktorspiele mit Puppen gemacht und uns gegenseitig betrachtet haben, und das war alles interessant und unkompliziert. Meine Eltern waren gewährend und liebevoll, und wir haben bis heute eine gute Beziehung. Die Pubertät und die Entwicklung meines Körpers würde ich auch als eher unkompliziert beschreiben. Meine Mutter hat mich gut aufgeklärt und auf die erste Periode vorbereitet. Erfahrungen mit Selbstbefriedigung habe ich dennoch nicht gesammelt, das habe ich quasi übersprungen, denn ich hatte mit vierzehn Jahren meinen ersten Freund und wir haben zusammen die Sexualität entdeckt. Da ich ein recht selbstbewusstes Mädchen und ganz zufrieden mit mir war, habe ich in den nächsten Jahren immer wieder die Erfahrung gemacht, dass sich Jungs für mich interessieren. Das hat mich natürlich weiterhin bestärkt *(Selbstdimension)*. Ich war überhaupt selten solo, sondern über weite Strecken in festen Beziehungen. Selbst als ich mich mit Beziehungsproblemen, Verlassenwerden und Trennung mit meiner missglückten Liebe auseinandersetzen musste, habe ich das rückblickend ganz gut hingekriegt. Natürlich ging es mir ziemlich mies, als meine große Liebe mich verlassen und sich in eine andere verliebt hat. Aber ich habe auch viel gelernt, z. B. wie unterschiedlich sich Jungs einfühlen und einstellen können oder zu kommunizieren, was ich will, oder mich auch abzugrenzen *(Beziehungsdimension)*. Außerdem habe ich im Laufe der Jahre herausgefunden, was mich sexuell erregt, das ist: Ein liebevolles Miteinander, wenn mein Partner mich begehrt und wenn er selbstbewusst und männlich auftritt *(Lustdimension)*.

Bei all den guten Voraussetzungen habe ich es dennoch in meiner fünfzehnjährigen Ehe nicht hingekriegt, meine Lust aufrechtzuerhalten. Die Tiefpunkte nach den Geburten habe ich zwar überwunden, aber spätestens danach hat ein schleichender Prozess eingesetzt. Jetzt bin ich an einem Punkt, an den ich nie kommen wollte, ich könnte komplett auf Sex verzichten. Bei meinem Mann ist es dagegen so, dass er noch genauso viel Lust hat wie am Anfang, behauptet er zumindest. Ich sehe aber, wie außen rum die Ehen zerbrechen, und das will ich auf keinen Fall."

Nachfolgend stelle ich Ihnen zwei Schwerpunkte unserer Arbeit vor: Die Beschäftigung mit dem Beginn der pubertären (weiblichen und sexuellen) Entwicklung und den Einstieg in die Paarsexualität sowie die Arbeit mit den aktuellen Partnerschaftsproblemen:

Tanja malt ein Bild der Zwölf-, Dreizehnjährigen, die sie war und die sich über die Veränderungen ihres Körpers („lachender Mund") freut. Danach folgen die Bilder zur ersten, zweiten und der missglückten Liebe, die sie alle mit einem lachenden und einem weinenden Auge markiert. Zwei Aspekte scheinen uns für diese Phase diskutierenswert:

Zum einen fällt uns der frühe Einstieg in eine Reihe fester Beziehungen auf, die anschließend fast lückenlos ihr Leben dominieren. Erfahrungen mit Selbstbefriedigung sammelt sie nicht; es gibt also keine Lerngeschichte einer partnerunabhängigen Sexualität, in der sie sich als Verursachende ihrer Lust und Ausagierende erlebt. Handelt es sich also um ein Defizit, das möglicherweise in Beziehung dazu steht, dass sie z. B. so gut wie nie die sexuelle Initiative ergriffen hat? Dass sie vielleicht, mehr unbewusst als bewusst, darauf wartet, dass der Mann das Zeichen zum Beginn gibt? Erst später, nachdem sie Erfahrungen mit dem Zyklusprotokoll (siehe S. 155) gesammelt hat und den Eisprung wahrnehmen kann, ist sie überzeugt, dass zwei Dinge zusammengekommen sind: Die Abwesenheit der biologischen Zeichen des Eisprungs und ein „blinder Fleck" in der Weiblichkeit, sich nicht als aktive Frau „denken" und sich mit einem solchen Selbstkonzept identifizieren zu können.

Als Ergebnis dieser Auseinandersetzung malt sie zwischen die Bilder der ersten und zweiten Liebe eine neue Fünfzehnjährige, eine „Hoffnungsträgerin", wie sie sagt, die sich unter anderen Umständen auch hätte sexuell autonom entwickeln können. Sich autonom entwickeln hätte bedeutet, den eigenen Körper mit seinen sexuellen Reaktionen kennenzulernen. Später zieht sie daraus die Konsequenz und wird Körperexperimente ausprobieren (siehe Kap. 9.2.2, S. 236).

Als Ressource können wir überdies die Botschaften verschiedener Partner werten, die ihre Attraktivität und dass sie begehrenswert ist hervorheben. Das macht es ihr leicht, sich als begehrende Frau vorzustellen und ihre „innere lustvolle Frau“ zu malen (siehe Kap. 8.1, S. 176).

Zum anderen nimmt Tanja, von den Zeiten des Kinderwunschs und der Schwangerschaften abgesehen, ununterbrochen seit ihrer ersten Beziehung mit 14 Jahren die Pille. Folglich ist es ihr nicht vergönnt, die potenziell Lust steuernde Erfahrung des Eisprungs kennenzulernen (siehe Kap. 2.1, S. 31), d. h., dass die Bereitschaft zur Lust ganz „von selbst“ erwächst und das jeden Monat von Neuem. Ihr fehlen also diese Erfahrungen, die ihre Selbstwirksamkeit und damit ihre Selbstdimension hätten stärken können. Als erste Konsequenz zeigt sich Tanja experimentierfreudig, setzt die Pille ab und bittet Harald, die Verhütung zu übernehmen. Zweitens beginnt sie, das Zyklusprotokoll zu führen. Im Verlauf der Therapie wird das Zyklusprotokoll zu einem wichtigen Begleitinstrument, das Tanja eine achtsame Wahrnehmung ihrer hormonell gesteuerten körperlichen und psychischen Veränderungen beschert, und ab dem dritten Zyklus kann sie auch den Eisprung identifizieren. Zunächst ist sie verblüfft darüber, dass sich vor dem Eisprung eine energiegeladene Stimmung und ein gutes Körperempfinden einstellen, und sie ist beglückt darüber, wie sich – wenn auch eher indirekt – die sexuelle Bereitschaft während des Eisprungs und der Periode jeweils für einige Tage einstellt. Außerdem beobachtet sie eine rege, erotische Traumtätigkeit, die ihr zuvor nicht aufgefallen ist. Zuletzt registriert sie auch körperliche Abgeschlagenheit und Stimmungstiefs vor der Periode. Nachdem sie erlebt und erkannt hat, wie sehr die Pille über all die Jahre ihren Zyklus beeinflusst hat, überzieht sie die Bilder des Sexualpanoramas bis in die nahe Vergangenheit mit einem Grauschleier.

Bei der Betrachtung der beiden Bilder des Sexualpanoramas, welche die Beziehung zu Harald, ihrem Mann, zu Beginn und aktuell darstellen, fällt Tanja zunächst auf, dass sexuelle Unlust erst in ihrer Ehe zum Problem geworden ist. Während der vorhergehenden Beziehungen hatte sie immer Lust, wobei diese aber nicht wirklich vergleichbar sind, weil sie nicht annähernd so lange dauern (max. drei Jahre) bzw. von anderen Problemen überschattet sind (z. B. Alkoholmissbrauch eines Partners). In der symbolhaften zweiten Darstellung ihrer Ehe malt sie die beiden Anfangsbuchstaben ihrer Vornamen nicht mehr nebeneinanderstehend und das verbindende Pluszeichen ist verrutscht, wodurch sie das zunehmende Auseinanderrücken signalisiert. Um die sexuelle Situation besser verstehen zu können, nutzen wir das Raster der Verhaltensanalyse. Darüber stellt sich z. B. heraus (Auslöser), dass Harald Sex oft zu für Tanja ungünstigen Zeitpunkten (unter der Woche, abends) initiiert, wenn sie müde und gestresst ist; überdies hängt seine Erwartung von zwei bis drei Mal Sex in der Woche über ihr wie ein Damoklesschwert und verursacht das Gefühl, es ihm nie recht machen zu können. Kein

Wunder, wenn ihr eine innere Verbundenheit fehlt. Stattdessen wird sie von inneren Normen gesteuert (übergeordnete Einstellungen), etwa dass man heutzutage als Ehefrau sexuell aufgeschlossen, aktiv und begehrend sein sollte, und der Befürchtung, dass bei Nichterfüllung die Ehe gefährdet ist. Das führt dazu (Reaktion), dass Tanja sich oft nicht einlassen kann und Nein sagt oder zwar mitmacht, aber nicht wirklich dabei ist. Manchmal gelingt es ihr dennoch, sich einzulassen, Lust und Erregung zu empfinden und bis zum Orgasmus zu gelangen. Egal wie sie sich verhält (Konsequenzen), quälen sie Schuldgefühle, als Frau fühlt sie sich minderwertig und ihr weibliches Selbstbewusstsein ist beeinträchtigt. Langfristig verzweifelt sie über ihre Ohnmacht, den Bezug zu ihrer Lust verloren zu haben, und kommt sich gefangen in einer Opferrolle vor.

Nachdem ihr diese Zusammenhänge bewusster geworden sind, gewinnt Tanja an Selbstbewusstsein, erkennt, dass sie sehr wohl einiges tun kann, und initiiert daraufhin eine Reihe von Veränderungen. Zum einen probiert sie verschiedene Körperexperimente aus (siehe Kap. 9.2.2, S. 236), zum anderen möchte sie, mit Haralds Zustimmung, in den nächsten Wochen einige Veränderungen umsetzen: 1. Sie verrückt den Zeitpunkt sexueller Aktivitäten auf das Wochenende. 2. Zur Eisprungzeit möchte sie nun bewusst den Anstoß für sexuelle Begegnungen geben. 3. Unter der Woche führt sie einen gemeinsamen Abend für Paarzeit ein, um ihre Verbundenheit zu stärken (z. B. ausgehen, miteinander sprechen, etwas spielen, spazieren gehen etc.). 4. Sie macht konkrete Veränderungsvorschläge für den sexuellen Umgang (z. B. sie möchte aktiv sein, er soll passiv bleiben; sie möchte beim Sex auch sprechen können, z. B. sagen dürfen, wenn ihr etwas gefällt bzw. nicht gefällt). 5. Sie möchte bei Konflikten zeitnahe Gespräche, in denen auch bestimmte Kommunikationsregeln eingehalten werden (ausreden lassen, sachlich bleiben, Ich- statt Du-Botschaften), damit Konflikte nicht aufgeschoben oder übergangen werden. Außerdem stellt sich der Impuls ein, das Sexualpanorama fortzumalen: Sie malt zwei Figuren, die sich jetzt aus einer gewissen Distanz ansehen, und überlegt, ob sie das Pluszeichen als Verbindung wieder setzen soll. Schließlich malt sie das Pluszeichen und streicht es durch. (*„Mein Verstand sagt, es ist doch gut, aber mein Bauch sagt, für eine Entwarnung ist es noch zu früh.“*). In einer der nächsten Sitzungen malt sie ihre „innere lustvolle Frau“ (siehe Kap. 8.1, S. 176). Durch die „Sexuelle Begegnung in der Imagination“ kann sie ihre „innere lustvolle Frau“ besser in ihre Partnerschaft integrieren (siehe Kap. 5.1.3, S. 119).

Ihr Mann meldet ihr bald zurück, dass er die Veränderungen begrüßt. Auch äußert er zu ihrem Erstaunen, dass die Sexualität am Wochenende für ihn völlig ausreichend ist und dem schwierigen Alltag angemessen. Tanja befindet sich vorübergehend auf einer Art Höhenflug, und sie hat erstmals das Gefühl, die Dynamik ihrer Sexualität zumindest in Teilen verstehen und sich danach ausrichten zu können.

Nachdem sie im fünften Zyklus das Protokoll vernachlässigt, verliert sie ihre innere Orientierung und den Bezug zu ihren körperlichen und psychischen Verwandlungen wie auch zu ihrer Lustbereitschaft. Sie fragt sich: *„Was ist los?"* Zwar hat sich insgesamt die Beziehungsqualität verbessert, aber zu diesem Zeitpunkt kämpft sie mit einer frustrierenden Beziehungsphase, in der sich ein schwieriges Verhaltensmuster Haralds wiederholt (Reizbarkeit, Ungeduld, Sturheit, leichte Kränkbarkeit, u.a. als Folge beruflicher Überlastung, die leicht in einen Streit eskaliert, wenn sie ihn anspricht). Tanja wiederum ist dann sehr enttäuscht und verliert die Lust an gemeinsamen Aktivitäten, Nähe und Sexualität. Da es ihr nicht möglich ist, dieses Beziehungsproblem zu lösen, schlägt sie Harald ein Paargespräch vor. Zwei Paargespräche helfen, befriedigende Lösungen zu finden.

7.3 Johanna – „Das tut man nicht"

Johanna, Anfang dreißig, ist seit vier Jahren verheiratet und wünscht sich, bald schwanger zu werden. Allerdings gibt es kaum sexuelle Kontakte. Jahrelang hat ihr Mann die sexuelle Initiative ergriffen, mittlerweile ist er jedoch über ihr Desinteresse sehr frustriert, fühlt sich nicht begehrt und ungeliebt. Neuerdings äußert er Zweifel, ob es unter diesen Umständen ratsam sei, ein Kind zu zeugen. Das hat Johanna alarmiert, und sie will sich jetzt mit ihrem „Nicht-spüren-Können" sexueller Empfindungen, der sexuellen Unlust und den Erregungs- und Orgasmusproblemen beschäftigen.

Ihre Sexualtherapie umfasst fünfunddreißig Einzelsitzungen und fünf Paarsitzungen: Bis zur sechzehnten Sitzung arbeiten wir schwerpunktmäßig mit dem Sexualpanorama und wenden uns danach der Frage nach ihrer „inneren lustvollen Frau" zu, die, höchstens kurz und sich schnell wieder verflüchtigend, in Verliebtheitsphasen auftauchte. Eine erste Körperumrisszeichnung der „inneren lustvollen Frau" wird zum Ausgangspunkt für die nachfolgenden Körperexperimente (erst allein, später auch Paar-Körperexperimente). Mit zunehmenden Erfahrungen füllt sich nach und nach die Körperumrisszeichnung mit Farben und Symbolen. Zunächst zeigt sich, dass Johanna bei direkten Selbstberührungen aus dem Kontakt mit sich geht und „nichts" spürt. Eine gemeinsame Verhaltensanalyse (schriftlich auf einer großen Papierrolle) beschreibt und erklärt zwar das Problem, bringt jedoch für die körperliche Ebene des Spürens keine neuen Impulse. Schließlich überlegen wir, dass Johanna besser an ihre sexuellen Ressourcen (kribbelnde Empfindungen in der Scheide durch das Lesen erotischer Literatur, Steigerung durch Beckenbodenkontraktionen etc.) anknüpfen soll und dass sie, statt mit direkten Selbstberührungen, mit indirekter Stimulation experimentieren soll (siehe Kap. 9.2.2, S. 236). Nachdem Tobias in der einundzwanzigsten Sitzung erstmals zum Sexualcoaching dazukommt, arbeiten wir abschließend parallel mit Einzel- und Paarexperimenten (siehe Kap. 10.3, S. 258).

Zunächst werde ich Ihnen Therapiesequenzen aus der biographischen Arbeit aus drei nacheinander folgenden Sitzungen schildern, die Johannas Entwicklungsprozess aufzeigen, wie sie die Blockade durch die mütterliche Botschaft „aufweichen“ und ins körperliche Spüren kommen kann:

Zu Beginn erzählt Johanna ihre sexuelle Geschichte so:

„Eigentlich gibt es in meiner sexuellen Entwicklung nichts Besonderes zu erzählen, und vielleicht ist gerade die Unauffälligkeit das Auffällige. Ich war ein unauffälliges Mädchen mit unauffälligen Eltern in einer durchschnittlichen Familie. Selbst diese eine Geschichte, die Ihnen auffällig vorkommt, kann sich in vielen Familien so oder ähnlich abgespielt haben. Vielleicht denke ich mir das aber auch nur so, weil ich keinerlei Vergleiche habe, weil ich mich nie ernsthaft mit dem Thema beschäftigt habe. Als ich etwa fünf Jahre alt war, haben meine kleine Schwester und ich mit Max, dem Sohn einer Freundin meiner Mutter, er war vielleicht fünf, Doktorspiele gespielt. Plötzlich stand unsere Mutter in der Tür vom Kinderzimmer. Sie sagte nur einen mahnenden Satz: ‚Das tut man nicht.‘ Und abends sagte uns Papa auch noch mal, dass man so was nicht tut. Ich für meinen Teil war brav, und ich habe so was nicht wieder gemacht. Meine Neugierde an der Sexualität war erloschen und wurde höchstens wieder ein bisschen angefacht, als wir in der Schule Aufklärungsunterricht hatten. Damals lasen wir auch verschiedene Broschüren, sodass ich über die erste Periode Bescheid wusste. Mit zwölf Jahren war es so weit. Meine Mutter hat sich sachlich und neutral verhalten, so wie sie sonst auch war. Ab fünfzehn Jahren hatte ich drei längere mehrjährige Beziehungen. Ich war immer verliebt und freute mich auf das, was da kommt. Aber jedes Mal flauten meine Gefühle des Verliebtseins schnell ab, denn ich spürte nichts, wenn ich berührt wurde. Selbstbefriedigung war für mich auch nie ein Thema, das hat mich nie interessiert. Ich habe körperlich nie Lust oder Erregung oder einen Orgasmus verspürt. Anfangs dachte ich, es wäre einfach der falsche Mann, aber mittlerweile mache ich mir nichts mehr vor: Ich kann keine Empfindungen haben, bin sexuell wie tot. Seit vier Jahren bin ich mit Tobias zusammen. Unsere Beziehung ist gut, bis auf die Sexualität. Ich wünsche mir mit ihm eine gemeinsame Zukunft und ein Kind, aber wenn ich das Problem nicht gelöst kriege, weiß ich nicht, ob unsere Beziehung das aushält."

Unser Ausgangspunkt für die biographische Arbeit ist die Bleistiftzeichnung beim kindlichen Doktorspiel (Abb. 3.12), woraus sich zwei weitere Darstellungen entwickeln, „Johanna davor und Johanna danach" (Abb. 3.13). Auf diesem Hintergrund untersuchen wir, wie sich ihre Sicht auf sich selbst und ihr kindliches sexuelles Profil verändert. Schließlich wird ihr auch deutlich, dass ihre sexuelle Neugierde nicht gänzlich erloschen ist, und es gelingt ihr sogar, sie in Ansätzen körperlich zu spüren:

Johannas Bleistiftzeichnung, ihre erste sexuelle Erinnerung, die sie nach der letzten Stunde als Hausaufgabe gemacht hat, liegt vor uns:

Johanna: „Hier im Hintergrund, das ist meine Mutter, wie sie die Tür zu unserem Kinderzimmer reinkommt. In der Mitte, das bin ich, links meine kleine Schwester und rechts Max. Nachdem wir meine kleine Schwester beim Doktorspielen untersucht haben, ist jetzt Max an der Reihe. Er hat die Hosen heruntergelassen, liegt auf einem Kissen und wir wollen seinen Penis untersuchen. Auch ich habe die Hose unten, und ich will gleich etwas spielen, was ich im Fernsehen gesehen habe: Da sitzt eine Frau auf einem Mann und sie steckt sich seinen Penis zwischen die Beine. Ich bin die Große, ich gebe den Ton an und habe das Spiel auch initiiert. Aber jetzt kommt Mama zur Tür herein. Ich habe ihr den Rücken zugekehrt und sie sagt: ‚Das tut man nicht.' Sie sagt das nur ein Mal, nicht mal besonders laut, ihr Ton ist kalt und sachlich und wirkt so ausschließlich, dass keiner auf die Idee kommt, zu widersprechen oder zu fragen, warum nicht. Abends sagt Papa mir und meiner Schwester auch noch mal, dass man solche Spiele nicht spielt. Er sagt es streng, aber freundlich, und ich weiß, dass Mama es ihm aufgetragen hat."

Wir sprechen eine Weile darüber, wie es ihr damals ging (zuerst *„nichts gefühlt"*, dann *„ohnmächtig"*, *„nicht verstanden"*, warum man das nicht macht, was daran *„böse"* ist). Wir überlegen auch, warum die Mutter so und nicht anders reagiert hat *(„gehemmt, distanziert, kalt, rational")*, wie sie die Maßregelung des Vaters empfunden hat *(„nicht so schlimm, aber wenn er das auch sagt, muss es stimmen")* und warum er sich an seine Frau angepasst hat (Konfliktvermeidung).

Als weiteren Schritt schlage ich Johanna vor, ein Bild der fünfjährigen „Johanna davor" und ein zweites für die „Johanna danach" zu malen: „Johanna davor" bekommt bunte Kleidung, ihre Augen sind groß und im Bauch bekommt sie eine kleine, orangene Sonne. „Johanna danach" hat dunkle Kleidung, die Augen sind kleiner und die Sonne ist verschwunden.

Als vertiefende Intervention schlage ich ihr vor, sich in die Rollen der beiden Johannas zu versetzen und in der Ich-Form zu sprechen:

Johanna: „Als ‚Johanna davor' bin ich bunt, also ungestüm und unbelastet. Ich bin eher ein burschikoses Mädchen, das gerne tobt und klettert. Meine Augen sind groß, ich schaue offenen Blickes in die Welt. Die Sonne im Bauch gehört mir. Bisher war sie einfach da, ohne dass ich sie groß bemerkt habe. Vielleicht ist sie erwacht, als sie im Fernsehen zufällig diese Szene gesehen hat …
Die ‚Johanna danach' ist nicht mehr so bunt, wenn auch noch farbig. Meine Augen sind auch kleiner, ich schaue anders in die Welt, vielleicht ernster. Warum habe ich mich nicht gewehrt oder zumindest gefragt, warum ich das nicht darf? Aber ihr Ton hat mich verstummen lassen … Etwas ist geschehen: Ich bin braver geworden *(Selbstdimension)*. Und meine Sonne ist verschwunden. Nie mehr wieder habe ich mich später berührt. Und es gab auch keine Neugierde oder spontane Lust mehr, etwas Sexuelles auszuprobieren, und es hat auch nie mehr wieder so gekribbelt *(Lustdimension)*. Damals war ich die Große und habe mich stark genug gefühlt, den Vorschlag zu machen, dass sich Max auszieht und wir ihn untersuchen. Ich wollte doch ausprobieren, mir seinen Penis zwischen die Beine zu stecken, dort, wo das Pippi rausläuft. Danach habe ich nie mehr wieder den Körper eines Jungen ‚untersucht', geschweige denn mir erlaubt, einen Penis in mich einzuführen. Dazu hatte ich auch keine Lust mehr *(Beziehungsdimension)*."

Zuletzt bitte ich Johanna, noch darüber nachzudenken, wie es um „Johanna danach" bestellt ist. Sie schaut eine ganze Weile ihre Zeichnung an, dann antwortet sie:

> „Ich habe mich nicht wehren und nicht nachfragen können. Aber ich war nicht einverstanden damit, dass sie mich mundtot gemacht und keine Nachfragen geduldet hat. Dieses Kalte, Unnachgiebige, das kann ich bis heute nicht akzeptieren. Inhaltlich überzeugt hat mich schließlich mein Vater, dass man das nicht tut, weil er es milde gesagt hat. Das hat dann keinen Widerspruch mehr hervorgerufen, ich habe ihm einfach vertraut. Und noch heute bin ich davon überzeugt, dass Kinder das nicht tun sollen,

weil ich meinem Vater noch immer vertraue. Ich habe es ja auch nicht wieder getan! Aber es gibt immer noch einen Widerspruchsgeist in mir."

In den nächsten Sitzungen oder danach zu Hause zeichnet Johanna ihr Sexualpanorama weiter (Abb. 3.13): Mit zehn Jahren beim Aufklärungsunterricht entsteht eine Johanna mit kurzen Haaren und Augen, die wieder etwas größer geworden sind. Aus ihrem Mund kommt eine Blase, in der in Rot, *„Juchu, Aufklärung"*, steht. Sie berichtet, dass sie sehr neugierig gewesen sei zu erfahren, wie alles ist. Die erste Periode mit zwölf bekommt ein rotes Fragezeichen als Symbol, als Zeichen, dass sich etwas ändert, aber das ist weder positiv noch negativ, eher unabwendbar. Mit fünfzehn dann mit Jan der erste Kuss, das erste Mal Petting und der erste Geschlechtsverkehr (Abb. 3.14). Jan, die erste große Liebe, erhält ein großes Herz. Darunter malt sie zwei kleine Figuren beim Geschlechtsverkehr, die weibliche unten, die männliche oben liegend. Während Jans Unterleib rot ist, ist es ihr Herz, das rot ist, ihr Unterleib ist nicht bemalt, sondern leer. Die folgenden zwei Zeichnungen sind ähnlich (Abb. 3.15 und 3.16): Einmal ein Liebespaar unter einem Baum, die männliche Figur rot, die weibliche blau und rot (wie die fünfjährige Johanna), kleine rote Herzchen steigen aus ihrem Mund auf. Die letzte Zeichnung zeigt ein Liebespaar im Bett, die männliche Figur mit rotem Unterleib und abgewandt, die weibliche mit Blick aus dem Bild, rote Tränen weinend.

Nachdem das Sexualpanorama nun komplett vor uns liegt, frage ich sie, womit sie sich heute beschäftigen möchte. Jetzt haben wir die Gelegenheit, auf übergeordnete Zusammenhänge und Muster zu achten, um ihren Prozess voranzubringen: Zum einen findet sie heraus, dass ihre sexuelle Neugierde nicht ausgelöscht, sondern nur verschüttet ist; zum anderen gelingt es ihr, eine erste Verbindung zwischen Kopf und Bauch, zwischen dem Gedanken an sexuelle Neugierde und einer körperlichen Empfindung, herzustellen:

Johanna: „Hier bin ich dreizehn, das ist die Zeit der ersten Periode, und hier bin ich die Fünfzehnjährige zur Zeit meiner ersten Beziehung, als wir begannen die Sexualität zu entdecken. Beide Figuren unterscheiden sich seltsamerweise kaum von der kindlichen Johanna nach der Szene mit der Mutter, nur dass sich bei der Dreizehnjährigen ein rotes Fragezeichen über dem Kopf befindet. Aber das bedeutet lediglich, dass ich mich, rein aus dem Verstand heraus, frage, was jetzt wohl in meinem Körper passiert. Genauso kopflastig frage ich mich als Fünfzehnjährige, deshalb wieder ein rotes Fragezeichen neben dem Kopf, was da sexuell zwischen mir und meinem Freund passieren wird. Anfänglich bin ich neugierig, aber das flaut schnell ab. Wenn Jan mich streichelt, empfinde ich nichts, keine Erregung, keine Lust. Die letzte Zeichnung enthält nur ein großes rotes Fragezeichen rechterhand und linkerhand ist die Fläche leer, als Zeichen, dass ‚nichts' ist, wo Empfindungen sein sollten. Denn danach hat sich alles nur noch wiederholt."

Th.: „Ich sehe das Fragezeichen, wie Sie es in Ihrer ersten Zeichnung gemalt haben, also die Fünfjährige vor der Szene mit der Mutter, das taucht wieder bei der Dreizehn- und Fünfzehnjährigen auf, genauso außerhalb des Körpers, wie auf dem ersten Bild auch. Aber das Ausrufezeichen, das ist verschwunden. Was ist damit passiert?"

Johanna: „Es ist verschwunden, ich weiß nicht, was mit ihm passiert ist. Spielt es einfach keine Rolle mehr oder brauche ich es nicht, weil ich ja auch keine Empfindungen habe? Ich kann nicht fühlen, ob es mir fehlt oder nicht. Ich frage mich auch, habe ich etwas nicht gelernt, was ich als Dreizehnjährige hätte lernen sollen zu fühlen, weil das Ausrufezeichen doch gewirkt hat, auch wenn ich das nicht erkannt habe?"

Th.: „Ja, das sind wichtige Überlegungen, die Sie da anstellen: Dass Ihr Körper zum einen möglicherweise nicht gelernt hat, sexuelle Empfindungen zu fühlen, weil da dieses Verbot Ihrer Mutter aus der Kindheit unbewusst noch immer gewirkt hat. Und zum zweiten ist das immer seltsam, wenn da kein Gefühl ist, wo wir eines erwarten, weil wir es zu unserer Orientierung bräuchten. Dann stecken wir in einer Sackgasse fest und wissen einfach nicht weiter. Ich mache Ihnen einmal einen Vorschlag: Zeichnen Sie doch nochmals eine Johanna und geben Sie dem Ausrufezeichen und dem Fragezeichen einen Ort, am besten im Körper. Das ist jetzt nur ein Experiment und ich weiß auch nicht, ob das geht. Ich glaube, man kann es auch hier nur herausfinden, indem man es fühlt." *(Johanna malt jetzt auf einem großen Blatt Papier mit Wachsmalkreiden.)*

Die kindliche Figur entsteht von Neuem, und Johanna malt ein schwarzes Ausrufezeichen in den Hals-/Brustbereich und ein großes rotes Fragezeichen in den Kopf.

Th.: „Wie geht es Ihnen, wenn Sie auf Ihre Figur schauen?"

Johanna: „Ja, es ist seltsam. Aber jetzt, wo ich das Ausrufezeichen sehe, weiß ich, dass es noch immer da ist, auch wenn es unsichtbar war und ich es nicht sehen und nicht fühlen konnte. Und genauso stimmt es aber auch, dass das rote Fragezeichen in meinem Kopf ist, also doch noch sexuelle Neugierde. Aber sie ist nur im Kopf. An dem Ausrufezeichen kommt es nicht vorbei."

Th.: „Sie meinen, es kommt nicht in den Körper, den Bauch und den Unterleib?"
Johanna: „Nein, dahin kommt es auf keinen Fall." *(Johanna bewegt ihren Oberkörper.)*
Th.: „Wie fühlt sich das an, das Fragezeichen in der Brust? Es steht ja ursprünglich für den mütterlichen Satz: ‚Das tut man nicht.'"
Johanna: „Da wird es mir ganz eng dabei. Aber ich will nicht, dass es da runterruscht. Aber auf der anderen Seite will ich ja etwas empfinden können ..."

Johanna schaut mich erwartungsvoll an, möglicherweise fragend, ob ich ihr die Erlaubnis zum Fühlen gebe oder nicht. Aber ich finde, es muss ihr Schritt sein, und sie muss diejenige sein, die sich die Erlaubnis gibt.

Th.: „An dieser Stelle wird jetzt ein Konflikt deutlich, wie Sie ihn vorher gar nicht wahrnehmen konnten, weil da ja kein Gefühl war. Das ist ein Fortschritt. Aber ich höre auch, dass es zwei Seelen in Ihrer Brust gibt, die eine will alles so belassen, die andere will eine Änderung. Das ist jetzt unser Stand, und vielleicht brauchen Sie Zeit, die das eine oder andere zurechtrückt. Dann wird vielleicht auch deutlicher, was da mit Ihrem inneren Konflikt passiert ..."

In den nächsten Sitzungen arbeiten wir (mit Rollenspielen) daran, die Erwachsenenanteile Johannas mehr zu stärken und den elterlichen Botschaften eigene Sätze entgegenzusetzen.

Schließlich gelingt ihr die Formulierung zur Mutter hin: „Ich bin eine erwachsene Frau. Ich darf sexuelle Empfindungen spüren. Du kannst sie mir nicht mehr verbieten. Du hast keine Macht mehr über mich."
Zum Vater: „Ich habe dir vertraut, aber du hast mich nicht vor der Mama beschützt. Du bist schwächer, als ich dachte. Wie soll ich dir vertrauen, wenn du nicht du selber bist?"

Diese wichtigen, neu erworbenen Sätze brauchen unbedingt einen sichtbaren Platz und bilden die Brücke zur „inneren lustvollen Frau". Ich schlage Johanna vor, dass sie ihre „innere lustvolle Frau" zeichnet, nachdem wir uns Situationen ihres Lebens ins Gedächtnis gerufen haben, als diese – ausnahmsweise – aktiviert war. Sie erinnert sich an die jeweils sehr kurzen Verliebtheitsphasen ihres Lebens mit verschiedenen Männern, als sie hoffte, endlich sexuelle Empfindungen haben zu können. Nachdem sich ihre Hoffnungen nie erfüllten, verblasste auch schnell die Verliebtheit. An den Rand schreibt sie die Sätze für ihre Mutter.

Das Plakat der „inneren lustvollen Frau“ mit den zaghaft wirkenden Bleistiftkonturen ohne „Innenleben“, vor uns auf dem Boden liegend, wirkt auf Johanna sehr anrührend. *„Ist sie leer, hat sie denn überhaupt ein Innenleben?“*, fragt sie sich.

In den nächsten Sitzungen beginnen wir, uns mit den Körperexperimenten zu beschäftigen.

Bereits beim ersten Experiment, als sie sich im Ganzkörperspiegel betrachtet, verfällt sie, für mich wenig überraschend, in den alten, vertrauten Automatismus: Sie spürt „nichts“ und erkennt, dass sie in einer Beobachterrolle ihrer selbst wie aus ihrem Körper schlüpft und dass sich dabei alle Empfindungen abschalten. Zum besseren Verständnis nutzen wir das Mittel der Verhaltensanalyse (vgl. Kap. 5.1.2, S. 116) und analysieren schriftlich auf einem Plakat die Auslöser und ihre Reaktionen. Hier unsere Ergebnisse: Die Vorstellung, sich selbst zu berühren, versetzt Johanna von Anfang an in eine *„nervöse“* und *„unruhige“* Stimmung, denn sie befindet sich in einem Konflikt *(„Ich muss es um meiner selbst willen probieren“* vs. *„Ich kann und mag das nicht“)*. Obwohl ihr der frühere mütterliche Satz, *„Das macht man nicht“*, nicht bewusstseinsnah erscheint, fühlt sie sich dennoch entsprechend! Erst als wir ihn wieder gezielt ins Bewusstsein rücken und Johanna ihn auf ihre Stimmung bezieht, kann sie die Macht seiner Wirkung fühlen: Sie tritt dabei wie neben sich, und ohne dass sie genau versteht wie, ist hier der Moment, wo sich das Fühlen und Empfinden abschalten. Johanna ist es unverständlich, warum ihr das geschieht. Und dennoch gibt es einen geheimen Zweck, der sich ihr erst nach längerem Nachdenken erschließt: *„Offensichtlich bin ich noch immer die brave Tochter meiner Mutter, die es ihr, trotz anderer Einsicht als Erwachsene, immer noch Recht machen will.“*

Ich fordere sie an dieser Stelle nochmals auf, die Mutter auf dem gegenüberstehenden Stuhl zu imaginieren. Johanna kennt diese Art des Arbeitens, und wir gehen jetzt einen Schritt weiter, indem ich sie zur inneren Distanzierung auffordere, das Vorstellungsbild der Mutter zu verändern. Ihr kommt die *„verrückte Idee“*, die Atmosphäre durch Räucherstäbchenduft zu reinigen. (Tatsächlich hat die Bereinigung durch Düfte eine psychologisch mächtige Wirkung durch die Aktivierung des sog. limbischen Systems, eines Gefühlszentrums unseres Gehirns, des Riechhirns der Säugetiere.) Ich ermuntere sie, ihre *„verrückte Idee“* zu imaginieren, und ich kann sie lächeln sehen, als sich offensichtlich die Vorstellung einstellt. Wir sind uns einig, dass sie bei den weiteren Körperexperimenten zu Hause tatsächlich Räucherstäbchen ausprobieren soll. Und sie soll außerdem darauf achten, wann sich der Automatismus, das Neben-sich-Treten und das Abschalten der Gefühle und Körperempfindungen, wieder einstellt, um Lösungen zu finden. Aber leider bleiben auch danach ihre körperlichen Empfindungen neutral und sie weiß keine Lösung. Also überlegen wir, die therapeutische Strategie zu wechseln und an ihre sexuellen Ressourcen (z. B. in Ausnahmesituationen) anzuknüpfen, indem sie statt direkter Selbstberührungen mit indirekter Stimulierung fortfährt (siehe Kap. 9.2.2, S. 236). Parallel dazu halten wir es aber für möglich, dass Berührungsexperimente mit Tobias, nachdem wir uns nochmals eingehend mit ihrer Problematik bei einer sexuellen Begegnung befasst haben, weiterhin erfolgversprechend sein könnten:

Tobias ist immer derjenige, der die sexuelle Initiative übernimmt. Aber egal welche Verführungsstrategie er einsetzt, er hat keine Chance, er kann ihr nicht helfen, *„den Schalter"* umzulegen, dass sie Lust bekommt und bei seinen Berührungen etwas empfindet. Allerdings, so fällt Johanna positiv auf, *„verjagt"* seine Präsenz die Erinnerungsmacht der Mutter. Leider wird ein anderer Mechanismus ausgelöst, eine sog. Übertragung, während derer sie in eine kindliche Rolle regrediert (siehe ausführlich Kirsten, Kap. 11.1, S. 274). Dabei reagiert Johanna mit Hilflosigkeit, Ohnmacht und Ängstlichkeit, sie verkrampft sich und hat Fluchtgedanken (*„Soll ich ihn frustrieren oder ärgern, damit er mich in Ruhe lässt; soll ich ihn ablenken und über morgen reden, soll ich sagen, dass es mir nicht gut geht, soll ich Ja sagen, damit er zufrieden ist?" Etc.*). Dass Lust und Erregung nicht aufkommen können und sollen, liegt auf der Hand. Zu diesem Zeitpunkt wird Johanna klar, dass sie, will sie in ihrem Prozess vorankommen, Tobias zum Sexualcoaching einladen muss (siehe Kap. 10.3, S. 258).

7.4 Miriam – „Nichts hören und nichts sehen“

Miriam und ihre Geschichte habe ich Ihnen ausführlich dargestellt (siehe Kap. 4.3.1, S. 85). Etwa zehn Jahre lang schlief sie in ihrem Kinderbett, das am Fußende des Elternbetts stand. Unausweichlich wurde sie so Zeugin elterlicher Sexualität, die ihrer Entwicklung Lasten aufbürdete. Etwa provozierte die unmittelbare räumliche Nähe in einer grenzverletzenden und missbräuchlichen Weise sexuelle Erregung und leitete die Ausformung eines in sich widersprüchlichen sexuellen Profils ein. Miriam wurde so von unvereinbaren Bedürfnissen belastet (z. B. nach emotionaler Nähe vs. aus der Entfernung begehren und verführen; einen zugewandten Mann lieben vs. einen überwältigenden und abschreckenden Mann begehren; Souveränität bei der Selbstbefriedigung vs. Selbstunsicherheit in einer Beziehung).

Miriams Therapie umfasst sechzig Einzelsitzungen. (Leider ist ihr Mann nicht bereit, an Paarsitzungen teilzunehmen, die aus unserer Sicht sinnvoll gewesen wären.) Ihre Themen sind ungleich schwieriger, komplexer und belastender als die von Tanja und Johanna (jahrelanges Erdulden sexueller Grenzüberschreitungen, bedrohliche Atmosphäre, Abwesenheit von Schutz, ungute zwiespältige Beziehung der Eltern etc.). In den ersten, knapp zwanzig Sitzungen geht es zunächst darum, ihre depressiven Einbrüche aufzufangen, zu verstehen und aktuelle Lösungen zu finden. Nachdem sie sich stabiler fühlt und ihre aktuelle Lebenssituation besser geordnet hat, kann sie sich ihrer sexuellen Entwicklung zuwenden.

Mit dem Sexualpanorama arbeiten wir schwerpunktmäßig ca. fünfzehn Sitzungen, wobei sie nach unseren ersten Gesprächen fünf Bilder auf drei große Papierbögen malt, die im Anschluss immer wieder verändert und angepasst werden bzw. um neue Bilder ergänzt, sodass letztlich eine ganze Bildergeschichte entsteht: So verändert Miriam z. B. das erste Bild des Sexualpanoramas, indem sie der Zehnjährigen, die sie war, Maria, die schützende Muttergottes, zur Seite stellt, die ihr die schlimmen Situationen zu ertragen hilft. Oder die Arbeit mit den verschiedenen Varianten der zunächst sehr rätselhaften Vierecke (die wie Anhängsel der großen Bilder wirken) schreibt Miriam fort, indem sie sie um Selbstbildnisse bei der Selbstbefriedigung ergänzt. Diese wiederum treiben ihren Entwicklungsprozess durch den daraus erwachsenden Impuls voran, eigentlich „zwei innere lustvolle Frauen“ zu haben (siehe Kap. 8.2.2, S. 191).

Im Folgenden skizziere ich Ihnen drei Schwerpunkte: Als Erstes die Arbeit mit aufkommenden Erinnerungen, als Miriam zehn Jahre alt ist; dann die Arbeit mit den „Vierecken“, d. h. ihre beginnenden und sich fortentwickelnden sexuellen Phantasien, in denen sie sich als eine begehrte Frau zu begreifen beginnt. Schließlich schildere ich, wie der Konflikt der Unlust in der Paarsexualität und die heimliche Selbstbefriedigung zusammenhängen und wie sie sich gegenseitig befruchten könnten:

In der einundzwanzigsten Sitzung liegt der Abschnitt von Miriams Sexualpanorama im Alter von zehn Jahren vor uns, eine einfache Strichzeichnung mit zwei Vierecken. Im Größeren befinden sich zwei schwarze Strichmännchen, die Eltern, und im kleineren ein orangenes Strichmännchen, sie selbst symbolisierend (siehe Abb. 3.1, S. 74). Ich schlage Miriam vor, mit dem Bild in Kontakt zu gehen. Schnell wird sie von heftigen Gefühlen und Erinnerungen (Problemaktualisierung) bestürmt:

Miriam: „Das haut mich fast um, dass mir alles wieder so konkret vor Augen kommt und ich selbst die Stimmen höre, obwohl es doch nur ein paar Striche sind, die ich hingeworfen habe: Mein Kinderbett, die Dunkelheit, das Geraune und Gezische, das Quietschen des Bettes, diese dunkle Stimme meines Vaters, die vor Erregung trieft … *(sie schüttelt sich)* die genervte

Stimme meiner Mutter ... Und sie sind so laut und nehmen keine Rücksicht auf mich, denn ich bin müde und will nur schlafen."

Th.: „Und sie trauen sich nicht, das den Eltern zu sagen?"

Miriam: „Nein, nie! *(Ihre Stimme wird lauter und bekommt einen verzweifelten Unterton.)* Das durfte ich ja nicht. Ich durfte ja nichts hören und nichts sehen. Aber wie hätte ich das denn machen sollen? Sie hatten mich doch aufgeweckt, und ich bekam diese Bilder, dass mein Vater böse, ja drohend schaut. Dass er meiner Mutter keine Wahl lässt. Er hat sie ja nicht geschlagen, aber handgreiflich hat es sich schon angehört. Und er hat gesagt, sie soll sich nicht so anstellen, und sie hat gezischt und gesagt, er soll leise sein ... *(Miriam hält sich die Ohren zu und kneift die Augen zusammen.)* Und dann ging es einfach weiter, bis er gegrunzt und gestöhnt hat ..."

Th.: „Und auch wenn Sie die Ohren zugehalten und die Augen zugemacht haben, dann hat das nur zum Teil geholfen?"

Miriam: „Ich hatte Angst, dass er meiner Mutter was tut, dass er ihr wehtut, und am liebsten hätte ich geschrien vor lauter Angst und vielleicht auch Wut. Und ich fand ihn so eklig und hatte solche Angst. Aber ich konnte ja nicht schreien, das durfte ich nicht, sonst wär er auch auf mich sauer gewesen *(weint)*. Ich glaube, ich habe gebetet – das hatte ich ganz vergessen! Ich habe aber nur zu Maria gebetet. Ich habe ihr gesagt, bitte, liebe Maria, Mutter Jesu, mach, dass es schnell vorbei ist, dass er Mama nicht wehtut und dass er einschläft und es wieder still ist."

Th.: „Und Maria, hat sie geholfen?"

Miriam: „Ja, irgendwie schon *(lacht und weint zugleich)*. Es ging jedes Mal vorbei und er schlief wieder ein, und eine Zeitlang glaubte ich wirklich, dass Maria dafür gesorgt hat, dass er einschläft und dass sie auf meine Mutter aufpasst." *(Sie lacht.)*

Th.: „Und dass sie auch auf Sie aufpasst?"

Miriam: „Ja, dass sie auch auf mich aufpasst. Am Anfang habe ich ihr auch mit einem kleinen Gebet gedankt, aber irgendwann, als ich größer wurde, half das nicht mehr. Denn es passierte ja immer wieder und ich glaubte nicht mehr an sie. Ich habe mich gefragt, warum meine Mutter tagsüber so nett zu meinem Vater ist und mit ihm scherzt und ihm Essen kocht und mit ihm fernschaut. Obwohl er oft launisch war und immer wieder Wutanfälle bekam, wenn etwas nicht klappte, wie er wollte. Ich habe mich später gefragt, ob meine Mutter das so wollte? Ich wurde dann auch böse auf sie und sagte mir, das geschieht ihr gerade recht. Aber glücklich war ich darüber nicht und verstanden habe ich das auch nicht *(schweigt nach-*

denklich) ... Vielleicht war das die Zeit, als ich weniger Angst um meine Mutter hatte und ich einfach zuzulassen begann, was mit mir geschah. Ich meine, dass ich Gefühle bekam. Dass ich, ohne es zu wollen, im Unterleib warm wurde, es prickelte und ich Erregung verspürte." *(Senkt den Kopf.)*

Th.: „Sie haben sich dafür geschämt?"

Miriam: „Ich habe aufgegeben, mich dagegen zu wehren, dafür verurteile ich mich. Ich wusste, dass diese Gefühle nicht sein durften, weil es ja mein Vater war und ich seine Tochter. Aber wenn er ihre Arme festhielt, obwohl ich das nicht sah, und wenn er sich auf sie legte und auf ihr herumschaukelte, dann lauschte ich genau und wurde ganz heiß und erregt. Danach brauchte ich oft lange um einzuschlafen, länger als meine Eltern."

Th.: „Was würden Sie heute der kleinen Miriam sagen, dass sie sich damals so geschämt hat."

Miriam (lacht bitter): „Heute würde ich ihr sagen, dass das normal ist, dass man sich dem nicht entziehen kann und dass sie sich keine Schuldgefühle machen soll. Und ich würde ihr auch sagen, dass sie das alles vergessen soll."

Th.: „Kann Miriam das denn? Alles vergessen?"

Miriam: „Als ich dann in der Pubertät war, so mit zwölf oder dreizehn, da habe ich angefangen, mich selbst zu befriedigen. Und das habe ich gemacht, indem ich mir die Bilder von damals vorgestellt habe. Das hätte ich nicht machen sollen, aber ich habe mir nichts dabei gedacht. Und irgendwie hatte ich auch wirklich vergessen oder verdrängt, woher sie kamen."

Th.: „Das war alles kompliziert für ein Kind, dass es diese lustvollen Vorstellungen gab, aber dass sie auch eine ganz ungute Seite hatten und Sie in eine falsche Richtung geführt haben. Weil Sie so Ihre eigenen Vorstellungen nicht entwickeln konnten, was für Sie als Mädchen und später als junge Frau lustvoll ist. Weil Ihnen die Erlebnisse mit Ihren Eltern da schon Vorstellungen eingeimpft hatten."

Miriam: „Ja, und ich will sie endlich aus meinem Kopf kriegen. Oder ihnen zumindest die Macht, die Verführungsmacht, über mich nehmen."

Th.: „Ich schlage Ihnen vor, dass Sie jetzt nochmals auf Ihr Sexualpanorama schauen und nach diesen Gedanken, die Ihnen jetzt gekommen sind, überprüfen, ob Sie etwas ändern möchten."

Miriam greift zu den Wachsmalstiften und malt Maria neben sich in ihr Kinderbett. Dann streicht sie mit heftigen schwarzen Strichen das Elternbett durch.

Miriam: „Jetzt fühlt sich das besser an. Weil Maria mich als kleines Kind schon irgendwie getröstet hat. So ganz allein war ich also nicht. Und ich beziehe jetzt Position und zeige mit meinem Durchstreichen, dass ich nicht einverstanden bin, was meine Eltern mit mir gemacht haben, und dass ich auch nicht damit einverstanden bin, was sich dadurch in meinen Kopf eingepflanzt hat."

In weiteren Sitzungen besprechen und vertiefen wir die nächsten Bilder des Sexualpanoramas im Alter von zwölf, sechzehn und achtzehn Jahren. (Zu der Zeit ab einundzwanzig bis in die Gegenwart, siehe S. 171.) Geschildert wird aber die Arbeit mit den zunächst rätselhaften, kleineren Vierecken, die sie neben die großen Bilder rechts oben zeichnet. Wir schauen sie uns genauer an und decken zur besseren Konzentration den großen Rest ab:

Da ist das Bild, das die Zwölfjährige als orangenes Strichmännchen in einem orangenen Viereck zeigt, das Bild der Sechzehnjährigen mit einem schwarzen, leeren Viereck und das der Achtzehnjährigen mit einem orangenen Strichmännchen auf einem schwarzen, karierten Viereck. Erste Assoziationen kommen Miriam in den Sinn, etwa dass die Vierecke gut für sich stehen können, als wäre das *„eine eigene Geschichte mit einem Eigenleben"*, die sich *„vielleicht im Kopf abspielt, weil die Bilder rechts oben stehen"*.

Ich unterstütze Miriam, dieser Idee einer *„Geschichte im Kopf"* zu folgen, und nun beginnt sie, über ihre sexuellen Phantasien zu erzählen. Die erste Geschichte handelt von verhinderten sexuellen Gedanken und Phantasien, wenn sie mit einem Mann zusammen ist, und die zweite von geheimen, verbotenen sexuellen Phantasien, wenn sie allein ist. Letztere sind *„so geheim"*, dass sie im Alltagsbewusstsein keinen Platz haben und wie *„ausradiert"* sind. Sie gehören einer anderen, inneren Welt an, der der *„Selbstbefriedigung"*, und tauchen nur dort auf und verschwinden dann wieder. *„Nie"* hat sie mit einem Menschen darüber gesprochen. Nach diesen Sätzen öffnen sich Schleusen, und sie kann plötzlich mit den Vierecken etwas anfangen. Zunächst die Geschichte der verhinderten, positiven Gedanken und Phantasien:

Von der ersten Verliebtheit abgesehen, die sie weniger in der Realität und mehr in der Vorstellung lebt, ernüchtern sie die nachfolgenden partnerschaftlichen sexuellen Erfahrungen und kaum etwas vermag ihre Lust anzuregen. Erinnern wir uns zum besseren Verständnis daran, wie sexuelle Lust angestoßen wird (Kap. 3.1, S. 49): Potenziell sexuelle Reize werden blitzschnell dahingehend überprüft, ob sie eine eher erotische oder nicht erotische Bedeutung haben, indem sie mit Gedächtnisinhalten abgeglichen werden. Je stärker letztere von negativen Erfahrungen überlagert sind, umso weniger wird einem Reiz eine sexuelle Bedeutung gegeben bzw. je widersprüchlicher die Bedeutung, desto störanfälliger die sexuelle Reaktion. Nicht nur sind diese Reaktionen weitgehend unbewusst; überdies werden solche Lernprozesse im Laufe der Biographie vergessen und sind auch von daher dem Bewusstsein entzogen. Wenn Miriam und ich uns also mit ihrem Sexualpanorama beschäftigen (Abb. 3.1 bis 3.5, S. 74), so tun wir gut daran, diese wissenschaftlichen Erkenntnisse miteinzubeziehen. Denn sie legen zum einen die Hypothese nahe, dass es für sie als junge Frau schwer gewesen sein muss, sich neuen sexuellen Erfahrungen vor dem Hintergrund der bereits biographisch gemachten zu öffnen, als sei der Speicher bereits „voll"; zum anderen, dass die neuen Erfahrungen durch die Brille der alten gesehen und bewertet wurden. Kein Wunder also, wenn Miriam blockiert ist.

Miriam erzählt: „In meinem ersten Bild mit zehn Jahren liege ich in einem schwarzen Viereck, dem Kinderbett. Ich bin orange, d. h., ich fühle mich erregt und will das gar nicht. Mit zwölf liege ich in einem orangenen Viereck, dem Jugendbett, und das Strichmännchen, das ich bin, ist auch orange. Ich bin in meinem eigenen Zimmer und die Welt ist schön, denn ich bin in Erik verliebt. Erik ist vielleicht auch in mich verliebt, und ich fühle mich hübsch und bin glücklich. Ich entdecke, dass ich mich selbst streicheln kann, und das bringt mich zum Träumen. Ich stelle mir vor, wie Erik mich berührt, und das erregt mich. Bald finde ich heraus, dass es ein tolles Gefühl ist, wenn ich mich immer weiter streichle. Dann mit sechzehn ist das Viereck außen schwarz und innen leer. Von dem schönen Bild mit zwölf ist nichts übriggeblieben. Es erinnert mich an das Kinderbild mit zehn, als ich meine Eltern in dem schwarzen Viereck male. Obwohl sie nicht da sind, ist aber das Bett da. Ich verstehe nicht, was es mir sagen will. Zwar bin ich älter, habe mich erstmals mit einem Jungen – und später auch noch anderen – eingelassen, aber es war nicht gut, und ich habe mich ähnlich schrecklich gefühlt wie im Kinderbett damals, als meine Eltern Sex hatten. Irgendwie komme ich da nicht weg davon. Und mit zwanzig ist es auch so. Nach der Trennung von Mike male ich ein Bild, und es sieht fast so aus wie mit zehn, als hätte sich nichts geändert. Was ist nur los mit mir? Habe ich mich nur äußerlich verändert und bin innen drin stehen geblieben? Dass sich das ganze Sexuelle schlecht anfühlt, dass ich das im Grunde nicht will? Dass ich die Erregung in mir drin behalte, dass die niemanden etwas angeht?"

Eine neue Perspektive öffnet sich nun, als Miriam über die sexuellen Phantasien bei der Selbstbefriedigung spricht. Darin imaginiert sie sich als starkes Mädchen und starke Frau (Selbstdimension) mit einem intensiven Lustempfinden (Lustdimension), die Beziehungen nach ihren Bedürfnissen gestaltet (Beziehungsdimension). Ich rege Miriam an, die verschiedenen Selbstbilder bei der Selbstbefriedigung zu malen. Drei neue Bilder entstehen. Im ersten Bild malt sie sich als großes, orangenes Strichmädchen:

„In meiner sexuellen Phantasie mit zwölf bin ich selbstbewusst und entdecke meinen Körper und meine Lust. Dabei hilft mir mein Verliebtsein mit Erik, und eigentlich passt auch das Bild ganz genau, das ich schon gemalt habe, nur jetzt habe ich es nochmals in groß gemalt."

Im zweiten Bild malt sie sich als erwachsene Frau mit roten Lippen, aufrechtstehend, mit orangenen Brüsten und Unterleib und in einiger Entfernung einen gleichgroßen Mann mit schwarzer Kleidung in Rückenansicht:

„Mit vierzehn, fünfzehn haben sich meine sexuellen Phantasien verändert. Ich fühle mich schon ziemlich erwachsen. Ein schwarzgekleideter Mann ist in meiner Phantasie, der kein Gesicht hat. Er schaut mich an und findet mich geil. Das wiederum erregt mich. Er kann mir nichts, sagt mein Gefühl, und ich fühle mich stark und ihm überlegen."

Das dritte Bild zeigt sie mit High Heels und einem Tangaslip bekleidet von einem Scheinwerfer angestrahlt auf einer Bühne. Im Publikum unten befindet sich der gaffende Mann.

„Auch hier gibt es ein Viereck, aber es ist eine Bühne. Ich fühle mich schön und begehrt, aber auch geschützt und unantastbar. Niemand kann mir was. Aber ich bin auch allein und vielleicht einsam."

Spätestens jetzt wird Miriam klar, dass die Selbstdefinition von sich als lustloser Frau so nicht haltbar ist, sondern der Differenzierungen bedarf. Die neue Definition lautet:

„Im Grunde genommen bin ich eine lustvolle Frau, aber nur, wenn ich mit mir alleine bin. Ich bin es nicht, wenn ich mit meinem Mann zusammen bin."

In der folgenden Sitzung vertiefen wir die Beschäftigung mit dem Sexualpanorama ab ihrem einundzwanzigsten Lebensjahr, nachdem sie ihren Mann kennengelernt hat und sie sich ineinander verliebt haben. Nach einer Hochphase, symbolisiert durch einen von Blumen bewachsenen Berg, fällt die Linienführung ab, die zwei Strichmenschen scheinen in eine Tiefebene zu purzeln und die tiefe Linie wird bis in die Gegenwart weitergeführt. Dazu kontrastierend zeichnet Miriam am oberen Bildrand über dem Berghang zum dritten Mal das leere schwarze Viereck. Miriams Sexualpanorama ist mittlerweile sehr lang und über den ganzen Raum ausgebreitet. Wir sitzen mit unseren Stühlen am entsprechenden Abschnitt:

Miriam: „Wie deprimierend ich die Zeit unserer Ehe gemalt habe. Dabei habe ich sie bisher eigentlich gar nicht so schwarzgesehen. Aber sexuell war es so. Vom Anfang abgesehen, haben wir es nicht hingekriegt. Vielmehr ich hab's nicht hingekriegt. Mein Mann hat mir ja immer wieder bestätigt, dass er mich begehrt. Wenn ich auf die Strichmenschen schaue, dann kommt mir das wie eine Vorhersage vor, als hätte ich es wissen müssen, dass das nicht klappen kann. Denn oben drüber ist ja das schwarze Viereck *(schweigt nachdenklich)*. Da gab es immer eine Konkurrenz: Das, was ich sexuell im Kopf hab, meine geheimen Phantasien, in denen ich ganz anders bin, und auch der Typ von Mann, auf den ich stehe. Und dann der Wunsch, dass es romantisch sein soll." *(Sie lacht bitter.)*

Th.: „Als seien Sie wie geteilt: In der Phantasie die selbstbewusste, verführerische Frau, die einen sexuell gierigen und aggressiven Mann auf Abstand halten kann, ihn vielleicht sogar kontrolliert. Auch wenn genau ein solcher Mann Sie sexuell anmacht. Und im realen Beziehungsalltag die sexuell zurückhaltende und zurückgehaltene, eher passive Frau, die sich emotionale Nähe wünscht, eben Kuscheln statt Sex. Und wenn er dann sexuell die Führung übernimmt, wird er zum lästigen Bedränger, aber nicht zum Verführer."

Miriam (defensiv): „Ich hab' die zwei Seiten von mir eben nie zusammenbringen können, und ich war auch nur mit netten Männern zusammen, die es im Grunde genommen gut mit mir meinten. Die haben mich vielleicht bedrängt, weil sie Lust hatten, aber nie überwältigt. Aber vor diesem anderen Männertyp hatte ich Angst und fand die auch eklig ..."

Th.: „Das scheint eine unlösbare Situation zu sein. Dass die sexuell selbstbewusste Frau in ihrer Phantasie zwar sexuell attraktive Männer findet, die jedoch als Partner nicht taugen. Und die, die als Partner geeignet sind, sind auf Dauer für Sie als Frau nicht anziehend und locken Sie nicht hinterm Ofen hervor. ... Schauen Sie mal auf Ihr Bild, ob Sie eine Idee kriegen, wie dieses Problem auf malerischer Ebene zu lösen ist?"

Miriam schaut irritiert. Nach einiger Zeit: „Dann müsste ich ja das geschlossene Viereck öffnen, damit es auf diese öde Tiefebene wirken kann, die verloren und verlassen daliegt ... aber das hab' ich ja schon mal versucht und es hat nicht geklappt."

Th.: „Das ist eine interessante Idee mit dem Öffnen. Denn man könnte auch denken, dass diese Frau in der Phantasie da oben in ihrem Viereck wie eingesperrt ist. Was haben Sie denn versucht?"

Miriam: „Ich habe meine Phantasien herbeigeholt, dann hab' ich sogar einen Orgasmus bekommen. Und hab' mich hinterher ganz schlecht gefühlt, wie eine Verräterin. Denn ich hab' ja nicht an meinen Mann gedacht, den ich liebe, sondern war weit weg bei so einem aggressiv schmierigen und gierigen Typen."

Th.: „Ich habe auch weniger daran gedacht, in Gedanken den Mann auszutauschen, sondern die sexy, einen Tanga-Slip tragende, verführerisch tanzende Miriam aus dem schwarzen Kasten rauszulassen."

Miriam (wird rot): „Das trau ich mich nicht ..."

Th.: „Auch nicht, es zu malen?"

Miriam: „Das vielleicht schon."

Ich fordere Miriam auf, das eine Strichmännchen, das sie darstellt, zu verändern. Aber sie antwortet, sie sei noch nicht so weit, sie könne die da oben im schwarzen Viereck nicht leiden. Aber in der nächsten Stunde ist es dann doch so, dass sie sich mit ihrer „inneren lustvollen Frau", die zu ihrer Überraschung „zwei innere lustvolle Frauen" sind, auseinandersetzen möchte (siehe Kap. 8.2.2, S. 191).

Literaturverweise:

(1) Ecker 2000, S. 100–139.
(2) Arentewicz, Schmidt 1986.
(3) Vgl. Petzold, Orth 1996, S. 125ff.
(4) Ecker 2000, S. 121ff.

8. Die „innere lustvolle Frau“

Jede Frau hat eine „innere lustvolle Frau“. Sie zu entdecken, zu erforschen und sich mit ihr zu identifizieren, eröffnet neue Wege für die sexuelle Lust. Wie aber geht das? Anhand der Beispiele von Dagmar, Miriam, Kirsten und Kathrin möchte ich Ihnen aufzeigen, wie diese Frauen ihren therapeutischen Prozess weiterentwickeln. Nicht immer findet man jedoch die „innere lustvolle Frau“, die man sich vielleicht vorgestellt oder gewünscht hat. Häufig genug ist ihr Wesen von alten Ereignissen überschattet und „biographisches Aufräumen“ ist unvermeidlich: Dagmar berichtet, wie sie sich von einem mütterlichen Verbot befreit, Miriam, wie sie ihre zwiegespaltene „innere lustvolle Frau“ zu vereinen sucht, Kirsten, wie sie mit ihrer „feurigen Sonne“ in Kontakt kommt, schließlich Kathrin, wie sie eine ganz besondere Erfahrung macht, in der sie „Kontrolle“ abgibt und sich ihrem „Gefühlsfluss“ überlässt. Allen gemeinsam ist das Ziel, eine sichere und stabile Verbundenheit mit ihrer lustvollen Seite herzustellen und ihre Identität als lustvolle Frau zu stärken.

Die „Klärung“ der Biographie durch die Bearbeitung von Traumata, Defiziten, Störungen und Konflikten ist eine notwendige, aber noch keine hinreichende Voraussetzung auf dem Weg zur Lust. Deshalb brauchen wir im nächsten Schritt einen Perspektivwechsel, der die Aufmerksamkeit weg von der Problem- und hin zu einer Ressourcenorientierung verschiebt: Es stimmt zwar, dass lustlose Frauen die Verbindung zu ihrer sexuellen Lust verloren haben, es stimmt aber auch, dass sich (fast) jede Frau irgendwann einmal als sexuell lustvoll erlebt oder solche Körpergefühle empfunden hat. Fragen bringen solche Erinnerungen zutage: Was war das genau für eine Lebenssituation? Was haben Sie körperlich empfunden? Wie haben Sie sich gefühlt und verhalten? Was denken Sie über die lustvolle Frau, die Sie in dieser Situation waren? Etc.

Die Antworten handeln davon, wie eine Frau ihr inneres lustvolles Selbstbild wahrnimmt und bewertet, das durch solche Fragen erst fassbar wird – über diesen Weg wurde irgendwann die Idee der „inneren lustvollen Frau“ geboren. Eine eigens hierfür konzipierte Intervention (siehe S. 176) machte sie dann für die Therapie fruchtbar.

Viele Frauen und auch Männer haben mittlerweile diese Intervention der „inneren lustvollen Frau“ bzw. des „inneren lustvollen Mannes“ ausprobiert, und dies nicht nur bei sexueller Unlust, sondern auch bei anderen sexuellen Funktionsstörungen, und in vielfältiger Weise davon profitiert. Insbesondere Frauen mit Lustproblemen ermöglicht sie die Erfahrung, dass eine „innere lustvolle Frau“ existiert, auch wenn diese Seite oft nicht spontan zugänglich ist und noch seltener gelebt wird.

Selbst bei Frauen, die von sich berichten, keine sexuelle Lust und Erregung (mehr) zu verspüren und seit Jahren keinen sexuellen Kontakt mehr mit sich oder einem Partner gehabt zu haben, gibt es in aller Regel zumindest Rudimente einer früheren, verschütteten, auch positive Ressourcen enthaltenden sexuellen Identität.

Was ist mit der „inneren lustvollen Frau" gemeint?

- Dieses Konzept beinhaltet die symbolische Vorstellung einer Frau von sich selbst, wie sie sich als erotisch und lustvoll erlebt.
- Darüber hinaus ist es körperlich spürbar, emotional präsent und kann ausgedrückt und gelebt werden.
- Es macht Aussagen über ihr sexuelles Profil, das auf der Lust-, der Selbst- und der Beziehungsdimension beschrieben werden kann.
- Es repräsentiert überdies ein symbolisches Gegenwartsbild und enthält lerngeschichtliche Erfahrungen – anhand sexueller Entwicklungsgeschichten verschiedener Frauen habe ich den Entstehungsprozess nachzuzeichnen versucht (siehe Kap. 3).
- Es können auch problematisch empfundene, meist biographisch geprägte Aspekte mitaktiviert werden. So ist es nicht ungewöhnlich, dass jemand zwei oder mehrere hoch wirksame sexuelle Bilder oder auch sexuelle Szenen hat, in denen diese Vorstellungsbilder wirksam werden, z. B. in sexuellen Phantasien. Diese können in unterschiedlichen sexuellen Situationen hervorgerufen werden (z. B. nur bei der Selbstbefriedigung, nur bei einem bestimmten Partner, nur bei einer bestimmten Praktik). Daraus können, wie ich Ihnen noch zeigen werde, Schwierigkeiten in Beziehungen entstehen.
- Das Vorstellungsbild der „inneren lustvollen Frau" ist keine fixierte Größe, sondern es ist änderbar und entwicklungsfähig.

Da das sexuelle Selbstverständnis oft nur in Teilen bewusst und über therapeutische Gespräche allein schwer zugänglich ist, biete ich auch in dieser Phase der Sexualtherapie Interventionen mit Imaginationen und kreativen Medien an.

8.1 Die Entdeckung

Das vorherrschende Grundgefühl vieler Frauen, wenn sie über ihre sexuelle Unlust sprechen, ist Hilflosigkeit. Sie fragen sich, warum habe ich zu wenig Lust, wie kann ich es anstellen, dass sie häufiger kommt, was mache ich falsch, ist mit mir etwas falsch etc.

Mit der Entdeckung der „inneren lustvollen Frau" wird ein Therapieabschnitt eingeleitet, der eine Frau herausfordert, ihr altes Selbstbild zugunsten eines neuen, selbstbestimmten Selbstbildes aufzugeben. Der Entdeckungsprozess verläuft in drei Stufen: Zunächst stimme ich die Frauen mit einer Imaginationsübung ein, die positive lustvolle Erinnerungen wecken soll. Dann wird das imaginierte Bild gemalt und hinterher in einem Gespräch ausgewertet, zunächst indem ich vorschlage, die spontanen Gedanken und Gefühle zu formulieren. Oft sind mehrere Folgesitzungen notwendig, um die vielen Informationen auszuwerten, durchzuarbeiten und weiterzuentwickeln.

Imaginationsübung: Die Begegnung mit der „inneren lustvollen Frau"

„Wir haben jetzt schon viel über die sexuelle Lust und ihr Gegenteil, die Unlust, gesprochen. Wir haben darüber gesprochen, was in Ihrem Leben passiert ist, dass es nicht einfach ist, einen Bezug zu dieser Seite herzustellen. Wir haben auch darüber gesprochen, dass die Beschäftigung mit der Lust manchmal die Gegenseite aktiviert – Unsicherheit, Vermeidung, Hilflosigkeit, Abgestoßensein, manchmal Ekel ...

Aber bei all den Schwierigkeiten haben wir auch Hoffnung. Dass Ihre lustvolle Seite nicht gänzlich verschwunden ist, dass sie vielleicht eher versteckt oder verschüttet ist und dass sie sich hie und da zeigt.

In dieser Übung wollen wir diese Hoffnung aufgreifen und die positiven Gedanken und Gefühle bestärken.

Schließen Sie dazu die Augen. Schenken Sie sich ein paar tiefe, volle Atemzüge ... und wenn Sie ausatmen, dann nehmen Sie bitte wahr, wie all die unnötige Anspannung in Ihrem Körper mit dem Atem hinausfließt ...

Wenn Sie unbequem sitzen/liegen, so korrigieren Sie jetzt bitte Ihre Haltung, damit es Ihnen gut geht.

Nehmen Sie sich nun einige Augenblicke Zeit, darüber nachzudenken, wann und unter welchen Umständen, ob allein oder zusammen mit einer Person, Sie in Ihrem Leben erotische, lustvolle Erfahrungen gemacht haben. Das kann in Ihrer Kindheit gewesen sein, in Ihrer Jugend oder im Erwachsenenalter ...

Vielleicht tauchen auch mehrere Erlebnisse auf. Schauen Sie, auf welche Sie sich besinnen möchten ...

Möglicherweise tauchen in Ihrer Erinnerung auch Erlebnisse auf, die negativ waren. Gestatten Sie sich, diese negativen Erinnerungen vorüberziehen zu lassen ... Jetzt ist die Zeit gekommen, sich auf die positiven Bilder und Szenen zu konzentrieren. Gestatten Sie sich, den angenehmen Erinnerungen den Vorzug zu geben ...

Wenn Sie ein positives Erlebnis mit Ihrer Lust gefunden haben, so geben Sie sich ein wenig Zeit und inneren Raum, den aufkommenden Gedanken und Gefühlen nachzuspüren ...

Vergessen Sie nicht, auch immer einmal wieder tief ein- und auszuatmen und so gut mit sich selbst verbunden zu sein.

Stellen Sie sich nun die Frage, ob es in Ihrem Körper einen Ort gibt, der mit Ihren sexuellen Empfindungen und Gedanken verbunden ist. Natürlich kann es sich auch um mehrere Orte handeln. Versuchen Sie mindestens einen solchen Ort zu finden. Wenn Sie mögen, können Sie dort auch eine Hand hinlegen. Das hilft Ihnen vielleicht, ihn besser zu spüren.

Machen Sie sich nun ein „Bild" von diesem Ort: Kennen Sie diesen Ort oder ist er neu? Ist er innen oder außen? ... Können Sie ihn sich vor Ihrem inneren Auge vorstellen? Wie sieht er aus? ... Können Sie ihn über Körperempfindungen spüren? ... Schicken Sie ihm ein wenig von Ihrem Atem, von Ihrer Lebensenergie als Zeichen der Würdigung ...

Jetzt möchte ich Sie bitten, dem Ort Ihrer Lust eine Farbe zu verleihen, vielleicht auch mehrere. Vielleicht möchten Sie ihm auch eine Gestalt oder ein Symbol verleihen?

Stellen Sie sich nun vor, dieser Ort in Ihrem Körper, der Sitz Ihrer Lust, hätte eine Stimme und würde zu Ihnen sprechen: Was würde die Stimme sagen? ... Gibt es auch eine Botschaft, die Ihnen die Stimme zukommen lässt? ... Vielleicht möchten Sie ihr auch antworten?

Jetzt kommen wir langsam zum Ende der Reise. Bevor Sie die Augen öffnen, schlage ich Ihnen noch vor, dass Sie sich von Ihrer Lust verabschieden. Etwa indem Sie ihr noch etwas zum Abschied sagen. Denn vielleicht möchten Sie sie ja wieder einmal besuchen ...

Öffnen Sie jetzt bitte die Augen, räkeln und strecken Sie sich und schauen Sie sich im Raum um."

Instruktionen zum Malen

Suchen Sie sich nun einen Platz im Raum, an dem Sie ungestört für ca. 10 bis 15 Minuten arbeiten können. Wenn Sie unsicher sind, wie Sie beginnen wollen, dann suchen Sie sich erst einmal die Farben aus, die Sie brauchen. Lassen Sie sich beim Malen mehr von Ihren Händen führen und weniger von Ihrem Kopf. Nehmen Sie sich auch immer einmal wieder beim Malen einige Augenblicke Zeit und nehmen Sie wahr, wie es Ihnen geht. Sie können nichts falsch machen.

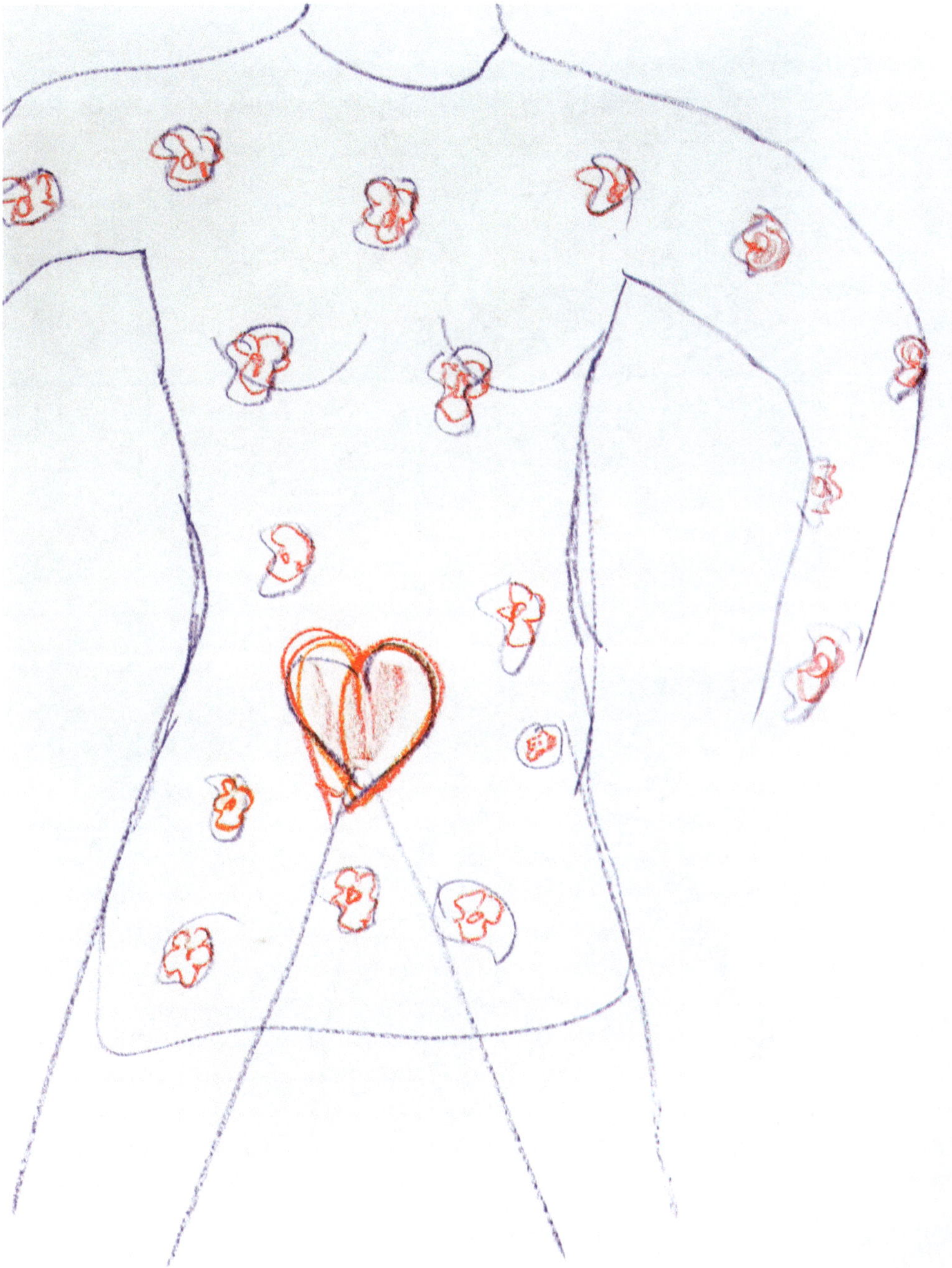

Abbildung 4.1: *Lisi (Zarte Lust)*

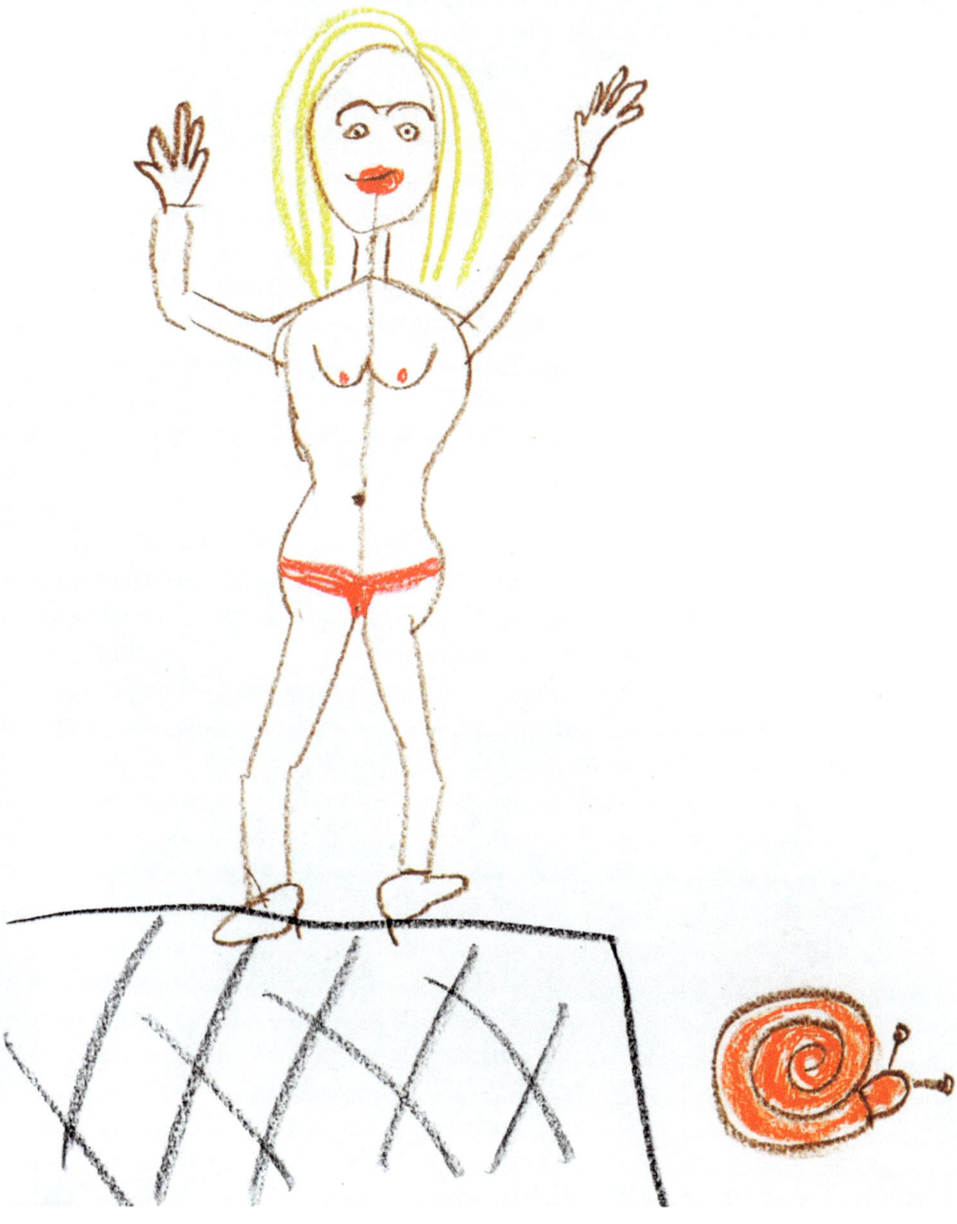

Abbildung 4.2: *Miriam (Das erotische Luder, das Mädchen im Schneckenhaus)*

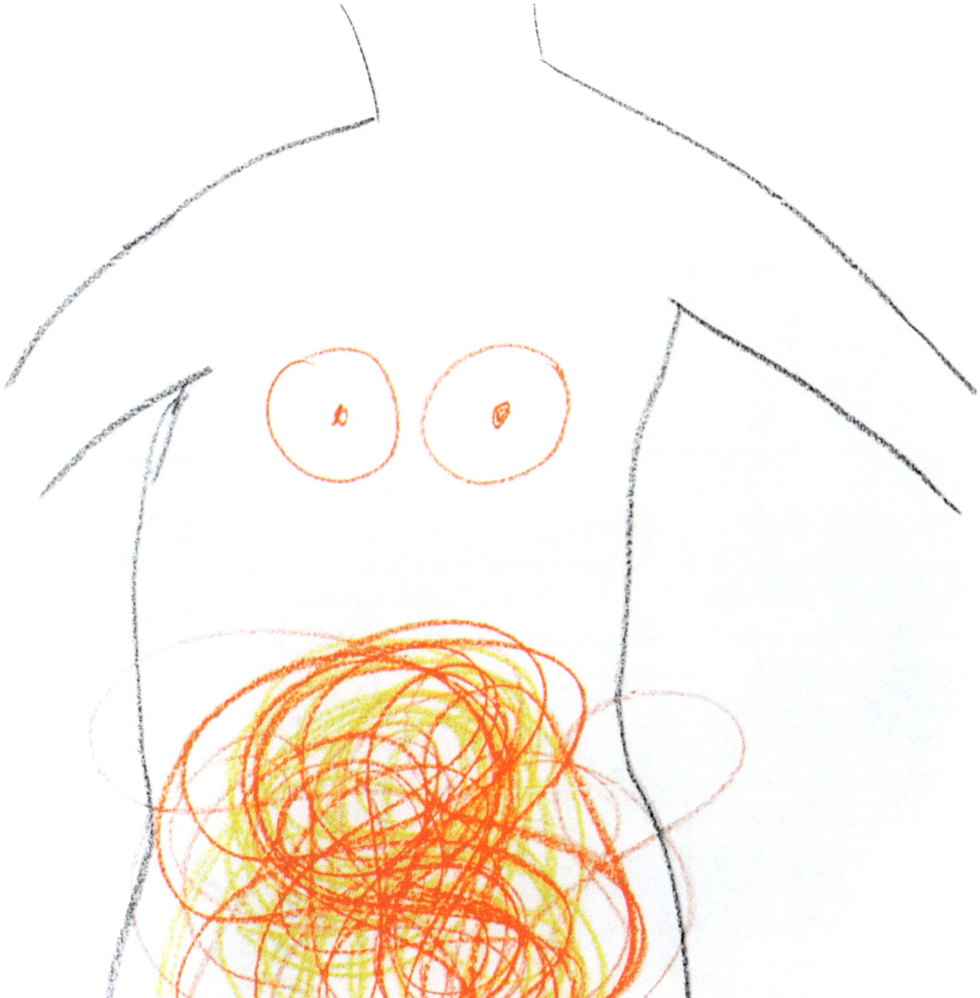

Abbildung 4.3: *Tanja (Die Acht)*

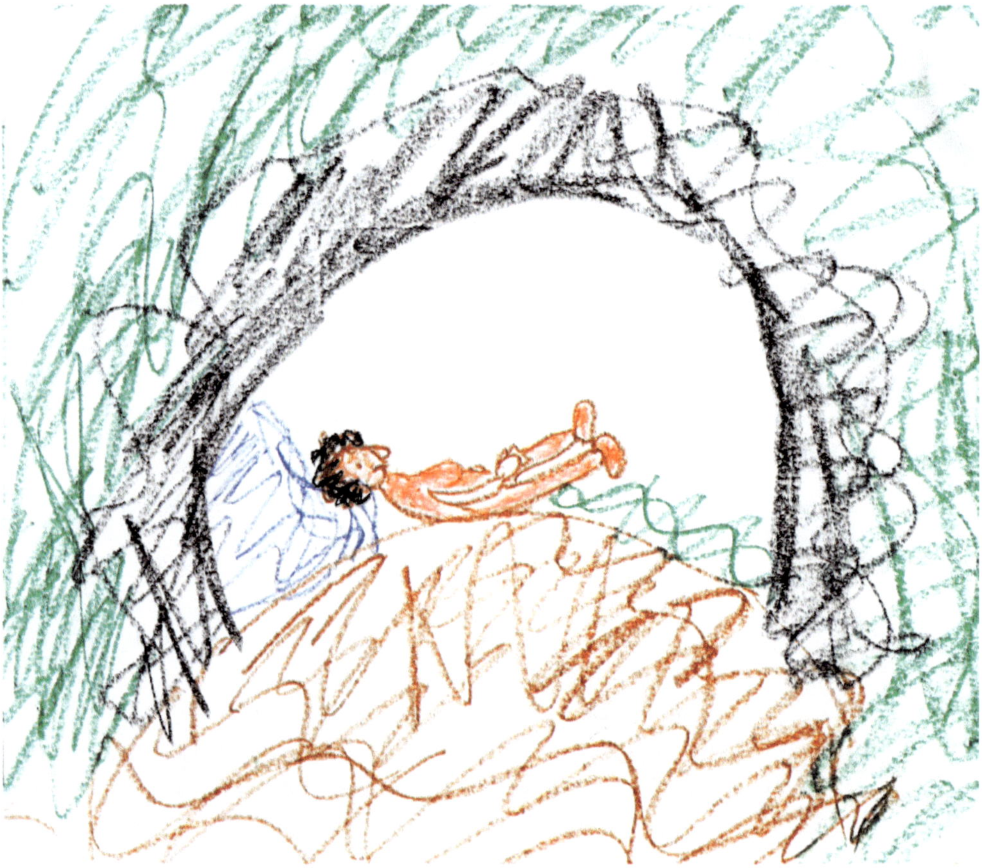

Abbildung 4.4: *Dagmar (Die Frau in der Höhle)*

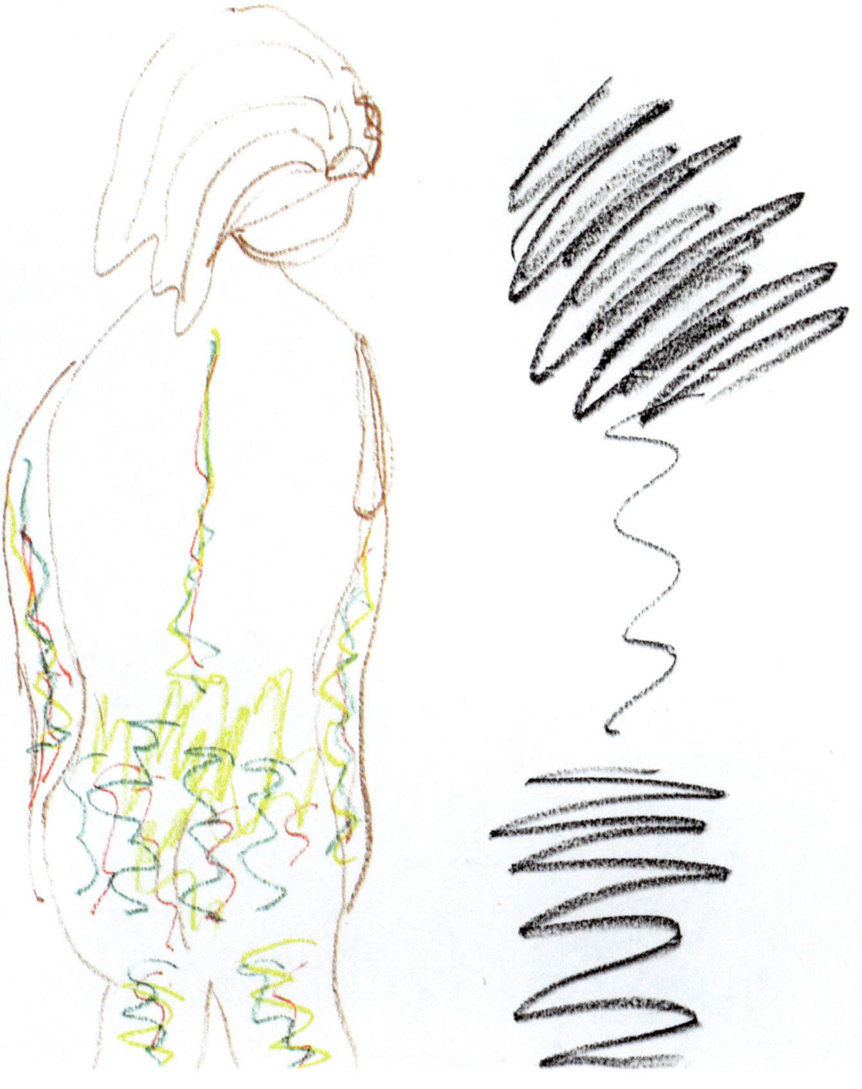

Abbildung 4.5: *Esther (Was ist eigentlich los?)*

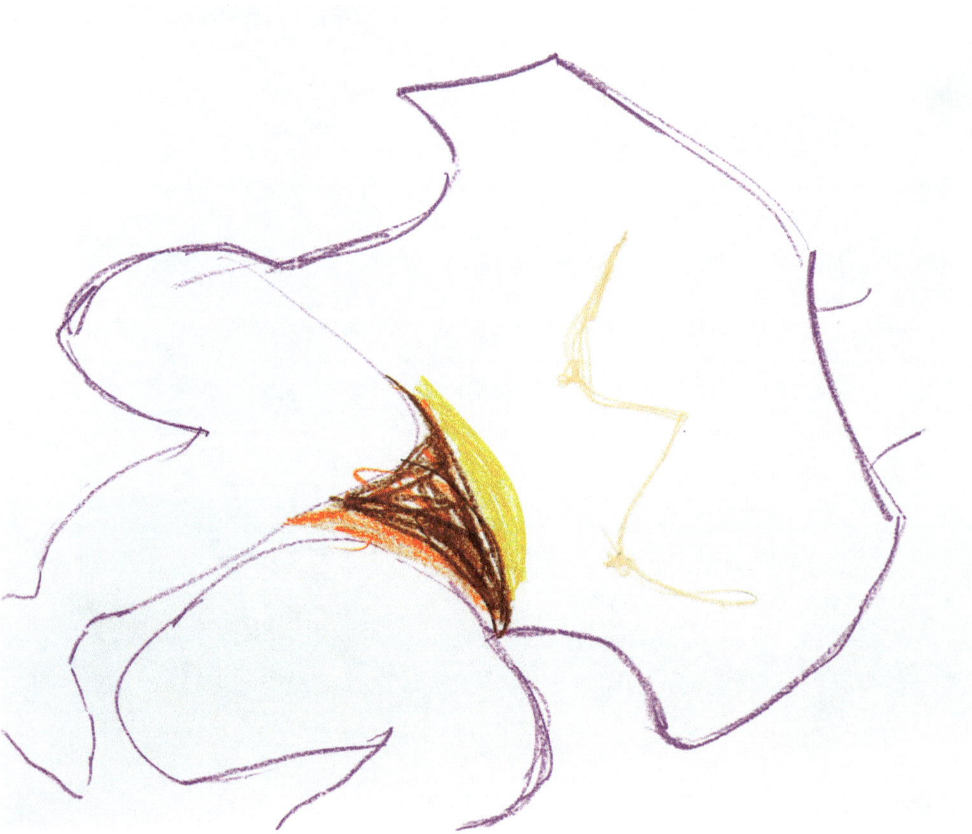

Abbildung 4.6: *Kathrin (Meine schöne innere lustvolle Frau)*

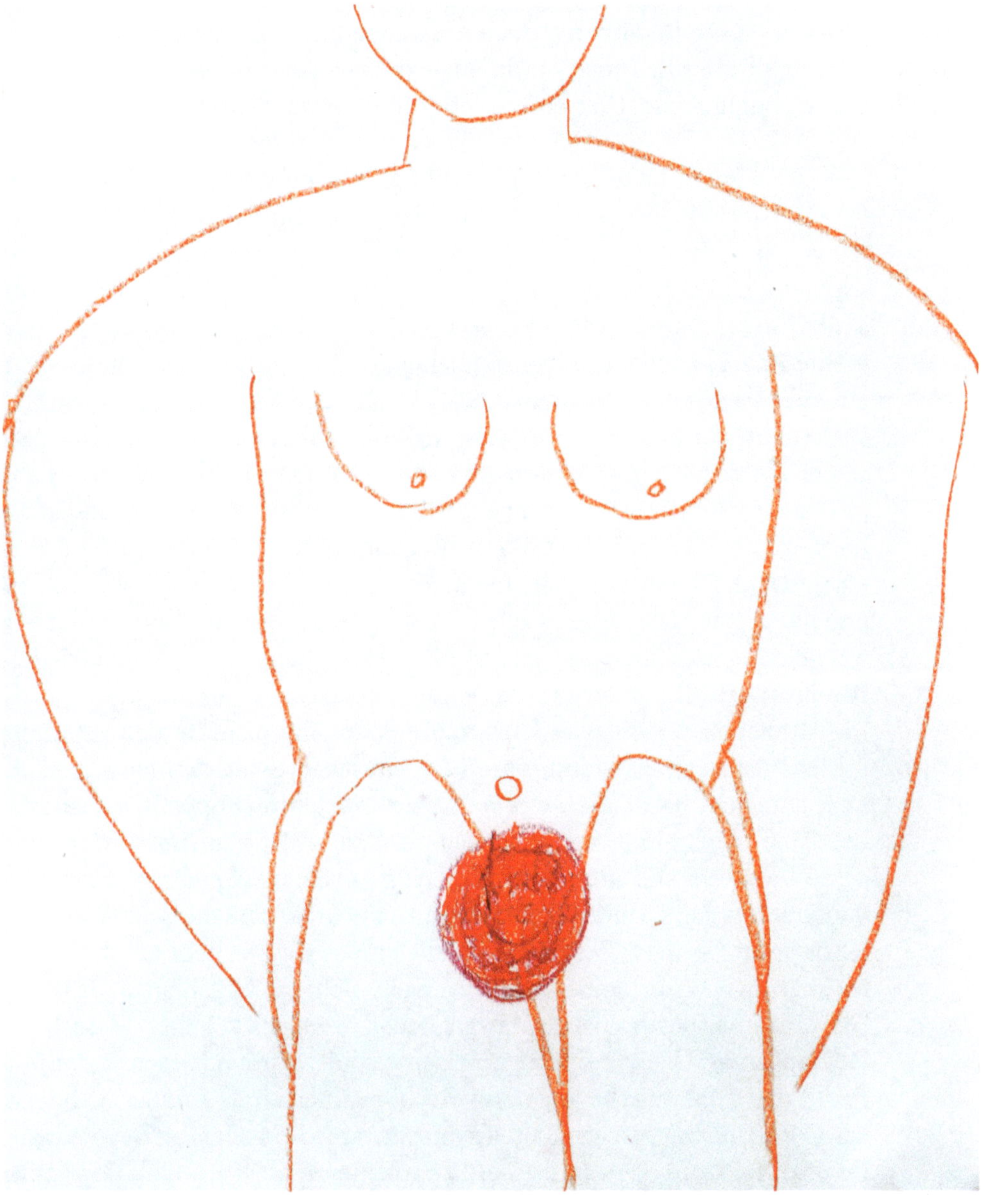

Abbildung 4.7: *Kirsten (Die kleine feurige Sonne)*

Für viele Frauen ist die Erfahrung, doch noch eine lustvolle Seite entdecken zu können und dass sie überdies noch vor ihnen liegt, bewegend, intensiv, aufwühlend, manchmal auch beglückend. Hier einige spontane Kommentare:

Lisi: „Sie ist so zart und zerbrechlich, ihre Konturen sind ja kaum zu sehen. Ihre Körperhaltung ist leicht zusammengekrümmt, sie schämt sich. Früher war ich schlank ... In der Mitte des Bauches, dort wo die Gebärmutter war, ist die Schwachstelle. Sie war der Ort, wo meine Kinder gewachsen sind. Und sie war der Ort, wo der Krebs gewachsen ist. Dort verliere ich meine Energie, ich kann das sogar körperlich spüren. Wie soll da noch ein guter Ort sein für meine Lust?"

Miriam: „Also mich hat die Vorstellungsübung erst mal ganz schön verwirrt. Sie sagten ja, ich soll eine Situation auswählen. Das habe ich gemacht und habe mich zuerst für die Frau bei der Selbstbefriedigung entschieden, das ist die im Tanga-Slip auf der Bühne, die erotisch tanzt und die Männer im Publikum kirre macht. Sie fühlt sich toll und mächtig, weil alle sie so gierig anstarren und alle mit ihr Sex haben wollen. Aber sie pfeift auf die Männer und will mit keinem Sex haben. Als ich das Bild gemalt habe, war ich unzufrieden. Da muss noch eine andere auf das Papier, und ich habe sie dann doch gemalt. Das ist die, die ich bin, wenn ich mit meinem Mann zusammen bin. Dann bin ich unsicher, verklemmt, wie eine Schnecke im Schneckenhaus. Deshalb habe ich noch eine Schnecke gemalt. Sie streckt ihren Kopf mit den zartgelben Fühlern gerade so aus dem Schneckenhaus. Wenn sie Angst kriegt, und das ist meistens so, dann zieht sie die Fühler schnell wieder ein. Es ist eine kleine Schnecke, sie möchte am liebsten unsichtbar sein und verschwinden. Ich habe große Angst, dass sie es wirklich tut. Aber jetzt habe ich sie gemalt, ich sage ihr, sie soll bleiben. Aber ich weiß nicht, ob es gelingen wird."

Tanja: „Ich fühle mich zufrieden und ausgeglichen, wenn ich auf mein Bild schaue. Ich habe zuerst meine Körperumrisse gemalt. Dann habe ich in der Mitte mit der gelben Farbe angefangen, habe zunächst da, wo der Bauch ist, lauter kreisförmige Bewegungen gemacht, dann kreisförmige Bewegungen im Unterleib und habe sie schließlich in einer achterförmigen Bewegung verbunden. Das Gelb hat mir Freude gemacht und mich erwärmt. Dann habe ich festgestellt, dass ich zu Orange wechseln will, und zum Schluss habe ich noch Rot genommen, aber nur im Unterleib. Ich habe mich, je mehr ich die achterförmigen Bewegungen ausgeführt habe, umso befreiter gefühlt. Jetzt kommen mir die dicken Farbschichten vor wie all die schönen sexuellen Empfindungen, die ich im Laufe vieler Jahre gespürt habe. Am liebsten würde ich jetzt noch andere Körperteile mit einbeziehen, denn die Farben strahlen in die Brust, die Arme, Hände, überall hin. Eigentlich bin ich sexuell eine glückliche Frau, ich bin so reich an Empfindungen! Ich muss es nur schaffen, mir keinen Druck zu machen oder von meinem Mann machen zu lassen."

Dagmar: „Bei mir ist es ganz einfach: Ich habe mich in einer Höhle gemalt, darin fühle ich mich wohl. Über mir ist die Decke, die mich schützt, darüber der Himmel, der die Höhle umfasst. Ich bin allein und nackt. Ich genieße es, zur Ruhe zu kommen. Ich liebe die Natur ... Vielleicht kommt einer vorbei und findet mich ..." *(kichert)*

Esther: „Während der Imaginationsreise erinnerte ich mich an eine Autofahrt mit meinem damaligen Freund, bei der ich plötzlich ungewöhnlich starke Lust auf Sex verspürte, und ich konnte dieses warme kribbelige Gefühl wieder spüren. Auf der Suche nach einem Symbol dafür kam mir das Blumenmuster auf meinem Kleid, das ich trage, in den Sinn: Schon immer habe ich darin lauter kleine Vaginas gesehen. Deshalb habe ich es bisher nicht so gerne getragen. Lustig, dass ich es ausgerechnet heute trage! Obwohl das kribblige Gefühl eher innen sitzt, habe ich dann doch einen großen, herzförmigen Eingang in die Vagina in verschiedenen Rottönen gemalt. Und leider auch noch den ganzen Körper mit dazu. Wenn ich jetzt drauf schaue, kommt mir das gesamte Bild viel zu hart vor. Damit bin ich sehr unzufrieden! Ich wollte ja mein schönes Gefühl darstellen und keinen Akt mit gespreizten Beinen und einer riesigen Scheide. Seltsam, dass ich was anderes gemalt habe, als ich vorhatte.

So, wie ich jetzt die Vagina gemalt habe, ist sie eigentlich schön. Irgendwie lieblich und sanft, aber auch feurig und lebendig. Deshalb muss der Körper drumherum wieder weg ...

Und trotzdem: Wenn ich sie länger betrachte, verändern sich meine Gedanken und mir fallen vor allem negative Dinge ein: Die Angst, dass sie unangenehm riecht, Krankheiten, die ich bereits hatte, wie juckende Pilze, Condylome, die operativ entfernt werden mussten, extreme Regelschmerzen und Schmerzen beim Sex durch die Dünnhäutigkeit der Vaginalwand, die durch die Endometriose verursacht ist ... In meiner letzten Beziehung konnte ich trotzdem – obwohl es sonst sehr schwierig war – viele schöne erregende Gefühle haben. Mehr als in meiner langjährigen Beziehung zuvor, während der ich sehr lange gar keinen Sex mehr hatte: Meine Lust verschwand und wir gaben irgendwann auf. Sex war für mich immer mit Schwierigkeiten verbunden: Ich war meistens verkrampft, der Beckenboden angespannt, ich konnte nur selten loslassen. Oft tat es weh. Mein Leben lang schon suchte ich eher erfolglos nach Erklärungen für meine sexuellen Schwierigkeiten. Vielleicht war ich ja deshalb so abhängig von dem letzten Mann, weil mich die Sexualität mit ihm ‚sehn-süchtig' gemacht hat, obwohl er mir ansonsten nicht gut getan hat."

Kathrin: „Ich bin bunt im Becken. Das Bunt setzt sich aus drei Farben zusammen, Rot, Gelb, Grün. Das Rot ist kräftig, ich bin kräftig. Das Gelb ist hell und leicht. Ich bin hell und leicht ... Das Grün weiß ich nicht. Das Bunte durchzieht den ganzen Beckenbereich. Das fühlt sich gut an, ich fühle mich gut an. Das Bunte, das ist die Lust und die Erregung. Ich bin die Lust und die Erregung ... Sie zieht auch in die Brust und in die Beine. Der Kopf ist auch da, er ist blass, er ist still, er sagt mir nichts vor. Die Empfindungen im Becken sind im Vordergrund. Das ist meine sexuelle lustvolle Seite. Das alles bin ich als lustvolle Frau."

Kathrin stockt. Sie sagt, das sei nur die eine Seite. Sie müsse auch den Zustand der Lustlosigkeit malen, sonst sei sie unvollständig. Sie malt eine zweite, noch größere, stark stilisierte Figur daneben, deren Kopf sie schwarz strichelt. Brust, Bauch und Becken werden mit einer schwarzen geschlängelten Linie angedeutet.

„Das Schwarz verdeckt jetzt fast die ganze Lust. Ich bin das Schwarz, und ich bin die Lust. Aber ich weiß nicht, ob die Lust zuerst da war und von dem Schwarzen zugedeckt wurde. Oder ob das Schwarz zuerst da war und die Lust sich jetzt mühsam gegen das Schwarze behaupten muss."

8.2 Aneignung über Identifikationsprozesse

Erste wichtige Schritte sind getan, jede Frau hat ihre „innere lustvolle Frau" gefunden. In einer Einzeltherapie verändert sich das Setting, wir sind nicht mehr zu zweit. Für die weiteren Sitzungen begleitet uns in der Triade die „innere lustvolle Frau", die auf großem Papier unübersehbar ihren Platz behauptet. (Arbeiten wir in einer Gruppe, so bevölkern viele bunte „innere lustvolle Frauen" den Boden des Therapieraums.) Bei einer Einzelarbeit liegt die betreffende „innere lustvolle Frau" sichtbar in der Mitte und erhält unsere gesamte Aufmerksamkeit, eine sehr aufregende Position. Jetzt geht es darum, diese bildhafte „innere lustvolle Frau" kennenzulernen und zu erforschen, indem wir auf verschiedenen therapeutischen Ebenen (klärend, problemaktualisierend, ressourcenaktivierend und Hilfen zum Transfer in die Partnerschaft gebend) mit geeigneten Interventionen arbeiten.

Etwa analysieren wir, was gut, authentisch, bereichernd ist und deshalb erhalten werden muss; was schädlich, fremdgesteuert, einengend ist und verändert werden muss, schließlich was fehlt und neu aufgebaut werden muss. Diese Auseinandersetzung, immer mit dem Bild der „inneren lustvollen Frau" im Blick, dient einzig und allein dem Ziel, herauszufinden, wer eine Frau mit ihrer sexuellen Seite ist. Sich mit ihr zu identifizieren, mit ihr eins zu werden, auch mit ihren Einschränkungen und Blessuren, mit ihr Frieden zu schließen und schließlich Verantwortung für sie zu übernehmen, ist der komplizierte, oft schmerzhafte Reifungsprozess, der Frauen bevorsteht, wenn sie sich einlassen.

Nachfolgend kommt als Erste Dagmar zu Wort, die gerade erst begonnen hat, sich mit ihrer „inneren lustvollen Frau" zu befassen. Danach stelle ich Arbeitssequenzen aus Miriams Prozess vor, in dem sie ihre „zwei inneren lustvollen Frauen" erforscht, dann Kirsten, wie sie mit ihrer lang verschollenen „Sonne" in Kontakt tritt und herausfindet, was diese am Wachstum hindert, abschließend Kathrin, deren relativ kurzen Therapieprozess ich bis zum Ende in Ausschnitten schildere.

8.2.1 Dagmar – Die Frau in der Höhle

Dagmar und ich kennen uns schon lange. Früher schon habe ich sie durch einige Tiefen ihres Lebens, die Trennung von ihrem Mann und einen mühsamen Neuanfang begleitet; sie hat eine neue Partnerschaft, zweifelt allerdings immer wieder, ob er der Richtige ist. Im nachfolgenden Therapieausschnitt während einer Gruppensitzung kommt sie in Kontakt mit zwei wichtigen früheren Erinnerungen und kann am Ende eine neue Haltung gewinnen. Ihre „innere lustvolle Frau" liegt ausgebreitet vor ihr:

Th.: „Ich schlage Ihnen vor, dass Sie die Augen schließen und dass Sie sich in die Rolle Ihrer ‚inneren lustvollen Frau' versetzen. Stellen Sie sich vor, wie Sie in der Höhle liegen. Hinter Ihnen die Wand, über Ihnen die schützende Decke und vor Ihnen der offene Ausgang in die Landschaft."

Dagmar: „Ich liege allein in meiner Höhle. Ich bin geschützt. Ich frage mich, was mache ich falsch mit mir und meiner Sexualität. Wo es doch um meine ‚innere lustvolle Frau' geht, und ich ziehe mich in eine Höhle zurück ... Ich habe mich nie getraut, mich anzufassen. Meine Mutter hat mir vermittelt, dass man das nicht tut." *(Legt ihre rechte Hand auf den Oberschenkel.)*

Th.: „Spüren Sie mal hin, wie es sich unter Ihrer Hand anfühlt."

Dagmar: „Ich bekomme Herzklopfen, aber meine Hand fühlt sich auf meinem Oberschenkel warm und weich an."

Th.: „Dann genießen Sie doch noch für einige Momente dieses Gefühl. Wenn Sie dann wollen, können Sie Ihre Hand auch wandern lassen."

Dagmar (legt ihre Hand auf die Brust): „Auch da fühlt es sich weich und warm an."

Th.: „Dann gibt es schon zwei Orte, an denen Sie sich wohl mit sich fühlen. Genießen Sie auch hier noch einige Momente und lassen Sie dann Ihre Hand weiterwandern."

Dagmar (legt die Hand in den Schoß): „Das ist ein Ort, für den schäme ich mich, und ich bekomme das Gefühl, dass ich das nicht darf." *(Nimmt die Hand wieder weg.)*

Th.: „Das ist wahrscheinlich für viele Frauen kein einfacher Ort. Ich möchte Sie aber ermutigen, nicht so schnell aufzugeben und herauszufinden, ob und wie Sie standhalten können."

Dagmar: „Da ist wieder meine Mutter, die mir das verbietet ... Jetzt kommt mir noch etwas anderes in den Sinn. Wie ich dreißig Jahre fast jede Nacht hingehalten hab *(weint)*. Wie mein Mann, egal ob ich wach war oder geschlafen hab, ob es mir gut oder schlecht gegangen ist, mich sexuell bedrängt hat, mit ihm zu schlafen, auch anal. Und ich habe mich nicht gewehrt, ich habe nicht Nein gesagt."

Th.: „Bleiben Sie weiterhin an Ihrem Gefühl dran, spüren Sie hin, wie es Ihnen gerade geht?"

Dagmar: „Hier fühle ich das am meisten *(legt die Hand auf den Schoß)*. Mir wird ganz heiß, ich koche innerlich, wenn ich mir vorstelle, was ich hab mit mir machen lassen. Ich glaube, das ist Wut."

Th.: „Und Sie haben nicht Nein gesagt. Vielleicht können Sie jetzt dem Nein eine Chance geben?"

Dagmar probiert es und bringt nur ein Krächzen zustande. Ich ermutige sie, es nochmals zu probieren, und es dauert eine Weile, bis das erste schwache Nein kommt. Weiterhin ermutige ich sie, dem Nein mehr Kraft zu geben. Als ich den Eindruck gewinne, dass ihr Nein eine Gegenposition verträgt, ohne gleich wieder zu verstummen, gehe ich in gleicher Lautstärke in die Ja-Position. Das spornt ihre Wut an, sie wird lauter, während ich mit dem Ja dagegenhalte, und schließlich brüllen wir uns gegenseitig unsere Positionen entgegen ...

Dagmar: „Das innere Kochen kenne ich schon lange, ich wusste nur nicht, wohin damit. Jetzt ist es gut, es endlich mal gesagt und gebrüllt zu haben."

Abschließend schlage ich Dagmar nochmals vor, mit der „inneren lustvollen Frau" in der Höhle in Kontakt zu gehen.

Dagmar: „Jetzt geht es ihr viel besser: Ich will einen Schritt machen. Ich will nicht darauf warten, dass ein Mann mir dabei hilft. Ich möchte meinen Körper besser kennenlernen und herausfinden, ob ich mir selber Lust bereiten kann."

Ich schlage Dagmar als Hausaufgabe vor, mit der Übung, „Die äußeren Genitalien mit dem Handspiegel betrachten" (Kap. 9.1.2), zu experimentieren.

Eine Woche später kommt Dagmar zur nächsten Stunde. Sie hatte noch keine Gelegenheit, die Übung auszuprobieren. Wir sprechen über ihre Unzufriedenheit in der gegenwärtigen Partnerschaft und wie sie sich selbst blockiert, ihren Ideen und Impulsen zu folgen. Beispielsweise trifft sie sich nicht mit Freundinnen, um ihrem Partner keinen Anlass zur Eifersucht zu liefern. Ihr Höhlenbild liegt vor uns. Ich frage sie, was das für ihre liegende „innere lustvolle Frau" bedeutet. Es dauert eine Weile, bis sie reagiert. *„Ich gehe meinen Weg weiter – von der Höhle aus in die Freiheit"*, antwortet sie. *„Sind Sie etwa aufgestanden?"*, frage ich sie. *„Ja, ich stehe am Höhlenausgang und schaue in die Weite. Aber ich kann jederzeit zurück zu meinem geschützten Ort, um meine ‚innere lustvolle Frau' noch besser kennenzulernen."*

Für mich als Therapeutin sind das besondere Momente, die ich mit Dagmar erleben darf. Denn in der kleinen, vergehenden Weile, während der sie sich in ihr Bild versenkt, geschehen eine Reihe innerer Prozesse in dichter Abfolge und bringen etwas auf den Punkt – es vollzieht sich ein innerer Wachstumsprozess. Dagmars Identifikation bringt die „innere lustvolle Frau" in Bewegung, sich sowohl wieder dem Leben zu stellen als auch sich um das Wachstum ihrer „inneren lustvollen Frau" zu kümmern. Schwierige und bislang vermiedene Aufgaben erwarten sie, zum einen, sich mit der körperlichen Seite ihrer Sexualität auseinanderzusetzen, zum anderen, Klarheit zu gewinnen, ob sie in ihrer unbefriedigenden Partnerschaft verharren oder sich trennen und umorientieren soll.

Im Therapieprozess der nächsten Sitzungen geht sie mal vor-, mal rückwärts, mal traut sie sich, die imaginierte mutige Perspektive am Höhleneingang einzunehmen und einen nächsten Schritt ins Auge zu fassen, dann wieder flüchtet sie ängstlich auf ihren Platz an der Höhlenwand. Am Ende gelangt sie zu der Entscheidung, der Botschaft ihrer „inneren lustvollen Frau" zu folgen und eine Partnerannonce aufzugeben.

8.2.2 Miriam – Zwei „innere lustvolle Frauen"

Nachdem Miriam nun schon eine ganze Weile in Einzeltherapie ist und wir uns in vielen Sitzungen mit ihrem Sexualpanorama und ihrer komplizierten sexuellen Entwicklung beschäftigt haben, ändert sich unsere Perspektive, als sie über ihre sexuellen Phantasien zu erzählen beginnt. Diese werden im Grunde durch drei Selbstbildnisse der „inneren lustvollen Mädchen bzw. Frauen“ im Alter von zwölf, sechzehn und zwanzig Jahren symbolisiert. Nun schlage ich ihr vor, ein aktuelles Bild der „inneren lustvollen Frau“ zu malen. Dabei stellt sie nach dem ersten Bild, „Das erotische Luder“, fest, dass sie eine zweite „innere lustvolle Frau“ malen muss, um sich, wie sie sagt, „vollständig“ fühlen zu können. Also entsteht „Das Mädchen im Schneckenhaus“. Aus ihrer sexuellen Biographie (ausführlich in Kap. 4) und den biographischen Arbeiten (Kap. 7.4, S. 165), wissen wir bereits, dass sie ein schwieriges sexuelles Profil entwickelt hat. Widersprüchliche und unvereinbare Bedürfnisse an ihren Partner (z. B. das Bedürfnis nach emotionaler Nähe, Geborgenheit und Sicherheit, nach rücksichtsvollem und empathischem Verhalten bei der Sexualität und zugleich das Bedürfnis nach emotionaler Distanzierung und sexuellem Überwältigtwerden) führen dazu, dass eine gemeinsame Sexualität schwierig bis unmöglich wird. Die Arbeit mit der „inneren lustvollen Frau“ zeigt uns, dass es sich nicht um einen, sondern um zwei Ich-Zustände, um zwei „innere lustvolle Frauen“ handelt. Diese befinden sich in unterschiedlichen Entwicklungsstadien, haben keine Kenntnis voneinander, scheinen für sich widersprechende, zwiespältige Bedürfnisse zu stehen und treten nie zusammen auf, sondern „Das Mädchen im Schneckenhaus“ zeigt sich in der Partnerschaft, „Das erotische Luder“ nur heimlich bei der Selbstbefriedigung. Kein Wunder, dass Miriam sich selbst ein Rätsel ist.

Zunächst skizziere ich Ihnen, was wir in dieser Stunde über „Das erotische Luder“ herausfinden, und danach gebe ich die nachfolgende Therapiesequenz über „Das Mädchen im Schneckenhaus“ wieder.

Miriam beschreibt „Das erotische Luder“ als eine erwachsene Frau, die nur in ihrer Phantasie bei der Selbstbefriedigung erwacht. In sexueller Hinsicht weiß das „Luder“, was sie will, nämlich Verführen und Heißmachen, dabei die sie begehrenden Männer auf Abstand halten und das Begehrtwerden genießen. Deutlich wie nie zuvor kommt ihr zu Bewusstsein, dass sie von sexgierigen Männern angestarrt und als Objekt angesehen wird. Zugleich aber betrachtet auch sie diese Männer rein als Sexobjekte und, diese Erkenntnis ist neu, sie verachtet sie. Während Miriam bislang die männliche Aufmerksamkeit als Zeichen ihrer sexuellen Attraktivität gedeutet hatte, stürzt nun diese Quelle an Bestätigung wie ein Kartenhaus in sich zusammen. Überdies nimmt sie sich übel, in diesem „billigen Spiel“ mitgespielt zu haben. Emotional betroffen, eröffnet sich die assoziierte biographische Dimension und Erinnerungen an die vergessene, intensive Verachtung, die sie ihrem Vater entgegengebracht hat, werden wach. Ebenso verachtet sie ihre damaligen Empfindungen von Lust und Erregung, den Anlass ihrer Namensgebung als „erotisches Luder“. Jetzt kann sie die Verbindung fühlen zwischen der alten Situation, unfreiwillig und in grenzverletzender Weise zur Zeugin der elterlichen Sexualität gemacht worden zu sein, und ihren heutigen sexuellen Phantasien. Ein Gefühl von Verzweiflung macht sich breit, dass das nicht ihr wirkliches Ich ist.

In der nächsten Sitzung möchte sie sich lieber dem „Mädchen im Schneckenhaus“ widmen. Das Bild hat sie vor sich gelegt. „Das erotische Luder“ liegt einige Meter entfernt.

Th.: „Wie geht es Ihnen heute, wenn Sie auf ihr Bild schauen?“

Miriam: „Ich bin ängstlich, weil ich befürchte, dass ich auch sie ablehnen könnte. Dann habe ich niemanden mehr. Ich meine, dann habe ich innen drin keine Seite mehr, keine ‚innere lustvolle Frau‘, die ich mag ... aber was bleibt mir, als mutig zu sein. Irgendwann muss ich mich stellen.“

Th.: „Dann schlage ich Ihnen vor, dass Sie in ihre Haut schlüpfen und mir erzählen, wer Sie sind und wie Sie sich fühlen.“

Miriam: „Ich bin jung, vielleicht dreizehn oder zwölf. Etwas ist in mir passiert. Zum ersten Mal habe ich mich angefasst. Meine Finger sind wie von selbst zwischen meine Beine gewandert und ich habe mich gestreichelt. Zuerst wollte ich nicht, ich habe mich geschämt. Ich habe mit mir gerungen, dann bin ich schwach geworden und habe dem Streicheln nachgegeben. Ich weiß nicht, ob ich mir etwas vorgestellt habe. Es war eher so, dass mich meine Finger geführt haben, als wüssten sie, wohin sie gehen sollen.“

Th.: „Da war etwas Starkes in Ihnen drin, eine Art Kraft, die Sie geführt hat?“

Miriam: „Ja, irgendwie schon, denn ich wusste tatsächlich nicht, worauf das hinauslaufen soll ...“ *(verwundert)*

Th.: „Als gäbe es da eine Art Zentrum, das Ihre Finger leitet?“

Miriam: „Ja, und das Zentrum, das saß zwischen meinen Beinen. Oder vielleicht auch im Unterleib? ... Ja, da war etwas angeschaltet, das war in mir.“

Th.: „Das ist wichtig, dass es in Ihnen war?“

Miriam: „Ja, auf jeden Fall.“ *(Miriams Stimme wird ganz aufgeregt.)* „Dann gibt es vielleicht doch auch eine Sexualität, die aus mir kommt, die weg ist von meinen Eltern?“

Th.: „Eine Sexualität, die Ihnen gehört. Die sich in Ihrem Körper abspielt und durch Ihr Streicheln erweckt wird. Ja, ich finde, das ist eine wichtige Entdeckung. Ich finde, Sie sollten sie in einem Bild malen.“

Miriam greift zu einer Kreide und malt die Schnecke in ihrem Haus orange aus.

Th.: „Wie kommt Ihnen das vor?“

Miriam: „Ich bin ganz erleichtert, dass ich die Schnecke sichtbar gemacht habe. Es ist die ‚Schnecke' des Mädchens, das ich war *(lacht)*, meine Scheide! So fühlt es sich richtig an. Und ich bin jetzt schon wieder diejenige, die mit den eigenen Fingern meine ‚Schnecke' angemalt hat. Ich bin die Urheberin …"

Th.: „Jetzt schauen Sie auf ‚Das erotische Luder'?"

Miriam: „Ich will sie zwar nicht danebenlegen, aber zum ersten Mal kriege ich die Idee, dass die beiden zusammengehören. Aber ich weiß noch nicht, ob ich dem erotischen Luder verzeihen kann, dass sie sich so lange in meiner Phantasie aufgehalten und dem Mädchen keine Chance gelassen hat. Sie hat ihr den ganzen Platz weggenommen, dass ich gar nicht gesehen habe, dass da noch wer anderes ist."

Th.: „Dann schlage ich Ihnen vor, dass Sie die beiden Bilder mal nebeneinanderlegen."

Es dauert eine Zeit, bis sich Miriam zu diesem Schritt entschließt; zunächst bleibt noch viel Platz dazwischen.

Miriam: „Das ist heftig. Sie gehören wirklich zusammen! Das Schneckenmädchen oder die Schnecke des Mädchens … kann das nur aushalten, weil sie jetzt sichtbar und orange ist … Die Frau im Tangaslip lächelt. Sie lächelt herablassend. Oder lächelt sie erfreut?"

Th.: „Gehen Sie mal in die Rolle der Frau. Was geht in ihr vor?"

Miriam: „Ich freue mich, ich bin nicht mehr allein. Da ist ja noch eine Frau. Aber nein, es ist ja nur ein Mädchen …"

Th.: „Lassen Sie die beiden miteinander sprechen."

Miriam: „Schade, dass du nur ein Mädchen bist. Ich hätte gerne Gesellschaft gehabt, dann wäre ich nicht so allein mit diesen Männern, die mich immer nur begaffen und auf eine Gelegenheit lauern, dass sie mich abschleppen können. Aber da können die lange warten …" *(lächelt arrogant)*

Th.: „Was antwortet denn das Mädchen?"

Miriam: „Aber wenn es dir da nicht gefällt, warum gehst du dann nicht weg?" *Miriam wendet den Kopf zum Luder:* „Gute Frage. Ich hätte ja nicht gedacht, dass man dich ernst nehmen kann." *Das Mädchen:* „Und was ist deine Antwort?" *Luder:* „Ich bin bisher einfach nicht auf die Idee gekommen, dass ich das könnte. Ich weiß auch nicht, wohin ich gehen soll …" *Mädchen:* „Vielleicht solltest du dir zuerst mal was anziehen. In einem Tangaslip kommt man nicht weit!" *Luder:* „Das geht dich überhaupt nichts an. Und überhaupt, was machst du denn da in einem Schneckenhaus? Du siehst ja behindert aus!" *Mädchen:* „Ich bin nicht behindert, ich hab' nur Angst.

> Und wenn ich Angst hab', kann ich mich in meinem Haus verkriechen." *Luder:* „Du hast es gut, ich hab' nicht mal ein Haus ... Aber vor was hast du denn Angst?" *Mädchen:* „Vor all dem, was da draußen passiert, und vor allem vor solchen Frauen wie dir und solchen Männern, die dich angaffen." *Luder:* „Das hätt' ich gar nicht gedacht, du wirkst so erwachsen und reden kann man mit dir auch." *Mädchen:* „Leider kann ich nicht wachsen, weil ich sonst nicht mehr in mein Haus passe."

Miriam stockt. Dann legt sie die beiden Bilder nebeneinander. Einige Augenblicke später korrigiert sie nach und legt die Blätter überschneidend, sodass das Mädchen und das Luder sich fast berühren.

Am Ende dieser Stunde ist sehr viel passiert. Miriams „zwei innere lustvolle Frauen" haben die jeweils andere wahrgenommen, sie haben sich gegenseitig kennengelernt, vielleicht ist auch das Verständnis füreinander gewachsen, und sie haben sich angenähert. Durch die wechselnde Einfühlung in beide Rollen konnte Miriam ausprobieren, wie sich die Identifikation anfühlt. Damit Miriam an ihrem Prozess weiterarbeiten kann, schlage ich ihr als Hausaufgabe vor, die beiden Bilder zusammenzukleben und das „neue" Bild an die Wand zu hängen, um es auf sich wirken zu lassen. *„Sprechen Sie mit den beiden und hören Sie ihnen zu, was sie Ihnen sagen",* gebe ich ihr als Instruktion mit auf den Weg.

Auch in den nächsten Stunden brauchen die beiden „inneren lustvollen Frauen" unsere Aufmerksamkeit und wir können Wachstumsprozesse bei dem „Mädchen im Schneckenhaus" anregen, das Mut fasst, sich mit Unterstützung des „erotischen Luders", die bei näherer Betrachtung nicht nur auf Sex fixiert ist, hinaus in die Welt zu begeben. Im Gegenzug kann das Mädchen auch einen Teil dazu beitragen, dass das Luder seine Würde als Frau wiedererlangt.

Schließlich ist Miriam bereit, ein Bild der neuen „inneren lustvollen Frau" zu wagen. Sie nennt es „Die Verwandelte".

8.2.3 Kirsten – Die kleine feurige Sonne

Als Kirsten die Sexualtherapie beginnt, hat sie einige Monate zuvor eine längere Einzeltherapie beendet, in der die sexuellen Fragen jedoch nicht bearbeitet worden sind.

In unserer ersten Sitzung erzählt sie, dass ihr nach der Geburt der ersten Tochter vor über fünfzehn Jahren die Lust auf Sex völlig abhandengekommen ist. Am liebsten möchte sie Sexualität ganz aus ihrem Leben streichen. Ihr Verstand sagt ihr jedoch, dass das ihrem Mann gegenüber unfair wäre. Denn abgesehen von den sexuellen Schwierigkeiten ist sie mit der Partnerschaft und ihrem Leben zufrieden. Die vorhergehende Einzeltherapie hat ihr zwar ermöglicht, sich mit ihren Ängsten und Selbstwertproblemen auseinanderzusetzen, sodass es ihr damit insgesamt gut geht; sie fühlt sich aber von ihren ständigen Schuldgefühlen gequält, weil sie alles tut, um Sexualität schon gar nicht aufkommen zu lassen oder weil sie sich bei seltenen sexuellen Begegnungen *„ausklinkt"*. Kommt es dann alle paar Monate zu einer sexuellen Begegnung, so fühlt es sich *„wie eine Vergewaltigung"* an, der sie sich *„freiwillig"* ausliefert, obwohl sie nie vergewaltigt worden ist. Nicht nur schämt sie sich, weil sie sich sexuell defizitär vorkommt, sondern auch, weil ihr keine bessere Lösung einfällt, als sich freiwillig in diese demütigende Situation zu begeben. Aus dieser Falle möchte sich Kirsten endlich befreien! Mut und Hoffnung geben ihr eine vor einigen Monaten unerwartete, einschneidende Begebenheit: Ein Mann begann sich leidenschaftlich für sie zu interessieren, und statt seine Flirtversuche zu ignorieren, ließ sie ihre aufkommenden erotischen Empfindungen zu und *„alle Schleusen öffneten sich"*. Diesen Zustand beschreibt sie als in jeder Hinsicht *„überwältigend: Ich fühlte mich komplett umgekrempelt, war selbstbewusst und mutig wie nie, war voller Energie und Lebenslust. Und ich spürte endlich wieder eine Verbindung zu meinen sexuellen Gefühlen und Lust auf Sex"*. Schließlich entschließt sie sich zu einem Treffen mit dem Mann, um herauszufinden, was sie eigentlich möchte. Dabei wird ihr bewusst, dass es ihr nicht um eine Affäre geht, so verlockend sich das auch anfühlt; vielmehr will sie sich mit dem viel größeren Wagnis auseinandersetzen, das wieder erwachte Begehren mit Axel, ihrem Mann, auszuleben. Das geht aber *„gründlich schief: Ich war nicht ich selbst, ich habe mich völlig überzogen und gekünstelt verhalten, eben wie eine ungeschickte Pubertierende, die erwachsen spielt! Und mein Mann war entsprechend befremdet und hat mich gefragt, ob wir jetzt ‚Sex and the City' spielen. Danach war ich sauer, auch wenn er recht hatte, und wieder zu wie eine Muschel."*

Gelehrt hat Kirsten diese Erfahrung dennoch, dass ihre sexuelle Lust nicht ausgelöscht, sondern nur verschüttet ist, und sie stellt sich der Frage, ob sie diese Lust auch ihrem Mann gegenüber beleben kann. Ab diesem Zeitpunkt beginnt sie, sich mit ihrem Mann über die unbefriedigende Sexualität offener auseinanderzusetzen und entschließt sich, eine Sexualtherapie zu machen.

Kirstens erstes Körperbild der „inneren lustvollen Frau" entsteht nicht durch die oben beschriebene imaginative Körperreise, sondern in der fünften Einzelstunde vertiefen wir die für sie überwältigende Erfahrung, dass sich nach all den vielen Jahren erstmals wieder *„alle Schleusen"* geöffnet haben und sie das Begehren durchströmt hat. Sie schildert ihre Empfindungen mit großer innerer Bewegtheit und so eindrücklich, als hätte sich alles gerade gestern abgespielt. Nichts liegt näher, als Kirsten in dieser Stimmung zum Malen eines Körperbildes aufzufordern, in dem sie ihre Empfindungen zum Ausdruck bringt.

Kirsten malt, auf dem Boden sitzend, eine gedrungene weibliche Figur mit orangenem Umriss und einem, mit orangeroter Farbe ausgefüllten Kreis unter dem Bauchnabel, den sie als ihre *„kleine feurige Sonne"* bezeichnet, die ihre Sexualität symbolisieren soll (siehe Abb. 4.7, S. 185). Ihre spontanen Eindrücke beim Anblick ihres Bildes formuliert sie so:

Kirsten: „So habe ich mich wirklich gefühlt, nachdem W. mir eröffnet hat, dass er mich sexy findet und mich begehrt. Seine Worte haben Schleusen geöffnet. Deshalb kann ich die Kontur meines Körpers orange malen. Beim Malen hat sich das gut angefühlt, als ob meine Haut von der Sonne beschienen wird. Dann habe ich das orangerote Gefühl, meine Sexualität, unterhalb des Bauchnabels gemalt. Sie brennt wie Feuer, das ist meine feurige Sonne. Aber da stimmt auch was nicht. Irgendwie ist sie noch zu klein. Ihre Strahlen haben noch nicht die Kraft, sich im ganzen Körper auszubreiten. Sie könnte noch viel größer werden, so groß wie mein ganzer Unterleib. Habe ich Angst vor dieser großen Lust? Vor dem, was dann hinterher passiert? Ob ich dann noch in mein Leben passe und zu meinem Mann?"

Kirsten ist erneut sehr bewegt, als sie im Kontakt mit ihrem Bild diese Sätze ausspricht. Ich frage sie, ob sie einen Schritt weiter gehen und mit ihrer feurigen Sonne in Kontakt bleiben möchte. Als sie bejaht, schlage ich ihr vor, eine Hand dorthin zu legen.

Kirsten: „Ich fühle mich unwohl, möchte am liebsten die Hand schnell wieder wegnehmen. Am liebsten möchte ich einen weiten Bogen um das Thema machen. Eine Seite in mir möchte flüchten, auch jetzt, weg von der Therapie. Da ist aber auch eine andere Seite. Sie ist gerade stärker und frohen Mutes. Sie sagt, ‚mach es'." *Kirsten legt ihre rechte Hand unter den Bauchnabel.* „Es ist warm, ich bin warm. Da ist mein Bauch, da beginnt mein Unterleib. Ich bin eine Frau *(lacht).* Die Wärme strahlt in meine Hand aus, da ist eine kleine Sonne drin. Sie hat Feuer Ich möchte sie mehr spüren, unabhängig von der sexuellen Lust. Auch im Alltag. Ich möchte ganz sein."

Th.: „Hören Sie mal hin, ob sie mit Ihnen spricht?"

Kirsten: „Es gibt mich, ich bin da, auch wenn ich klein bin und vielleicht kleinlaut ... und du mich bisher nicht wahrgenommen hast." *Zu mir gewandt:* „Jetzt wird sie ganz heiß."

Th.: „Spüren Sie mal, was diese Energie mit Ihnen macht?"
Kirsten: „Ein bisschen strömt sie in den Bauchraum und nach oben in die Brust und auch seitlich in die Leisten. Ich habe da eine kleine feurige Sonne. Aber mein Tinnitus schrillt jetzt ohne Ende."

Kirsten ist jetzt in einen wichtigen Prozess eingetreten, der es uns über die Kontaktaufnahme und das Spüren ihrer Resonanzen Schritt für Schritt ermöglicht, sowohl das in Teilen positive Körpergefühl zu verankern als auch in den folgenden Sitzungen den aufgetretenen Irritationen nachzugehen.

Um den Kontakt zu ihrer *„kleinen feurigen Sonne"* zu halten, sammeln wir Ideen, was sie zunächst selbst dazu tun kann. Zu Hause kann sie z. B. eine Hand auf diese Stelle legen und sie massieren. Außerdem kommt ihr die Idee, dass sie, vom Feuer ihrer Sonne angetrieben, zu Hause tanzen könnte. In der folgenden Stunde ist sie von den Erfahrungen energetisiert und ermutigt und berichtet, dass sie sich endlich einen lang gehegten Wunsch, die Teilnahme an einem Zumbakurs, erfüllen will. Außerdem erlebt sie beim Handauflegen und Massieren ein großes Wohlbehagen, auch wenn sich danach erneut für sie unklare und nicht fassbare negative Empfindungen einstellen: *„Da ist was, das meine kleine Sonne nicht wirklich wachsen lässt"*, spürt sie. Diese Erfahrung nehmen wir zum Anlass, Kirstens Empfindungen ausführlicher auf den Grund zu gehen. Zunächst versuchen wir es über den Weg einer weiteren imaginativen Körperreise, indem ich sie anrege, ihre *„kleine feurige Sonne"* wachsen zu lassen:

„Setzen Sie sich bequem hin, und wenn Sie wollen, können Sie sich auch hinlegen. Schließen Sie dann die Augen.

Beginnen Sie mit einem langen, tiefen Atemzug. Atmen Sie bitte langsam und tief durch die Nase ein. Und atmen Sie langsam durch den Mund wieder aus, als ob Sie ganz viele Kerzen ausblasen würden.

Geben Sie sich weitere fünf, sechs solcher Atemzüge, sodass Sie allmählich zur Ruhe kommen können.

Lassen Sie auch die Gedanken Ihres Tagesbewusstseins zur Ruhe kommen, indem Sie Ihre Gedanken einfach weiterziehen lassen. Damit wird es leichter, sich für die Weisheit des Unbewussten zu öffnen …

Gehen Sie nun mit Ihrer Aufmerksamkeit zu der Körperstelle unterhalb des Bauchnabels, wo sich die orangerote Sonne befindet, von der Sie sagen, dass sie klein und feurig ist und dass da aber auch negative Empfindungen auftauchen …

Legen Sie, damit Sie Ihre Sonne besser spüren können, eine Hand dorthin.

Stellen Sie sich vor, wie das wäre, wenn die orangerote Sonne größer würde, wenn sie in den ganzen Bauchraum ausstrahlen würde. Und wenn dann die Strahlen bis in den Unterleib und bis in die Brust ausstrahlen, sodass alles rot und orange wird ... Und wenn Sie mögen, stellen Sie sich weiterhin vor, dass die Sonne noch größer wird und ihre Strahlen bis in die Arme und Beine, bis in den Kopf und die Zehen reichen ... Wenn Ihr Körper ganz orange und rot würde ...

Nehmen Sie wahr, welche Gedanken und Gefühle und auch Körperempfindungen kommen. Vielleicht kommen auch Erinnerungen oder andere komische oder verquere Ideen."

Gestärkt durch die positiven Erfahrungen im Rahmen dieser Übung, kommt Kirsten im Anschluss mit einer Reihe von Erinnerungen in Kontakt: an die traumatische Geburt des ersten Kindes, das eine Totgeburt war, und eine Unterleibsoperation (die Entfernung der Gebärmutter); außerdem taucht auch ein mütterliches Verbot auf. (Das zuletzt genannte Thema setzt sich später in einer weiteren Arbeit fort, die ich Ihnen schildern werde, siehe Kap. 11.1, S. 274.) Kirsten arbeitet die neuen Aspekte in ihr Körperbild der „inneren lustvollen Frau" ein, wodurch es sich erheblich ausdifferenziert.

8.2.4 Kathrin – Meine schöne, „innere lustvolle Frau" (2)

Kathrin befindet sich erst seit wenigen Sitzungen (nach einer beendeten Einzeltherapie) bei mir in Behandlung und wünscht sich eine auf ihre sexuellen Probleme fokussierte Therapie. Da wir uns nur im Abstand von jeweils vier bis sechs Wochen zu Doppelstunden treffen können, vereinbaren wir eine intensive Einbeziehung von Hausaufgaben. Eigentlich ist sie mit sich und ihrem Leben zufrieden, wäre da nicht der wiederkehrende Druck, Sex haben zu müssen. Allerdings gesteht sie zu, dass dieser Druck mehr mit ihr als mit ihrem Partner zu tun hat. Er ist zwar nicht glücklich darüber, dass es seines Erachtens zu selten Sex gibt, aber auch nicht unglücklich. Kathrin möchte herausfinden, ob sie *„näher an ihre Lust herankommen"* und ob sie *„eine andere Sicht auf sich als Frau"* (statt nur auf ihre Leistungen bezogen) bekommen kann.

Nachdem sie in der Sitzung zuvor, unserer dritten, nach der Imaginationsreise ihr Bild der „inneren lustvollen Frau" gemalt hat und wir es besprochen haben, bekommt sie in der vierten Sitzung das Bedürfnis, ein zweites Bild, das ihrer „inneren lustlosen Frau", zu malen, das sie neben die lustvolle Ausgabe malt. Damit sie sich, wie sie sagt, vollständig abgebildet sieht. In der fünften Sitzung berichtet sie, wie entlastet sie sich in der Zwischenzeit gefühlt habe, nachdem nun beide Seiten einen Platz gefunden haben, wodurch sie das ständige Grübeln habe unterlassen können. Außerdem habe sie, einem Impuls folgend, ihr Bild der „inneren lustvollen Frau" geändert, indem sie den bisher nur im Umriss bestehenden Kopf ebenfalls mit den Farben der Lust ausgemalt habe. Jetzt aber wolle sie mir erst einmal die Hausaufgabe, den Brief der „inneren lustvollen Frau" an Kathrin, vorlesen:

„Hallo Kathrin,
hier ist deine ‚innere lustvolle Frau'. Ich bin total genervt von dir, und du machst mich echt wahnsinnig. Ich habe auch meine Daseinsberechtigung! Außerdem würde ich dir ja was Gutes tun, ich soll doch angeblich die schönste Nebenbeschäftigung der Welt sein. Bei dir bin ich das nicht. Letztens, in den Wochen nach meinen Tagen, durfte oder konnte ich wieder nicht rauskommen, als würde ich gar nicht existieren. Warum legst du die Schwelle so hoch für mich? Lass mich doch raus! Spürst du denn nicht, dass ich da bin? Was hab ich dir getan, dass du so mit mir umgehst? Weißt du was? Frühmorgens hast du mich weniger im Griff, da bin ich manchmal einfach da, wenn du im Halbschlaf bist. Aber dann, je wacher du wirst, desto mehr gerate ich wieder in den Hintergrund. Und manchmal genügt ein falsches Wort von Jochen, deinem Freund, und du machst total zu und lässt mir keinen Raum mehr."

Durch das laute Vorlesen des Briefes wird Kathrin emotional und mental direkt involviert, der Prozess der Identifikation mit der „inneren lustvollen Frau" nimmt seinen Anfang. Damit der Prozess in seiner Dichte aufrechterhalten bleibt, schlage ich ihr vor, das Bild mit der „inneren lustvollen und der lustlosen Frau" so zu positionieren, dass die Nähe bzw. die Distanz, die sie jetzt dazu empfindet, zum Ausdruck kommt. Kathrin schaut danach hoch konzentriert auf ihr Bild, ich warte ab, in welche Richtung sie der angestoßene Prozess führen wird, ob sie sich den Ressourcen oder einem schwierigen Ausschnitt zuwendet. Nachdem sie eine ganze Weile aufmerksam das Bild ihrer „inneren lustvollen und lustlosen Frauen" angeschaut hat, faltet sie es spontan in der Mitte zusammen:

Kathrin: „Ich möchte jetzt die schwarze Seite nicht sehen, sondern nur die positive bunte." *Sie stellt das Bild mit der schematischen Umrisszeichnung ihrer Figur hochkant auf das Sofa, wobei deren Kopf nun auf der Höhe unserer Köpfe ist.* „Jetzt ist sie wie ausgestellt, sie kriegt jetzt alle Aufmerksamkeit *(lacht)*. Das sieht witzig aus. Wie eine dritte Person. Das passt zu meinem positiven Wandel." *(Lacht versonnen.)*

Th.: „Sie zeigt sich uns?"

Kathrin: „Ja, sie ist selbstbewusst. Das ist schön *(lacht)*. Und sie ist schön."

Th.: „Sie kann sich jetzt sehen lassen?"

Kathrin: „Ja, zum ersten Mal in ihrem Leben." *Kathrin schaut lange nachdenklich auf ihr Bild, sie scheint hoch konzentriert und versunken. Irgendwann ändert sich ihre Mimik deutlich, sie wirkt zunehmend unzufriedender, skeptischer.*

Th.: „Können Sie beschreiben, was in Ihnen vorgeht?"

Kathrin: „Sie war superpositiv. Aber je länger ich sie anschaue, desto weniger gern tue ich es. Sie ist das Ideal, nach dem ich strebe. Aber beim Schauen kommt das Negative durch. Das Bild auf der Rückseite kommt jetzt mit dem Schwarzen durch, es will sich auf die Vorderseite drängen. Das ist ja auch nicht verwunderlich, denn in dem bunten Bild ist eine Lüge drin. Das Schwarz gehört ja dazu. Es ist da, aber es überlagert das Bunte nicht *(verwundert).* Es ist eher so, dass sich schwarze Flecken neben die bunten drängen. Aber die bunten sind in der Überzahl." *Kathrin schaut jetzt fragend in meine Richtung.*

Th.: „Bleiben Sie ruhig in diesem Gedankenfluss und nehmen Sie wahr, wie es Ihnen dabei geht."

Kathrin schaut erneut hoch konzentriert auf ihr Bild, sie taucht schnell wieder in die Versunkenheit ab: „Ich kann das Schwarz tolerieren, vielleicht akzeptieren *(lacht).* Ich werde nicht traurig, so ist das nicht." *Sie schweigt und schaut. Eine Weile später, wieder lachend:* „Ich habe mich gerade gefragt, ob sich der Prozess umkehrt, indem der Fluss der Farben wieder schwärzer wird. Aber das ist nicht so *(lacht).* Vielmehr kommt jetzt in meiner Vorstellung wieder das Bunte mehr durch und die schwarzen Flecke werden weniger ... *(lacht)* ... Ich habe nichts getan. Es hat sich von selbst verändert. Ich muss mich nur lassen, ich muss mich nur diesem inneren Fluss überlassen. Aber ich kann mich so schwer lassen! Dann kommt das Schwarze wieder durch, wenn ich mich nicht lasse und steuern will: Es beginnt vom Kopf und breitet sich dann im Körper aus. Aber es ist nicht so, wie ich dachte, dass das Schwarze als große Fläche im Kopf bleibt. Das Schwarze verflüssigt sich, mischt sich unter die bunten Flecken. Es ist wie ein Fluss, der dahinfließt. Und der Fluss sieht nie gleich aus, er ändert sich. Wenn ich ihn lasse ..."

Th. (ich fasse zusammen): „Das Bild schien Sie am Anfang wie hineingezogen zu haben *(sie nickt)* und hat dann einen Gedanken- und Gefühlsstrom ausgelöst, der Ihre ganze Aufmerksamkeit beansprucht hat. Sie haben erlebt, wie er geflossen ist und wie er gestockt hat."

Kathrin: „Wie Konfetti ist es durch mich hindurchgeströmt. Ich habe versucht an nichts zu denken. Ich war an einem neutralen Punkt und habe nichts erwartet. Die Gedanken sind von alleine gekommen. Aber wie habe ich das gemacht? Das wünsche ich mir beim Sex auch! – Ich bin in diesen Fluss

> ein- und später auch wieder ausgestiegen und wieder eingestiegen ... Ich habe ja auch fließende Schlangenlinien gemalt. Ich habe gewartet, bis etwas zu mir kommt, statt willentlich etwas herzustellen. Jetzt spüre ich auch, wie sich die Wellen durch meinen Körper hindurchbewegen."

Von außen betrachtet – und wie sie mir im Gespräch bestätigt – wirkt das Bild wie ein intensiver Reiz, der eine Art Sogwirkung entfaltet. Kathrin tritt nach einer kurzen Phase von Überlegungen in einen Bewusstseinszustand ein, in dessen Verlauf die Außenwahrnehmung abnimmt, zugleich aber der Rapport, also der Kontakt zu mir, gewahrt bleibt. Ich kann ihr quasi von außen dabei zusehen, wie sie immer mehr in ihr Erleben eintaucht, wie die Ich-Kontrolle zurücktritt, ihre emotionale Beteiligung sich nochmals intensiviert, und aus Erfahrung weiß ich, dass sich in diesem Stadium ein intensives Bildererleben einstellen kann. Manchmal kann dieses Erleben so plastisch sein, als sei man diese imaginierte Person, mit der man sich da gerade auseinandersetzt. Solche Momente der kompletten Identifikation erlebt Kathrin, als sie beschreibt, wie die Gedanken und Gefühle wie Konfetti durch sie hindurchströmen, sie erwartungslos ist, an einem neutralen Punkt – da ist Kathrin ihre „innere lustvolle Frau".

Interessanterweise gerät Kathrin während der Sitzung in einen Bewusstseinszustand, der Charakteristika eines Flows aufweist (3): hohe Zentrierung der Aufmerksamkeit, Selbstvergessenheit, selbstverständliches Überflüssigwerden von Kontrolle und erwartungsfreies Aufgehen im Tun selbst. Die Intensität, mit der sie sich einzulassen traut, werten wir im anschließenden Gespräch als eine ganz wichtige Basisfertigkeit für ein gelingendes und beglückendes sexuelles Erleben, wovon sie jetzt quasi ein Modell erlebt hat.

Als Hausaufgaben schlage ich Kathrin vier begleitende Experimente vor, denn wir sehen uns erst in sechs Wochen wieder: Erstens in achtsamer, nicht wertender Weise mit der „inneren lustvollen Frau" während eines Körperexperiments in Kontakt zu gehen, indem sie sich zwei bis drei Mal mit dem Körperexperiment *Sich im Spiegel ansehen* (siehe Kap. 9.1.1, S. 210) beschäftigt. Wenn es ihr gut damit geht und sie sich vertraut fühlt, kann sie zum nächsten Experiment übergehen, *Die äußeren Genitalien mit dem Handspiegel betrachten* (siehe Kap. 9.1.2, S. 212). Außerdem ein weiterer Vorschlag für den Alltag: An einem Tag in der Woche die „innere lustvolle Frau" durch äußere Attribute (Kleidung, Accessoires, Schminke etc.) zum Ausdruck bringen und Erfahrungen (Gedanken, Gefühle, Körperempfindungen, Verhalten und Feedbacks anderer) protokollieren.

Auch aus einer weiteren Doppelsitzung möchte ich zunächst kurz schildern, welche Erfahrungen Kathrin mit den verschiedenen Experimenten macht; anschließend ausführlicher auf eine Therapiesequenz eingehen, die beschreibt, wie der Prozess der Identifikation mit der „inneren lustvollen Frau“ voranschreitet, auch wenn zunächst noch ein biographisches Hindernis aktiviert wird.

Kathrin berichtet, wie beim Berühren der verschiedenen Körperregionen im ersten Körperexperiment die Empfindung aufgestiegen sei, dass ja ihr ganzer Körper die „innere lustvolle Frau“ ausmache. Für Momente habe sie sich *„eins gefühlt“* und durch die Berührungen *„ganz belebt“*. Das sei eine gute Ausgangserfahrung für die weiteren Körperexperimente gewesen und sie habe recht entspannt bleiben können. Außerdem habe es ihr Freude bereitet, sich an mehreren Tagen bewusst zu schmücken, um sich lustvoll zu fühlen. Zunehmend sei sie jedoch auch über die *„schwarzen Flecken gestolpert“*, die sie mit Unruhe erfüllt hätten, und sie habe sich gefragt: *„Was geht da eigentlich ab, wozu brauche ich doch noch Jochens Aufforderungen zum Sex, die mir dann doch nicht recht sind?“* Sie habe gespürt, dass es *„eine innere Schwelle„* gebe, *eine „Art Hemmung“*, über die sie nicht hinwegkomme.

Zur Konfliktbearbeitung fordere ich Kathrin auf, das Bild auszurollen und es an einen Platz zu legen, der ihrem Gefühl entspricht. Sie legt es ca. drei Meter entfernt und sagt, sie habe eigentlich *„keine Lust“*, sich mit der „inneren lustvollen Frau“ zu beschäftigen, es mache sie nur *„traurig und hilflos“*, und heute springe ihr die schwarze Farbe mehr denn je ins Auge. Dabei taucht eine biographische Erinnerung auf, in der die lustvolle Erfahrung der Selbstbefriedigung mit einem Verbot gekoppelt ist:

Kathrin: „Mit dreizehn, vierzehn Jahren habe ich erotische Szenen im Fernsehen gesehen, die mich ganz kribbelig gemacht haben. Vorm Schlafengehen habe ich begonnen, meinen Körper zu erkunden und den Ort des Kribbelns zwischen den Beinen zu identifizieren. Ich habe mich dann so lange gestreichelt, bis ich einen Höhepunkt erlebt habe. Danach habe ich mich nicht oft, aber regelmäßig selbst befriedigt. Immer habe ich mich dabei gefragt, darf man das? Muss man sich dabei schämen? Trotz der Gewissensbisse und der Scham habe ich es wieder gemacht; denn während ich erregt war, war das nicht nur ein Hochgefühl, sondern auch wie ein inneres Freiheitsgefühl.“

Die biographische Vorläuferin, das „erwachende lustvolle Mädchen“, erscheint in Kathrins Vorstellung, und die Erinnerungsszene wird als Teil ihrer Sexualentwicklung lebendig. Während Kathrin als Pubertierende den ersten Teil ihres inneren Konflikts erfolgreich bewältigen konnte, kommt sie nun aufgrund weiterer Schwierigkeiten (Selbstunsicherheit gepaart mit ausbleibender mütterlicher Ermutigung) an die Grenzen ihrer damaligen Möglichkeiten:

Kathrin: „Meine Eltern haben mich nie aufgeklärt. Ich denke, sie haben keine Worte gefunden. Meine Mutter hat nur einmal, als ich zu meinem ersten Freund gegangen bin, gesagt: Schau, dass du verhütest. Als Tochter habe ich mir von meiner Mutter immer gewünscht, dass sie das Thema Sexualität einmal in einer feinfühligen Weise anspricht ... Vielleicht hätte aber auch schon das Gefühl gereicht, fragen zu dürfen, wenn ich gewollt hätte. Denn als sich später Jungen für mich interessiert haben, habe ich einigen, aus lauter Angst davor, was passieren könnte, die Tür vor der Nase zugeknallt. Ich bin den leichten statt den mutigen Weg gegangen, wie meine Mutter."

Während Kathrin erzählt, regrediert sie, d. h., sie wird zu einem pubertierenden Mädchen, ablesbar z. B. an ihrem schüchternen, verlorenen Blick und ihrer zarter werdenden Stimme. Ich „hole sie dort ab", wo sie sich entwicklungspsychologisch befindet (in der Pubertät), und unsere therapeutische Beziehung ist nun einer Tochter-Mutter-Beziehung vergleichbar:

Th.: „Das ist ganz normal, dass man in diesem Alter neugierig ist zu erfahren, wie das mit Sexualität geht. Da passieren so viele neue Dinge. Und man möchte herausfinden, wie sich der Körper wo anfühlt, und möchte auch hinschauen und Jungs kennenlernen. Und herausfinden, wie es sich anfühlt, einen Jungen zu streicheln und von ihm gestreichelt zu werden. Man darf dabei auch mutig sein und Dinge ausprobieren. Es ist aber auch gut, darauf zu achten, was einem nicht guttut und es dann auch nicht zu tun ..."

Kathrin: „Ich habe mir ein solches Gespräch immer gewünscht, ohne dass es mir bewusst war. Ich habe auch hören wollen, dass ich mutig sein und hinter die Tür schauen darf. Damit ich den Jungs, die sich für mich interessieren, nicht die Tür vor der Nase zuschlagen muss. Die Neugierde war zwar da, aber die Angst war immer größer. Lieber bin ich den leichten als den mutigen Weg gegangen, statt nachzusehen, was hinter der Tür ist ... Bin ich deshalb immer noch gehemmt und kann ich deshalb nicht loslassen?"

Danach berichtet Kathrin, dass sich dieser Konflikt in der Gegenwart mit ihrem Partner immer wieder von Neuem wiederholt. Eine innere Stimme sagt: *„Du musst dich schämen"*, und sie fragt sich: *„Darf ich ohne Hemmungen sein?"* Dagegen gibt der Partner ihr die Botschaft: *„Dein Stöhnen ist erregend."* Sie sei daraufhin hin- und hergerissen, und dieser Konflikt störe und unterbreche ihre Lust und Erregung.

In der folgenden Intervention mache ich uns die von Kathrin angebotene Metapher der Tür zunutze:

Th.: „Ich schlage Ihnen vor, dass Sie in Gedanken einmal zu dieser Tür gehen, von der Sie wiederholt gesprochen haben. Wenn Sie wollen, können Sie die Augen schließen. Schauen Sie mit Ihrem inneren Auge diese Tür an. Wie sieht sie aus, wo genau stehen Sie da, sind Sie allein? Und schauen Sie bitte nun, welches Bild von Ihnen selbst da auftaucht: Sind Sie die Erwachsene, die da steht, oder das Mädchen? Und wenn Sie als Mädchen dort stehen, dann schauen Sie mal, wie alt Sie sind."

Kathrin: „Ja, ich sehe mich eher als Mädchen mit vierzehn, fünfzehn. Meine Mutter ist auch da, aber sie ist abgewandt und beschäftigt."

Th.: „Du musst dich schämen, sagt eine innere Stimme. Und Sie fragen sich, darf ich ohne Hemmung sein? Spüren Sie nochmals nach, wie sich diese Sätze anfühlen."

Kathrin: „Ich spüre, wie sich sofort ein Druck auf der Brust breit macht, das ist die Hemmung."

Th.: „Stellen Sie sich bitte jetzt die erwachsene Frau, die Sie sind, vor und geben Sie ihr einen Platz in dieser inneren Szene an der Tür."

Kathrin: „Sie geht auf das Mädchen zu, sie begrüßt sie. Das Mädchen freut sich, dass es Gesellschaft bekommt ... Sie sagt, es wird Zeit, dass du endlich kommst ... Sie sagt, ich brauche dich."

Th.: „Bekommt sie auch eine Antwort?"

Kathrin: „Die erwachsene Frau schaut verdutzt. Sie sagt: Ja, du hast recht. Eigentlich sollte ich da stehen."

Th.: „Ich schlage Ihnen vor, dass Sie jetzt in die Rolle der erwachsenen Frau schlüpfen. Denn es gibt da verschiedene Botschaften: Die innere Stimme sagt, du musst dich schämen, und Sie fragen sich: Darf ich ohne Hemmung sein? Gleichzeitig sagt Ihr Freund: Dein Stöhnen ist erregend."

Kathrin: „Das Mädchen ist jetzt verschwunden, ich, die erwachsene Frau, bin allein an der Tür. Nein, ich will mich nicht mehr schämen. Ich will endlich den Mut finden, hinter die Tür zu sehen. Ich will ausprobieren dürfen. Ich will Ja sagen zu meinem Freund. Ja, ich bin erregend."

Th.: „Nehmen Sie sich noch einige Momente Zeit, die erwachsene lustvolle Frau zu sein: Spüren Sie, wie Sie da stehen, wie Sie sich in Ihrem Körper fühlen, spüren Sie in Ihre Brust, in Ihren Bauch und in Ihr Becken ... und öffnen Sie dann die Tür."

Kathrin: „Ja, das ist gut: Ich stehe fest auf dem Boden, ich bin groß, meine Brust ist frei, ich kann frei durchatmen, jetzt traue ich mich, ich öffne die Tür und schaue, was dahinter ist."

Zum Abschluss schauen wir uns nochmals gemeinsam das Plakat an, das Kathrin jetzt näher heranzieht:

Kathrin: „Jetzt geht es mir so, dass ich in der schwarzen Gestalt das Mädchen sehe, das sich wie eine Erwachsene verhalten muss. Sie ist überfordert, sie möchte da weg."

Kathrin faltet das Blatt, sodass die bunte lustvolle Frau allein auf der Vorderseite ist, während die andere auf der Rückseite unsichtbar ist: „Jetzt möchte ich die bunte lustvolle Frau noch etwas größer malen, die Farben kräftiger und ihr einen guten Stand verleihen." *Kathrin greift zu den Farben und verändert das Bild.*

Kathrins Prozess ist an diesem Punkt noch nicht zu Ende. Dennoch hat sie zum beschriebenen Zeitpunkt viel erreicht, und wir konzentrieren uns in den wenigen verbleibenden Sitzungen auf die Fragen, wie sie mit weiteren Hindernissen an dem *„Tor"* zu sexuellen Begegnungen umgehen und wie sie auf Dauer die Glut des Begehrens aufrechterhalten bzw. sie immer wieder entfachen kann (siehe Kap. 12).

Auch Dagmars und Miriams therapeutische Prozesse brauchen weitere Sitzungen, die sich der Erforschung und Auseinandersetzung der „inneren lustvollen Frau" und der Anregung weiterer Identifikationsprozesse widmen. Miriam gelingt es, die zwei Seiten ihrer „inneren lustvollen Frau" zu verschmelzen, aber noch weiß sie zu diesem Zeitpunkt nicht, ob *„Die Verwandelte"* auch in sexuellen Situationen alleine und mit Partner trägt. Manchen Frauen sind diese Schritte ausreichend, um sich für den Alltag ihrer Sexualität gerüstet zu fühlen. Sie sind bei ihrer „inneren lustvollen Frau" angekommen und trauen sich zu, als „lustvolle Frau" zu leben. Andere brauchen weitere Unterstützung auf ihrem Weg. Ihnen gilt das nächste Kapitel, das sich mit der körperlichen Seite der Sexualität beschäftigt.

Literaturverweise:

(1) Ecker 2016.
(2) Mit Kathrins „Fall" habe ich mich bereits in einem Fachbuch (1) auseinandergesetzt. Hier schildere ich ihn nochmals verkürzt und in einer allgemeinverständlichen Weise.
(3) Vgl. Charakteristika eines Flow im Sinne von Csikszentmihaly, 1975, S. 59.

9. Die körperliche Aneignung der „inneren lustvollen Frau“

Wie kann die „innere lustvolle Frau“ körperlich spürbar werden? Achtsame Körperexperimente leiten an, wie Frauen ihre „innere lustvolle Frau“ auf einer körperlichen Ebene erwecken können. Im Spiegel der Selbstberührungen erkennen sie sich als lustvolle Frauen. Dabei geht es um nicht weniger, als sich das ganze Spektrum sexueller Empfindungen zu erobern. Wie es Tanja, Johanna und Sophia und anderen mit den Körperexperimenten geht und wie sie damit ihren Entwicklungsprozess voranbringen, davon handelt dieses Kapitel.

In frühen Sexualtherapiekonzepten für Frauen der Siebziger- und Achtzigerjahre des letzten Jahrhunderts entwickelte man aufeinander aufbauende und im Schwierigkeitsgrad zunehmende Körperübungen, die eine Entdeckungsreise hinsichtlich Lust und Erregung bis zum klitoralen Orgasmus einleiten sollten (1, 2, 3). Die Sprache und der Ton der Anleitungen damals waren neuartig und so nie dagewesen, die Formulierungen überraschend einfühlsam und erlaubend, dabei in der Sache direkt und frei von Tabus. Die Grundidee war bestechend einfach: Durch die Übungen sollte Frauen ein Weg zum Erlernen von erregenden Körperempfindungen eröffnet werden, mündend in der Möglichkeit, einen klitoralen Orgasmus zu erleben. Implizit ging man davon aus, dass sich das auch gut anfühlt und gedanklich entsprechend verbucht wird.

Unbestritten haben diese Übungen in Sexualtherapien von Frauen viel Positives bewirkt. Die Anwendung dieser Leitfäden stößt jedoch auch an einige Grenzen: Denn was geschieht mit Frauen, die eine große Abwehr gegen erregende Berührungen mancher Körperstellen hegen? Oder mit Frauen, die auf emotionale Hindernisse stoßen und bei denen noch so eifriges Üben keinen Erfolg bringt? Oder Frauen, die schon gar nicht an einen Startpunkt kommen und sich nicht trauen, sich z. B. in einem Ganzkörperspiegel nackt zu betrachten? – Übungen beheben zwar Defizite, bei denen ein Trainingsmangel zugrunde liegt, sind jedoch keine Lösungen bei inneren Konflikten oder Traumata. Aus diesem Grund bevorzuge ich anstatt der missverständlichen Bezeichnung „Körperübung“ die Bezeichnung „Körperexperiment“! Der Ausgang von Experimenten ist immer offen und die potenziellen Erfahrungen sind vielfältig. Dementsprechend muss der therapeutische Umgang flexibel mit den Möglichkeiten der Problemaktualisierung, der Klärung, der Ressourcenorientierung und der Problembewältigung umgehen.

Die damals angestrebte Zielsetzung der Leitfäden, eine Frau zu befähigen, zum klitoralen Orgasmus zu gelangen, ist heute noch immer hoch relevant; nicht minder relevant ist, sich einen Zugang zum vaginalen Orgasmus zu bahnen. In den frühen Sexualtherapien war das Phänomen des vaginalen Orgasmus umstritten, wobei damals erste Forschungen auf seine Existenz hinwiesen (4). Mittlerweile gibt es genügend sexualtherapeutisches Wissen zum vaginalen Orgasmus (5) sowie sexualtherapeutische Interventionen, die es Frauen ermöglichen, einen Weg sowohl zum klitoralen als auch zum vaginalen Orgasmus zu finden. Deshalb meint die körperliche Aneignung der „inneren lustvollen Frau" im prozessorientierten Ansatz mehr, als nur einen Zugang zur Lust anzuvisieren. Es geht vielmehr darum, die ganze Bandbreite der lustvollen und erregenden Empfindungen fühlen zu können, einschließlich der orgastischen Möglichkeiten, wie unser Körper sie uns zur Verfügung stellt. Orgasmusfähig zu sein, heißt jedoch nicht zwangsläufig, auch Lust auf Sex zu haben: Manche lustlose Frau kommt problemlos klitoral, vaginal oder sowohl als auch zum Orgasmus, während es wiederum viele lustvolle Frauen mit Orgasmusproblemen gibt. Um das komplette Spektrum lustvoller Empfindungen fruchtbar machen zu können, arbeiten wir mit Körperexperimenten.

9.1 Körperexperimente

Die Arbeit mit Körperexperimenten erfolgt in einem fortgeschrittenen Stadium einer Sexualtherapie, nachdem zumindest in Teilen schwierige lebensgeschichtliche Ereignisse bearbeitet worden sind und die Idee der „inneren lustvollen Frau" konkretisiert wurde. Erst dann macht es Sinn, die „innere lustvolle Frau" auf einer körperlichen Ebene zu erwecken, sie zu erforschen und in einen therapeutischen Dialog einzutreten, um Identifikationsprozesse anzuregen: Diese geschehen durch wiederholte aufmerksame Wahrnehmungen von Berührungen, die eine Frau sich selbst zukommen lässt. Im Spiegel dieser Selbstberührungen erlebt und erkennt sie sich als lustvolle Frau, und sich wiederholende Berührungen stärken ihre lustvolle Identität.

Die acht Körperexperimente, die ich Ihnen vorstellen werde, sind diejenigen, die ich am häufigsten verwende, aber selbstverständlich gibt es noch viele mehr. Sie sind nicht als eine Art von Programm zu verstehen, das durchlaufen werden muss; vielmehr stellen sie einen Rahmen zur Verfügung, wie sich eine Frau der Selbstberührung annähern kann. Die sich daraus entwickelnden Prozesse sind sehr individuell und Sie, liebe Leserin, werden sehen, dass manche Frauen wenige, andere mehrere Experimente ausprobiert haben, um ihren persönlichen Prozess voranzubringen. Einige Frauen wechseln bald darauf zu Paarexperimenten, die durch das „Sexualcoaching" strukturiert werden (siehe Kap. 11), andere nicht.

Während eines Körperexperiments wird eine Frau nach den Prinzipien der Achtsamkeit angeleitet, sich wahrzunehmen (6). Allen Ansätzen gemeinsam ist die Grundhaltung, „das Bewusstsein wieder in den gegenwärtigen Moment zu holen und mit der aktuellen Tätigkeit in Übereinstimmung zu bringen" (7). Den Erlebnisinhalten soll bewusst und nicht wertend im Kontakt mit dem augenblicklichen Moment Aufmerksamkeit gewidmet werden, anstatt sich abzulenken und „nicht bei der Sache zu sein". Gerade Frauen mit sexuellen Problemen berichten über häufiges „Abschweifen", d. h. über die Schwierigkeit, während sexualtherapeutischer Experimente die Aufmerksamkeit auf die eigene Lust und Erregung sowie das körperliche Erleben zu konzentrieren. Es kommen ihnen Alltäglichkeiten in den Sinn oder auch Gedanken über die sexuelle Situation selbst, was an sich nicht schlimm und normal ist – wenn diese Gedanken vorüberziehen. Schwierig wird es erst, wenn sie haften bleiben und Aufmerksamkeit binden, die eine Frau für die Konzentration auf ihre Lust und Erregung braucht. Anstatt darauf abzuzielen, die Gedanken in einer positiven Weise zu verändern, eröffnen achtsamkeitsbasierte Ansätze eine andere Option: Während eine Frau sich auf die Körperwahrnehmung konzentriert, realisiert sie eine achtsame, nicht wertende und sich selbst akzeptierende Haltung.

Welche Rolle spielen sexuelle Phantasien bei den Körperexperimenten?

Sexuelle Phantasien sind ein Konzentrat sexuell wirkungsvoller gedanklicher Reize, die verlässlich sexuelle Reaktionen auslösen. Sie locken körperliche Erregung, Lustgefühle und lustvolle Gedanken hervor und fordern zu bestimmten Berührungen heraus. Insofern wirken sie hoch steuernd. Gewöhnlich wird ihr Potenzial zur Luststeigerung hervorgehoben und manchmal werden sie deshalb auch verklärt. Bei der Durchführung eines Körperexperiments kommt es aber nicht darauf an, besonders effektiv Erregung zu erzeugen; vielmehr geht es darum, sich im Prozess des Spürens wahrzunehmen und sich einer Feinfühligkeit zu öffnen, die neue Körperempfindungen, Gefühle, Vorstellungsbilder und Verhaltensimpulse zulässt. Sexuelle Phantasien stehen in diesem Sinne einer offenen Begegnung mit sich selbst im Hier und Jetzt im Weg. Denn in ihnen sind sowohl die Handlung als auch die Definition der Rollen einschließlich der eigenen Rolle und der Regeln der sexuellen Interaktionen fixiert und versprechen so am besten ein hohes Lusterleben.

Glücklicherweise konnte ich bei den Körperexperimenten auf zwei Bücher zurückgreifen, das eingangs erwähnte „Gelöst im Orgasmus" (1) und „Weibliche Ejakulation & der G-Punkt" (5). Das zuerst genannte halte ich, trotz vieler weiterer Publikationen seitdem, für eines der gelungensten praxisnahen Bücher zur weiblichen Lust und zum klitoralen Orgasmus. Meine Modifikationen setzen da an, wo ich auf den Achtsamkeitsgedanken fokussiere und entsprechende Instruktionen einfüge. Manchmal habe ich der Klarheit halber Formulierungen verändert, diese zeitgemäß angepasst, dann und wann gekürzt oder etwas ergänzt.

Dem zweiten hilfreichen Buch habe ich zwei Experimente entnommen, die sich mit der Entdeckung und Erforschung des G-Punktes beschäftigen.

Durchführung:

1. Lesen Sie bei einer neuen Übung die Anleitung zunächst ganz durch, um eine Idee zu bekommen, was auf Sie zukommt. In einem zweiten Durchgang ist es sinnvoll, immer so weit zu lesen, wie Sie experimentieren wollen. Manche Frauen sprechen sich den Text vorher auf Band und lassen ihn stückweise abspielen.
2. Bevor Sie sich am Ende mit den Fragen beschäftigen, sollten Sie den Wechsel vom achtsamkeitsbasierten Wahrnehmen zum Nachdenken markieren, indem Sie sich z. B. ankleiden oder indem Sie sich hinsetzen und zu Stift und Papier greifen.
3. Gehen Sie erst zum nächsten Experiment über, wenn Sie sich mit dem Ergebnis des aktuellen vertraut genug und behaglich fühlen.
4. Auch wenn Sie fortgeschritten sind, ist es sinnvoll, jedes Mal mit den vorherigen Körperexperimenten zu starten und sich an die Reihenfolge zu halten, bis Sie bei dem neuen Experiment angelangt sind.
5. Experimentieren Sie etwa zwei Mal in der Woche. Lange Pausen erschweren den Wiedereinstieg.
6. Das sexuelle Vokabular unterliegt Moden und subjektiven Vorlieben. Mir schien es am besten, neutrales und allseits anerkanntes Vokabular zu benutzen.
7. In der Frage, ob ich Sie, liebe Leserin, in der Sie- oder Du-Form ansprechen soll, war ich zunächst zwiegespalten. In den amerikanischen Originalübungen wird mit großer Selbstverständlichkeit das Du benutzt. Da wir uns jedoch nicht von Angesicht zu Angesicht kennen, habe ich mich entschlossen, beim respektvollen Sie zu bleiben.

9.1.1 Sich im Spiegel anschauen (8)

Einführung: Für dieses Experiment sollten Sie sich eine dreiviertel bis eine Stunde Zeit nehmen, in der Sie ungestört sein können. Es besteht aus zwei Teilen, die Sie mehrfach und am besten nacheinander ausführen. Versuchen Sie, so gut es geht, Ihren Kopf von anderen Sorgen und Verantwortungen freizuhalten, denn dies ist „Ihre" Zeit. Sorgen Sie dafür, dass der Raum, in dem Sie sich befinden, behaglich genug ist, um sich nackt darin aufhalten zu können. Ich schlage vor, dass Sie mit einer erfrischenden Dusche oder einem Bad beginnen. Sie werden einen Ganzkörperspiegel brauchen, in dem Sie sich – wenn irgend möglich – in voller Länge sehen können.

1. Schritt: Während Sie unter der Dusche oder in der Badewanne sind, halten Sie eine Weile inne und bleiben Sie einfach mit geschlossenen Augen stehen (oder lehnen Sie sich zurück), und lassen Sie das Wasser über Ihren Körper rinnen. Entspannen Sie sich, indem Sie wahrnehmen, wie Sie ein- und ausatmen. Versuchen Sie nun, sich selbst im Geist vorzustellen. Können Sie sich vor Ihrem inneren Auge sehen? Es ist vollkommen in Ordnung, alle Gedanken und Gefühle zuzulassen, ohne sie zu bewerten oder lange bei ihnen zu verweilen. Sie sind wie ein Fluss, sie kommen und gehen.

2. Schritt: Öffnen Sie Ihre Augen und schauen Sie auf Ihre Hände und Arme, hinunter auf Ihre Brüste, Bauch, Beine und Füße. Was sehen Sie? Was fühlen Sie, wenn Sie sich anschauen? Achten Sie auf Ihren Atem, wie er kommt und geht, und gönnen Sie sich weitere tiefe Atemzüge. Lassen Sie alle Gedanken zu, die jetzt aufziehen. Möglicherweise sind auch eine Reihe von bewertenden Gedanken dabei, positive wie negative. Lassen Sie auch diese zu, aber halten Sie sie nicht fest. Lassen Sie Ihren Gedanken freien Lauf.

Entspannen Sie sich nun einige Minuten, nehmen Sie Ihren Körper wahr und beobachten Sie Ihren Atemfluss, wie Sie ein- und ausatmen. Beenden Sie dann die Dusche oder das Bad.

3. Schritt: Nehmen Sie sich nun, wenn Sie trocken sind, Zeit, 10 bis 15 Minuten oder mehr, und betrachten Sie sich im Spiegel. Vielleicht fällt Ihnen das leicht, vielleicht nicht. Vielleicht fällt Ihnen dabei auf, dass Sie es bisher vermieden haben, Ihren ganzen Körper in einem Spiegel anzuschauen. Oder dass Sie die Gewohnheit angenommen haben, nur kurze, flüchtige Blicke aus den schmeichelhaftesten Blickwinkeln in den Spiegel zu werfen. Wenn ja, so können Sie überlegen, ob Sie vielleicht für einige Zeit lieber ein Handtuch um Ihren Körper behalten möchten? Nehmen Sie sich Zeit, sich zu entspannen, damit Sie sich wohler fühlen können.

Wenn Sie nun bereit sind, dann beginnen Sie am besten oben mit dem Kopf: Schauen Sie auf Ihr Haar, die Form Ihres Gesichtes, die Beschaffenheit der Haut, der Augen, Nase, der Ohren und des Halses. Was sehen Sie? Lassen Sie sich Zeit und nehmen Sie alle Empfindungen wahr und lassen Sie alle Gedanken zu, die Ihnen in den Sinn kommen. Registrieren Sie sie und lassen Sie sie dann auch wieder los. Achten Sie zwischendurch immer wieder auf Ihren Atem und atmen Sie einige Male bewusst ein und aus, bevor Sie dann mit der Aufmerksamkeit weiterwandern.

Wenn Sie mit Ihrer Aufmerksamkeit bei den Schultern angelangt sind, so entfernen Sie nun das Handtuch, sodass Sie sich mit diesem Teil Ihres Körpers vertraut machen können. Betrachten Sie nacheinander in Ihrem Tempo die Schultern, Arme, Hände, Finger, Brüste, Taille und Hüften. Lassen Sie sich Zeit wahrzunehmen, welche Empfindungen, welche Gedanken auftauchen. Registrieren Sie sie und lassen Sie sie vorüberziehen, wie einen Fluss, der dahinfließt und sich ständig verändert. Kehren Sie mit Ihrer Aufmerksamkeit immer einmal wieder zu Ihrem Atem zurück und nehmen Sie bewusst wahr, wie Sie ein- und ausatmen. Wandern Sie dann mit Ihrer Aufmerksamkeit weiter.

Nehmen Sie sich nun Zeit und Aufmerksamkeit, Ihre Oberschenkel, Unterschenkel, Füße und Zehen wahrzunehmen. Registrieren Sie auch hier alle Ihre Empfindungen und Gedanken, lassen Sie sie kommen und wieder ziehen. Und kehren Sie mit Ihrer Aufmerksamkeit immer einmal wieder zu Ihrem Atem zurück und atmen Sie bewusst ein und aus. Sehen Sie sich zum Schluss noch die Rückseite Ihres Körpers an. Vielleicht haben Sie Lust, sich ein bisschen vor dem Spiegel zu bewegen? Lassen Sie auch jetzt all Ihre Gedanken und Gefühle zu, nehmen Sie sie einfach wahr und lassen Sie sie weiterziehen.

4. Schritt: Wenn Sie das Gefühl haben, genügend Zeit vor dem Spiegel verbracht zu haben, so kommen Sie nun zum Ende. Ziehen Sie Ihre Kleider an und suchen Sie sich einen Platz zum Sitzen, wo Sie sich noch 10 bis 15 Minuten über folgende Fragen Gedanken machen können: (Es ist gut, wenn Sie Ihre Gedanken aufschreiben.)

1. War das, was Sie getan haben, eine positive (angenehme) oder eine negative (unangenehme) Erfahrung für Sie? Was genau war positiv, was negativ?
2. Gab es Teile Ihres Körpers, die beeinflussten, wie Sie sich sexuell fühlten? Waren das ausschließlich erotische oder sexuelle Teile Ihres Körpers, wie z. B. Ihre Brüste?
3. Wie betonen Sie die Teile Ihres Körpers, auf die Sie stolz sind? Wie versuchen Sie, die Teile Ihres Körpers zu verbergen, die Sie nicht mögen?
4. Welches sind die Teile Ihres Körpers, die Sie nicht mögen? Sind das Teile, die Sie von sich aus nicht mögen, oder haben Sie dabei das Urteil oder die Meinung eines anderen Menschen übernommen?
5. Woher haben Sie Ihre Vorstellungen von Attraktivität – von Ihrer Mutter, von Männern, von Ihnen selbst, aus dem Fernsehen, aus Zeitschriften?

9.1.2 Die äußeren Genitalien mit dem Handspiegel betrachten (9)

Hinführung: Beginnen Sie am besten mit dem ersten Experiment, in dem Sie sich eine Dusche oder ein Bad gönnen und sich anschließend im Spiegel betrachten.

1. Schritt: Legen Sie sich hin. Atmen Sie durch die Nase ein, während Sie langsam bis fünf zählen. Fühlen Sie, wie sich Ihr Brustkorb und Ihr Bauch ausdehnt und mit Luft füllt. Öffnen Sie dann Ihre Lippen und atmen Sie vollständig aus, indem Sie die ganze Luft aus Ihren Lungen herausdrücken. Wiederholen Sie dieses tiefe Ein- und Ausatmen ein paar Mal und legen Sie dabei am besten die Hand auf Ihren Bauch, sodass Sie fühlen können, wie die Luft ein- und ausströmt. Oder vielleicht möchten Sie lieber langsam Ihre Arme heben – seitlich (nicht nach vorne) –, über Ihren Kopf hinweg, während Sie einatmen, und sie wieder senken, während Sie ausatmen. Das hilft Ihnen, Ihren Brustkorb vollends auszudehnen.

Wenn Sie sich entspannt fühlen, lehnen Sie Ihren Rücken gegen eine Wand oder mehrere Kissen. Schauen Sie sich nun mit dem Handspiegel Ihre Genitalien an. Eine Abbildung (10) wird Ihnen dabei helfen, die einzelnen Teile Ihrer Geschlechtsorgane zu finden. Machen Sie sich nichts daraus, wenn sie nicht genauso aussehen wie in der Zeichnung. Die Genitalien sehen von Frau zu Frau sehr verschieden aus – wie jedes Gesicht vom anderen verschieden ist.

2. Schritt: Fangen Sie mit dem Knochen und eventuell dem Haar an, das Ihre Genitalien bedeckt. Dies nennt man den Venushügel. Fühlen Sie den gebogenen Knochen durch Ihr Schamhaar. Das Haar dient zum Schutz dieses empfindlichen Bereichs Ihres Körpers vor Reizung durch die Kleider und durch Schweiß. Ihre Schambehaarung kann dicht oder spärlich sein, und ihre Farbe und Beschaffenheit ist nur Ihnen eigen. Nun bewegen Sie Ihre Finger hinunter zu den großen (oder äußeren) Schamlippen, die ebenso mit Schamhaar bedeckt sind. Diese Lippen helfen, die kleinen (oder inneren) Schamlippen zu schützen.

Finden Sie Ihre kleinen Schamlippen. Sie können groß oder klein sein. Bei einigen Frauen sind sie vollständig bedeckt von den großen Schamlippen. Bei anderen Frauen stehen sie mehr hervor und hängen zwischen den großen Schamlippen herunter. Diese Unterschiede sind normal. Die Farbe und Beschaffenheit der kleinen Lippen ist auch unterschiedlich. Ihre können eher rosa sein oder einen mehr bräunlichen Einschlag haben. Die inneren Lippen treffen sich gewöhnlich am oberen Ende des Klitorisschaftes, bei einigen Frauen jedoch nicht. Versuchen Sie, Ihren Klitorisschaft zu finden. An der Spitze des Schaftes befinden sich die Klitoriskappe und die Klitoris.

Die Klitoriskappe ist eine Hautfalte, die ein kleines Organ bedeckt, die Klitoris (den Kitzler). Die Haube schützt die Klitoris, die außerordentlich empfindlich ist, ähnlich wie die Vorhaut den Penis eines unbeschnittenen Mannes schützt. Ziehen Sie die Klitorishaube zurück und betrachten Sie die Klitoris. Bei einigen Frauen scheint die Haube mit dem Kitzler zusammengewachsen zu sein, sodass die Haube nicht sehr weit zurückgezogen werden kann. Dies scheint keinerlei Auswirkung auf die sexuelle Empfindungsfähigkeit zu haben und es ist keineswegs notwendig, das Häubchen operativ von der Klitoris zu trennen.

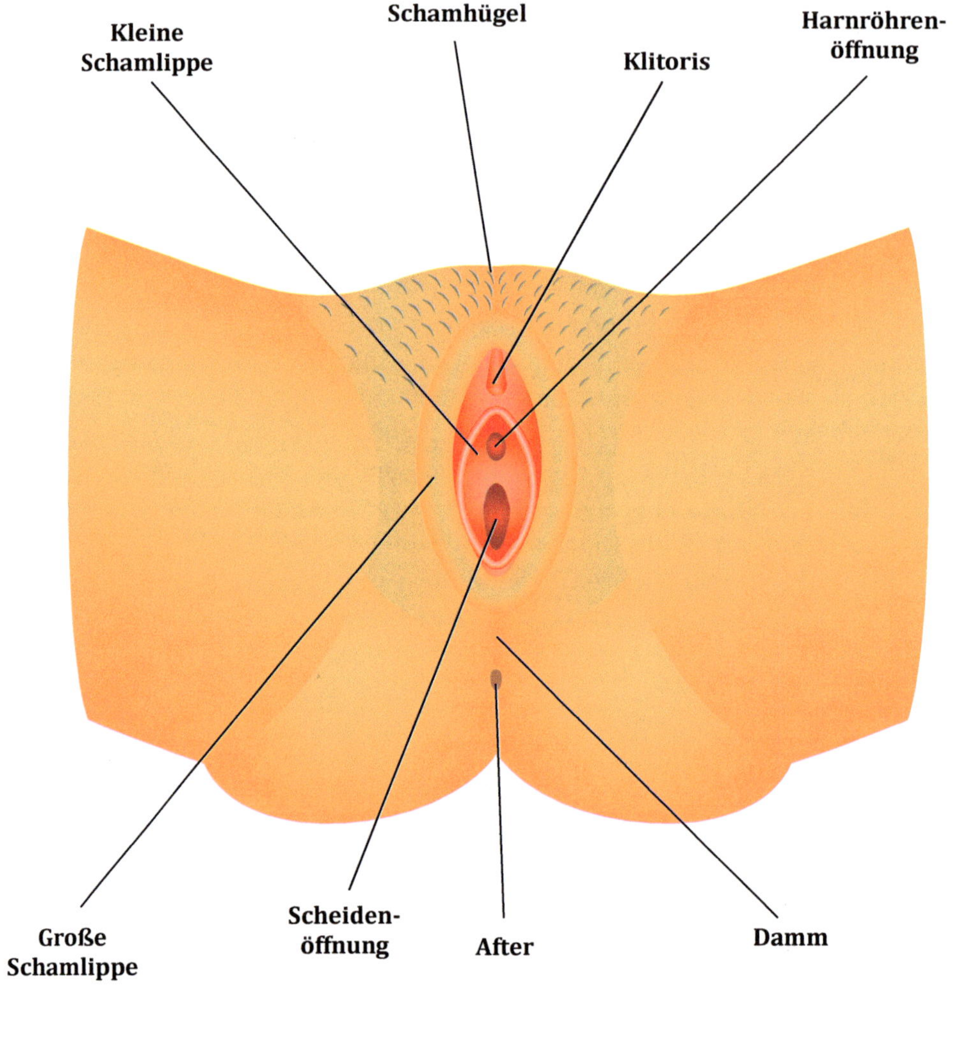

www.shutterstock.com von lotan

Abbildung 5: *Die äußeren Geschlechtsmerkmale*

Die Größe der Klitoris und ihr Abstand von der Scheide variieren von Frau zu Frau. Die Klitoris ist außerordentlich empfänglich für sexuelle Stimulation, auch wenn der ganze Körper auf sexuelle Stimulation anspricht. Für die meisten Frauen ist die Klitoris die wichtigste Quelle sexueller Lustempfindungen, während es für manche Frauen die Empfindungen in der Scheide sind.

Spreizen Sie nun Ihre kleinen Schamlippen und betrachten Sie die Umgebung Ihrer Scheide (Vagina). Finden Sie Ihre Harnröhrenöffnung, die kleine Öffnung, durch die der Harn herausfließt. Sie befindet sich oberhalb des Scheideneingangs. Schauen Sie sich Ihre Scheide gut an. Beachten Sie die Form der Öffnung, ihre Farbe und Beschaffenheit. Während Sie Ihre Scheide ansehen, versuchen Sie den Vaginalmuskel (Beckenbodenmuskulatur) auszudehnen und zusammenzuziehen. Er ist Teil des Beckenbodens. Wenn Sie den richtigen Muskel bewegen, wird es Ihnen wahrscheinlich möglich sein, Ihre Bewegung innerhalb des Scheideneingangs zu sehen. Beunruhigen Sie sich nicht, wenn Sie nichts sehen. (Wir werden in Kap. 9.1.5 über diesen wichtigen Muskel sprechen.)

Der Bereich zwischen dem unteren Rand der Vaginalöffnung und dem After, dem Darmausgang, wird Damm genannt. Dieser wird nach der Geburt oft genäht. Der After ist ebenfalls von kräftigen Muskeln umgeben. Ebenso wie andere Körperöffnungen, die Ohren, der Mund, die Nase und die Vagina, ist der After empfänglich für sexuelle Lustempfindungen. Wenn Sie Ihre Untersuchung beendet haben, nehmen Sie sich ein paar Minuten Zeit, sich zu entspannen. Schließen Sie Ihre Augen und atmen Sie ein paar Mal tief ein und aus.

3. Schritt: Beenden Sie nun Ihr Körperexperiment. Ziehen Sie Ihre Kleider an und suchen Sie sich einen Platz zum Sitzen, wo Sie sich noch 10 bis 15 Minuten über folgende Fragen Gedanken machen können. Wenn Sie möchten, schreiben Sie sich Ihre Gedanken auf:

1. Wie fühlten Sie sich, als Sie Ihre Genitalien ansahen?
2. Was mochten bzw. mochten Sie nicht an dem, was Sie sahen? Haben Sie Ideen, warum das so ist?
3. Waren Sie überrascht durch irgendetwas, was Sie an Ihren Genitalien entdeckt haben?

9.1.3 Erkundende Berührungen des Körpers und der äußeren Genitalien (11)

Hinführung: Das folgende Experiment sollten Sie zu einer Zeit machen, in der Sie sich gut fühlen, nicht nervös oder unruhig sind und etwa dreißig Minuten bis zu einer Stunde für sich allein sein können. Stellen Sie sich etwas Puder, Öl oder eine Körperlotion bereit, je nachdem was Sie mögen. Vielleicht möchten Sie mit einem entspannenden Bad oder einer Dusche beginnen? Wenn Sie fertig sind, bleiben Sie nackt und suchen Sie sich einen bequemen Platz, wo Sie liegen oder sitzen und sich anlehnen können – Ihr Bett oder ein paar Kissen auf dem Boden oder Ihre Couch, wenn Sie das Wohnzimmer für sich alleine haben. (Vielleicht legen Sie sich ein Handtuch unter, wenn Sie ein Öl oder eine Lotion benutzen.)

1. Schritt: Tragen Sie nun etwas Körperlotion, Puder oder Öl auf Ihre Arme und Beine auf und beginnen Sie langsam, Ihren ganzen Körper zu erforschen – Ihre Arme, Hände, Füße, Beine, Brüste, Bauch, die Innenseiten Ihrer Schenkel. Vielleicht mögen Sie Ihre Augen schließen, während Sie das tun, oder vielleicht macht es Ihnen Spaß, sich dabei in einem Spiegel zu betrachten. Nehmen Sie wahr, ob Sie sich wirklich ganz auf das, was Sie fühlen, konzentrieren können. Sie können sich dabei immer wieder auf Ihren Atem besinnen und einige tiefe Atemzüge nehmen. Was fühlen Ihre Hände, wenn Sie über die verschiedenen Teile Ihres Körpers streichen? Vergessen Sie Ihre Umgebung! Lassen Sie Ihre Hände experimentieren, lassen Sie sie verschiedene Berührungsarten ausprobieren – nehmen Sie für eine Weile die Fingerspitzen und versuchen Sie es dann mit den Handflächen oder mit den Handgelenken. Nehmen Sie Ihre aufkommenden Empfindungen und Gedanken wahr, sie gehören zu Ihnen, aber lassen Sie sie auch wieder ziehen. Achten Sie auch auf Ihren Atem und atmen Sie einige Male bewusst tief ein und aus, bevor Sie mit Ihrer Aufmerksamkeit weiterwandern.

2. Schritt: Achten Sie nun darauf, wie sich die verschiedenen Bereiche Ihres Körpers anfühlen. Sind einige Stellen weich und glatt, andere muskulös, wieder andere rau? Achten Sie auf spitze, winklige Stellen, Kurven und Fülle. Wenn Sie mögen, drehen Sie sich auf den Bauch und fühlen Sie Ihr Gesäß und die Rückseite Ihrer Beine. Wechseln Sie die Position, so oft Sie wollen. Streicheln Sie diese Teile Ihres Körpers für etwa zehn Minuten und lassen Sie dann Ihre Hände die Innenseiten Ihrer Schenkel entlanggleiten zu den Genitalien. Registrieren Sie achtsam die Empfindungen und Gedanken, die auftauchen, und lassen Sie sie wieder ziehen. Nehmen Sie zwischendurch einige erfrischende Atemzüge.

3. Schritt: Lassen Sie sich weiterhin Zeit. Erfühlen Sie Ihr Schamhaar und achten Sie auf seine Beschaffenheit. Ist es weich oder grob? Berühren Sie die weiche Haut Ihrer großen Schamlippen und die muskulöse Stelle zwischen Vagina und After, den Damm. Führen Sie Ihre Fingerspitzen in die feuchten kleinen Schamlippen. Wie fühlt sich die Haut hier an? Fühlt sie sich an wie irgendein anderer Teil Ihres Körpers? Versuchen Sie nicht, besondere Gefühle hervorzurufen, nehmen Sie einfach die Beschaffenheit und die Formen wahr.

Erforschen Sie nun Ihre Klitoris und sehen Sie, ob Sie sie durch die Deckhaut spüren können. Ziehen Sie die Haut zurück und berühren Sie die Klitoris leicht. Fahren Sie dann am äußeren Rand Ihrer Vagina entlang. Führen Sie ein, zwei Finger in die Vagina ein. Fühlen Sie die Muskeln in Ihrer Vagina? Versuchen Sie, die Vaginalmuskeln (oder Beckenbodenmuskulatur), die Sie im letzten Experiment betrachtet haben, zusammenzuziehen. Können Sie spüren, wie sie sich um Ihre Finger schließen? Untersuchen Sie die Oberfläche Ihrer Vagina. Ist sie glatt oder rau, eben oder zerfurcht?

4. Schritt: Vielleicht möchten Sie jetzt zu anderen Körperteilen zurückgehen, um das Experiment abzuschließen. Machen Sie ein paar tiefe Atemzüge. Atmen Sie langsam ein, während Sie bis drei zählen. Atmen Sie dann langsam in der gleichen Zeit aus. Wenn Sie fertig sind, denken Sie bitte über folgende Fragen nach und schreiben Sie am besten Ihre Gedanken auf:

1. Was für ein Gefühl war es für Sie, Ihre Genitalien zu berühren? (Haben Sie sich gut gefühlt oder unbehaglich, dumm oder scheu, verlegen oder angeekelt?)
2. Wie haben Sie sich gefühlt, als Sie die anderen Teile Ihres Körpers berührt haben? Beschreiben Sie diese Gefühle.
3. Haben Sie etwas Neues über sich gelernt?

9.1.4 Erregende Berührungen der Klitoris (12)

Hinführung: Nehmen Sie sich 30 Minuten bis eine Stunde Zeit. Entspannen Sie sich auf die Art, die Sie bevorzugen – vielleicht nehmen Sie ein Bad oder Sie machen Entspannungsübungen.

Ihre Umgebung sollte so beschaffen sein, dass sie Ihnen hilft, sich zu entspannen und wohlzufühlen (angenehmes Licht, Duft oder andere Dinge, die für Sie wichtig sind). Seien Sie gut zu sich. Sie sollten die Umgebung auch für sich allein so schön gestalten, wie Sie es für ein Zusammenseim mit einem Liebhaber tun würden.

1. Schritt: Benutzen Sie etwas Öl, Körperlotion oder Puder. Sie können das Öl oder die Lotion leicht anwärmen, indem Sie die Flasche in heißes Wasser stellen. Dadurch fühlt sich die Flüssigkeit auf Ihrem Körper angenehmer an. Sie können bei Ihren Händen und Armen beginnen und sie dann weiter an Ihrem Körper entlanggleiten lassen. Sie können aber auch bei den Füßen und den Beinen anfangen, wenn Sie das vorziehen.

2. Schritt: Konzentrieren Sie sich nun auf das Gefühl in Ihrer Hand, während Sie über Ihren Körper streichen. Berühren und massieren Sie sich auf verschiedene Weisen. Versuchen Sie einfach, Ihrem Körper etwas Gutes zu tun – bemühen Sie sich nicht, eine Erregung hervorzurufen. Berühren Sie Ihre Brüste, Ihren Bauch, die

Innenseiten Ihrer Schenkel. Probieren Sie verschiedene Berührungsarten aus, die Sie im Laufe des vergangenen Experiments entdeckt und gelernt haben. Seien Sie zärtlich zu sich und versuchen Sie, sich auf die angenehmen Gefühle einzulassen, die Sie durch Ihren Körper erfahren. Achten Sie auf die Empfindungen und Gedanken, die aufkommen, und lassen Sie sie auch wieder ziehen. Nehmen Sie dabei Ihren Atem wahr und atmen Sie immer einmal wieder mehrfach bewusst tief ein und aus.

3. Schritt: Führen Sie Ihre Hand zu den Schamlippen und zur Klitoris. Streichen Sie über die Schamlippen und fahren Sie mit dem Finger über die Klitoris. Massieren Sie sie leicht zwischen zwei Fingern oder mit kreisenden Bewegungen. Sie können auch beide Hände dazu nehmen. Oder vielleicht mögen Sie sich mit einer Hand an einem anderen Teil Ihres Körpers streicheln. Verändern Sie den Rhythmus und die Art der Berührungen und führen Sie Ihre Hände zu anderen Körperteilen. Achten Sie auf die Empfindungen und Gedanken, die aufkommen, und lassen Sie sie auch wieder ziehen. Nehmen Sie dabei Ihren Atem wahr und atmen Sie immer mal wieder mehrfach bewusst tief ein und aus.

Versuchen Sie, verschiedene Stellen an Ihrem Körper zu entdecken, an denen die Berührung angenehme Gefühle auslöst. Versuchen Sie es an Ihren Armen und den Innenseiten Ihrer Beine genauso wie an den Brüsten und an der Klitoris. Berühren Sie Ihre Vagina und nehmen Sie wahr, wie Sie sich fühlen.

Konzentrieren Sie sich auf Ihre Gefühle – verweilen Sie an den Stellen, wo Sie sich gut oder besser als an den anderen fühlen.

4. Schritt: Wenn Sie bereit sind, diese Übung zu beenden, massieren Sie sich leicht dort, wo Sie eine Spannung spüren, bis Sie sich überall entspannt haben und wohlfühlen. Schließen Sie die Augen und nehmen Sie ein paar tiefe Atemzüge. Atmen Sie durch die Nase ein und den Mund aus.

Nehmen Sie sich zum Abschluss noch Zeit, über einige Fragen nachzudenken und Ihre Gedanken aufzuschreiben:

1. Wie haben Sie sich bei diesen neuen Erfahrungen gefühlt? Haben Sie sich besser oder schlechter gefühlt, als Sie erwartet haben?
2. Durch welche Art der Stimulation und bei welchen Körperteilen haben Sie am meisten lustvolle Empfindungen verspürt?
3. Was ist Ihnen am schwersten gefallen? Haben Sie Ideen, warum?

9.1.5 Erregungssteigerung bis zum klitoralen Orgasmus

Mit der Durchführung der Experimente haben Sie sich auf eine Reise der Selbstentdeckung begeben. Sie haben herausgefunden, welche Stellen Ihres Körpers

Ihnen viel Lust bereiten und welche Arten der Berührung lustvoll sind, aber auch, was Ihnen Schwierigkeiten verursacht. Für manche Frauen mag das einfach, für andere schwerer gewesen sein – jede Frau hat eben ihre eigene Persönlichkeit. Versuchen Sie, Ihre Fortschritte anzuerkennen und mit sich geduldig zu sein.

Hier möchte ich Ihnen einige Vorschläge machen, die bei bestimmten Schwierigkeiten hilfreich sein können. Insbesondere, wenn Sie sich zu angespannt fühlen, während des Experiments zu leicht von Ihrer Lust ablenkbar sind und wenn es Ihnen schwerfällt, in eine lustvolle Stimmung zu kommen. Denken Sie daran, dass immer, wenn sich eine dieser Schwierigkeiten einstellt, Sie auch immer etwas über sich lernen können. (Gab es im Vorfeld Anspannungen? Fühlten Sie sich unter Druck? Wann genau schweifen die Gedanken ab? Etc.):

Ein- und Ausatmen zur allgemeinen Lockerung (13): Die Art unserer Atmung ist von unserem seelischen Zustand abhängig. Im ersten Teil Ihrer Sitzung sollten Sie versuchen, Ihre Atmung bewusst tief und gleichmäßig zu halten, damit Ihr Körper entspannt bleibt. Beginnen Sie jetzt – lassen Sie Ihren Mund leicht geöffnet. Achten Sie beim Einatmen darauf, dass sich Ihre Lungen und Ihr Bauch ganz mit Luft füllen. Atmen Sie dann die ganze Luft wieder aus. Machen Sie eine natürliche Pause und beginnen Sie wieder mit dem Einatmen. Überprüfen Sie Ihre Atmung ab und zu und achten Sie darauf, dass Sie Ihren Atem nicht anhalten. Wenn Sie flach atmen oder den Atem anhalten, kann das ein Zeichen sein, dass Sie innerlich angespannt sind oder sich verkrampfen. Dadurch können Sie sich nicht voll auf Ihre Körperempfindungen konzentrieren und sie genießen.

Empfindungsfokus (14)

Durch dieses Experiment können Sie lernen, Ihre Körperempfindungen besser wahrzunehmen und mit ablenkenden Gedanken umzugehen:

Hinführung: Schließen Sie die Augen und entspannen Sie sich. Liegen Sie bequem? Sehen Sie, ob Sie es sich noch bequemer machen können, indem Sie Ihre Lage ein wenig verändern. Nehmen Sie Ihren Atem wahr. Spüren Sie die Luft, die durch Nase und Mund in den Hals und die Lungen einströmt. Nehmen Sie ganz genau wahr, wie sich Brustkorb und Bauch bewegen, während die Luft ein- und ausströmt. Wenn Sie merken, dass Ihre Gedanken abschweifen, gehen Sie zurück zu Ihrem Atem.

1. Schritt: Beginnen Sie nun mit den Füßen. Konzentrieren Sie sich auf die Empfindungen in den Zehen und die Wölbung in den Füßen. Bewegen Sie die Zehen und die Füße. Fühlen sie sich warm an oder kalt, gespannt, locker, kribbelnd, schwer oder leicht? Gehen Sie weiter zu Ihren Knöcheln, Unterschenkeln und Knien. Gehen Sie ganz langsam von einem Körperteil zum anderen; konzentrieren Sie sich auf jeden einzelnen für eine Minute. Nehmen Sie sich dazwischen immer wieder Zeit, um zu Ihrem Atem zurückzukehren, und atmen Sie tief ein und aus.

2. Schritt: Konzentrieren Sie sich nun auf Ihre Genitalien. Welche Empfindungen spüren Sie in Schamlippen, Klitoris oder Vagina? Spannen Sie die Muskeln in Ihrer Vagina an. Konzentrieren Sie sich auf die Empfindungen, die dadurch in Ihren Genitalien ausgelöst werden. Achten Sie darauf, immer einmal wieder einige tiefe Atemzüge zu nehmen. Gehen Sie weiter zu Ihren Händen. Sind sie angespannt oder locker? Konzentrieren Sie sich auf die Stellen, an denen Ihre Hände und Arme das Bett oder den Boden berühren. Gehen Sie weiter zu den Schultern, Hals und Kopf. Versuchen Sie, Ihre Wahrnehmung auf jeden Teil einzeln zu konzentrieren. Spüren Sie eine Schwere oder Anspannung? Spüren Sie eine Spannung in der Kopfhaut oder sind Sie entspannt? Welche Gerüche nehmen Sie wahr? Gehen Sie nun wieder zurück zu Ihrem Atem und konzentrieren Sie sich für ein paar Minuten darauf. Atmen Sie ein paarmal tief ein und genießen Sie das Gefühl der Entspannung.

3. Schritt: Wenn Sie diese Übung beendet haben, denken Sie über folgende Fragen nach:

1. Wie haben Sie sich insgesamt nach der Übung gefühlt – entspannt, schläfrig, ruhig, wach?
2. Haben Sie bemerkt, dass Ihre Gedanken abschweiften und Sie sich immer wieder zu Ihrem Körper zurückholen mussten?
3. Ist es Ihnen schwerer gefallen, sich auf Ihre Genitalien zu konzentrieren als auf andere Körperteile?

Erotische Literatur und Abbildungen

Das Lesen erotischer Literatur oder das Anschauen erotischer Abbildungen oder von Filmen kann dabei helfen, dass Sie in eine lustvolle Stimmung kommen. Viele Frauen haben allerdings gemischte Gefühle: Manche Frauen deuten eine von außen stimulierte Erregung als neutrale Empfindung oder als einen unangenehmen Spannungszustand, andere Frauen ignorieren ihn, weil noch immer biographische Verbote wirken. Es gibt aber auch Frauen, die eine solche Stimulation als eine von außen kommende Manipulation bewerten, die nichts in ihrem Intimbereich zu suchen hat. Selbstverständlich muss jede Frau letztlich selbst entscheiden, wie sie damit umgehen möchte. In der Sexualtherapie kann aber ein solches Experiment mit selbst ausgewählten Erotika als Stimulanz nützlich sein. Quellen hierfür gibt es viele und in Gesprächen darüber stellt sich häufig (manchmal erst nach einigem Nachdenken) heraus, dass die meisten Frauen in irgendeiner Ecke ihrer ganz privaten Habe ein aufregendes Buch besitzen.

Übungsstunden (15)

Versuchen Sie, sich ein bis zwei Mal in der Woche 30 bis 45 Minuten Zeit für die Sitzungen zu nehmen. Lesen Sie erotische Literatur, blättern Sie in einer Zeitschrift mit Abbildungen oder schauen Sie sich bestimmte Szenen eines Films an, die Sie sexuell anregen. Dabei können Sie beginnen, sich zu stimulieren, Sie können aber auch warten, bis Sie angenehme Empfindungen (z. B. Zucken oder Kitzeln) in Ihren Genitalien verspüren oder einfach Lust haben, sich anzufassen. Wenn Sie das Gefühl haben, das Buch oder die Bilder lenken Sie vom Vergnügen an sich selbst ab, legen Sie sie beiseite und konzentrieren Sie sich ganz auf Ihre Empfindungen in Ihrem Körper. Es kann passieren, dass Sie eine Passage früh am Tag lesen, aber sich erst angeregt fühlen, wenn Sie etwas später an das Gelesene denken. Ziehen Sie sich dann an einen Ort zurück, an dem Sie alleine sein können, und versuchen Sie, sich zu stimulieren.

Sexuelle Phantasien

Auch sexuelle Phantasien können Ihnen helfen, in eine erotische Stimmung zu kommen. Manche Frauen haben wiederkehrende sexuelle Phantasien, auf die sie zurückgreifen können, andere nicht. Manchmal scheuen Frauen ihre Phantasien, weil sie sich Dinge vorstellen, die sie in der Realität nicht mögen oder auch nicht tun würden. Viele Frauen haben jedoch nicht den Wunsch, ihre Phantasien umzusetzen. (Wenn Frauen entweder von den Inhalten oder dem Wunsch, nicht akzeptable Inhalte umsetzen zu wollen, irritiert sind, so nehmen wir uns in der Therapie Zeit, um die Hintergründe zu verstehen. Sexuelle Phantasien sind überdies erlernt und haben ihre Geschichte. Insofern sind sie kein Schicksal, sondern Sie können entscheiden, was Sie damit tun wollen.)

Wollen Frauen Phantasien entwickeln, so bietet sich an, in einer entspannten Situation ein paar Vorstellungen hochkommen zu lassen, die mit Sexualität und sexuellen Begegnungen in Beziehung stehen. Etwa würde es sich anbieten, den jetzigen, einen früheren oder einen Traum-Sexualpartner in Ihre Phantasien miteinzubeziehen. Sie können Ihre Phantasien an tatsächlich erlebte Begegnungen knüpfen, Sie können sich einer Erinnerung hingeben oder eine neue Situation erfinden, indem Sie schöne Dinge an sich vorbeiziehen lassen: *Schließen Sie die Augen und stellen Sie sich vor, er (sie) berührt Ihren Körper so, wie Sie es selbst tun. Stellen Sie sich vor, er (sie) liebkost Sie an den Stellen, wo Sie es am liebsten haben, und dass er (sie) sich ganz nach Ihren Wünschen richtet …*

Orgasmus-„Auslöser" (16)

Mittlerweile haben Sie Ihren Körper und seine Reaktionen besser kennengelernt: Sie können Ihre körperlichen Empfindungen gut wahrnehmen, Ihre Gedanken schweifen weniger ab, Sie wissen, wie Sie in eine sexuelle Stimmung kommen können, Sie haben Einfluss auf Ihre steigende Erregung, und doch kann es sein, dass es mit dem Orgasmus nicht klappt. Hier ein paar Ideen, um ihm auf die Sprünge zu helfen. Selbstverständlich sind es keine Zaubermittel:

1. Versuchen Sie während der sexuellen Erregung bewusst, Ihre Beine, den Bauch, die Arme oder Füße anzuspannen oder dieses Verhalten zu verstärken, wenn Sie merken, dass Sie es von selbst bereits tun.
2. Ziehen Sie mehrfach Ihre Beckenbodenmuskeln zusammen und lassen Sie sie wieder los.
3. Wenn Sie sich etwas erregt fühlen, versuchen Sie dann, sich spielerisch zu reizen. Entfernen Sie sich von dem Bereich, auf den Sie sich konzentriert haben, und kehren Sie dann wieder dorthin zurück. Ändern Sie den Druck oder das Tempo Ihrer Berührungen.
4. Sie können versuchen, einen Spiegel so anzubringen, dass Sie sich selbst beobachten können.
5. Lesen Sie eine Lieblingsstelle aus Ihrem erotischen Buch, nachdem Sie sich bereits eine Zeitlang stimuliert haben.
6. Stellen Sie sich Ihre „innere lustvolle Frau" vor, identifizieren Sie sich mit ihr und tun Sie, was sie tun würde.
7. Ziehen Sie sich etwas Aufregendes an. Erfühlen Sie die Beschaffenheit des Materials mit den Fingern. Wie ist es, wenn Sie sich durch dieses Material berühren?
8. Versuchen Sie für einen kurzen Augenblick, den Atem anzuhalten oder tief zu atmen (schnaufen).
9. Probieren Sie einen Vibrator aus, der Ihnen wie ein verlängerter Arm eine zusätzliche Hilfe bei Ihren sexuellen Reaktionen sein kann. Von Vorteil könnte die gleichmäßige, intensive, schnellere Stimulation sein. Falls Sie über einen Vibrator zum Orgasmus kommen, so kann diese Erfahrung ein „Türöffner" für zukünftige Selbstberührungen sein.

9.1.6 Beckenbodentraining (17)

Vielen Frauen ist das Beckenbodentraining durch die Geburtsvor- und -nachbereitung ein Begriff, und viele haben auch schon gehört, dass ein gut durchbluteter Beckenboden die sexuelle Sensibilität erhöht. Doch wie genau verhält es sich mit dem Beckenboden, der eigentlich Pubococcygeus-Muskel heißt, kurz PC-Muskel genannt wird oder den manche Autoren als Vaginalmuskeln bezeichnen?

Wenn Sie die Abbildung (18) genau ansehen, können Sie erkennen, dass der Beckenboden eine Ringmuskulatur ist, deren Aufgaben darin bestehen, die verschiedenen Körperöffnungen (Scheide, Harnröhre und After) zu schließen und die Eingeweide zu stützen. Die Gründe für einen geschwächten Beckenboden sind verschieden und reichen von Überdehnung durch eine Geburt, die die Muskeln dünn und kraftlos macht, über hormonale Veränderungen während der Wechseljahre bis hin zu einem dauerhaften Trainingsmangel. Es ist zwar bekannt, dass Muskeln, die untrainiert bleiben, an Kraft und Größe verlieren; was viele jedoch nicht wissen, ist, dass Muskeln, die kein Gelenk bewegen, also nicht unmittelbar in ihrer Wirkung beobachtet werden können, noch leichter vernachlässigt werden.

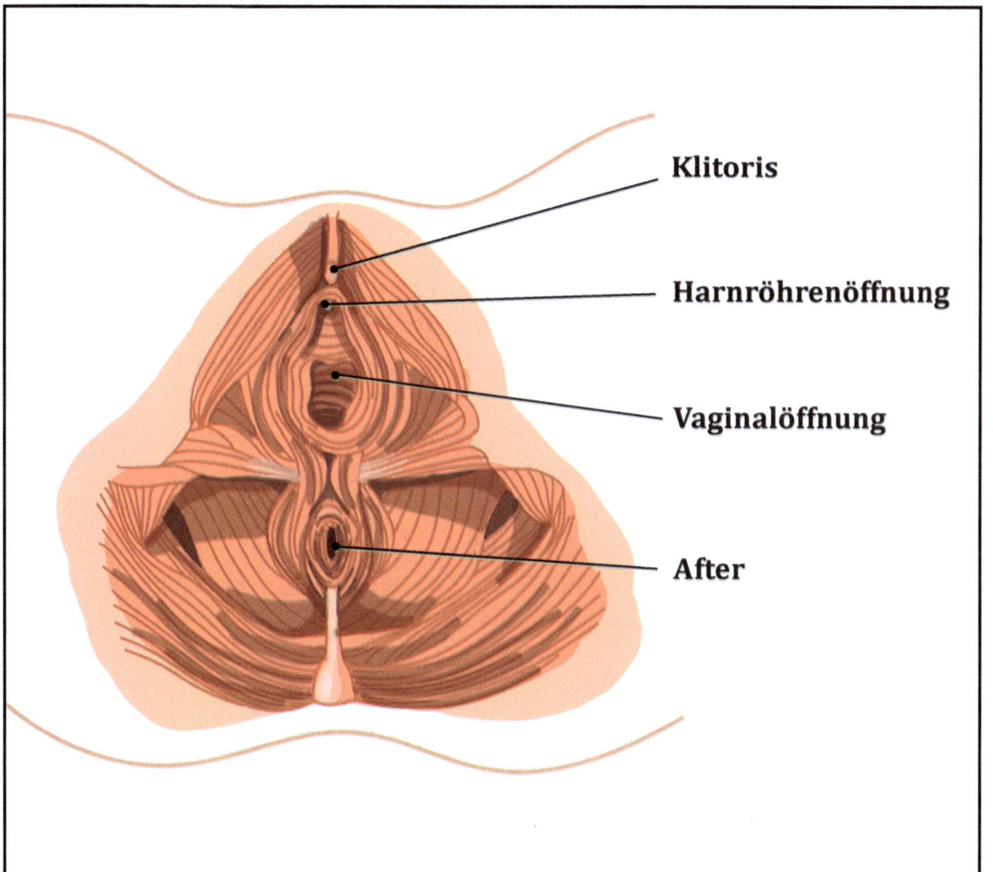

www.shutterstock.com von Fuga

Abbildung 6: *Beckenboden*

Solche Muskeln, wie der Beckenboden, werden oft nicht wahrgenommen, weil sie sich nur durch ein Muskelgefühl selbst, beispielsweise zurückgehaltenen Harn- oder Stuhldrang, bemerkbar machen oder aber in ihrer Selbstverständlichkeit unterschätzt werden. Viele Frauen machen erst in der Schwangerschaft oder bei Harninkontinenz, also dem unkontrollierten Wasserlassen, einer häufigen Folge überdehnter Muskelfasern bei der Geburt, Bekanntschaft mit diesem Muskelgewebe. Zuvor scheint die Beckenbodenmuskulatur nicht vorhanden zu sein, die Kenntnis seiner Bedeutung, auch für eine gute Sexualität, nicht zu existieren, ein Tabu umgibt sie.

Für sexuelle Empfindungen ist die Beckenbodenmuskulatur deshalb von großer Bedeutung, weil sich in ihr viele Empfindungsnerven befinden. Frauen berichten immer wieder, wie wenig sie beim Geschlechtsverkehr empfinden können. Dies ist nicht ganz falsch, aber auch nicht ganz richtig. Zum einen sind gut trainierte Muskeln stärker durchblutet, was sich positiv auf das sexuelle Empfinden und die klitorale und vaginale Orgasmusfähigkeit auswirkt. Zum anderen enden in der Scheide selbst fast keine Empfindungsnerven. Aber die Beckenbodenmuskulatur umgibt die Scheide, kann sie wie eine Manschette zusammenziehen und reagiert überdies auf Zug und Druck. Wird der Beckenboden zusammengezogen und dadurch die Scheide verengt sowie Zug und Druck durch den Penis ausgeübt, werden die empfindsamen Nervenenden stimuliert, beides macht die sexuelle Lust beim Geschlechtsverkehr aus. Insbesondere die verschiedenen Lustpunkte in der Scheide (U-Punkt am Scheideneingang, A-Punkt am Gebärmutterhals und G-Punkt, siehe Kap. 9.1.7, S. 225), die aus einer Anhäufung solcher Empfindungsnerven bestehen, werden durch den Druck des Penis stimuliert.

Während es bislang um die mangelnde Wahrnehmung und das fehlende Training der Beckenbodenmuskulatur ging, gibt es im Gegensatz dazu auch eine „Überanspannung“: Die Muskeln ziehen sich so straff zusammen, dass das Eindringen in die Scheide nicht mehr möglich ist. Beim Vaginismus, dem Scheidenkrampf, ist die Kontrolle über das Maß der Anspannung und Entspannung verloren gegangen. Frauen jeden Alters können aktiv etwas tun, die Beckenbodenmuskulatur durch willentliche An- und Entspannung zu trainieren, denn Muskeln verlieren fast nie die Fähigkeit, wieder zu erstarken. Der Arzt Arnold Kegel hat in den Fünfzigerjahren auf dem Hintergrund seiner Erfahrungen mit harninkontinenten Frauen Experimente entwickelt, die später von anderen SexualtherapeutInnen vielfältig variiert wurden. Einige dieser Experimente möchte ich Ihnen im Folgenden vorstellen. Die beiden ersten helfen Ihnen zunächst, die Beckenbodenmuskeln wahrzunehmen:

Identifikation: Nutzen Sie die Gelegenheit, wenn Ihre Harnblase gut gefüllt ist, die Beckenbodenmuskulatur wahrzunehmen. Spüren Sie zuerst nach, bevor Sie den

Harn lassen, wo Sie entspannen. Wenn der Strahl fließt, verkneifen Sie ihn sich vollständig. Lassen Sie dann wieder los. Gelingt Ihnen diese Übung, dann ist dies ein gutes Zeichen und spricht für die Straffheit Ihrer Beckenbodenmuskulatur.

Straffheit: Nehmen Sie sich in einer ruhigen Minute Zeit. Lassen Sie den Mittelfinger die Scheide hinauf gleiten, erspüren Sie die Länge und den Raum. Versuchen Sie dann, die Scheide absichtlich zu verengen, indem Sie Ihren Finger „umklammert". Wenn Ihre Beckenbodenmuskulatur gut trainiert ist, verspüren Sie eine anhebende Wirkung, und der Muskeldruck wird deutlich spürbar. Ziehen Sie die Beckenbodenmuskulatur drei Sekunden zusammen und lassen Sie sie dann wieder drei Sekunden los. Die Atmung hilft Ihnen dabei, indem Sie beim Anspannen die Luft anhalten und beim Entspannen ausatmen.

Bei den zwei weiteren Übungen handelt es sich um grundlegende Schritte zum Aufbau einer besseren Empfindungsfähigkeit, gleichgültig ob Sie ein sexuelles Problem haben oder nicht. Sie können diese Übungen im Stehen, Sitzen und Liegen durchführen. Nach außen hin sind Ihre Aktivitäten nicht sichtbar:

Stärkung: Ziehen Sie die Beckenbodenmuskeln ca. drei Sekunden zusammen und lassen Sie sie dann wieder ca. drei Sekunden los. Die Atmung hilft Ihnen dabei, indem Sie beim Anspannen die Luft anhalten und beim Entspannen ausatmen. (Wahrscheinlich werden Sie zu Beginn die Gesäßmuskeln mit anspannen, im Laufe der Zeit lernen Sie, die einen von den anderen zu unterscheiden.) (3 x täglich 20 Mal)

Stärkung: Versuchen Sie nun im nächsten Schritt, Ihre Beckenbodenmuskulatur rasch anzuspannen und zu entspannen. Wundern Sie sich nicht über einen ggf. auftretenden Muskelkater. (3 x täglich 20 Mal)

Drücken Sie zuletzt den Muskel nach unten, so als würden Sie etwas aus der Vagina herauspressen. Sie werden wahrscheinlich den Atem anhalten. Versuchen Sie, dabei regelmäßig zu atmen. (3x täglich 20 Mal)

9.1.7 Identifikation des G-Punkts

Wenn Sie sich die folgende Abbildung ansehen (19), erkennen Sie, dass die weibliche Harnröhre von erektilem Gewebe umgeben ist. In ihm eingebettet liegen der U-Punkt, der G-Punkt und der A-Punkt. Tatsächlich ist der G-Punkt der bekannteste. Er liegt an der Stelle, wo der Harnröhren-Schwellkörper in die vordere Vaginalwand mündet. An diesem Punkt, dem G-Punkt, ist die Vaginalwand leicht geriffelt wie eine Walnussschale. Der Punkt hebt sich vom umliegenden Gewebe ab (20):

Schritt 1: Ertasten Sie die drei zentralen Bereiche Ihres Geschlechtsorgans: Setzen Sie sich auf das Handtuch und ziehen Sie den Spiegel zu sich heran. Wo liegt

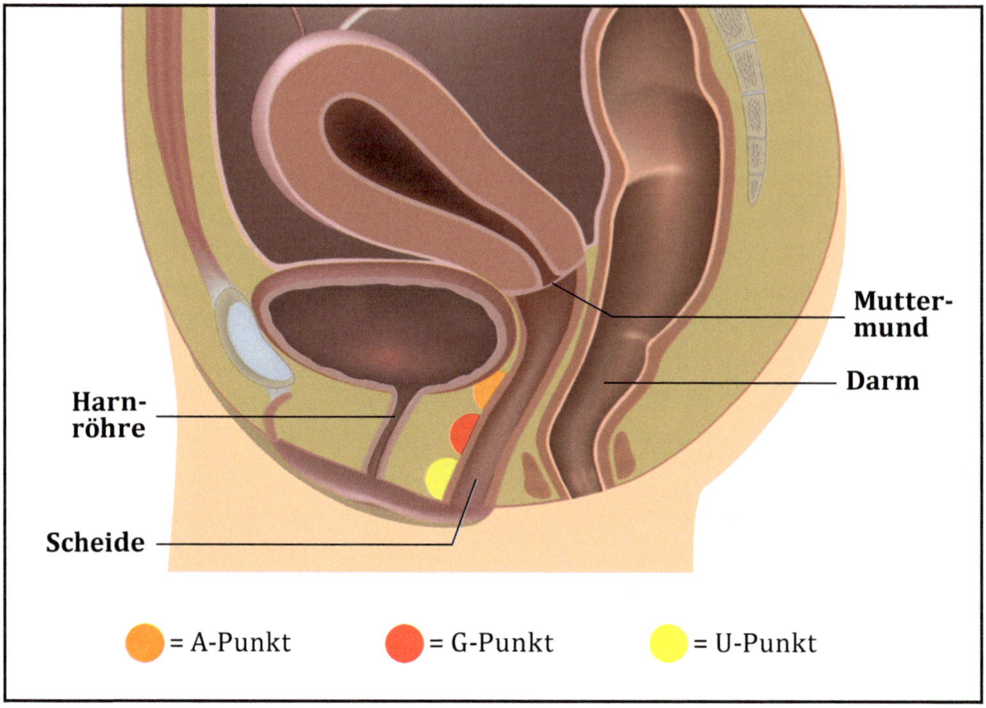

www.shutterstock.com von Alila Medical Media

Abbildung 7: *A-Punkt, G-Punkt und U-Punkt*

Ihre Klitoris? Wie weit liegt sie von der Vaginalöffnung entfernt? Messen Sie diesen Abstand in Fingerbreiten. Bei manchen Frauen sitzt die Klitoris etwa drei Fingerbreit von der Vaginalöffnung entfernt, bei anderen liegt sie näher an der Öffnung. Nun suchen Sie Ihre Harnröhrenmündung. Messen Sie, wie weit sie von der Klitoris entfernt liegt. So erhalten Sie ein klares Bild, wie der sichtbare Teil Ihres Geschlechtsorgans beschaffen ist. Außerdem erfahren Sie, wie stark Ihre Klitoris bei der Penetration stimuliert wird und ob Ihre Harnröhrenöffnung sich während der Penetration in die Vaginalöffnung zurückzieht, was bei vielen Frauen der Fall ist.

Schritt 2: Erkunden Sie, wie sich Ihre Harnröhre bewegt: Nun führen Sie Ihren Mittelfinger in die Vagina ein und achten Sie darauf, ob sich die Harnröhrenmündung bewegt und was sie überhaupt tut. Wenn sie verschwindet, kann es sein, dass die Ejakulation blockiert wird. Versuchen Sie deshalb, den Mittelfinger in einem anderen Winkel einzuführen. Jedoch besteht die Möglichkeit, dass der Druck auf die Harnröhre das Ejakulat blockiert oder seinen Austritt zumindest behindert. Diese Übung soll Ihnen vor allem ein Gespür dafür vermitteln, wie Ihre Harnröhre sich während der Penetration verhält. Auf diese Weise wird Ihnen bewusst, ob und, wenn ja, wie das Ejakulat bei der Penetration zurückgedrängt wird.

Schritt 3: Entwickeln Sie ein Gespür für den Harnröhrenbereich: Ertasten Sie nun mit dem Finger die Harnröhrenöffnung und das schwammige Gewebe (von etwa einem Zentimeter Durchmesser) rundum. Lassen Sie Ihren Finger an dieser Stelle in die Vagina gleiten, etwa ein Fingerglied tief, und drücken Sie sie nun sanft an dieser Stelle nach oben. Hier befindet sich Ihre Harnröhre, die mit der Vagina eng verbunden ist. Spüren Sie nach, wie sie sich bewegt, wie weich sie ist. Welche Empfindungen ruft diese Berührung bei Ihnen hervor? Haben Sie vielleicht das Gefühl, auf die Toilette zu müssen?

Schritt 4: Finden Sie die Rillen des G-Punktes: Lassen Sie den Finger noch ein Fingerglied tiefer in die Vagina gleiten. Ertasten Sie die Struktur des G-Punktes. Anfangs sind die Rillen vielleicht kaum fühlbar. Vielleicht haben Sie sie früher einfach für eine Falte in der Vaginalwand gehalten. Lassen Sie Ihren Finger ein paar Mal von einer Seite des G-Punktes zur anderen über die Rillen wandern, bis Sie das Gefühl haben, ihn gut zu kennen. Wie fühlt sich das an? Haben Sie vielleicht jetzt das Gefühl, dringend pinkeln zu müssen? Entspannen Sie sich: Hier geht es nicht um Urin. Männer und Frauen können gewöhnlich nicht urinieren, wenn sie sexuell erregt sind. Dieses Gefühl gehört vielmehr zu den erotischen Freuden, die Ihnen der G-Punkt bereiten kann. Machen Sie sich mit diesen Empfindungen vertraut. Stellen Sie sich vor, wie die Öffnung Ihrer Vagina immer voller wird, während Sie mit der Stimulierung fortfahren. (Wenn Sie die Rillen des „Waschbretts" und die Längsrillen am Rand nicht gefunden haben, ist das auch in Ordnung. Mit ein wenig Übung wird es Ihnen bald gelingen. Gehen Sie einfach zum nächsten Schritt weiter.)

Schritt 5: Spüren Sie den Körper des G-Punktes: Lassen Sie den Finger in Ihrer Vagina. Stellen Sie sich vor, ein Ei würde vom Bauch her langsam in den Vaginalkanal hineinsinken. Lassen Sie den Finger die linke und die rechte Seite dieses imaginären Eis erforschen. Spüren Sie die kleinen Rillen auf der Oberfläche des Eis. Wenn Sie mit dem Finger von einer Seite zur anderen gleiten, spüren Sie wieder die Längsrillen, die zu beiden Seiten liegen, das ist der Körper Ihres G-Punktes.

Schritt 6: Nun erkunden Sie den Schaft des G-Punktes: Lassen Sie Ihren Finger über die Oberfläche gleiten (nicht über die Längsrillen am Rand). Nun lassen Sie ihn ganz langsam Millimeter um Millimeter in Richtung Muttermund wandern. Dort, wo Ihr Finger etwa drei Fingerglieder tief in der Vagina steckt, hört der Schaft des G-Punktes auf. Krümmen Sie den Finger ein wenig, denn der Schaft wird zum Ende hin immer flacher. Hier endet der G-Punkt, der eigentlich ein in die Länge gezogenes Stück Schwellgewebe ist. Ihr Finger ist nun leicht nach oben gekrümmt, als würden Sie jemandem ein Zeichen geben, näher zu kommen.

Schritt 7: Erforschen Sie Größe und Form ihres G-Punktes: Nun erkunden Sie den G-Punkt als Gesamtheit: die Rillen am Körper, die kleinen Wülste am Rand, den langen Schaft am Ende. Lassen Sie den Finger erneut langsam über den gesamten Bereich wandern, bevor Sie ihn aus der Vagina herausziehen. Lassen Sie ihn jetzt um die Harnröhrenöffnung herumgleiten. Erkennen Sie nun, wie eng G-Punkt und Harnröhre miteinander verbunden sind? Nun wissen Sie, wie Ihr G-Punkt in unerregtem Zustand beschaffen ist.

Schritt 8: Erforschen Sie, wie sich die Bewegung des PC-Muskels (Beckenbodenmuskels) auf den G-Punkt auswirkt: Führen Sie den Finger erneut in die Vagina ein. Spannen Sie den PC-Muskel an, dann die Pobacken. Spüren Sie, wie der Schwellkörper am Damm (der Teil des erektilen Gewebes, der sich an der hinteren Vaginalwand befindet) Ihrem Finger entgegenkommt und/oder wie der G-Punkt nach unten drängt, bis Ihr Finger eng umschlossen ist. Ziehen Sie nun den Finger zurück und spannen Sie erneut den PC-Muskel, dann die Pobacken an. Spüren Sie, dass das Schwellgewebe am Damm auf den G-Punkt doch einigen Druck ausüben kann?

9.1.8 Stimulation des G-Punkts

Wie und wo können Sie den G-Punkt berühren, um seine Sensibilität zu erhöhen? Lassen Sie sich von den folgenden sieben Schritten leiten (21):

Schritt 1: Nehmen Sie den G-Punkt bewusst wahr: Jetzt, wo Sie Ihren G-Punkt gefunden und erspürt haben, können Sie das Bild, das Sie von Ihrer Vagina haben, verändern. Frauen stellen sich die Vagina normalerweise als feuchte, rosarote Höhle vor. Nun, diese Höhle birgt einen Schatz. Stellen Sie sich vor, wie Ihre Vagina warm, feucht und erregt wird. Ihr G-Punkt schwillt an, während Sie Ihren PC-Muskel anspannen und wieder loslassen. Atmen Sie tief ein und aus. Entspannen Sie sich. Es gibt einfach gar nichts, was Sie in diesem Augenblick tun müssten. Während Sie sich vorstellen, wie Ihr G-Punkt anschwillt, streicheln Sie sanft über Ihre Schamlippen, die Klitoris, die Vaginal- und die Harnröhrenöffnung.

Schritt 2: Drücken Sie auf den G-Punkt und rollen Sie ihn leicht zwischen den Fingern: Geben Sie Gleitmittel auf die Finger, wenn es sich für Sie besser anfühlt. Lassen Sie die Finger in die Vagina gleiten und tasten Sie sich bis zu den Längsrillen am Rand des G-Punktes vor. Atmen Sie tief ein und aus. Entspannen Sie sich. Dann drücken Sie den G-Punkt leicht zusammen, wie Sie es mit Ihrer Klitoris tun würden. Drücken Sie sanft, aber bestimmt. Diese Berührungen stimulieren die Prostata zur Produktion von Ejakulationsflüssigkeit.

Schritt 3: Drücken Sie sanft, aber fest: Drücken Sie nun mit dem Finger auf alle Bereiche des G-Punktes: auf den Körper, die Längsrillen am Rand, den Schaft, die Erhöhungen. Bewegen Sie die Finger dabei sehr langsam. Achten Sie darauf, was Sie wo empfinden. Unterscheiden Sie zwischen dem Gefühl von Druck (den man zuerst meist als Taubheit wahrnimmt) und anderen Empfindungen (erotischer, lustvoller oder sogar schmerzhafter Natur).

Schritt 4: Achten Sie auf die Art Ihrer Empfindungen: Dort, wo sich die Berührung erotisch, lustvoll oder schmerzhaft bemerkbar macht, machen Sie sich Stärke und Tiefe der Empfindung bewusst. Achten Sie darauf, ob und wann Sie das Gefühl haben, zur Toilette zu müssen. Ist es das Bedürfnis, „etwas laufen zu lassen"? Wenn es schnell vergeht, haben Sie sich vielleicht verspannt. Atmen Sie ein und aus. Entspannen Sie sich wieder. Kommt das Gefühl zurück? An derselben Stelle oder an einer anderen? Ändert sich das Gefühl etwa? Wird es gar zu einem lustvollen Empfinden?

Schritt 5: Reiben Sie den G-Punkt zur Stimulation: Drücken Sie weiterhin sanft und lassen Sie Ihren Finger um den G-Punkt herum kreisen. Lassen Sie sich dafür Zeit und achten Sie darauf, ob der G-Punkt danach härter oder größer geworden ist.

Schritt 6: Stimulieren Sie sich, bis Sie erregt sind: Drücken, reiben und massieren Sie den G-Punkt in seiner ganzen Länge. Probieren Sie verschiedene Formen des Drucks aus. Lassen Sie die Erregung so weit wie möglich ansteigen. Lassen Sie den G-Punkt „reifen", lassen Sie ihn voll werden, indem Sie ihn kitzeln, streicheln, kneten, reiben. Vergessen Sie dabei nicht, zu atmen und sich zu entspannen.

Schritt 7: Denken Sie nun an etwas äußerst Lustvolles: Legen Sie sich entspannt auf den Rücken und geben Sie sich Ihrer Lust hin. Lauschen Sie der Musik oder genießen Sie die Stille, das Gefühl in Ihrer Vagina, das Geräusch Ihres Atems. Machen Sie die Vagina weit auf. Sie sind vollkommen entspannt. Konzentrieren Sie sich ganz auf die tollen Empfindungen am G-Punkt. Ihr Körper, Ihr Geist, Ihr Herz sind vollkommen offen und aufnahmebereit. Spüren Sie, welche Lust diese pralle, feuchte und aufnahmebereite Vagina Ihnen bereitet. Verleihen Sie dieser Lust Ausdruck – auch laut.

9.2 Erfahrungen mit Körperexperimenten

Frauen in der Einzeltherapie, die Körperexperimente machen, schämen sich oft ihrer Befürchtung, überdurchschnittlich verklemmt, ängstlich oder neurotisch zu sein – eben ein schwieriger Fall. Teilnehmerinnen von Gruppen dagegen haben es insofern leichter, als sie im Vergleich realisieren können, dass die Mehrzahl der Frauen, gleich welchen Alters und welcher Herkunft, großen Respekt vor der Auseinandersetzung mit ihrem Körper und der Aussicht auf eine sexuelle Begegnung mit sich selbst hegen.

Ursprünglich durch die Frauenbewegung angestoßene Veränderungen haben tatsächlich zu einem sexualfreundlicheren und insgesamt angstfreieren Klima geführt, und viele Mädchen sind mutiger geworden, mit Selbstbefriedigung zu experimentieren, junge Frauen begreifen sie gar als Bestandteil einer autonomen Sexualität (22).

Realität in Sexualtherapien ist jedoch, dass vielen Frauen die Körperexperimente nicht leichtfallen und manche damit rechnen müssen, sich mit heftigen Selbstkonfrontationen auseinandersetzen zu müssen. Manche Frauen werden bereits im Vorfeld, z. B. durch das Lesen der Instruktionen, in helle Aufregung versetzt, entwickeln psychosomatische Beschwerden oder fühlen sich von Angst überflutet und aktivieren starke Vermeidungsimpulse. Selbstverständlich ist es Aufgabe in einer Sexualtherapie, Frauen auf die möglichen „Nebenwirkungen" von Körperexperimenten aufmerksam zu machen. Diagnostisch gesehen, sind sie Hinweise, dass noch unbewältigte Themen auf Bearbeitung warten.

Experimente, die als Überforderung erlebt werden, sind aber nicht immer umschiffbar und auch von TherapeutInnen nicht unbedingt absehbar. Vor allem die jahrelange Vermeidung einer bestimmten Situation, eines bestimmten Gefühls oder Gedankens macht Frauen „blind" für realistische Selbsteinschätzungen. Oft bleibt nur eine „therapeutische Mutprobe", um ein Vermeidungsverhalten zu unterbrechen, das eine weitere Entwicklung verhindert:

Nachdem Clara die Anleitung für das erste Experiment, sich in einem großen Spiegel nackt anzusehen, zu Hause durchgelesen hat, kommt sie aufgeregt in die nächste Sitzung. Dass sie nackt sein soll, sehe sie ein, dass sie sich aber auch nackt im Spiegel ansehen solle, das komme ihr übertrieben vor. Sie fühle sich wie *„vorgeführt"!* Um herauszufinden, was sie so aufregt, schlage ich ihr ein Experiment im Therapieraum vor, dass sie sich (bekleidet) im Spiegel ansehen und sich in die Augen sehen soll:

Clara: „Je mehr ich mich dem Spiegel nähere, desto kleiner werde ich. Dann bin ich wieder das kleine Mädchen ohne Mund oder besser, das Mädchen, das den Mund nicht aufmachen und sprechen darf. Ich sehe in seinen großen Augen das ganze Drama, das darin enthalten ist … *(beginnt zu weinen)* … Und jetzt fällt mir wieder meine Mutter ein. Sie schaut mich an, dass ich am liebsten im Boden versinken möchte. Sie sagt, dass du es überhaupt wagst, nach all dem, was passiert ist *(sexueller Missbrauch durch den Stiefvater)*, Sex genießen zu wollen!" *(Sie weint.)*

Th.: „Suchen Sie sich einen Platz vor dem Spiegel, der es Ihnen ermöglicht, erwachsen zu bleiben."

Clara (geht weiter zurück und stellt sich an den linken Rand des Spiegels): „Meine Augen sind nicht mehr so groß, wenn ich mich anschaue, aber noch traurig. Hier kann ich meinem Blick standhalten. Mein Mund kann sich öffnen, ich kann sprechen. Ich sage meiner Mutter, dass ich sie nicht um ihre Meinung gefragt habe. An meiner linken Seite ist mein Mann, er hält meine Hand, aber er ist nicht im Spiegel."

9.2.1 Lisi, Tanja, Clara

Die folgenden Beispiele handeln davon, wie Erfahrungen mit wenigen Körperexperimenten wichtige Impulse für den weiteren Entwicklungsprozess setzen können. Sie gehen mit einer Beobachtung einher, die nicht unbedingt auf der Hand liegt: Dass viele ältere Frauen ihrem Körper gegenüber eine freundliche, großzügige und gelassene Haltung einnehmen. Lisi und Sophia (Sophia Kap. 9.2.3, S. 239), beide in den Fünfzigern und langjährig verheiratet, sind gute Beispiele hierfür, dass es trotz Zellulitis, Falten, Übergewicht und Operationsnarben möglich ist, bei „sich" anzukommen. Hingegen stehen v. a. viele jüngere Frauen durch die gesellschaftlichen Schönheitsnormen sehr unter Druck und haben eine ausgeprägt kritische und unbarmherzige Selbstsicht, wodurch ihnen der Blick auf ihre Schönheit verstellt bleibt. Durch Untersuchungen wissen wir jedoch (siehe Kap. 3.2.2, S. 63), wie sehr eine negative Sicht auf den eigenen Körper das Wohlbefinden beeinflusst und die weibliche Sexualität beeinträchtigt. Deshalb ist es eine wichtige sexualtherapeutische Aufgabe, Frauen dabei zu unterstützen, dass sie sich körperlich wohlfühlen.

Lisi überwindet sich und sieht im Spiegel, *„wie alles wirklich ist"*. In ihrer Schilderung nach mehreren Experimenten zu Hause erzählt sie in der Frauengruppe, wie sie es geschafft hat, eine unaufgeregte Haltung beizubehalten, und wie sie sich um ihre „innere lustvolle Frau" kümmert. Tanja schildert, wie ihr die zwei Körperexperimente (die äußeren Genitalien mit dem Handspiegel betrachten, erkundende Berührungen des Körpers und der äußeren Genitalien) mehr Selbstbewusstheit und Selbstbewusstsein gebracht haben. Clara schafft es bei den Körperexperimenten, mit viel Ausdauer und Engagement, wirklich bei sich zu bleiben.

Lisi – *„Zu sehen, wie alles wirklich ist"*

Zum Abschluss ihrer Einzeltherapie, in der andere Themen im Vordergrund standen, besucht Lisi die Frauengruppe. In der zweiten Hälfte, als wir schwerpunktmäßig mit Körperexperimenten und der Begegnung mit der „inneren lustvollen Frau" arbeiten, geschieht eine Art Verwandlung. Lisi, die zuvor beruflich und familiär oft überfordert ist und ihre eigenen Bedürfnisse hintanstellt, tritt deutlich als Frau und lustvolle Frau aus dem Schatten ihrer Alltagsrollen (als Sekretärin, Ehefrau, Mutter, Großmutter) heraus. Nachdem sie sechsmal Experimente mit dem Ganzkörperspiegel ausprobiert hat, kommt sie gegen Ende der Gruppe mit der Botschaft, dass sie nach vielen Jahren erstmals wieder die Initiative ergriffen und mit Ihrem Mann geschlafen hat. In der Gruppe schildert sie uns Folgendes:

Lisi: „Nackt habe ich mich schon viele Jahre nicht mehr angesehen. Zumindest habe ich versucht, es zu vermeiden. Auch in bekleidetem Zustand schaue ich entweder nur flüchtig in den Spiegel oder ich versuche, günstige Blickwinkel zu finden. Deshalb war das Experiment schon eine ziemliche Herausforderung. Aber ich habe sie angenommen. In der Vorstellung bin ich hin- und hergeschwankt. Ich wollte mich gerne dünner und jünger sehen und habe mich dann immer wieder zur Ordnung gerufen, habe mir gesagt, das bist du nicht mehr. Nicht nach vier Geburten, mit Übergewicht, Zellulitis und 58 Jahren. Ich war sehr traurig, denn in mir lebt noch dieses alte Bild der jungen, schlanken Frau, die ich mal war. Ich habe versucht realistisch zu sein und mich auf den Anblick vorzubereiten, der mich gleich erwartet. Mein Gesicht mag ich nach wie vor, auch mit den Altersspuren. Natürlich habe ich einiges an mir auszusetzen, aber das ist okay. Mit meinen Armen und Händen kann ich mich auch recht gut anfreunden, aber nicht mit meiner Brust. Sie ist viel zu groß, es sind die Brüste einer Matrone, ich will sie so nicht haben. Aber ich habe dann beschlossen, mich nicht reinzusteigern, es nützt nichts, ich war willens, mich nicht runterzuputzen, das kann ich so gut. Als ich dann das Handtuch ganz zur Seite gelegt habe, war es erst mal ein Schock. Nicht, dass ich das nicht gewusst hätte, aber es ist anders, sich wirklich so direkt zu sehen. Ich bin erst mal einige Schritte zurückgegangen und habe einige Male tief durchgeatmet. Dann habe ich mir gesagt, so, jetzt machst du mal langsam und schaust wirklich hin. Ich habe dann die Reihenfolge geändert und bin mit meinen Blicken von den Zehen aus nach oben gewandert. Ich habe darauf geachtet, dass ich regelmäßig und tief ein- und ausatme. Und habe versucht zu sehen, wie alles wirklich ist, habe mir gesagt, das sind deine Zehen, deine Füße ... und keine Wertungen vorzunehmen. Das ist mir, glaube ich, einigermaßen gelungen. Das war gut so, ich habe mich dadurch wirklich wahrnehmen können. Ich habe eine Art inneren

Scheitelpunkt gefunden, von dem ich nicht abgewichen bin. Er hat mich im Gleichgewicht gehalten."

Über ihr letztes Experiment berichtet sie:

„Meine schwere, hängende Brust und mein Bauch sind nach wie vor die Körperteile, mit denen ich mich am meisten unwohl fühle. Wenn ich dahin sehe oder mich dort berühre, spreche ich mir jedes Recht ab, eine lustvolle Frau sein zu können. Das ist ein ganz großer, wunder Punkt. Gleichzeitig will ich nicht zulassen, dass ich mir meine Lust abschnüre und meine ‚innere lustvolle Frau' wieder zum Verschwinden bringe. Das ist sehr schwer, und ich muss mich auf meinen Atem konzentrieren, damit mich die Enttäuschung nicht überwältigt. Ich atme dann acht- oder zehnmal oder manchmal auch noch öfter langsam sehr tief ein und aus. Das bringt mich zur Ruhe, ich komme zu einem inneren Scheitelpunkt. Erst dann schaue ich mich wieder an oder berühre mich an meiner Brust oder meinem Bauch. Anfangs musste ich öfter solche Pausen machen, um regelrecht Luft zu bekommen. Jetzt ist es schon viel besser, und ich kann jetzt besser diese Seite in mir fühlen, die leben und nicht auf Lust und Sexualität verzichten will. Ich habe meine ‚innere lustvolle Frau' so lange aus meinem Leben ausgeschlossen, und jetzt will ich sie, wo ich sie gefunden habe, hegen und pflegen. Weshalb ich mir einen schönen, roten Spitzen-BH gekauft habe."

Tanja – *„Das war das Beste, diese Unabhängigkeit, diese Selbstbestimmtheit"*

Tanja habe ich ausführlich mit ihrem Sexualpanorama vorgestellt (Kap. 7.2, S. 153) und wie sie ihre „innere lustvolle Frau" beschreibt. Dabei ist ihr selbst aufgefallen, dass sie sich nie berührt, ihren Körper nie als eigene Lustquelle erkannt und erfahren hat und ihr ein Stück Autonomie fehlt.

Sie fragt sich, ob es ihr mitunter deshalb so schwerfällt, dem Druck ihres Mannes nach mehr Sex einen eigenen Standpunkt entgegenzusetzen. In ihrer Sexualtherapie führt sie nach dem Absetzen der Pille ein Zyklusprotokoll und experimentiert mit Körperexperimenten, um mehr Selbstbewusstheit und Selbstbewusstsein zu entwickeln. Zeitgleich führt sie erste Veränderungen in der Partnerschaft ein (siehe Kap. 7.2, S. 153):

Sich im Spiegel anschauen: Da Tanja viel Sport treibt und in ihrer Freizeit tanzt, hat sie ein unkompliziertes Verhältnis zu ihrem Körper und ist mit sich zufrieden. Im ersten Experiment kommen überwiegend positive Gedanken und Gefühle und sie genießt ihren Anblick im Spiegel.

Die äußeren Genitalien mit dem Handspiegel betrachten: Das zweite Experiment ist für sie eine Herausforderung:

„Das ist eigentlich das Terrain meines Mannes, mich im Genitalbereich anzuschauen und mich zu streicheln. Während ich mich im Handspiegel betrachtete, hatte ich eine gewisse Distanz zu mir selbst und dachte, okay, das ist es also, was ihn sonst so erregt. Ich selbst fand mich da nicht so spannend und kam mir eher komisch und mir selbst fremd vor. Ich habe dann eher sachlich festgestellt, dass ich bräunliche innere Schamlippen habe, und dachte, so sieht also meine Klitoris aus. Das war sehr kopflastig, aber ich dachte, das gehört auch irgendwie dazu.

Erst als ich das zum zweiten Mal gemacht und hinterher ‚Erkundende Berührungen des Körpers und der äußeren Genitalien' probiert habe, bekam ich das Gefühl, dass das was mit mir zu tun hat und dass ich da gerade etwas Gutes für mich selbst tue. Es war nämlich so, dass ich die Augen geschlossen habe, um meine Hände besser freilassen zu können. Sie haben dann ganz von selbst meinen Körper berührt, und ich fand es interessant zu merken, wie unterschiedlich sich meine Finger auf der Haut anfühlen. Dann habe ich auch meine inneren Schamlippen und meine Klitoris erkundet. Dahin hat es meine Finger gezogen, da war es am aufregendsten. Wie von selbst hat sich meine Erregung gesteigert und ich bin problemlos zum Orgasmus gekommen. Nicht dass es mich überrascht hätte. Es fällt mir sonst auch leicht, zum Orgasmus, klitoral wie vaginal, zu kommen. Überrascht hat mich vielmehr, zu realisieren, dass ich diejenige bin, dass es meine Finger sind, meine Berührungen, mein Tempo. Das war das Beste, diese Unabhängigkeit, diese Selbstbestimmtheit. Und dann noch in Verbindung mit dem Zyklusprotokoll! Zu merken, ich muss nicht immer der Lust meines Mannes folgen. Ich habe einen eigenen Rhythmus, wann ich wie oft Sex haben möchte. Den auch er beherzigen muss. Es ist jetzt irgendwie so, dass ich mehr Gewichte auf meiner Seite der Waage habe."

Clara – *„Berührt hat mich zu denken, das bin ja ich"*

Claras erste Reaktion auf meinen Vorschlag, mit Körperübungen zu experimentieren, habe ich vorgestellt (siehe Kap. 9.2, S. 229). Nach den jahrelangen Missbrauchserfahrungen in Kindheit und Jugend hat sie es auch wirklich schwerer als andere Frauen. Hier beschreibt sie, wie es ihr die ersten beiden Male ergeht, wie sie mehr Beobachterin ihrer selbst ist und aus sich *„herausgeht"*, und wie sie nun gerade beginnt, sich in sich einfühlen zu können:

Clara: „Es war eine seltsame Erfahrung und ganz anders, als ich mir das vorgestellt habe. Ich schaue mich so gut wie nie nackt im Spiegel an. Ich habe mich nicht dafür interessiert oder interessieren wollen. Nach üblichen Maßstäben sehe ich wahrscheinlich nicht mal so schlecht aus, zumindest wenn ich als Maßstab anlege, dass ich sehr schlank bin. Ich tue ja nichts dafür, ich war schon immer so. Ich habe irgendwie kein Gefühl für mich. Ich sehe mich ganz sachlich an, als wäre ich jemand anderes. Als ich mir mich mit geschlossenen Augen vorgestellt habe, habe ich mich wie eine Beobachterin gefühlt, die eine Frau betrachtet, die wie ich aussieht. Das ist mir leicht gefallen, war aber auch seltsam, weil ich ja gemerkt habe, wie distanziert ich zu mir stehe. Als ich dann den zweiten Teil gemacht und mich nackt vor dem Spiegel angesehen habe, war es so ähnlich. Ich habe nur diese Frau gesehen, die wie ich aussieht, und ich war nicht berührt von ihr. Seltsam berührt hat mich aber, erneut zu denken, das bin ja ich und was mache ich da mit mir. Ich will mich doch nicht selbst nur wie einen Gegenstand sehen, wie er das mit mir gemacht hat. Und gleichzeitig macht es mir große Angst, mich als fühlende Frau zu sehen. Das ist ein großes Wagnis. Aber wozu mache ich sonst die Therapie?"

In Claras Langzeittherapie haben die drei ersten Körperexperimente einen großen Raum eingenommen, und sie hat sich viele Stunden in den Hausaufgaben und Therapiesitzungen damit beschäftigt, mit sich verbunden zu bleiben, statt aus ihrem Körper zu flüchten oder in ihre masochistischen Phantasien als junge Frau. Als es ihr immer besser gelingt, mit sich verbunden zu bleiben, wird ihr klarer, dass sie sich wie das kleine Mädchen von damals fühlt und nicht wie eine erwachsene, geschweige denn lustvolle Frau. Und dass sie auch in sexuellen Begegnungen mit ihrem Mann in diese alten Rollen, die mit masochistischen Wünschen verknüpft sind, rutscht, die ihr zwar viel Lust und Erregung, aber auch Entwürdigung und Abhängigkeit bringen. In ihrem weiteren Prozess beschäftigen wir uns damit, wie sie während der Experimente erwachsen und in Kontakt mit ihrer „inneren lustvollen Frau" bleiben kann. Hier nochmals ein Kommentar von ihr, als sie beginnt erste erwachsene Wünsche zu formulieren und dabei ihre „alten" sexuellen Phantasien draußen lässt:

„Ich kann mich selbst berühren, und kein Mann sagt mir, was er will oder nicht will. Nicht, dass ich das sonst nicht machen würde. Neu ist aber, dass ich das jetzt mit mir allein mache. Dass ich ja keine Phantasien mit hineinnehme und infolgedessen auch nicht in meine masochistische Rolle hineinrutsche. Ich bin zuerst ohne Orientierung gewesen, aber jetzt ist es wie eine Erlaubnis, bei mir sein zu können, auch wenn sich das nicht erregend anfühlt und ich auch noch nicht weiß, ob ich das anders hinkriege. Ich habe bei meinen Füßen angefangen und bin langsam bis zu den Oberschenkeln hinaufgewandert. Dann habe ich bei meinen Händen weitergemacht bis zu den Schultern, danach über die Brust, den Bauch hinab zu meiner Vulva. Ich habe das ganz langsam gemacht und meine Haut unter meinen Händen hat sich weich und sanft angefühlt. Wenn meine Phantasien angeflogen kamen, habe ich tief durchgeatmet und darauf gewartet, dass sie vorbeiziehen, dann habe ich mich weiter berührt. Ich glaube, ich war zum ersten Mal erwachsen, es war unglaublich, und ich war bei mir."

9.2.2 Johanna – Nichts spüren können

Johanna teilt das Problem, emotional und körperlich „nichts" zu empfinden, wenn sie sich selbst streichelt oder von ihrem Partner gestreichelt wird, mit vielen anderen Frauen und sie hat nie einen Orgasmus erlebt. Unserem gemeinsamen Verständnis nach wurde Johannas Empfindungsfähigkeit initial nachhaltig durch die elterlichen Botschaften gestört (siehe Kap. 7.3, S. 157). Seitdem scheint die Verbindung zwischen Kopf und Unterleib „abgebrochen" und eine gewollte, absichtliche, bewusste und direkte körperliche Stimulation führt dazu, dass sich das körperliche Empfinden „abschaltet". Metaphorisch gesprochen: Ihre Empfindungsfähigkeit schläft einen Dornröschenschlaf und braucht Streicheleinheiten, um wieder zum Fühlen verlockt zu werden. Wir fragen uns, ob es Ausnahmesituationen gibt. Überraschenderweise gibt es eine ganze Reihe: beim Träumen wiederholt hohe, sexuelle Empfindungsfähigkeit bis kurz vor dem Orgasmus, beim Lesen erotischer Szenen oder beim Anschauen von Erotikfilmen Feuchtwerden und Kribbeln in der Scheide und automatische Bewegungen der Beckenbodenmuskulatur. Lust und Erregung werden bei Johanna also eher durch eine absichtslose, zum Teil unbewusste und indirekte Stimulation hervorgerufen, überdies scheint sie vaginal leichter erregbar zu sein.

Für ihren weiteren Therapieprozess wählen wir also entsprechende Körperexperimente aus bzw. gestalten sie entsprechend um. (Zeitweilig liegt der Schwerpunkt auf den Experimenten allein, zeitweilig aber auch auf den Paar-Körperexperimenten, siehe Kap. 10.3, S. 258.)

Zunächst beginnen wir mit Körperexperimenten zum Kennenlernen und Wahrnehmen (Sich im Spiegel anschauen, Die äußeren Genitalien betrachten, Erkundende Berührungen des Körpers und der äußeren Genitalien, Beckenbodentraining, Identifikation des G-Punktes). Dann schließen sich erregende Körperexperimente mit indirekter Stimulation an (Stimulation der Klitoris, z. B. mit dem Wasserstrahl des Duschkopfes, Stimulation der Vagina mit Liebeskugeln sowie Anregungen über Lesen erotischer Literatur und Anschauen erotischer Filme). Schließlich möchte Johanna herausfinden, ob sie über weitere Experimente (Identifikation und Stimulation des G-Punkts) orgasmusfähig werden kann:

Sich im Spiegel anschauen

„Ich hatte regelrecht Angst vor diesen Körperexperimenten. Ich dachte mir, ich sehe nur totes Fleisch, wenn ich mich ansehe. Weil ich in den letzten Jahren nichts mehr gespürt habe, wenn ich mich selbst oder mein Mann mich berührt hat. Obwohl wir darüber gesprochen haben, dass es ja in den ersten Experimenten nur darum geht, dass ich meinen Körper besser kennenlerne und dass ich ja nur wahrnehmen soll.

Dann war alles ganz anders. Es hat mir sehr geholfen, dass alles genau beschrieben war und ich mich nicht in meinen negativen Gedanken verlieren konnte. Und ich habe dann irgendwann auch tatsächlich realisiert, dass ich mich ‚nur' anschauen soll. Ich konnte dann auch realisieren, dass ich mit meinem Körper eigentlich ganz zufrieden bin. Außerdem war ich dankbar zu erkennen, dass ich mir normal vorkommen konnte, dass es dieses Mal nicht um meine Unfähigkeit zu empfinden ging. Und ich habe verstanden, dass es da Zwischenschritte geben könnte."

Die äußeren Genitalien mit dem Handspiegel anschauen

„Grundsätzlich habe ich natürlich gewusst, wie ich aussehe. Aber so intensiv habe ich mich noch nie angesehen. Die Erlaubnis durch die Instruktionen, mich forschend, auch sachlich, also auf die Anatomie bezogen anzuschauen, hat mich sehr entlastet. Als Forscherin meiner selbst habe ich mich gut und sicher gefühlt, vielleicht sogar etwas euphorisch. Weil ich dachte, so geht das ja, so kann ich mich mit mir angstfrei beschäftigen. Ohne dass immer der Schatten meiner Empfindungsunfähigkeit über mir liegt. Ich habe das jetzt zwei Mal gemacht, und ich bin ganz einverstanden mit mir, was ich da gesehen habe."

Erkundende Berührungen des Körpers und der äußeren Genitalien

„Wir haben ja in der Sitzung vorher darüber gesprochen, dass es darum geht, wahrzunehmen, wie sich meine Fingerspitzen auf der Haut bei verschiedenen Körperstellen anfühlen. Und wie sich wiederum die verschiedenen Körperstellen unter meinen Fingerspitzen anfühlen. Das habe ich mir als Leitgedanken bei dieser Erfahrung immer wieder klargemacht und habe mir dann zwischendurch immer wieder zum vertieften Atmen Zeit genommen, damit ich nicht unter Leistungsdruck gerate und damit meine Unsicherheit, ob ich genug spüre, nicht überhandnimmt. Als ich das die ersten Male probiert habe, war es genau so, wie befürchtet: Ich habe nichts gefühlt, nur dass da Haut auf Haut trifft. Das hat mich ganz schön frustriert und ich war immer wieder sehr hoffnungslos. Aber ich bin hartnäckig drangeblieben, ich wollte nicht aufgeben. Ich habe immer wieder überprüft, ob ich wirklich nichts fühle. Aber dann habe ich entdeckt, dass das ja auch mein Kopf sagt. Denn ich merkte, ich bin warm, ich habe weiche Haut, ich bin lebendig... und dann habe ich mir gesagt, es ist schön, dass ich Wärme, Weichheit, Lebendigkeit etc. empfinde. Das war der Anfang, dass sich etwas verändert hat. Mit dieser Haltung, und dass ich mir Zeit zum Atmen gegeben habe, gelangen mir die Körperreisen immer besser. Ich war beim letzten Mal ziemlich entspannt und würde jetzt sagen, mein Fleisch ist nicht tot, es ist angenehm, mich zu berühren, wenn auch nicht aufregend."

Beckenbodentraining

„Ich mache jetzt seit vier Wochen mehrfach am Tag Beckenbodentraining. Es wurde zu einer lieben Gewohnheit, und ich vermisse es sogar, wenn ich es ein paar Stunden nicht gemacht habe. Zu Beginn war es wie eine gymnastische Übung. Jetzt erwärmt sich mein Unterleib, ich spüre meine Vagina, ich spüre Kraft beim Zusammenkneifen und wenn ich eine Pressbewegung nach unten mache. Anfangs waren meine Vagina und die Klitoris wie taub. Jetzt kann ich beide durch den Blutfluss beleben und alles fühlt sich prickelnd an. Das ist zwar nicht wie eine Erregung, aber alles fühlt sich bereit an."

Nachdem sich Johanna nach diesen Erfahrungen sicherer fühlt, besprechen wir die nächsten Schritte, wie sie sich indirekt erregend stimulieren kann. Sie möchte zwei Ideen ausprobieren: Erstens durch das Lesen erotischer Literatur sexuelle Empfindungen hervorlocken und mit Bewegungen der Beckenbodenmuskeln verstärken. Zweitens beim Duschen die Klitoris mit dem Wasserstrahl stimulieren und mit Bewegungen der Beckenbodenmuskeln unterstützen.

Mit ihren Erfahrungen ist sie jedoch unzufrieden, nachdem sie den warmen Wasserstrahl auf ihrer Klitoris als eher unangenehm empfindet und beim Lesen erotischer Literatur zwar Lust und Erregung aufkommen, die sie jedoch durch Bewegungen des Beckenbodens nicht steigern konnte. Zugleich hat sie jedoch beobachtet, dass eine gefüllte Blase durch den Druck von innen ein gewisses Vergnügen bereitet. Also entschließt sie sich, mit Liebeskugeln weiter zu experimentieren. Ergänzend möchte sie ihren G-Punkt identifizieren und herausfinden, ob sie ihn stimulieren kann.

Identifikation G-Punkt

„Gleich nach der letzten Sitzung habe ich den Text zum G-Punkt durchgelesen und danach ausprobiert. Ich wollte wissen, ob ich einen G-Punkt habe. Manchmal hatte ich ja schon ein angenehmes Gefühl, wenn ich mit meinem Mann geschlafen habe. Aber ich glaube nicht, dass das ein Orgasmus war, das war eher wie ein Zucken oder ein kurzer Krampf. Wieder habe ich festgestellt, dass ich schnell feucht werde. Das ist schon passiert, als ich meinen Mittelfinger eingeführt habe. Jedenfalls habe ich die Stelle, wo es wie gerippt ist, gefunden. Lustgefühle kamen da aber nicht auf. Es hat sich komisch angefühlt. Wie Sie gesagt haben, kam der Drang zu urinieren. Ich habe es dann dabei gelassen. Jedenfalls weiß ich jetzt, dass ich einen G-Punkt habe. Ich habe danach angefangen die Liebeskugeln täglich vielleicht zwei Stunden zu tragen."

Stimulation des G-Punkts

„Die nächsten Tage habe ich dann versucht, den G-Punkt so zu stimulieren, wie es im Text steht. Es war praktisch eine Trockenübung ohne erotische Literatur: Ich habe mir vorgestellt, wie mein G-Punkt anschwillt, und habe auch die Beckenbodenmuskeln an- und entspannt und dabei bewusst tief ein- und ausgeatmet. Dann habe ich auch versucht, einen Druck auf alle Stellen des G-Punkts auszuüben. Das Pinkelgefühl kam dann auch. Ich habe versucht, es über die Atmung zu verändern, aber das hat nicht geklappt. Leider muss ich sagen, dass diese Übung für mich überhaupt nicht erotisch und erregend ist. Ich hatte dann keine Lust mehr, das weiterhin zu probieren.

Vor zwei Tagen hat es mich nochmals gepackt. Ich dachte mir, jetzt habe ich schon so viel ausprobiert, ich will jetzt nicht aufgeben. Und die Liebeskugeln geben tatsächlich noch etwas dazu, sie verursachen ein ständiges Prickelgefühl und ich fühle mich ständig angeregt. Wenn ich dann noch die Beckenbodenmuskeln zusammenziehe, ist das schon heftig. Es ist schon seltsam, ich gehe einkaufen und denke bei mir, Gott, wenn die Leute wüssten!

Abends habe ich dann, weil mich diese ständige Angeregtheit kirre macht, meinen Mittelfinger in die Vagina eingeführt. Ich habe den G-Punkt gefunden und ihn leicht mit der Fingerspitze umspielt und ihn gerieben und gepresst. Als das Pinkelgefühl kam, war es unangenehm, aber ich habe weitergemacht, und dann kam der erste vaginale Orgasmus. Ich habe mir immer vorgestellt, dass in diesem Moment die Welt einstürzt. Es war seltsam, dass sie es nicht tat."

Während der fortlaufenden Besprechungen ihrer Erfahrungen vervollständigt Johanna nach und nach das Bild ihrer „inneren lustvollen Frau" und betitelt es irgendwann spontan mit: „Du darfst tun, was *du* willst!"

9.2.3 Sophia – „Letztlich kommt es viel mehr auf mich an, dass ich meinen Körper akzeptiere"

Zum besseren Verständnis, wann und warum wir mit Körperexperimenten gearbeitet haben, fasse ich Ihnen kurz Sophias Therapieprozess zusammen: Bereits in der ersten Stunde fällt mir ihre direkte und natürliche Art auf, mit der sie die Therapie „anpackt". Sie möchte wissen, was Sexualtherapie eigentlich genau ist und ob es da auch Platz für andere Themen gibt, z. B. für vergangene negative Ereignisse. Außerdem wünscht sie sich, um sich besser verstehen zu können, Literaturempfehlungen über die Zusammenhänge von sexuellen Übergriffen in der Kindheit und späteren sexuellen Problemen (22, 23). Danach berichtet sie mir ausführlich über die beiden, jeweils einmaligen Übergriffe durch zwei Männer mit etwa zehn und zwölf Jahren. Der eine hat sie an der Brust angefasst und ihr Küsse abgenötigt, der andere hat ihr auch an die Brust gefasst und überdies noch an den Genitalbereich. Beide Male ist sie sich wie *„versteinert"* vorgekommen. Die Erinnerungen haben sich, ihrem Empfinden nach, wie *„eingebrannt"*, und in späteren Erfahrungen mit Jungen und Männern hat sie alles getan, um Berührungen dieser Körperstellen zu verhindern. Wenn ihr dies nicht gelungen ist, hat sich dieses schreckliche Gefühl der Versteinerung wiederholt. Daraufhin schlage ich Sophia vor, die betroffenen Körperstellen in einer Körperumrisszeichnung zu kennzeichnen. Sie zeichnet eine Gestalt in Strichen und malt Lippen, Brust und Unterleib rot wie Brandmale. Beim Betrachten nennt sie das innere verletzte Mädchen liebevoll *„Betty"*. Von da an begleitet uns *„Betty"* in der Therapie.

Sophia ist nicht nur in der ersten Stunde mutig und anpackend, sie bestimmt auch deutlich den weiteren Therapieverlauf, indem sie klar ihre Impulse und Bedürfnisse formuliert. Ihr Beispiel eignet sich besonders gut, um Ihnen Erfahrungen mit Körperexperimenten vor Augen zu führen: In den ersten sechs Einzelsitzungen versuchen wir sowohl ein biographisches als auch ein aktuelles Verständnis ihrer sexuellen Unlust zu gewinnen, u. a. besprechen wir ihre sexuelle Entwicklungsgeschichte und sie malt ein Sexualpanorama. Danach findet die erste Paarsitzung statt, die Impulse für den Beginn der Körperexperimente liefert. Darin wird deutlich, wie sexuell gehemmt sich Sophia eigentlich fühlt, dass sie nie ihren Körper kennengelernt hat, nicht weiß, worauf sie Lust hat, und nie einen Orgasmus erlebt hat. (In Kap. 10.2., S. 248 schildere ich Ihnen den Verlauf aus der Paarperspektive.) In weiteren acht Einzelsitzungen bis zum zweiten Paargespräch bilden folgende Körperexperimente den Schwerpunkt unserer Arbeit: Sich im Spiegel anschauen, Die äußeren Geschlechtsorgane mit dem Handspiegel betrachten, Erkundende Berührungen des Körpers und der äußeren Geschlechtsorgane, Erregende Berührungen der Klitoris und Beckenbodentraining. Sophia macht viele neue Erfahrungen, die ihr Zufriedenheit geben, und es gelingt ihr schließlich auch, zum klitoralen Orgasmus zu gelangen. Danach hat sie keinen Wunsch mehr für weitere Experimente.

Hier schildere ich Ihnen nun Ausschnitte aus unseren Gesprächen:

Sich im Spiegel anschauen

„Ich habe jetzt das Experiment mit dem Ganzkörperspiegel zwei Mal gemacht und habe festgestellt, dass ich mit meinem Gesicht und Dekolleté, der Brust, den Händen und Beinen zufrieden bin. Meine Problemzonen sind der Bauch, weil ich eine große Narbe nach einer Gallenoperation habe, und die Schwangerschaftsstreifen. Mit meiner Brust bin ich zufrieden. Ich habe trotz einer heftigen Gewichtsabnahme von knapp 20 Kilo noch eine Fettschürze. Die wird sich wohl nicht ändern, ich werde mit ihr leben müssen. Ich habe darauf geachtet, dass ich in Gedanken wirklich bei der Übung und bei mir bin und habe mir immer wieder Zeit zum Atmen genommen. Ich hatte Ihnen ja gesagt, dass ich beim Sex immer weit weg bin, dass meine Gedanken überall waren, aber nicht dabei, und dass ich meinem Mann gesagt habe, dass er machen soll. Wenn ich mit mir allein bin, ist es einfacher, und ich kann mich immer wieder daran erinnern, dass es ja nur ich bin, und kann mir dann Zeit lassen. Mein Mann unterstützt mich und sagt: ‚Akzeptiere dich!' Das hätte er früher nie gekonnt, er hat sich auch durch seine Therapie weiterentwickelt. Dennoch bin ich immer noch ungläubig und frage mich, ob er das wirklich so meint, dass mein Körper okay sein soll. Früher habe ich mich beim Sex immer wieder gefragt, ob er das nur sagt, damit ich mit ihm schlafe? Aber letztlich kommt es viel mehr auf mich an, ob ich mich mit meinem Körper akzeptiere! Obwohl ich älter und dicker bin, kann ich mich viel besser annehmen als in jungen Jahren.

Insgesamt kann ich sagen, und so habe ich mir das auch aufgeschrieben, dass es sich zwar nicht so gut angefühlt hat, dieses Experiment zu machen, aber dass es richtig ist, es zu probieren. Die lustvolle Frau in mir, die ist da, aber nur, wenn ich nicht zu negativ über mich denke, sonst verschwindet sie."

Die äußeren Geschlechtsorgane mit dem Handspiegel betrachten

„Ich habe so was ja noch nie gemacht, aber ... *(lacht)* es ist nie zu spät. Ich habe das Experiment insgesamt drei Mal gemacht. Begonnen habe ich immer damit, dass ich zuerst geduscht habe, dann habe ich mich ganz im Spiegel angeschaut, dann habe ich mit dem Handspiegel weitergemacht. Ich war mir jetzt nicht ganz fremd, schließlich habe ich ja auch zwei Kinder zur Welt gebracht und vorher und hinterher Schwangerschaftsgymnastik gemacht. Aber vertraut war ich mir auch nicht so ganz. Das war aber nicht schlimm und hat es auch ein bisschen aufregend gemacht. Es gab jetzt aber weder negative noch positive Gefühle, es ist halt so, wie es ist. Es war gut, nochmals alles zu lesen und zu betrachten, das hat mich mit mir mehr vertraut gemacht. Ich weiß nicht, ob ich mich anfreunden muss, ich glaube es reicht bei mir, wenn ich mit mir vertraut bin? ... Sie hatten ja gesagt, ich soll darauf achten, ob ich bei mir bleiben kann oder nicht. Meine Gedanken sind auch immer mal wieder abgeschweift, aber es hat immer besser geklappt und beim dritten Mal war ich sehr mit mir zufrieden."

Erkundende Berührungen des Körpers und der äußeren Geschlechtsorgane

„Das Wichtigste war für mich herauszufinden, dass ich mich ohne Scheu zwischen den Beinen anfassen kann – das sind die Stellen, wo mich früher diese Männer angefasst haben. Außerdem war wichtig zu erleben, dass sich die eigenen Berührungen ganz anders anfühlen, als wenn mein Mann mich anfasst! Er hat ja in den langen Jahren unserer Ehe nie verstanden, dass ich das nicht haben kann, wenn er von hinten oder auch von vorne auf mich zugeht und mich sofort an der Brust oder zwischen den Beinen fasst. Erst in den letzten Jahren ist es anders geworden ... Darum bin ich sehr froh, dass ich selbst keine Scheu habe, mich dort zu berühren. Wobei ich vielleicht auch sagen muss, dass ich manche Körperstellen nicht so gerne anfasse, z. B. meinen Damm, an dem ich heute noch die Narben von den Dammschnitten fühlen kann, oder das Innere meiner Scheide, wo es feucht ist, und ich mag auch den Geruch nicht gern. Aber es war gut, mal genau herauszufinden, wo sich was wie anfühlt. Dass sich meine äußeren Schamlippen anders anfühlen als die inneren, und dann wieder anders an der Klitoris. Nur wie gesagt, meinen Finger in die Scheide einzuführen, das hat mir nicht gefallen, das kommt mir doch sehr komisch vor. Aber ich kann meine Vaginalmuskeln fühlen, wie es sein soll. Insgesamt hat es sich angenehm angefühlt, meine Hände auf meiner Haut zu spüren. Ich konnte das ja auch so machen, wie ich das wollte."

Erregende Berührungen der Klitoris

„Nachdem ich jetzt einige Male meinen Körper von oben bis unten angeschaut, erkundet und gestreichelt habe, und das auch im Intimbereich, war ich schon ganz aufgeregt, als es jetzt darum ging, mich zu erregen. Das war überraschenderweise doch etwas anderes, als mich ‚nur' zu erkunden, irgendwie war es ernster und das hat mir auch Druck gemacht und ich habe mich beim ersten Mal nicht sehr wohlgefühlt. Eigentlich weiß ich nicht, was oder ‚wer' mir da Druck gemacht hat. Aber ich habe dann aufgehört und mir gesagt, ein Mal ist kein Mal. Beim zweiten Versuch ging es dann besser: Ich habe Massageöl benutzt, sodass das Streicheln meines Intimbereichs angenehmer, ja irgendwie ‚brennender' wurde. Das hat sich komisch angefühlt, nicht unbedingt angenehm, aber ‚brennender' eben, bis ich taub wurde. Ich habe dann noch zweimal probiert und habe mich irgendwie an die komischen Empfindungen gewöhnt – denn mein Bauchgefühl sagt mir, da geht es lang, das ist der richtige Weg."

Beckenbodentraining

„Seit 14 Tagen mache ich jetzt die Beckenbodenübungen, ständig und überall. Seit einigen Tagen merke ich, wie fest meine Muskeln geworden sind. Das fühlt sich gut an, denn ich spüre sie jetzt sehr deutlich und merke auch, was da für ein Zug drauf ist, welche Kraft ich da eigentlich habe. Das ist schon komisch, wenn ich bedenke, dass ich sie vorher gar nicht registriert und ihnen keine Bedeutung beigemessen hatte. Ich hab einfach nicht gewusst, dass die für meine Sexualität so wichtig sind. Ich merke auch, wie angenehm sich die Wärme in meiner Scheide und in meinen Schamlippen und der Klitoris anfühlt. In den letzten zwei Tagen hat es angefangen, ständig in meiner Klitoris und in meiner Scheide zu kribbeln. Das ist ein verrücktes Gefühl. Ständig bemerke ich das, auch jetzt." *(Sie lacht.)*

Erregende Berührungen der Klitoris bis zum Orgasmus

„Nachdem es mir zur Gewohnheit geworden ist, mehrmals täglich Beckenbodentraining zu machen, habe ich in der letzten Woche überraschende Erfahrungen gemacht: Ich bin zwei Mal nachts wach geworden, meine Klitoris war irgendwie hoch angespannt, wie unter Strom. Ich musste dringend auf die Toilette, aber danach war die Spannung immer noch nicht weg, mein ganzer Unterleib war angespannt. Ich glaube, ich hatte zweimal Orgasmen im Schlaf. Ich habe aber keine Bilder, keine Erinnerungen. Es sind nur diese Körperempfindungen. Dabei habe ich vorher gar keine sexuellen Gedanken gehabt, ich lese nur noch mal ‚Aphrodites Töchter' (10). Es hat Stunden gedauert, bis diese Anspannung weg war. Heute Morgen bin ich aufgewacht und meine Scheide und meine Klitoris waren ganz kribbelig. Ich war auch ganz feucht. Während ich hier mit Ihnen spreche, ist das Gefühl auch so, alles ist kribbelig *(lacht)*. Ich habe dann entschieden, dass ich meine Klitoris mal stimuliere, obwohl wir ja eigentlich noch gar nicht so weit sind ... Anders als sonst, habe ich dann auch nicht die Atmung angehalten, sondern habe einfach weitergeatmet *(lacht)*. Ich brauche jetzt doch keinen Vibrator, wie ich das ursprünglich mal gedacht habe. Und da bekam ich den ersten klitoralen Orgasmus meines Lebens."

(Weitere Paarsitzungen mit Sexualcoaching siehe Kap. 10.2, S. 248.)

Literaturverweise:

(1) Heiman, LoPiccolo, LoPiccolo 1978.
(2) Barbach 1982.
(3) Barbach 1985.
(4) Kahn Ladas, Whipple, Perry 1984.

(5) Sundahl 2014.
(6) Frank et al. 2009.
(7) Frank et al. 2009, S. 230.
(8) in Anlehnung an (1), S. 32ff.
(9) in Anlehnung an (1), S. 38–42.
(10) siehe (1), S. 39.
(11) in Anlehnung an (1), S. 48ff.
(12) in Anlehnung an (1), S. 67ff.
(13) in Anlehnung an (1) S. 80f.
(14) in Anlehnung an (1), S. 84f.
(15) in Anlehnung an (1), S. 89.
(16) in Anlehnung an (1), S. 116f.
(17) in Anlehnung an: Ecker 2000, S. 79–82.
(18) Ecker 2000, S. 78.
(19) in Anlehnung an (5), S. 130.
(20) in Anlehnung an (5), S. 129ff.
(21) siehe (5), S. 134ff.
(22) Matthiesen 2007, S. 252f.
(23) Davis 2011.
(24) Bass, Davis 2011.

10. Gemeinsam Lust und Intimität erleben – Hilfe durch Sexualcoaching

Während bisher der Entwicklungsprozess hin zu einer lustvollen Frau im Mittelpunkt stand, beschreibt das Sexualcoaching eine Methode, wie Frauen ihren Partner oder ihre Partnerin miteinbeziehen können. Sie dient dem Übergang, um die in der Einzeltherapie erreichten Veränderungen eigenverantwortlich in sexuellen Begegnungen mit dem Partner oder der Partnerin umzusetzen. Charakteristisch ist das hohe Ausmaß an Kontrolle wie auch die hohe Verantwortung, die eine Frau für die Weiterentwicklung der Paarsexualität übernimmt.

Die Partnerschaftssituationen der Frauen, von denen bisher die Rede war, sind sehr unterschiedlich: Manche haben schon lange keinen Partner und keine sexuellen Kontakte mehr; andere wiederum leben in einer Partnerschaft, in der die Sexualität schon lange erloschen ist, oder es gibt noch sexuelle Kontakte, ohne dass diese aber für die Frauen befriedigend wären. Bei aller Unterschiedlichkeit ist diesen Frauen gemeinsam, dass die Entdeckung und Aneignung der „inneren lustvollen Frau" das Bedürfnis nach Nähe, Körperkontakt und sexuellen Erlebnissen intensiviert hat und nach Konsequenzen ruft. Während sich manche Frauen nach der Einzel- und Gruppentherapie für den sexuellen Alltag gerüstet fühlen, rückt für andere die Herausforderung näher, entweder unbefriedigende Beziehungen zu beenden oder sich um Lösungen zu bemühen. Für Single-Frauen stellt sich die Frage, ob sie sich auf Partnersuche begeben wollen.

Interessanterweise wünschen die meisten Frauen in Partnerschaften die Einbeziehung ihres Partners oder ihrer Partnerin erst dann, wenn sie sich selbst in ihrem Entwicklungsprozess gefestigt fühlen; nur in Ausnahmefällen ist dann noch eine länger andauernde Paartherapie notwendig. In der Regel brauchen wir nur wenige Paarsitzungen, um die noch bleibenden, umrissenen Fragestellungen im sog. Sexualcoaching zu behandeln.

10.1 Sexualcoaching als Brücke

Obwohl jetzt die sexuelle Entwicklung des Paares im Fokus steht, bleibt die Struktur der Sexualtherapie, die Arbeit im einzeltherapeutischen Setting, weitgehend erhalten und wird bei Bedarf zusätzlich um Paarsitzungen ergänzt.

Damit ein Sexualcoaching gelingt, sind bestimmte Voraussetzungen notwendig:

Wir nutzen bewusst und absichtlich das asymmetrische und einseitige Setting, um die Grenzen der Veränderbarkeit auszuloten, und laden den Partner erst dann ein, wenn alle Optionen einer Frau, auch die riskanten, die die Beziehung ins Wanken bringen könnten, erschöpft sind. Das führt dazu, dass Frauen häufig, was Mut, Risikobereitschaft und Selbstkonfrontation anbelangt, eine „Schippe drauflegen" müssen, damit wirkliche Veränderung geschehen kann. Im Unterschied zu einer Paartherapie werden auch nicht die Bedürfnisse und Ziele beider Partner gleichermaßen in den Blick genommen, im Mittelpunkt steht vielmehr die Frage: Was möchte und kann eine Frau tun, um die gemeinsame Sexualität voranzubringen?

Aufgrund der bereits erworbenen Kompetenzen ist sie diejenige, die sowohl die Kontrolle innehat als auch die Verantwortung zur Weiterentwicklung trägt. So ist sie bei Paarexperimenten diejenige, die für die Anleitung und Durchführung zuständig ist. Da die Ergebnisse überwiegend im Einzelsetting besprochen werden, entsteht eine ungewöhnliche Arbeitsstruktur: Gesprächsgegenstand sind sowohl die auf ihre Person als auch die auf den Partner und die Partnerschaft bezogenen Erfahrungen, aber immer aus dem Blickwinkel, ob sie auch alle ihr zur Verfügung stehenden Optionen genutzt hat.

Einer Frau kommt hierbei eine sehr anspruchsvolle Rolle zu: Sie muss den paarbezogenen Entwicklungsprozess weiter voranbringen, und dies ist oftmals nur möglich durch eine hohe Selbstkonfrontation, indem sie ihre Grenzen durch bisher unvorstellbare Wachstumsschritte oder gar -sprünge überschreitet, also „Mutproben", die sie an und über ihre persönlichen Grenzen führen. Zu Mutproben werden solche Experimente, die Frauen an besonders herausfordernde Situationen heranführen und z. B. Angst auslösen und in ihrer Wirkung nicht vollständig absehbar sind. Etwa dann, wenn eine in ihrer Kindheit sexuell missbrauchte Frau ihrem Partner erstmals die Erlaubnis erteilt, unter ihrer Regie bestimmte Körperregionen berühren zu dürfen (siehe 10.2), oder wenn sie eine Mitteilung macht, die die Existenz der Partnerschaft ins Wanken bringen könnte. Verhaltensexperimente mit der Qualität von Mutproben können verschiedenen Paartherapieansätzen, etwa Paarübungen aus dem Hamburger Modell (1) oder aus dem Crucible Ansatz (2), entliehen sein; oft genug entstehen sie aber auch aus den kreativen Ideen der Frau oder des Paares.

Der Part des Partners (bzw. der Partnerin) ist also ebenfalls sehr anspruchsvoll: Ihm wird eine hohe Toleranz und Flexibilität zugemutet. Sein Vetorecht tritt dort in Kraft, wo seine Grenzen tangiert werden, z. B. bei Überforderungen oder Unwillen. Bestenfalls profitiert er sexuell von den Fortschritten seiner Partnerin, ohne selbst große Anstrengungen erbracht haben zu müssen; schlimmstenfalls muss auch er sich mit seinen Grenzen auseinandersetzen, z. B. wenn seine Partnerin gestärkt und von ihm emotional unabhängiger aus einer Mutprobe hervorgeht. Kontraproduktiv ist jedoch eine traditionell männliche Haltung zum Sex als der wichtigsten Sache im Leben und als Kern der Männlichkeit. Sexualcoaching profitiert eher von einer offenen Haltung jenseits von Machtgebaren und Egozentrismus.

Ich habe bereits darauf hingewiesen, welcher persönlicher Voraussetzungen es für Frauen bedarf, um in der Intimität einer Partnerschaft sowohl emotionale Verbundenheit zu erleben als auch bei sich zu bleiben (Kap. 4.2, S. 83) – für ihren Partner bzw. ihre Partnerin gelten sie in gleichem Maße: ein klares Selbstbewusstsein bei emotionaler Nähe, ein durchlässiges Selbst, die Fähigkeit zur Angstreduktion und Selbstberuhigung, Abgrenzung gegenüber Manipulation von außen, die Fähigkeit, schmerzliche Gefühle zu tolerieren.

Was kann Sexualcoaching bestenfalls bewirken?

Ausgehend von der Annahme, dass Lust und Leidenschaft nicht vom Begehren nach Sex, sondern vom Begehren beim Sex lebt (3), richtet das Sexualcoaching seine Aufmerksamkeit auf die Art und Weise, wie Sexualpartner mit Intimität umgehen, einer besonderen Form der emotionalen Verbundenheit. Nach Ansicht des amerikanischen Sexualtherapeuten David Schnarch ist Intimität der wesentliche Faktor, der in hohem Maße zur Erregung beiträgt, wie auch ihr Fehlen zum Gegenteil, zur Schwächung der Lust auf Sex durch den Mangel an Verbundenheit. Allerdings ist Intimität nicht mit Nähe, Bindung oder Fürsorglichkeit zu verwechseln, und sie bedeutet auch nicht, miteinander zu verschmelzen. Im Gegenteil beinhaltet Intimität das Bewusstsein, dass beide Partner getrennte Wesen sind und es trotz hoher emotionaler Verbundenheit auch bleiben werden (4). Um die Intimität eines Paares vertiefen zu können, arbeiten wir beim Sexualcoaching mit sexuellen Experimenten, die durch das hohe Potenzial an Selbstkonfrontation häufig den Charakter von Mutproben haben.

Um Ihnen eine Vorstellung zu geben, wie das Sexualcoaching beginnt, möchte ich Ihnen das erste Paargespräch (in der Regel eine Doppelstunde) skizzieren: Grundsätzlich dient es der Abklärung, ob ein Sexualcoaching unter den bereits beschriebenen Voraussetzungen aussichtsreich ist oder ob ggf. andere Wege beschritten werden sollten (evt. eine länger andauernde Paartherapie, Einzeltherapie für den Partner etc.). Da ich die Frau bereits kenne und wir also mit einer asymmetrischen Beziehungskonstellation starten, bitte ich zunächst darum, mit dem Partner ins Gespräch kommen zu dürfen. Wir sprechen einleitend über grundlegende Fragen, z. B. ob er mit einer Therapiesituation vertraut ist, wie der Entscheidungsprozess für das heutige Paargespräch verlaufen ist, wie es ihm damit geht, dass seine Partnerin und ich uns schon kennen, welche Bedürfnisse er mitbringt, welche Befürchtungen er hat etc. Oft schlage ich anschließend vor, dass wir zur Konkretisierung der sexuellen Probleme eine typische Situation aus der letzten Zeit besprechen könnten, zuerst aus seiner, dann aus ihrer Sicht. Neben dem störungsbezogenen Schwerpunkt ist es auch wichtig zu besprechen, ob es noch positive Begegnungen gibt, sei es über Gespräche, Körperkontakt oder auch in der Sexualität; ggf. halten wir diese positiven Begegnungen auf einem Plakat fest, und ich ermuntere das Paar, sie auch während der nächsten Zeit regelmäßig aufrechtzuerhalten.

Zum Schluss mache ich das Paar mit der Idee des Sexualcoachings vertraut: Ich erläutere die Besonderheit der einseitigen Struktur, dass die Frau diejenige ist, die das Tempo und die Art der Experimente bestimmt, während der Partner per Veto die Durchführung ablehnen kann, und wir besprechen, ob sich der Partner damit einverstanden erklären kann. Außerdem weise ich darauf hin, dass grundsätzlich die Option begleitender Paarsitzungen besteht, wenn einer der beiden Partner den Wunsch oder die Notwendigkeit verspürt oder auch wenn die Therapeutin es als sinnvoll erachtet. Abgerundet wird die Sitzung durch ein erstes konkretes Einstiegsexperiment als Hausaufgabe. Im Folgenden werde ich Ihnen das Sexualcoaching anhand zweier Beispiele veranschaulichen.

10.2 Sophia und Sascha – „Endlich reif für eine Sexualtherapie"

Sophias Therapieprozess habe ich bereits kurz zusammengefasst und ausführlich die Arbeit mit den Körperexperimenten geschildert (siehe Kap. 9.2.3). Hier möchte ich Ihnen nun den Fortgang der Therapie, das Sexualcoaching, schildern. Zunächst ausführlicher die erste Paarsitzung, die aus Sophias und Saschas Bedürfnis erwächst, sich über die kindlichen und jugendlichen sexuellen Übergriffe, die beide erleiden mussten, auszusprechen und gemeinsam über die Folgen für ihre Beziehung in den letzten dreißig Jahren zu reflektieren. Sascha kann als Erkenntnis aus seiner eigenen Einzeltherapie beisteuern, dass er sich als heranwachsender junger Mann zum Teil mit seinem Täter identifiziert hat und – für ihn heute unbegreiflich – danach selbst grenzüberschreitendes Verhalten fortgesetzt hat. Sie sprechen weiterhin über ihre sexuellen Einstellungen als junges, unerfahrenes Paar Anfang zwanzig: Ihr Sexualleben folgt damals der traditionellen, unhinterfragten Auffassung, dass dem Mann selbstverständlich das Recht zusteht, Sex einzufordern, während sich die Frau in der Pflicht befindet, Sex zu geben. Eine typische Situation ist etwa, wenn Sascha als der aktiv Sex Initiierende bereits erregt ist und sie dann *„zu schnell"* und *„an den falschen Stellen"* berührt. In solchen Situationen ist für Sophia nie Zeit genug, Lust zu bekommen und erregt zu werden, während Sascha sein Verhalten damals als völlig normal ansieht. Wenn sie dann miteinander schlafen, empfindet sie, von einem gelegentlichen wohligen Gefühl abgesehen, keine Lust. Jedenfalls ist sie immer froh über ein schnelles Ende. Heute ist sie überzeugt, dass ihre Unfähigkeit, sich abzugrenzen, mit ihrer frühen Biographie, ihrer Unerfahrenheit und Überangepasstheit in Zusammenhang steht. In der Folgezeit verliert sie zunehmend die Lust und die Bereitschaft, Kompromisse zu schließen und mitzumachen, sodass Sexualität zum ständigen Konfliktherd wird. Irgendwann beginnt sie, sich gedanklich und gefühlsmäßig *„auszuklinken"*, um mit dem *„Unvermeidbaren"* irgendwie klarzukommen. Insbesondere nach der Geburt der Kinder, während der Kleinkinderzeit, später nach einer Gallenoperation und zuletzt nach der Gebärmutterentfernung ist sie oft erschöpft und lehnt Sexualität offen ab. Der Gipfel dieser Zuspitzung ist schließlich, dass Sascha fremdgeht – damals eine harte Bewährungsprobe für die Ehe. Dennoch gelingt es ihnen, diese Krise zu meistern und sich als Paar neu füreinander zu entscheiden. Was da geholfen hat? Sophia und Sascha lachen sich gegenseitig an. Beide sagen übereinstimmend, dass sie schon immer gut und viel miteinander sprechen konnten, dass sie beide sehr gesellig sind, einen großen Familien- und Freundeskreis haben und natürlich die erwachsenen Kinder und vielleicht bald auch Enkel. Sie unternehmen viel zusammen und helfen und unterstützen sich. So gehen sie immer noch Hand in Hand spazieren, genießen Körperkontakt und haben ja trotz allem noch Sex, wenn auch nicht oft und eben nicht zur beiderseitigen Zufriedenheit. Sophia findet auch, dass sich ihr Mann durch die Therapie zum Positiven verändert hat. Sascha schätzt an ihr, dass sie jetzt auch offen für eine Sexualtherapie ist. Als Sophia kommentiert, *„jetzt sind wir endlich mit Mitte fünfzig reif für eine Sexualtherapie"*, brechen beide in herzhaftes Lachen aus. Sie wünschen sich eine Art Neubeginn, sodass die emotionale Verbundenheit und die in den letzten Jahren errungene Gleichberechtigung auch endlich in der Sexualität ankommt!

Gegen Ende der ersten Paarsitzung besprechen wir die weiteren Therapieschritte: Zum einen möchte Sophia weiterhin in Einzelsitzungen an ihren körperlichen und sexuellen Hemmungen arbeiten und herausfinden, wann sie worauf Lust hat. Zum anderen überlegen wir ein erstes Einstiegsexperiment für das Sexualcoaching, bei dem es um Kontakt und Berührung geht und bei dem Sophia das Vorgehen und das Tempo bestimmt. Ich schlage eine Massage von Kopf, Nacken und Schultern vor von jeweils ca. zehn Minuten mit anschließendem Rollentausch:

Kopf-Nacken-Schulter-Massage: Nehmen Sie sich bis zur nächsten Sitzung zweimal Zeit, um miteinander neue körperliche Erfahrungen zu machen. Planen Sie insgesamt zwanzig Minuten ein. Entscheiden Sie, wer die ersten zehn Minuten in der aktiven, wer in der passiven Rolle ist. Der, der massiert wird, entscheidet, ob er sich setzen oder hinlegen möchte. Wer in der aktiven Rolle ist, massiert den anderen so an Kopf, Gesicht, Hals, Nacken und Schultern, dass dieser sich entspannen kann. Nach zehn Minuten erfolgt ein Rollenwechsel. Reden Sie bitte nicht miteinander, vielmehr geht es darum, hinzuspüren, wie Sie sich mit sich und Ihrem Partner fühlen.

Als die Vorstellung für Sophia konkret wird, gerät sie in Aufregung. Die Ängste vor grenzüberschreitenden Berührungen sind aktiviert, auch wenn es nicht um die entsprechenden Körperstellen bei der früheren Traumatisierung geht. In Wirklichkeit ist dieses Experiment also bereits eine Mutprobe. Warum ist das so?

Nicht nur, dass sie als Kind die körperlichen und sexuellen Übergriffe an Brust und äußerem Genitalbereich erdulden muss, die ihr angesichts der männlichen körperlichen Überlegenheit das Gefühl von Ohnmacht einbrennen; es brennt sich auch die Einstellung ein, dass Männer von sexuellen Trieben gesteuert und nicht vertrauenswürdig sind. Auch Sascha hat ihr in den letzten dreißig Jahren oft genug Anlass gegeben, an ihrer Meinung festzuhalten. Im Paargespräch äußert sie ihre Skepsis, ob Sascha in der Lage sein wird, sich an die von ihr gesteckten Körpergrenzen zu halten, und ob er sich bei seinen Berührungen auf sie einstellen kann, statt sich von seiner Motivation nach schnellem Sex leiten zu lassen, sodass seine Berührungen *„hastig"* werden und er sie an *„falschen Stellen"* streichelt.

Es ist gut, dass sich Sophia mutig und offen äußert. Aber es ist nicht die ganze Wahrheit, ein langes Missverständnis zwischen beiden wird nun offenbar:

Saschas Seite wird genauso nachvollziehbar, als er schildert, wie er immer wieder darüber irritiert war, dass sie sein Streicheln ablehnt. Allerdings glaubte er bis vor Kurzem, dass er es ihr einfach nicht gut genug machen kann, was ihn unter Druck setzte und mit ein Grund war, warum seine Berührungen hektisch und vielleicht auch unachtsam wurden. Erst seit wenigen Monaten beginnt er in Betracht zu ziehen, dass nicht er allein schuld ist, sondern die sexuellen Belästigungen, denen Sophia als Mädchen ausgesetzt war. Einzig wenn es um das Miteinanderschlafen geht, gibt Sophia ihm positive Signale. Das wiederum veranlasste ihn in all den vielen Jahren, schnell zu handeln und seine Erektion zu nutzen, um mit ihr zu schlafen, bevor diese wieder abklingt.

Nachdem die beiden die Version des anderen gehört haben, sind sie erst einmal über das Ausmaß ihres Missverständnisses erschüttert: Denn Sophia kann nur ein enges Repertoire an sexuellem Verhalten zulassen (weil die anderen Körperregionen durch die frühen Übergriffe *„verbrannt"* sind), er wiederum verletzt durch sein Streicheln unwissentlich ihre Grenzen. Kein Wunder, dass Sophia diese Neuigkeiten erst einmal verdauen muss, bevor sie wegen der Massage eine Entscheidung fällt.

Also arbeiten wir zunächst in Einzelsitzungen weiter, in denen Sophia mit dem Körperexperiment „Erkundende Berührungen des Körpers und der äußeren Genitalien" (siehe Kap. 9.1.3, S. 215) beschäftigt ist. In der siebten Einzelsitzung bekundet Sophia, wie froh und dankbar sie ist, nach all den Jahren endlich einen Rahmen gefunden zu haben, der ihr die längst überfällige Erforschung ihres Körpers gestattet. Keine Gewissensbisse ob ihrer religiösen Erziehung trüben ihre Entdeckerfreude, sie fühlt sich als erwachsene Frau selbstbewusst genug, alte Verbote zu entkräften. Ihr kommt sogar die Idee, sich vielleicht einen Vibrator anzuschaffen, der ihre körperliche Erregungsfähigkeit anstoßen könnte, da sie ja nie lustvolle und erregende Empfindungen durch die Klitoris verspürt hat.

In unserem achten Einzelgespräch ist Sophia nach den Körperexperimenten zu Hause rundum angeregt, die Ideen purzeln nur so und sie ist voller guter Energie und Ausstrahlung.

Th.: „Heute wirken Sie jung und frisch und voller Energie. Was ist geschehen?"

Sophia: „Ich weiß auch nicht so recht, die Übungen verjüngen mich. Ich tue etwas, was ja eigentlich in eine andere Zeit gehört. Ich gestatte mir, endlich meinen Körper zu entdecken. Es erinnert mich an die Zeit, als ich mit meinem damals zukünftigen Mann zum ersten Mal in Italien in Urlaub war. Wir hatten ein schönes Hotelzimmer, es war warm, die Sonne schien, das Essen war gut. Wir waren den ganzen Tag im Bett, der Sex war noch sehr aufregend und neu und war ungetrübt von den späteren frustrierenden Erfahrungen." *(Sie lacht.)*

Th.: „Wenn jetzt die Erinnerungen zurückkommen und Sie so lachen, dann bekomme ich einen Eindruck davon, was das wohl für eine lustvolle Zeit war. Und wie Sie als junge Frau voller Lust und Freude über diese schönen Erfahrungen waren."

Sophia: „Ja, ich kann diese Aufregung jetzt noch spüren."

Th.: „… als wäre sie jetzt immer noch in Ihrem Körper. Und als wäre diese weibliche lustvolle Seite endlich aus ihrem Schattendasein herausgetreten und zeigte sich jetzt wieder von ihrer besten Seite … Können Sie sich vorstellen, diese ‚innere lustvolle Frau', die Sie damals waren, zu malen?"

Nachdem ich ihr Papier und Farbe hingelegt habe, entsteht eine neue Körperumrisszeichnung (ohne die bedrohlichen roten Markierungen auf Brust und im Genitalbereich), und sie zieht im Genitalbereich kaum sichtbare, zartorangene Konturen. (Im Laufe der Sexualtherapie wird sie dieses Bild weiterentwickeln.)

Ihr Kommentar: „Dass es eine solche Seite noch von mir gibt! Es gibt nicht nur die verletzte Betty. Da ist auch noch eine andere, die ich gar nicht bemerkt habe."

Danach fühlt sie sich bereit, ihrem Partner in Körperexperimenten zu begegnen.

Ihre Skepsis jedoch ist ungebrochen, ob ihr Mann willens und in der Lage ist, die von ihr gesteckten Körpergrenzen wirklich zu respektieren bzw. ob er während des Streicheln zu verhandeln beginnt oder durch grenzüberschreitende Berührungen Tatsachen schafft. Außerdem kann sie nicht einschätzen, ob sie sich auf ihn und seine Berührungen wirklich einlassen kann oder ob, wie früher, ihre Gedanken abschweifen und sie sich ablenkt, statt in Gefühlen und Gedanken bei sich und in der Beziehung zu ihrem Mann zu sein. Ob das gelingt, so wird ihr im weiteren Gespräch klar, hängt wesentlich davon ab, ob sie ihren Mann als vertrauenswürdig empfinden kann. Sie möchte ihm nun das erste Paarexperiment, das zugleich eine erste Mutprobe für sie ist, vorschlagen.

In der folgenden neunten Sitzung geht es Sophia sehr gut. Sie erzählt, wie bereits das gemeinsame Lesen des Missbrauchsbuchs nach einer der ersten Therapiestunden und die vielen anschließenden Gespräche das Gefühl von Verbundenheit gestärkt haben.

Ihr Mann ist ohne Weiteres mit der von ihr vorgeschlagenen Mutprobe einverstanden, und ihre Befürchtung, dass er trotz Zusage die Grenzen nicht einhalten kann, bewahrheitet sich nicht. Spätestens beim zweiten Mal fühlt sie sich in der Lage, sich auf seine Berührungen zu konzentrieren, statt sich in Gedanken *„wegzubeamen"*. Es erstaunt sie, wie locker und souverän ihr Mann ist. Auch berührt sie seine Fürsorglichkeit und dass er z. B. fragt, ob ihr die Berührungen angenehm oder unangenehm sind. Das trägt offenbar sehr dazu bei, dass sie sich bei ihm aufgehoben fühlt. Zu vertrauen und nicht zu kontrollieren, gestattet ihr nun, in der augenblicklichen Aufmerksamkeit zu verweilen.

Von ihren Erfahrungen gestärkt, schlägt Sophia vor, einen Schritt weiterzugehen und sich gegenseitig am ganzen, nackten Körper, einschließlich der Brust, aber unter Ausschluss des Genitalbereichs, zu streicheln. Außerdem möchte sie auch einmal wieder mit ihrem Mann schlafen und herausfinden, ob sie im Gegensatz zu früher bereits in der Lage ist, mit ihrer Aufmerksamkeit in der Situation zu bleiben. *„Denn erstmals"*, bemerkt sie stolz, *„habe ich verstanden, dass ich ja Einfluss habe und entscheiden kann, wirklich dabeizubleiben, statt an alles Mögliche zu denken und mich abzulenken."*

Über ihre zurückgewonnene Zuversicht, ja Kühnheit halte ich die Luft an. *„Was wohl Betty dazu meint?"*, frage ich sie.

„Jetzt wird's ernst", kommt ihre spontane Ansage mit einem Nicken zu „Betty" hin, die auf dem Boden liegt.

„Was antwortet Betty denn, wenn es ernst wird?", frage ich.

„Dass es mal Zeit wird auszuprobieren", antwortet Sophia lachend. *„Denn eigentlich wissen weder Betty noch ich, ob das unser Stand ist."*

Trotz meines mulmigen Gefühls, ob sie ihre Grenzen gerade wirklich respektiert, unterstütze ich sie darin, ihren eigenen Weg zu gehen. Für Sophia ist das folgende Paarexperiment die zweite Mutprobe:

Erkundendes Streicheln: Nehmen Sie sich bis zur nächsten Sitzung zwei Mal Zeit, um miteinander neue körperliche Erfahrungen zu machen. Ziehen Sie sich an einen bequemen Ort zurück, sorgen Sie dafür, dass Sie ungestört bleiben, und sorgen Sie auch für gute Lichtverhältnisse, sodass Sie sich gut sehen können. Entkleiden Sie sich und beginnen Sie dann mit dem Streicheln: Der sonst in der Beziehung Aktivere (A) ist zuerst in der passiven Rolle und legt sich in möglichst bequemer Haltung auf den Bauch. Der sonst in der Beziehung Passivere (B) fängt an, A zu streicheln. Dabei soll der ganze Körper von den Haaren bis zu den Zehen (unter Aussparung von Genitalien, sonst auch der Brust) einbezogen werden. Es kann sanft und fest, schnell und langsam usw. gestreichelt werden. Wenn Erregung aufkommt, so ändern Sie die Art oder den Ort des Streichelns, damit die Erregung wieder abklingen kann. Nach fünf Minuten – dabei sollte ruhig eine Uhr zu Hilfe genommen werden – gibt B das Zeichen zu wechseln und die Rollen werden getauscht, A streichelt jetzt B. Nach weiteren fünf Minuten wieder Rollentausch: Jetzt legt sich A auf den Rücken und wird von B auf der Vorderseite gestreichelt. Nach fünf Minuten Rollentausch und A streichelt B. Der Abschluss gleicht dem Beginn, A liegt auf dem Bauch und B streichelt, dann nochmals ein letzter Rollentausch. (5, 6)

Parallel zur zweiten Mutprobe experimentiert Sophia weiterhin mit „Erkundende Berührungen des Körpers und der äußeren Genitalien". Zur Vertiefung ihres Wissens über die Klitoris gebe ich ihr einen Text zum Lesen mit (siehe 7). Außerdem schlage ich ihr vor, mit dem Beckenbodentraining (siehe Kap. 9.1.6, S. 222) zu beginnen, denn ein guter Muskeltonus verstärkt die Durchblutung der inneren und äußeren Geschlechtsorgane, trägt so zu einer erhöhten Sensibilität bei und kann zu einer Energetisierung des gesamten Unterleibs führen. Manche Frauen berichten auch, dass genau diese Energetisierung die Brücke zu den Erregungsgefühlen darstellt. Abschließend leite ich Sophia noch zu einer kleinen Übung an, in der sie den Beckenboden identifiziert und erste Kneifversuche zum An- und Entspannen ausprobiert.

Sophia, noch immer hoch motiviert, berichtet in der zehnten Einzelsitzung, dass sie sich gleich nach der letzten Sitzung Zeit genommen hat, um den Text über die Klitoris zu lesen. Sie war verwundert zu erfahren, wie tief die Klitoris in den Körper hineinreicht. Außerdem nutzte sie die Gunst der freien Stunde, um nochmals ihren Körper erkundend zu berühren. Nachdem sie in zunehmend erregende Empfindungen kommt, erschrickt sie über den spontanen Impuls, jetzt einfach mutig weitermachen und die Klitoris stimulieren zu wollen (Kap. 9.1.5, S. 218). *„Plötzlich"*, sagt sie, *„wollte ich es wissen. Und gleichzeitig bekam ich Angst. Vielleicht zu schnell eine Grenze zu überschreiten. Und dass ich mich am Ende nicht wiedererkenne. Dass ich zu einer anderen Frau werde."*

Was passiert da mit Sophia?
Mut und Lust und die Entschlossenheit, ihren sexuellen Empfindungen nicht mehr auszuweichen, treiben sie voran, einerseits; andererseits kommen da neue Empfindungen auf, die sie zu überwältigen drohen und Fragen aufwerfen. Alles geht schnell, zu schnell. Interessanterweise fügt sie dann noch hinzu: *„Wenn aber die Empfindungen zu schlimm werden, dann halte ich einfach die Luft an und blockiere mich. Dann ist alles wieder gut!"*

In der elften Sitzung erzählt sie, dass sie nun auch regelmäßig Beckenbodentraining macht, *„genau genommen überall, wo ich gehe und stehe"*. Schon jetzt hat sie das Gefühl, dass sich eine gute Muskelspannung aufgebaut hat. Dann nimmt sie etwas Anlauf, seufzt und berichtet:

„Einmal habe ich meinem Mann die zweite Mutprobe vorgeschlagen. Wir haben uns, nur mit einem Slip bekleidet, gegenseitig geküsst und gestreichelt. Ich habe ihm zuvor mitgeteilt, dass er auch meine Brust streicheln darf. Während des Streichelns hat er jedoch gefragt, ob er auch meinen Schoß, die Schamlippen, die Klitoris ... streicheln darf. Ich habe ihm klar Nein gesagt und ihn in die Schranken verwiesen. Ich habe ihn auch gestreichelt, nicht aber seinen Penis. Miteinander zu schlafen, wie ich mir das aber in unserem letzten Gespräch ausgedacht habe, habe ich dann doch nicht gewollt. Und für einen zweiten Versuch ist keine Zeit gewesen."

Ob das die Ursache des Seufzers ist?
Zunächst einmal melde ich ihr zurück, dass mir alles gut und richtig erscheint, wie es gelaufen ist. Dass ich gut finde, dass sie Regeln gesetzt hat (Slip), dass sie sich auf neue Erfahrungen (Berührung der Brust) eingelassen, sich aber auch

abgegrenzt (Nein) und das Experiment nicht stur durchgezogen hat (keine gute Zeit). Und ich frage, was mit der Aufmerksamkeit für sich selbst und ihre Körperempfindungen geschehen ist?

Sophia: „Na ja ... *(zögerlich)* **v**ielleicht war ich zu Beginn schon auf mich konzentriert. Aber eigentlich hat mich seine Frage aus dem Konzept gebracht. Ich hatte doch schon gesagt, wie es geht. Dann fragt er mich noch mal, und ich war verunsichert und verärgert und fühlte mich unter einem Rechtfertigungsdruck. Dann war es mit der Konzentration auf mich und meine Entspannung vorbei. Dann hat mich auch meine Idee verlassen, mit ihm schlafen zu wollen. Das war vielleicht auch gut so, weil es zu früh war."

Th.: „Als sei Betty dabei gewesen und als habe sie auf Sie aufgepasst?"

Sophia: „Ja, irgendwie schon."

Th.: „Und Ihre forsche Seite hat auf Betty gehört?"

Sophia: „Ja, auf Betty ist Verlass und ich habe auf sie gehört."

Als Hausaufgabe fürs nächste Mal vereinbaren wir die Wiederholung der zweiten Mutprobe, die Fortführung des „Beckenbodentrainings" und als neues Element (da sie ja schon vorgeprescht ist) das Experiment „Erregende Berührungen der Klitoris" (Kap. 9.1.4, S. 217).

Für die zweite Mutprobe sei keine richtige Zeit gewesen, erzählt Sophia in der zwölften Sitzung, irgendwie hat es *„nicht richtig gepasst"*. Da wir uns wöchentlich sehen, halte ich das auch nicht für ein Problem, ich lasse ihre Aussage so stehen. Außerdem bin ich mir sicher, dass sie den Beziehungsprozess, der zwischen ihr und ihrem Mann passiert, aufmerksam wahrnimmt. Aber, so berichtet sie weiter, *„wichtige Dinge"* sind geschehen. Was sie mir dann erzählt, habe ich Ihnen bereits unter ‚Erregende Berührungen der Klitoris' (Kap. 9.1.4., S. 217) geschildert, als sie den ersten klitoralen Orgasmus ihres Lebens bekommt.

Vielleicht fragen Sie sich, was in einer Therapeutin vor sich geht, die das sexuelle Erwachen einer Frau so nah miterleben darf?

Rückblickend erinnere ich mich, wie Sophia von einer guten Energie erfüllt war, die in den Raum und auch auf mich ausstrahlte. Ich empfand es als Geschenk, ihre Freude wurde auch zu meiner Freude. Vielleicht noch umso mehr, als sie, in der Mitte der fünfziger Lebensjahre stehend, mein eigenes Lebensgefühl – vieles ist noch möglich – nährte. Damit machte sie mich als Therapeutin reicher, bestätigte, dass ich an mich und meine Arbeit glauben kann – eine wichtige Quelle, die weiteren Frauen und Männern zugutekommt. Und dass sie sich auch in meiner

Gegenwart *„kribblig"*, erotisch aufgeladen, fühlte? – Wie schön für sie! Meine Aufgabe als Therapeutin sehe ich in einer solchen Situation darin, ihre Gefühle als die ihrigen zu würdigen und sie selbstverständlich auch bei ihr zu belassen.

In der dreizehnten und vierzehnten Sitzung ist Sophia angekränkelt, die sexuellen Experimente fallen aus. Da sie sich in einem sehr dichten Selbsterfahrungsprozess befindet, ist das vielleicht auch kein Wunder. Wir sprechen darüber, dass der Körper manchmal weise Entscheidungen trifft, die wir selbst in unserem Bewusstsein noch nicht erkennen können, und wir lassen offen, wann es nun wie weitergehen soll. Nach ihrer Gesundung entscheidet sich Sophia, mit den Experimenten fortzufahren. In der folgenden Sitzung, einer Paarsitzung, erfahre ich folgenden Stand:

Sophia: „Nachdem ich wieder gesund war und Energie hatte, habe ich meinem Mann die zweite Mutprobe vorgeschlagen. Denn ich war so beflügelt, dass ich mich jetzt klitoral zum Orgasmus bringen kann. Und ich habe meinen Mann aufgefordert, mich an der Klitoris zu berühren. Aber das hat alles nicht so geklappt, wie ich mir das vorgestellt habe. Wir sind einfach zu wissenschaftlich vorgegangen, der Text war sozusagen bei uns dabei im Bett und wir haben gelesen und probiert."

Sascha: „Ja, das war nicht der Bringer, aber für mich war es eine Gelegenheit. Ich habe mich an ihre Anweisungen gehalten, und das ist ja klasse, dass sie mir mal sagt, was ich tun soll. Jahrzehntelang durfte ich sie ja gar nicht berühren. Und jetzt gibt sie mir nicht nur die Erlaubnis, sondern ergreift die Initiative und sagt, was sie will und was nicht. Ich komme mir vor wie im siebten Himmel!"

Sophia: *(etwas kleinlaut)*: „Na ja, ich hatte ja auch keine Flashbacks, denn ich hatte ja die Kontrolle. Dafür war es wieder gut, doch zu probieren. Aber dich anzuleiten und dich gleichzeitig zu kontrollieren ... schließlich war es das erste Mal seit vielen Jahren, dass ich dir erlaubt habe, mich da zu berühren ... das war einfach zu viel. Aber", *fährt sie fort,* „ein Versuch war einfach zu wenig!"

Zweifelsohne ist Sophia vorgeprescht. Nicht nur hat sie ihrem Mann die zweite Mutprobe vorgeschlagen, die an sich schon eine heftige Selbstkonfrontation ist, sie hat zugleich eine weitere (nicht besprochene) dritte Mutprobe (erregendes Streicheln an der Klitoris) eingeführt! Die zwei Mutproben beinhalten zwei schwierige, sich einander ausschließende Komponenten: die Konfrontation mit einer biographischen Verletzung, die Flashbacks hervorrufen kann, und die Notwendigkeit, sich neuen Empfindungen zu öffnen. Zusätzlich fühlt sich Sophia noch nicht sicher und aufgehoben in der Beziehung. Kein Wunder, dass sie überfordert ist.

Was also sind die therapeutischen Konsequenzen?
Selbst zwiegespalten, was ich rückmelden soll, entschließe ich mich zu folgenden Formulierungen:

„Eigentlich weiß ich nicht, was jetzt für Sie *(Sophia)* richtig ist. Wenn Sie mutig entscheiden und ein weiteres Risiko eingehen wollen, dann können Sie genau das, was Sie jetzt ausprobiert haben, nochmals ein, zwei Mal wiederholen. Manchmal braucht man eben doch Ausdauer und Übung und Unerschrockenheit. Wenn Sie jetzt aber unsicher sind und doch auf Nummer sicher gehen wollen, schlage ich Ihnen vor, dass Sie zurückrudern und einen Schritt nach dem anderen machen, d. h. die zweite Mutprobe und sonst nichts. Dann haben Sie einfach besser Ihre Risiken und Ihre Erfolge unter Kontrolle. Sie sollten sich das nochmals genau überlegen, denn letztlich ist es Ihre Verantwortung."

In der fünfzehnten Einzelsitzung bin ich sehr gespannt, was mir Sophia erzählen wird.

Sophia: „Ich habe mir das genau überlegt. Und eigentlich habe ich mir gedacht, dass es Ihnen lieber wäre, wenn ich zurückrudere. Ich hatte den Eindruck, dass Sie ängstlich sind. Aber ich persönlich war es nicht. Ich war überzeugt, dass ich das schaffe. Dass wir das beide schaffen können, wenn mein Mann mich unterstützt. Wir haben zwei Mal die zweite Mutprobe gemacht, aber ich wollte auch, dass er mich an der Klitoris stimuliert. Beim zweiten Mal hatte er mehr Übung, und ich sagte ihm auch, er soll sich jetzt mehr auf sich verlassen, statt dass ich ihm ständig sage, ob das jetzt gut ist oder nicht, und dann konnte ich mich fallen lassen. Und da geschah das auch, dass ich klitoral einen Orgasmus bekam. Ich war glücklich und er auch. Ich hätte nicht gedacht, dass ich das noch mal in diesem Leben erlebe. Dann habe ich auch noch mit ihm schlafen wollen. Das finden Sie jetzt bestimmt nicht gut, dass ich mal wieder so viel wollte? Wir haben dann miteinander geschlafen, und ich hatte ein bisschen dieses wohlige Gefühl beim Eindringen. Aber jetzt weiß ich, das war kein Orgasmus, da kann gar keiner sein, jetzt wo ich den Vergleich mit dem klitoralen habe. Aber das hat mir nichts ausgemacht. Ich fühlte mich sehr reich beschenkt. Und ich war sehr glücklich und fühlte mich meinem Mann sehr nah. Und auch er hat es genossen ... Sind Sie mir jetzt böse?"

Zweifelsohne hat mich Sophia mit ihrem Mut überholt, das sage ich ihr auch. Dass sie sich nicht hat zurückwerfen lassen und an sich geglaubt hat. Und außerdem, dass ich mich für sie und ihren Mann freue, dass es ihnen gelungen ist, die Lust und die Liebe endlich zusammenzubringen. Außerdem frage ich Sophia, wie sich ihre Erfahrungen nun auf *„Betty"* ausgewirkt haben, die ja nun schon länger die verletzten roten Stellen verloren und die ersten zartorangenen Konturen erhalten hat?

Sophia malt den Unterleib der Körperumrisszeichnung in den kräftigen Farben der *„aufgehenden Sonne"* aus. Als Hausaufgabe möchte Sie jedoch nichts Neues ausprobieren, sondern das Erreichte weiterhin festigen.

In unserer letzten Sitzung einige Zeit später begrüßt mich Sophia mit den Worten, *„alles gut"*, und lacht. Sie erzählt, wie sie sich nun als Paar regelmäßig Zeit nehmen, zunächst miteinander sprechen, zärtlich zueinander werden, und wie es ihre Entscheidung ist, das Zeichen für mehr zu geben oder auch nicht. *„Jetzt"*, schließt sie, *„fühle ich mich nicht nur bei unseren Gesprächen verbunden, sondern zum ersten Mal auch beim Sex."* Bei Sascha hat sich, laut ihrer Beobachtung, ebenfalls etwas verschoben. Er genießt es, von der Verantwortung zur Initiative befreit zu sein und sich verführen zu lassen, seine sexuelle Erwartungshaltung ist dadurch in den Hintergrund getreten.

10.3 Johanna und Tobias – Mehr Selbstverantwortung für meine Lust

Johannas Therapieprozess habe ich ausführlich geschildert (Kap. 9.2.2, S. 236). In der zwanzigsten Sitzung entscheidet sie sich, ihren Mann, Tobias, zum Sexualcoaching miteinzubeziehen. Im Folgenden schildere ich Ihnen schwerpunktmäßig drei Paargespräche, im Rahmen derer sie sich mit einer Reihe von Körperexperimenten beschäftigen (Erkundende Berührungen unter Auslassung von Brust, Genitalbereich und Po, Erkundende Berührungen des ganzen Körpers, Erregendes Streicheln, Streicheln bis zum Orgasmus). Sie dienen Johanna als Vehikel, um die gemeinsame Sexualität voranzubringen.

Bei der Aussicht auf das erste Paargespräch fürchtet sich Johanna vor möglichen Streitigkeiten, wie sie auch zu Hause öfter auftauchen. Ihres Erachtens reagiert Tobias häufig ungeduldig und zu emotional, während sie sich bemüht, Konflikte zu vermeiden, indem sie geduldig, verständnisvoll und rational bleibt. Tobias bekundet dann auch sogleich im ersten Paargespräch, dass er ungeduldig auf eine Einbeziehung gewartet hat. Ich nehme seine Botschaft zum Anlass, den Gesprächsbeginn zu strukturieren und zu klären, ob es für beide in Ordnung ist, dass wir (er und ich) uns zunächst über den Gesprächseinstieg etwas kennenlernen. Tobias berichtet, dass Johanna ihn nach den meisten Sitzungen kurz über den Inhalt informiert. Für ausführliche Gespräche reicht jedoch oft die Zeit nicht, denn er ist selbstständig, seine Firma gerade im Aufbau begriffen und die vielen Unwägbarkeiten stressen ihn sehr. Er findet aber, dass die biographischen Themen in Johannas Therapie einen zu großen Raum eingenommen haben und die gegenwärtigen Schwierigkeiten in der Partnerschaft zu kurz kommen. Etwa streiten sie sich oft, auch wegen der fehlenden Sexualität, und er sieht bei ihr in sexueller Hinsicht keine Fortschritte. Seine Geduld ist erschöpft und er weiß nicht, wie er diesen Zustand (Hilflosigkeit, Frust, Ärger, sich nicht geliebt und begehrt fühlen) noch länger aushalten soll. Nachdem ich ihm aufmerksam zugehört habe, teile ich ihm mit, dass ich seine Not höre, auch seine Sorge, dass die Beziehung auf Dauer daran scheitern könnte. Meinen Vorschlag, dass wir damit beginnen, uns die letzten sexuellen Begegnungen einmal genauer anzusehen, findet er gut.

Seines Erachtens spielt sich etwa Folgendes ab: Bereits der Gedanke, dass er Lust auf Johanna hat, ist für ihn schon mit Schuldgefühlen und Unsicherheit besetzt. Das hat in den letzten Jahren dazu geführt, dass er sich sexuell immer mehr zurückzieht und nur noch selten die Initiative ergreift. Zugleich ist er unzufriedener und unglücklicher geworden, womöglich eine der Ursachen seiner generellen Gereiztheit. Kommt es dennoch dazu, dass sie miteinander schlafen, so ist er jedes Mal verunsichert, ob Johanna wirklich Lust hat oder ob dies nur ein *„Gnadenakt"* ist. Aber er will auch nicht gegen ihren Willen mit ihr schlafen. Zeitweilig blendet er seine Befürchtung aus, dass es nur ein *„Gnadenakt"* gewesen sein könnte, denn er findet, es ist auch ihre Verantwortung, sich zu äußern. Aber wie er es dreht und wendet, er fühlt sich nicht wirklich gut und versteht sie eigentlich nicht. Wenn sie dann manchmal direkt und eindeutig ablehnt, ist ihm das einerseits lieber, andererseits reagiert er auch empfindlich und verärgert, weil es ja eh nur selten Sex gibt. Er hat keine Idee, wie sie aus dieser verfahrenen Situation herauskommen. Gespräche darüber, die es früher häufiger gegeben hat, nerven ihn nur, weil sie ja sowieso nichts bringen. Eigentlich will er aber keine Trennung, denn er liebt und begehrt Johanna nach all den Jahren immer noch und hofft auf eine gemeinsame Zukunft.

Tobias fühlt sich in einer hilflosen Situation, in der er es nicht mehr richtig machen kann. Kein Wunder, dass er abwechselnd enttäuscht oder ärgerlich und resigniert zugleich ist, was ich ihm gut nachfühlen kann. Im nächsten Schritt versuche ich nun, seine Sicht der Dinge mit Johannas zu verknüpfen, um konkrete Schlussfolgerungen für das weitere Vorgehen ziehen zu können. Ich fordere beide auf, mich zu unterstützen und ggf. zu korrigieren:

Ich bestätige einerseits Tobias' Wahrnehmung, dass sich Johanna bei ihrer Entscheidung, ob sie Sex möchte oder nicht, zum Teil uneindeutig verhält, sodass er nicht genau wissen kann, woran er ist. Auch ist seine Reaktion des sexuellen Rückzugs über die Jahre verständlich und seine Unzufriedenheit darüber.

Andererseits versuche ich, Johannas uneindeutiges Verhalten zu erläutern: Meines Erachtens befindet sie sich im Konflikt, ihn nicht frustrieren zu wollen, aber so gut wie nie Lust auf Sex zu haben. Lust hat sie u. a. deshalb keine, weil sie bislang keine positiven körperlichen und emotionalen Empfindungen verspürt – wobei sich das durch die Einzelexperimente zu ändern begonnen hat. Zu ihrem Leidwesen hat sie solche Empfindungen weder in Beziehungen noch mit sich alleine empfunden (Ausnahmen: sehr kurz zu Beginn von Verliebtheitsphasen). Nie hat ein Mann es vermocht, diesen *„Schalter"* umzulegen, und es hat auch nichts mit ungenügender Liebe zu tun! Aus der bisherigen Therapie wissen wir, dass Johanna biographisch einen Mechanismus erlernt hat, wie sie sich *„abschalten"* kann. Auslöser war die Mutter, die sie in einer kindlichen Doktorsituation jäh unterbrochen hat, woraufhin bei Johanna mit einem Mal alle mit Sexualität verbundenen Gefühle, Körperempfindungen und Gedanken verschwunden sind. Die Mutter war aber generell Modell dafür, rational und kalt zu sein und Gefühle und Körperempfindungen fernzuhalten. Johanna lernte, ihre Gefühle und ihren Körper wie auf Knopfdruck auszuschalten, wobei sich dieser Mechanismus im Laufe der Jahre in einigen Bereichen verselbstständigte, besonders in der Sexualität. So schalten sich in potenziell sexuellen Situationen unbewusst und unabsichtlich ihre Gefühle und Körperempfindungen aus, ohne dass sie darüber Kontrolle hat. Das oberste Ziel der Einzel-Körperexperimente galt deshalb der Frage, welche Bedingungen hilfreich sind, ins Spüren zu kommen. Weiterhin erläutere ich Tobias, welche Ergebnisse die Einzelexperimente meines Erachtens gebracht haben. Ich ermuntere Johanna, meine Ausführungen zu ergänzen.:

Johanna hat durch eine Reihe von Einzelexperimenten herausgefunden, dass sie sehr wohl Empfindungen bei sich erwecken kann. Etwa dass sich die Berührungen ihrer Haut weich und warm und angenehm anfühlen. Dass das Zusammenkneifen ihrer Beckenbodenmuskeln im Unterleib eine Art Prickeln verursacht, dass die gefüllte Blase ihr eine deutlichere Empfindung für die Scheide gibt. Dass sie schließlich sogar einen vaginalen Orgasmus auslösen kann ... Alles das sind ermutigende Ergebnisse. Und dass sie sich nun insgesamt freier fühlt, neue Erfahrungen zu zweit zu machen.

Tobias wirkt überrascht. Ich frage ihn, was er gerade denkt.

Tobias: „Wenn Sie das erzählen, klingt das nach einer ganz anderen Geschichte, als die, die mir Johanna erzählt." *Er schaut etwas ratlos Johanna an.*

Johanna: „Vielleicht trifft das genau eines unserer Probleme. Dass du mir nicht richtig zuhörst und ich dir vielleicht auch nicht. Und dass wir uns missverstehen und es dann früher oder später kracht."

Tobias: „… Oder dass du mir wirklich nur die Hälfte erzählst und du zu ungeduldig bist, mir die Dinge zu erklären."

Plötzlich liegt ein scharfer Ton in der Luft und ich bekomme eine Ahnung davon, wie die gegenseitigen Vorwürfe die Gespräche abschneiden und die Atmosphäre vergiften.

Ich greife ein: „Wenn Sie zu Hause in einer solchen Situation sind, was müssen Sie tun, damit es jetzt garantiert schlecht zwischen Ihnen weiterläuft? Und meine zweite Frage: Was müssten Sie tun, damit Sie den Karren wieder aus dem Dreck kriegen?"

Tobias: „Das ist ganz einfach, wir müssen nur so weiter miteinander reden, dann kracht es bald und einer beschimpft den anderen und dann wird alles nur noch schlimmer! Ihre Frage ist gut, was wir jetzt genau an dieser Stelle anders machen müssten. Ich denke mal, vielleicht hat ja jeder zu einem gewissen Teil Recht. Und vielleicht geht es jetzt auch nicht ums Recht haben. Vielleicht geht es darum, dass ich eigentlich enttäuscht und vielleicht auch erschrocken bin, wie wenig ich von Johanna weiß. Und dass ich gerne viel mehr wissen möchte …"

Johanna: „Ja, eigentlich hast du die Antwort jetzt gut auf einen Punkt gebracht. Vielleicht müssten wir in solchen Gesprächssituationen mal die Spannung herausnehmen. Und ich müsste dich fragen, ob du mehr von mir hören willst? Statt von vornherein anzunehmen, dass ich dir zu viel bin?"

Tobias: „Ja, so könnte es vielleicht gehen …"

Wie lassen sich nun die oben genannten Überlegungen in ein Paarexperiment integrieren? Damit nehme ich den Gesprächsfaden zur Sexualität wieder auf.

Zunächst erläutere ich Tobias und Johanna das Prinzip des Sexualcoachings (Durchführung von Paarexperimenten unter Verantwortung dessen, der in Einzeltherapie ist, grundsätzliche Bereitschaft zur Kooperation des Partners/der Partnerin, Vetorecht). Weitere Paargespräche finden statt, wenn einer der beiden

Partner oder die Therapeutin eine Notwendigkeit sieht, wobei die Einzeltherapie beibehalten und die Erfahrungen in den Paarexperimenten nachbesprochen werden und ggf. weitere Vorschläge erfolgen.

Da Johanna und Tobias schon längere Zeit Körperkontakt und Sexualität vermeiden und das Gefühl von Verbundenheit vermissen, besprechen wir die Frage eines niedrigschwelligen, für beide Seiten als angenehm antizipierten Ausgangspunkts für eine körperliche Begegnung. Zunächst sollen sie das Experiment „Erkundendes Streicheln" ausprobieren, indem sie sich von Kopf bis Fuß (unter Aussparung von Po, Brust und Genitalien) streicheln (ausführliche Anleitung siehe 10.2., S. 248). Hierbei geht es nicht um sexuelle Empfindungen, im Gegenteil, es geht darum wahrzunehmen, welche Empfindungen und Gedanken in der aktiven und passiven Rolle aufsteigen. Dabei gibt es kein Richtig oder Falsch. Es ist jedoch auch nicht damit zu rechnen, dass sie von Beginn an eine ungestörte, innige Begegnung erleben, sondern dass sich Störungen zwischen sie schieben, die wir identifizieren und verstehen müssen.

Wir überlegen, welche Schwierigkeiten genau auftauchen könnten: Johanna befürchtet, dass sie der alte mütterliche Satz, „das tut man nicht", blockieren könnte und dass sie sich erneut durch ihr „Nicht-Fühlen" in eine Art Problemtrance begibt, in der ihre Enttäuschung zu Hoffnungslosigkeit und Resignation führt. Tobias sieht diesem Experiment mit Freude und etwas Ungeduld entgegen und verspricht sich Fortschritte hin zu mehr emotionaler Verbundenheit. Beide befürchten jedoch auch Konflikte miteinander: Etwa dass die Erfahrung, wie weit sie in ihren Bedürfnissen auseinanderliegen, unbeabsichtigt und unbewusst Konflikte aufbrechen lässt. Johanna wünscht sich außerdem noch Unterstützung. Wir besprechen drei Möglichkeiten:

Erstens, damit Johanna eine mögliche Fixierung („jetzt muss ich was empfinden") besser zerstreuen kann, soll das Experiment von beruhigender Musik untermalt sein. Wenn sie in Druck gerät, soll sie aus der Begegnung im Hier und Jetzt *„aussteigen"* und ihre Wahrnehmung auf die Musik richten. Erst wenn sie sich bereit fühlt, sich wieder auf die Empfindungen beim Streicheln oder Gestreicheltwerden einzulassen, kann sie mit ihrer Aufmerksamkeit zurückkehren. Es geht also darum, mit der Aufmerksamkeit bewusst zwischen den zwei Wahrnehmungsquellen zu *„pendeln"*. Zweitens soll sie gut auf ihre Atmung achten: Luftanhalten versetzt in einen angespannten Körperzustand, der das Spüren erschwert. Stattdessen ist ein beruhigendes Ein- und Ausatmen wichtig. (Diese Anleitung ist nicht neu, sie kennt sie schon aus den Einzelexperimenten.) Drittens findet sie einen unterstützenden Satz, den sie sich sagen will: *„Ich bin erwachsen, ich darf streicheln und gestreichelt werden. Meine Empfindungen sind okay."*

Wenn möglich, sollen Johanna und Tobias dieses Experiment, das zwei Mal dreißig Minuten dauert, zwei Mal pro Woche durchführen und sich hinterher kurz (max. fünf Minuten) besprechen: Was war gut, was war nicht gut? Da wir unsere nächste Paarsitzung in vier Wochen anberaumen, ist also viel Zeit für gemeinsame Erfahrungen. Überdies möchte sich Johanna weiterhin mit dem Einzelexperiment „Erkundende Berührungen des Körpers“ beschäftigen.

In der nächsten Einzelsitzung besprechen wir Johannas Erfahrungen. Trotz vieler Bedenken, Tobias einzubeziehen, ist sie nun um den Schritt froh. Das Paargespräch hat eine Entspannung bewirkt und beide haben Hoffnung, dass sich einiges zum Guten wenden lässt. Am Wochenende haben sie zum ersten Mal das Paarexperiment ausprobiert. Johanna berichtet, wie schwierig das mit den Terminen sei. Unter der Woche seien sie abends müde und noch sei ungeklärt, wann ein zweiter Termin stattfinden soll.

„Aber“, *erzählt sie und lächelt,* „wir haben es einigermaßen hingekriegt, und das ohne Streit. Ich habe mir vorgenommen, mir keinen Druck zu machen, dass ich es richtig und perfekt hinkriegen muss, also dass ich mich unentwegt auf mein Spüren konzentriere. Ich habe mir gesagt, das ist wie ein Spiel und ich tue jetzt mal so, wie ich Lust habe. Dann bin ich oft beim Streicheln und Gestreicheltwerden mit der Musik mitgegangen, habe mich durch sie leiten lassen und mir mal keinen Druck gemacht. Das hat mir ein leichtes Gefühl gemacht, vielleicht sogar ein zu leichtes. Ich kam mir sogar leichtsinnig vor, habe mich dann gefragt, ob ich das jetzt alles nicht mehr ernst nehme, und bin zu dem Schluss gekommen, dass da was dran ist. Ich kam mir, besonders als Tobias mich gestreichelt hat, oberflächlich vor. Das Streicheln war überhaupt leichter als das Gestreicheltwerden. Dann hatte ich eine Erkenntnis: Ich habe mir gesagt, vielleicht ist das momentan das, was geht, was ich aushalte. Dass ich nur oberflächliche Empfindungen habe, dass die irgendwie nicht reingehen, nicht nachhaltig sind. Eher wie ein Hauch. Vielleicht ist das meine Realität, mit der ich klarkommen muss? Und es ist ja auch nicht nichts, es ist vielleicht ein Anfang.“

Je länger Johanna spricht, desto mehr scheint sie Unsicherheit zu ergreifen, die Stimme verliert ihre Festigkeit, sie wird zögerlicher und fragender.

Th.: „Schön, dass Sie mit den Paarexperimenten begonnen haben. Und ja, man muss da eine gute, ausgeruhte Zeit abpassen, sonst kann man sich schon aus Energiemangel nicht darauf einlassen. Sie haben eine kluge Eingebung gehabt, als Sie das Streicheln als Spiel gesehen haben. Das hat ja eine

Zeitlang geholfen, bis zu dem Punkt, als Sie gemerkt haben, der Ernst, der auch in diesem Experiment ist, kommt zu kurz. Zugleich haben Sie aber auch gemerkt, Sie kriegen noch nicht alles hin: Leichtigkeit ja, aber noch nicht die Tiefe. Ich finde, Sie haben viel für sich rausgekriegt, viel gelernt. Das ist allemal ein guter Anfang. Ich finde, Sie haben einen guten Weg eingeschlagen und Sie sollten genau so weitermachen."

Johanna ist sehr erfreut, und nun purzeln die weiteren Erfahrungen mit den „Erkundenden Berührungen des Körpers und der äußeren Genitalien" nur so aus ihr heraus:

Johanna: „Das habe ich jetzt schon mindestens acht Mal probiert und jetzt ist mir auch da was klar geworden, und das hängt mit Tobias zusammen. Wenn ich mich allein streichle, dann nehme ich mich wie unter einer Lupe wahr. Nichts entgeht mir, und ich bin außerdem noch ziemlich streng in meiner Beurteilung, ob ich jetzt das Richtige und genug spüre. Tobias scheint mir da ganz entspannt zu sein, das habe ich zum ersten Mal wirklich realisiert. Ich muss nicht was Bestimmtes fühlen, damit er mich mag. Selbst wenn ich nur Oberflächliches spüre, verurteilt er mich nicht. Ich habe ihm auch gesagt, wie wertvoll mir das ist und dass es mir hilft, gnädiger mit mir zu sein …" *Johanna hat Tränen in den Augen.*

Th.: „Das ist das Gegenteil von dem, was Sie zu Hause mit Ihrer Mutter erlebt haben. Das ist Balsam für die Seele, was Ihnen Tobias da gegeben hat."

Johanna: „Ja, absolut. Und es hilft mir vielleicht auch ein bisschen dabei, die Berührungen tiefer in mich hineinzulassen."

In der darauffolgenden Einzelsitzung ist Johanna sehr deprimiert. Die Konflikte zwischen ihr und Tobias haben wieder Fahrt aufgenommen und in ihrer Hilflosigkeit schlägt sie ihm vor, sich eine Nebenbeziehung zu suchen, bis sie *„so weit"* ist. Was ist geschehen?

Sie haben sich zwei weitere Male mit dem Paarexperiment beschäftigt und sie ein Mal mit dem Einzelexperiment. Beim zweiten Paarexperiment hielten sie sich an die Anweisungen, beim dritten Mal hatte Tobias Lust, mit ihr zu schlafen, und Johanna entschließt sich, Ja zu sagen. Interessanterweise verläuft das zweite Experiment nach Johannas Einschätzung positiv, d. h., es gibt keine Paarkonflikte, sie befindet sich beim Streicheln und Gestreicheltwerden eher in spielerischer Stimmung, und auch Tobias berichtet ihr in dem Gespräch danach, wie zufrieden er ist. Als sie ihn beim dritten Paarexperimente streichelt, genau genommen seine Oberschenkel, spürt sie, wie in Tobias Erregung aufkommt. Zwar verlagert sie ihr Streicheln auf die Unterschenkel, aber Tobias ist entzündet und die Situation auf den Kopf gestellt. Was nun?

Johanna als diejenige, die sich in Therapie begeben hat, trägt beim Sexualcoaching einseitig die Verantwortung für den weiteren Paarprozess. Was als Last erscheint, beinhaltet zugleich die Chance, den Veränderungsprozess steuern zu können. Aber vollziehen wir zum besseren Verständnis zunächst Johannas inneren Prozess nach:

Da ist die Verlockung, die Situation beim Schopf zu packen und miteinander zu schlafen; vorher die spielerische Situation noch auszudehnen, in der Hoffnung, dass etwas Gutes wie von selbst passiert, etwa eine aufkommende Erregung (körperlich und emotional) zu erleben, vielleicht sogar einen vaginalen Orgasmus, den sie ja schon einmal auslösen konnte. Auch es Tobias recht zu machen und sich selbst von diesem fortwährenden Druck (auch wenn er zur Zeit eher im Hintergrund lauert) zu erlösen. Und sich selbst zu beweisen, dass alles doch – wie durch ein Wunder – geht. Zugleich keimen ein schlechtes Gewissen und Bedenken auf. Ein schlechtes Gewissen, weil sie gegen die Anleitung verstößt, und Bedenken, ob sie sich nicht gerade überschätzt. Am Ende überwiegt die Verlockung.

Hätte es auch gut gehen können? – Manchmal passieren kleine Wunder eben doch. Aber in diesem Fall waren die Weichen noch nicht so gut eingestellt, dass sich die Lösung „wie von selbst“ hätte einstellen können.

Stattdessen wiederholt sich eine ungute Situation: Johanna ist über sich selbst enttäuscht, weil sich weder erregende Empfindungen noch ein vaginaler Orgasmus einstellen (obwohl sie Letzteres sowieso als utopisch eingeschätzt hatte). In der Situation selbst hat sich ihre Enttäuschung auf Tobias übertragen, und beide sind nun frustriert. Überdies hat sie sich in ihrem Frust zu der Schlussfolgerung hinreißen lassen zu denken, dass sie unfähig ist und sie beide, inkonsequent wie sie sind, niemals in der Lage sein werden, ihre Sexualität auf die Reihe zu bringen: Die Alles-oder-Nichts-Sätze haben wieder das Kommando übernommen. In ihrer Verzweiflung äußert sie den *„Schnellschuss“*, dass sich Tobias eine Geliebte suchen soll, bis sie so weit ist. Indem Johanna ihm diese Erlaubnis erteilt, wahrt sie zwar für sich die Illusion von Kontrolle; unausgesprochen verknüpft sie aber dennoch damit die Hoffnung, dass er ablehnt als Zeichen, dass er weiterhin zu ihr steht. Tobias lehnt ab und ist gekränkt, weil sie ihn als so *„triebgesteuert“* einschätzt. Wenigstens darüber gelingt es ihnen, sich zu einigen (dass er das nicht ist), ein versöhnlicher Ton kommt auf.

Mühsam zerlegen wir hinterher alles in gedankliche Einzelteile und fügen sie neu zum nächsten Schritt zusammen und schließen, dass Johanna am besten zur Strategie der kleinen Schritte zurückkehrt und darauf achtet, dass sie das Paarexperiment des „Erkundenden Streichelns“ genau so durchführen, wie besprochen. Wenn erneut Erregung auftauchen sollte, sollten sie die Körperregion wechseln bzw. das Streicheln so lange unterbrechen, bis die Erregung ganz abgeklungen ist.

Zum Schluss besprechen wir noch das Einzelexperiment. Nach der großen Enttäuschung entwickelt sie das Bedürfnis nach einer Art Rückversicherung: Sie möchte herausfinden, ob sie mit Beckenbodenbewegungen wenigstens noch das warme Durchströmungsgefühl im Unterleib erzeugen und darüber den G-Punkt stimulieren kann. Zwar findet sie schnell wieder den G-Punkt und stimuliert ihn mit dem Finger und mit Beckenbodenbewegungen; obwohl sich kein Orgasmus einstellt, fühlt sie sich hinreichend bestätigt und zufrieden, dass so weit alles in Ordnung ist. Als Hausaufgabe beschließt sie, weiterhin mit der Stimulation des G-Punkts zu experimentieren, ebenso das Beckenbodentraining wieder aufzunehmen und zur weiteren Sensibilisierung stundenweise die Liebeskugeln wieder einzuführen.

Der Verlauf der nächsten Einzelsitzung und des zweiten Paargesprächs möchte ich nur kurz umreißen: Johanna berichtet, dass die zwei weiteren Paarexperimente nun gut verlaufen sind und sie den Eindruck hat, dass Tobias‘ Berührungen *„mehr und tiefer“* ankommen. Sie fühlt sich für einen weiteren Schritt bereit, in dem das „Erkundende Streicheln“ nun auf die zuvor ausgesparten Körperstellen der Brust, der äußeren Genitalien und des Pos ausgedehnt wird; weiterhin gilt im Falle einer Erregung, die Erregung abklingen zu lassen, bevor das Streicheln fortgesetzt wird. Ihre Einzelexperimente hat sie weiterhin durchgeführt und das Gefühl, auf einem guten Weg zu sein, (ohne dass ihr aber daran gelegen war, herauszufinden, ob sie vaginal zum Orgasmus kommen kann), hat sich bestätigt.

Die Atmosphäre des zweiten Paargesprächs nach vier Wochen kommt mir wie verwandelt vor. Gemeinsam sitzen Johanna und Tobias auf dem Sofa. Sie schauen sich während des Gesprächs öfter an, und immer mal wieder kommt es zu kurzen Berührungen.

Tobias: „Die vier Wochen waren sehr lang, und zwischendurch habe ich einige Male überlegt, ob ich auf ein früheres Paargespräch drängen soll; aber ich hatte sehr wenig Zeit und habe es schließlich durchgestanden. Nach dem letzten Einzelgespräch kam dann Johanna mit der Hausaufgabe zurück, dass wir jetzt auch den ganzen Körper streicheln dürfen, und darüber habe ich mich sehr gefreut. Das ist zwar mitunter sehr schwer, mich zu zügeln, aber ich habe nach dem Desaster gelernt, dass wir besser langsam machen *(lacht).* Was soll ich noch mehr sagen ... die Richtung stimmt und ich will mich weiter bemühen."

Johanna: „Für mich war es eine ziemliche Herausforderung, weil immer das Schwert über mir schwebt, dass meine Empfindungen wieder taub, neutral sein könnten. Ich musste mich beim ersten Mal, als mich Tobias gestreichelt hat, sehr zusammenreißen, dass ich das oberflächliche Empfinden habe stehen lassen, dass ich im Kopf nicht alles zerrissen habe. Dann habe ich plötzlich diese ungeheure Wut entwickelt, wie zuvor nie: auf mich, auf meine Unfähigkeit, auf meine Mutter. Ich war sehr überrascht und habe mir gesagt, dass das vielleicht sogar gut ist, weil ich was fühle. Auch wenn es nicht das ist, was ich mir ursprünglich gewünscht habe. Jetzt merke ich wieder diese Wut, sie sitzt im Bauch und am liebsten würde ich ..." *(Johanna hält die Luft an und schweigt.)*

Th.: „Ja, was würden Sie denn am liebsten?"

Johanna beginnt zu weinen.

Th.: „Am liebsten würden Sie weinen?"

Johanna: „Nein, ich möchte überhaupt nicht weinen. Ich möchte am liebsten meine Wut hinausschreien. Wie ungerecht es ist, dass ich nichts fühlen kann. Wie gemein es ist, dass ich immer noch bestraft werde. Nur weil ich einmal das Doktorspiel gespielt habe. Das ist so gemein ...!" *(Johanna schluchzt laut heraus.)*

Th.: „Das ist so gemein, dass Sie immer noch dafür bestraft werden!"

Johanna (laut weinend): „Wie lang soll das denn noch weitergehen? Soll das etwa mein Leben lang so gehen? Nur weil ich als Kind mal neugierig auf den Körper eines Jungen und auf Sex war? Das war doch gar nichts Schlimmes! Wir wussten doch gar nicht, was wir da taten ..."

Th.: „Ich wusste doch gar nicht, was ich da tat, Mama!"

Johanna: „Ja, das stimmt, wir waren doch noch Kinder. Wir lange willst du mich denn noch bestrafen, Mama?"

Th.: „Hören Sie mal hin, was Sie Ihnen für eine Antwort gibt."

Johanna heult laut auf.

Th.: „Was hat sie Ihnen denn geantwortet?"

Johanna: (empört): „Dass sie es doch nicht so gemeint hat, nicht für das ganze Leben, nur für damals, das eine Mal! Das hat sie aber nicht dazu gesagt! ... Warum hast du mir das nicht gesagt, Mama? Warum?"

Th.: „Was antwortet sie denn darauf?"

Johanna: „Nichts, einfach nichts antwortet sie. Sie schaut einfach weg. Als wäre sie gar nicht mehr da. Als wäre ich nicht mehr da. Als wäre ich Luft. Sie interessiert sich einfach nicht mehr! Ich kann es nicht fassen ..."

Th.: „Da machen Sie sich ein Leben lang Kummer und fühlen sich schlecht. Oder fühlen auch gar nichts, um vielleicht nichts Falsches, um keine Lust zu spüren. Und sie schaut weg und hat das Interesse verloren."

Johanna (hört plötzlich auf zu weinen, als wäre ein Stöpsel gezogen, und wird jetzt ganz nüchtern): „Und ich nehme immer noch ganz ernst, bis auf den heutigen Tag, was sie sagt. Als wäre ich immer noch das kleine Mädchen, das alles ganz richtig machen will."

Th.: „Glücklicherweise sind sie jetzt ein großes Mädchen oder sogar schon eine erwachsene Frau, die ihre eigene Meinung hat …"

Johanna (mit rauer Stimme): „Ja, deshalb sage ich, dass ich fühlen darf und dass ich auch Lust haben darf … zusammen mit meinem Mann." *Sie nimmt Blickkontakt mit Tobias auf, der sie jetzt in den Arm nimmt.*

In unserer Nachbesprechung drückt Johanna ihr Gefühl aus, dass heute etwas ganz Wichtiges passiert ist und dass sie sehr froh ist, dass Tobias anwesend ist und das alles miterleben durfte. Tobias ist sehr bewegt und teilt ihr mit, wie lieb er sie hat.

Zum Schluss, bevor ich den Raum verlasse und die beiden noch auf dem Sofa sitzen bleiben, sage ich, dass sie sich überlegen können, ob sie einen Schritt weitergehen wollen: sich nämlich erregend zu streicheln, ggf. bis zum Orgasmus. Das dritte Paargespräch findet wiederum vier Wochen später statt.

Bis dorthin treffen wir uns zu drei weiteren Einzelgesprächen; dazwischen setzt sie sich weiterhin mit ihren Einzelexperimenten auseinander, wobei ihr ein Dildo erfolgreich einen vaginalen Orgasmus beschert; dennoch bedeutet ihr Lust ohne emotionale Einbettung wenig und sie entschließt sich, weiterhin herausfinden zu wollen, wie sie zusammen mit ihrem Mann mehr Lust erleben kann. Tatsächlich kann sie sich im Laufe der Wochen mehr den zärtlichen Berührungen hingeben, allerdings ohne dass diese eine erregende Qualität gewinnen. Auch die Berührungen der Klitoris bleiben nahezu neutral, und sie setzt nun ihre Hoffnungen auf die Stimulation des G-Punkts. Ein weiterer Fortschritt auf ihrem Weg stellt sich ein, als Tobias den G-Punkt identifizieren kann, ihn mit dem Finger zu stimulieren beginnt und er tatsächlich den Orgasmusreflex auslösen kann. In dieser Phase fühlt sich Johanna beflügelt und zum ersten Mal seit langer Zeit hat sie von sich aus Lust auf Sex.

Das dritte und letzte Paargespräch beginnt damit, dass sich Tobias bei mir überschwänglich bedankt. Seine Hoffnungen sind mehr als erfüllt, denn Johanna zeigt erstmals von sich aus Interesse an Sexualität, an ihm und seinem Körper, und er fühlt sich, vielleicht zum ersten Mal in der Beziehung, begehrt, ein Gefühl, worauf er Jahre gewartet hat. Ihm kommt es nicht darauf an, dass Johanna einen Orgasmus beim Miteinanderschlafen haben muss; ihm ist am wichtigsten, dass sie überhaupt einen Weg gefunden haben, dass Johanna etwas spüren kann und sie zufrieden ist.

An dieser Stelle greift Johanna ein:

Johanna: „Ja, das stimmt alles, was du sagst. Ich bin jetzt an einem Punkt, wie ich ihn mir niemals vorstellen konnte. Ich kann tatsächlich dein Streicheln genießen, und die Musik spielt eine große Rolle dabei, weil meine Gedanken nicht gefangen sind und mal da, mal dorthin schweifen dürfen. Und ich bin einigermaßen den Druck los, dass ich nicht richtig fühlen kann. Und das ist auch der springende Punkt: Ich kann das wirklich nicht gut, ich würde fast sagen, ich bin da ein Stück weit behindert, zumindest bis dato kommt es mir so vor. Vielleicht ändert es sich ja auch noch, darüber würde ich mich sehr freuen. Momentan fühlt es sich aber so an – und ich kann nicht sagen warum –, dass das vielleicht meine Realität ist und bleibt. Selbst wenn das so ist, bin ich dankbar. Auch wenn meine Klitoris nicht aus dem Dornröschenschlaf erwacht ist und vielleicht ewig schläft, ich will mich vor zu großen Erwartungen schützen und zufrieden sein damit, was geht. Das bedeutet, ich habe nicht viel vom sogenannten Vorspiel und bei mir startet die Lust erst mit der Erregung, die sich über die Stimulation der Scheide einstellt. Verrückt ist das, dass ich vielleicht wie ein Mann bin, auf den Geschlechtsakt fokussiert …" *(Johanna schüttelt den Kopf.)*

Tobias: „Ich hab da nichts dagegen."

Johanna: „Ja, prima. Aber ich will, dass du genau verstehst, wer und wie ich bin. Aber …"

Th.: „Es fällt Ihnen noch schwer anzunehmen, dass Sie da eigen sind und dass Sie nicht recht glauben können, dass Tobias nichts an Ihnen auszusetzen hat?"

Johanna: „Ja, das ist fremd zu denken, dass ich plötzlich okay sein soll. So lange war das andere vertraut, da kann ich nicht von heute auf morgen anders denken."

Tobias: „Daran kann ich dich erinnern."

Johanna und Tobias geraten in ein Gespräch darüber, wie es jetzt weitergehen soll. Es handelt davon, wie das gehen kann, dass sich der vaginale Orgasmus auch beim Miteinanderschlafen einstellt, welche Stellung da die beste ist, welche Penisbewegungen von Vorteil, ob Johanna den Beckenboden zusammenkneifen soll oder nicht etc. Ich höre zu und halte mich mit Antworten zurück, denn meines Erachtens hat Johanna einen großen Erfolg zu verzeichnen und Perfektionsansprüche (klitoraler Orgasmus, eventuell noch multipel) scheinen ihr glücklicherweise fremd. Ihren Fragen begegne ich dann auch mit dem Hinweis, dass sie mit all ihren Ideen, die ich soeben gehört habe, jetzt erst einmal alleine weiterprobieren sollen. Denn Johanna und Tobias sind als Paar an einem Punkt angelangt, an dem sie sich selbst weiterhelfen können. Ihre Befürchtungen, dass sie es vielleicht doch nicht hinkriegen könnten, begegne ich mit dem Hinweis, dass Johannas Therapie ja noch nicht zu Ende ist und ich weiterhin im Hintergrund als Anker zur Verfügung stehe.

In größeren Abständen treffen wir uns noch zu sieben weiteren Einzelsitzungen. Ich höre, dass Johanna und Tobias alleine zurechtkommen. Johanna hat es geschafft, häufiger vaginal zum Orgasmus zu kommen, und akzeptiert es einigermaßen entspannt, wenn es einmal nicht klappt.

Literaturverweise:

(1) Hauch (Hrsg.) 2006.
(2) Schnarch 2006, 2011.
(3) Schnarch 2006, S. 108f.
(4) Schnarch 2006, S. 122.
(5) Schmidt 1996.
(6) Hauch 2006.
(7) Sundahl 2014, S. 58–61.

11. Lösungswege im Sexualcoaching

Wenn die sexuelle Wiederbegegnung mit dem Partner oder der Partnerin in unmittelbare Nähe rückt, eskalieren oftmals nebensächliche Streitigkeiten. Ursächlich geht es dabei um tieferliegende, den Selbstwert oder die Beziehung bedrohende, tabuisierte Probleme. In Sexualtherapien häufig auftretende Beispiele von Frauen sind die Phänomene von Übertragung und Regression, die Verminderung von sexueller Anziehung und die als unüberwindbar empfundenen Lustblockaden. Wie wir im Rahmen des Sexualcoachings damit arbeiten, zeigen die Beispiele von Kirsten, Miriam und Martina.

In ihrem einzeltherapeutischen Prozess haben sich die Frauen mit den Möglichkeiten und Schwierigkeiten ihrer sexuellen Lust, u. a. mit einer Reihe von lebensgeschichtlichen Hindernissen, der Quelle der „inneren lustvollen Frau" und den Erfahrungen mit den sexuellen Reaktionsweisen ihres Körper auseinandergesetzt. Dabei stand die Weiterentwicklung der Lust- und Selbstdimension im Vordergrund, d. h., es war das Ziel, Frauen zum einen in die Lage zu versetzen, die sexuelle Situation mit sich selbst so zu gestalten, dass sie selbstbestimmt und in Kontakt mit sich Lust und Erregung erleben und zugleich emotional und sexuell durchlässig sein können; zum anderen, das Selbstbewusstsein so zu stärken, dass Frauen sich zutrauen, bei der (Wieder-)Aufnahme von Paarsexualität aus einer starken, selbstbestimmten Erwachsenenposition heraus zu handeln. Denn die Herausforderungen, die die dritte Dimension des sexuellen Profils, die Beziehungsdimension, stellt, sind anspruchsvoll: Es geht für eine Frau darum auszuloten, ob und inwieweit sie sich mit ihrem Partner oder ihrer Partnerin emotional und sexuell verbinden und ihm/ihr Einblick in die Tiefe ihrer Seele gewähren möchte. Eine solche Selbstoffenbarung enthüllt die Wahrheit über den Zustand der Verbundenheit und kann entweder eine Quelle intensiver Erfahrungen, ja von Liebe sein; sie kann aber auch im Gegenteil zu einer Quelle bitterer Enttäuschung werden, wenn offenbar wird, dass die emotionale und sexuelle Verbundenheit nicht so trägt wie gewünscht.

Vor allem Frauen in schwierigen Langzeitbeziehungen stellt sich in einer Sexualtherapie die Frage, ob es eine für sie akzeptable und würdige Lösung jenseits einer Trennung gibt, ohne sich einer freudlosen sexuellen Beziehung zu ergeben oder Paarsexualität gänzlich zu begraben. Etwa wenn frühere, nicht klärbare Konflikte und Verletzungen die Vertrauensbasis erschüttert haben oder die erotische und sexuelle Attraktivität des Partners gering ist und gleichzeitig gewichtige Gründe zur Aufrechterhaltung der Beziehung bestehen (z. B. Wohlergehen der Kinder, Krankheit, eine prekäre finanzielle Situation). Das Sexualcoaching fordert nun eine Frau dazu heraus, ihre Einstellung zu überprüfen und die Verantwortung für die Konsequenzen bewusst zu tragen.

Paarsexualität wiederaufnehmen zu wollen, gewinnt in dieser Phase der Sexualtherapie eine existenzielle Dimension und spitzt den Druck, unter dem sich die Frauen ja schon lange fühlen, nochmals zu.

Spätestens jetzt müssen sich Frauen mit bislang vermiedenen Themen auseinandersetzen: *„Ist er überhaupt der Richtige, mit dem ich die nächsten Jahre oder gar den Rest meines Lebens verbringen und Sexualität teilen möchte? Finde ich ihn sexuell anziehend? Vertraue ich ihm? Will ich überhaupt noch Sexualität leben? Was vermeide ich eigentlich? Mag ich meine lustvolle Seite überhaupt offenbaren? Soll ich alles abbrechen und mich trennen?"* Etc.

Frauen empfinden diesen Zeitpunkt im therapeutischen Prozess als sehr belastend und fühlen sich von einer Reihe von Dilemmata umzingelt, die ihnen auf einer Handlungsebene nur ein Ja für oder ein Nein gegen Sex vorgeben. Dabei ist der innere Entscheidungsprozess viel komplexer und nicht ein-, sondern mehrdeutig:

„Nein, ich möchte keinen Sex, weil ich mich nur unter Druck fühle. Ja, ich möchte Sex, weil es mir guttut, begehrt zu werden. Ja, ich möchte Sex, weil ich mich dann als Frau fühle. Nein, ich möchte keinen Sex, weil ich ihn nicht begehre. Nein, ich möchte mich nicht mehr opfern. Ja, weil es ein Teil von mir ist. Ja, weil ich unsere Beziehung nicht weiter belasten will. Nein, weil ich ..."

Bei vielen Frauen provoziert die Last des Handlungsdrucks ein übergeneralisiertes „reflexhaftes Nein", das Frauen selbst als *„automatisch, spontan, aus dem Bauch heraus, noch bevor ich überhaupt denken kann, unzweifelhaft"* etc. beschreiben.

Kirsten, und sie steht stellvertretend für viele andere, drückt ihr Empfinden an dieser Schwelle so aus: *„Ich fühle nur ein großes, mächtiges Nein. Auf einer Kinoleinwand würde es den ganzen Platz einnehmen. Es ist das größte und stärkste Nein, das ich meinem Mann und diesem ganz Sexkram entgegenhalten kann. Ich könnte platzen ..."*

Die therapeutische Aufgabe besteht nun darin, gedankliche und gefühlsmäßige Suchprozesse anzuregen, um die Mehrdeutigkeit des „reflexhaften Neins" zu entschlüsseln: *Auf was genau bezieht sich das Nein? Auf was genau bezieht sich das Ja? Auf was genau bezieht sich das Jein?*

In Sexualtherapien häufig auftauchende Problembereiche sind

- fixierte Übertragungen und Regressionen: Dem Partner werden unbewusst lebensgeschichtlich begründetete, mächtige Stellvertreterfunktionen zugeordnet, während sich die Frauen selbst in unterlegenen, regressiven Rollen fühlen.

Die zentrale therapeutische Frage lautet: Aus welcher inneren Position heraus (erwachsen vs. Kind-Ich, stark vs. schwach) begegnet eine Frau ihrem Partner bzw. ihrer Partnerin?

- Zweifel an der Partnerwahl: Viele Gründe können die anfängliche erotische Anziehung zum Erliegen bringen. Zentrale therapeutische Fragen sind: Ist es einer Frau möglich, nach vielen Beziehungsjahren noch immer mit ihrer „inneren lustvollen Frau" in Kontakt zu treten? Gelingt es ihr, mit der lustvollen Seite ihres Partners/ihrer Partnerin in Kontakt zu treten? Fühlt sie sich noch begehrt und geliebt? Begehrt und liebt auch sie ihn/sie noch?
- Unüberwindbar scheinende Unlust-Schwellen: Das Ja-Nein-Dilemma hat seine stärkste Ausprägung erreicht, die Handlungsoptionen sind bei Null, die innere Anspannung ist am höchsten. Wie kann eine Frau wieder befähigt werden, das reflexhafte Nein zu differenzieren und frei und offen zu fühlen, zu denken und zu handeln? Wie kann sie zu einer „neutralen Ausgangsgestimmtheit" zurückkehren?

Die prozessorientierte Sexualtherapie stellt mit dem Sexualcoaching als besonderer Methode einen Rahmen bereit, in dem Frauen solche Brennpunktthemen in einer asymmetrischen Arbeitsweise angehen können, d. h., paarbezogene Themen werden im Einzelsetting bearbeitet. Der Partner wird insofern miteinbezogen, als ihm das Konzept vorgestellt und er um Unterstützung gebeten wird. Lehnt er eine Teilnahme ab oder ist diese durch die Frau unerwünscht, kann eine – in der Regel dann weniger verbindliche – Vereinbarung durch das Paar selbst ausgehandelt werden. Im Sexualcoaching ist die Veränderungsbereitschaft einseitig, d. h., die Partnerin übernimmt bewusst und beabsichtigt die Verantwortung wie auch die Kontrolle zur Veränderung der sexuellen Paarprobleme. Das Sexualcoaching arbeitet mit Experimenten, die allein oder als Paar ausprobiert werden. Auch in den Paarexperimenten trägt die Frau die Verantwortung für die Durchführung und deren Gelingen. Manche Experimente haben den Charakter von herausfordernden Mutproben und sind für die Frau in ihrer Wirkung nicht abseh- und kontrollierbar. Für den Partner gilt dabei ein zu jeder Zeit gültiges Vetorecht; zugleich gibt es an ihn keine Veränderungserwartung, und bei Gelingen kommt er überdies in den Vorzug sexueller Verbesserungen. Bei dieser, für den Partner niedrigschwelligen Arbeitsweise ist also seinerseits wenig bis kein Engagement erforderlich, das einzeltherapeutische Setting wird aufrechterhalten und die in der Regel wenigen Paarsitzungen dienen der Unterstützung der Frau. Nicht selten jedoch möchten die Partner verstärkt eingebunden werden und an den Veränderungen mitarbeiten. Weitere Behandlungsoptionen (Einzeltherapie des Partners, weitere Paarsitzungen oder Paartherapie) bleiben offen und können sich ggf. aus dem Prozess heraus entwickeln.

11.1 Übertragungen und Regressionen auflösen

Mit welcher Seite meiner Persönlichkeit ich meinem Partner begegne, prägt erheblich die Sichtweise seiner Person: Begegne ich ihm als erwachsene Frau mit meiner starken und besten Seite? Begegne ich ihm in einer Kindrolle, also mit einer schwachen, unreifen Seite? Letztere fördert ungünstige, in der Regel unbewusste Übertragungen. Damit ist gemeint, dass der Partner nicht als die Person wahrgenommen wird, die er wirklich ist, sondern auf ihn werden stellvertretend alte, oftmals verdrängte Gefühle, Erwartungen, Wünsche und Befürchtungen aus der Kindheit unbewusst übertragen. Zwar sind solche Übertragungen normal und weit verbreitet, können aber, wenn die übertragenen Gefühle sich für die tatsächliche gegenwärtige Beziehung als nicht angemessen erweisen, zu erheblichen Problemen und Spannungen führen.

Häufig drehen sich solche Stellvertreterfunktionen um Macht und Abhängigkeit. Dabei wird dem Partner unbewusst eine mächtige Rolle (wie die des Vaters, eines väterlichen Stellvertreters oder Chefs, eines Täters etc.) zugeordnet, während sich die Frauen in einer gegenteiligen, schwachen und abhängigen Rolle, der Rolle eines Kindes, eines „Frauchens“, einer Untergebenen oder eines Opfers, vorkommen. Therapeutisch kompliziert wird es bei solchen Frauen, wenn sie auf genau solche Männer erotisch und sexuell „abfahren“, obwohl ihnen diese als Partner nicht guttun, wie z. B. narzisstische, manipulierende, grenzverletzende, gewalttätige Männer.

Da solche Übertragungsprozesse unbewusst ablaufen, können Frauen in der Regel nicht wahrnehmen, wenn sie ihrem Partner eine solche Stellvertreterfunktion beimessen, und realisieren oft auch nicht das Ausmaß negativer Konsequenzen, wie sie z. B. eine emotionale Abhängigkeit mit sich bringt. Leider reicht auch die Erkenntnis allein nur selten aus, die Gefühle und das Verhalten nachhaltig zu verändern – es ist sehr viel komplizierter:

Damit eine Frau in der Sexualtherapie eine lebendige Idee davon bekommt, was eine sexuelle Begegnung mit ihrem Partner sowohl an bewussten Gedanken, Gefühlen und Verhaltensimpulsen als auch an unbewussten Anteilen auslöst, schlage ich eine Aufstellungsarbeit vor: Eine Frau positioniert sowohl das Plakat der „inneren lustvollen Frau“ als Symbol als auch einen Stuhl, der ihren Partner symbolisiert, zu ihrer eigenen Person:

Th: „Legen Sie in einem ersten Schritt das Plakat Ihrer ‚inneren lustvollen Frau' so hin, dass es uns zeigt, wie Sie im Moment zu ihr stehen. Stellen Sie dann in einem zweiten Schritt einen Stuhl, auf dem Sie Ihren Partner/Ihre Partnerin imaginieren, so dazu, dass wir erkennen, ob und wie Sie ihn/sie bei sich und Ihrer ‚inneren lustvollen Frau' dabeihaben wollen."

Dagmar: „Eigentlich brauche ich diese Übung gar nicht zu machen. Mir ist klar, dass meine ‚innere lustvolle Frau', ‚Die Frau in der Höhle', meinen derzeitigen Partner nicht dabei haben will. Ich muss den Stuhl nach draußen vor die Tür stellen." *(Stellt den Stuhl nach draußen.)* „Jetzt sind die Verhältnisse klar. Aber jetzt ist der Raum so groß und leer, im Grunde bin ich, obwohl er alles für mich tut, allein." *(Schweigt eine ganze Weile nachdenklich.)* „Jetzt ist es so, dass sich der Raum zu bevölkern beginnt. Mein Mann taucht in meinen Gedanken auf. Nach der Trennung habe ich mich nicht getraut, mich wirklich wieder einzulassen, er sitzt dort an der Tür. Und seltsamerweise taucht jetzt auch meine Mutter auf, ich sehe sie da rechts auf dem Stuhl. Was in aller Welt hat das zu bedeuten?"

Kirsten: „Ich habe meinem Mann ja bereits das Plakat gezeigt und ihm auch alles erklärt, so wie ich das sehe. Jetzt kann Axel ruhig dazukommen." *(Kirsten legt das Plakat der „inneren lustvollen Frau" rechts direkt vor ihre Füße. Dann rückt sie seinen Stuhl ganz nahe an das Plakat, anschließend nach und nach wieder weiter weg, bis sie ihn ca. drei Meter entfernt stehen lässt.)* „Jetzt bin ich doch überrascht, dass ich ihn nicht in der Nähe meiner ‚inneren lustvollen Frau' haben will. Im Gegenteil, ich habe ihn weit weggerückt; ein Teil in mir sagt immer noch Nein ... Sonst denkt er, jetzt kann es endlich losgehen mit dem Sex. Und das will ich noch gar nicht. Was bedeutet das denn jetzt schon wieder *(missmutig)*. Ich dachte, ich wäre bereit?"

Für Dagmar und Kirsten ist dieses kleine Experiment eindrücklich und bewegend. Im Hinblick auf das Übertragungs- und Regressionsthema wirft es einige Fragen auf. Etwa warum Dagmars verflossener Mann und auch die Mutter in ihre Gedanken kommen und sich eine innere Szene mit ihnen herausbildet. Und warum bei Kirsten – ich werde das gleich darstellen – auch eine frühere Liebe auftaucht. Ihre Person habe ich bereits ausführlich vorgestellt, als es darum ging, wie sie ihre „innere lustvolle Frau" gefunden hat (Kap. 8.2.3, S. 195). An ihrem Beispiel möchte ich die Phänomene von Übertragung und Regression vertiefen und zugleich die Vorgehensweise beim Sexualcoaching demonstrieren. Zur Erinnerung: Sie ist seit sechzehn Jahren verheiratet und hatte von Anfang an nie große Lust auf Sex. Seit der Geburt des zweiten Kindes gibt es nur noch selten durch ihren Mann initiierten Sex. Nachdem sie sich überraschend in einen anderen Mann verliebt und ihn heftig begehrt, beginnt sie eine Sexualtherapie, um sich mit ihrer Beziehung und der nicht gelebten Sexualität auseinanderzusetzen.

Als sie das kleine Experiment macht und ihren Mann zu sich und ihrer „inneren lustvollen Frau" in Beziehung setzt, hat sie sich bereits entschieden, bei ihm zu bleiben. Ein Zeichen ihrer Verbundenheit ist z. B., dass sie ihm weitgehend Einblick in ihren sexualtherapeutischen Prozess gewährt. Außerdem befindet sie sich in Erwartung der ersten sexuellen Wiederannäherung.

Was erlebt Kirsten nun in dieser kurzen Sequenz, nachdem sie das Plakat der „inneren lustvollen Frau" mit dem Titel „Die kleine feurige Sonne", zu ihren Füßen legt und den Stuhl mit ihrem imaginierten Partner positioniert?

Nur schwer gelingt es ihr nachzuspüren, und es scheint, als hätte sich bei der Annäherung von Stuhl und Plakat automatisch *„eine Art innerer Kippschalter"* umgelegt, woraufhin sie sich unerklärlich schlecht fühlt. Als ich sie auffordere, in ihren Körper hineinzuhorchen (Differenzierungsarbeit), antwortet sie, dass sich *„alles zusammenzieht"* und sie *„eine komplette Abwehr"* spürt, die ein *„klares und unmissverständliches Nein"* bedeutet (reflexhaftes Nein). Dann kommt ihr noch eine Assoziation (Einstieg in die Übertragung), dass sie sich wie sechzehn vorkommt, als sie alles daran gegeben hat, damit sich Oli, der Junge aus dem Jugendzentrum, für sie interessiert. Und als es schließlich passiert, würdigt sie ihn keines Blickes – und das, obwohl sie in ihn verliebt ist. Auch damals legt sich ein Schalter um ...

Kirsten ist zu diesem Zeitpunkt voller Emotionen, als öffne sich gerade ein Ventil. Aufgeregt und traurig zugleich erzählt sie, wie es ihr in all den vielen Jahren in sexuellen Situationen mit Axel, ihrem Mann, ergangen ist, als sich dieser Schalter wie ein Automatismus wieder und wieder umlegt und sie ein mächtiges Nein spürt, während sie körperlich ganz steif wird, am liebsten laut schreien und flüchten würde. Stattdessen behilft sie sich, indem sie wie neben sich tritt, nichts mehr fühlt und an etwas anderes denkt. Damit es schnell geht, signalisiert sie Axel, dass er sie nicht streicheln und erregen soll und dass sie stattdessen sofort miteinander schlafen. Als Kirsten dann Folgendes berichtet, schlägt ihre Stimmung um, und ihre Stimme wird ganz aufgeregt:

„Nicht immer, aber immer wieder war dann dieses Nein wie weggeschmolzen, nachdem wir miteinander geschlafen hatten. Es war zwar sexuell nicht toll, aber ich fühlte mich hinterher dennoch mit meinem Mann verbunden. Und diese Verbundenheit machte etwas mit mir, sie stimmte mich weich. Und wenn es dann vorbei war, dachte ich, dass ich jetzt Sex haben könnte, sogar mit Lust, aber ich habe es nie ausprobiert. Denn das Nein in mir war kleiner und weicher geworden und das Ja größer und stärker! Etwas hatte sich gelöst, aber was und warum nur so? Und überhaupt ist diese ganze Situation doch paradox: Dass ich erst weich und empfänglich werde und einen sexuellen Wunsch verspüre, nachdem ich Sex gegen meinen eigenen Willen gehabt habe. Das ist, als müsste ich zuerst über glühende Kohlen gehen, um an einen Punkt zu gelangen, wo ich Ja zum Sex sagen kann. Erst jetzt merke ich, dass ich innen drin eine lustvolle Frau bin. Ich wusste irgendwie immer, dass mein Nein nicht ausschließlich war. Aber ein Ja war es ja auch nicht."

Nachdem mir Kirsten ihre Erfahrungen erzählt hat, lenke ich ihre Aufmerksamkeit nochmals auf die auf dem Boden liegende „innere lustvolle Frau" und den Stuhl, das Symbol ihres Mannes. *„Was erzählt uns diese Szene?"*, frage ich. (Jetzt entfaltet sich die lebensgeschichtliche Episode hinter der Übertragung und Kirsten regrediert.):

Kirsten: „Ich bin immer noch wie sechzehn, so wie ich da liege. Ich möchte geliebt und begehrt werden. Aber wenn es geschieht, halte ich es nicht aus. Wenn Axel an mich heranrückt, bekomme ich Angst. Er ist erwachsen, ich bin es nicht. Er will erwachsene Dinge, aber ich fühle mich ohnmächtig. Er soll mich in den Arm nehmen wie ein lieber Papa. Ich fühle, dass er mich als Frau möchte, aber ich schaffe das nicht."

Th.: Was ist so schlimm daran, geliebt und begehrt zu werden?"

Kirsten: „Wenn mich Axel begehrt, dann ist das nicht schlimm. Es ist sogar gut. Aber nur, solange ich ihm nicht nachgebe. Wenn ich das tue, dann vergebe ich mich unter Wert, dann bin ich billig."

Th.: „Das sagt wer?"

Kirsten: „Das sagt meine Mutter."

Th.: „Und warum sagt sie das?"

Kirsten: „Weil ... die Männer nur an das eine denken. Sie hat sich von meinem Vater getrennt und hatte einen Geliebten, dann wieder meinen Vater."

Th.: „Dann muss sie es also wissen?"

Kirsten: „Aber mein Mann ist nicht so."

Th.: „Sondern?"

Kirsten: „Axel ist toll. Er ist ein liebevoller Vater und auch ein liebevoller Ehemann."

Th.: „Dann darf er also an ihre ‚innere lustvolle Frau' heranrücken?"

Kirsten (zögert): „Nein, das darf er nicht, weil sie eben Angst bekommt."

Th.: „Weil sie immer noch nicht erwachsen ist und glaubt, dass die Männer nur Sex wollen? ... Das mag ja die Erfahrung Ihrer Mutter sein, dass eine Frau billig wird, dass sie sich unter Wert hergibt, wenn ein Mann sie nicht liebt.

Das hat sie vielleicht selbst so erlebt und hat Ihnen das zur Warnung mitgegeben, als Sie sechzehn waren. Brauchen Sie eine solche Warnung immer noch?"

Kirsten: „Wenn ich mich wie sechzehn fühle, dann schüchtern mich ihre Worte immer noch ein und dann glaube ich auch, dass Männer sexwütig sind und ich billig, wenn ich mich einlasse. Aber wenn ich mir erwachsen vorkomme, dann nicht."

Th.: „Was ist es denn, was die Sechzehnjährige braucht?"

Kirsten: „Dass mein Vater einschreitet und dass er meiner Mutter Einhalt gebietet!" *Kirsten ist jetzt sehr verärgert.* „Über ihn hat sie ja auch gesagt, dass er nur hinter dem Sex her ist, und er hat sich nicht gewehrt. Und übel nehme ich ihm auch, dass er meine Schwestern und mich in eine Ecke mit unserer Mutter gesteckt hat. Dass wir alle so ansprüchlich sind! Da waren wir dann alle abgeschrieben und er konnte sich gut zurücklehnen."

Th.: „Also, was braucht denn die Sechszehnjährige von ihm?"

Kirsten: „Dass er mich sieht. Dass er sieht, dass ich anders bin als meine Mutter. Dass er sieht, dass ich eine junge Frau bin ..."

Th.: „Und?"

Kirsten: „... dass ich ein sexuelles Wesen bin. Und ..."

Th.: „... und?"

Kirsten: „... sexy. Und dass ich voller Sexualität bin."

Th.: „Hört er das?"

Kirsten (schaut gebannt auf ihre „innere lustvolle Frau"): „Das ist nicht so wichtig ..."

Th.: „Hört sie das?"

Kirsten: „Ja, sie hört es."

Th.: „Und Ihr Mann?"

Kirsten: „Er hat es auch gehört."

Th.: „Und jetzt?"

Kirsten (zögert): „Ich sag ihm, dass er jetzt kommen darf." *(Vorsichtig rückt sie seinen Stuhl bis zum Plakat, sodass sie sich gerade berühren.)*

Th.: „Wie fühlt sich das jetzt an?"

Kirsten: „Ja ... es ist okay, er darf jetzt dort sein."

Th.: „Was ist jetzt anders?"

Kirsten: „Sie ist gewachsen, sie hat jetzt keine oder fast keine Angst mehr vor ihm." *(Sie lächelt.)*

Kirstens Anspannung im Gesicht ist gelöst, sie lächelt sogar, ein Zeichen, dass es gut ist, sich die Übertragung gelöst und sich das Alte aus dem Gegenwärtigen verabschiedet hat. Nun sind es zwei getrennte Geschichten, die vergangene mit den elterlichen Botschaften, darin verwoben die Paargeschichte der Eltern und die von Kirsten und ihrem Mann. Derart entwirrt und geklärt, fühlt sie sich bereit, eine sexuelle Begegnung mit ihrem Mann zu wagen. Ich ermutige sie, diesem Impuls zu folgen und Erfahrungen zu sammeln, was mit dem automatischen Nein weiterhin passiert, und herauszufinden, ob es ggf. noch weitere Neins gibt. Ob der Weg zu einer sexuellen Begegnung frei ist, muss sie nun selbst herausfinden, indem sie sich genau dieser Situation stellt.

Gemäß der Arbeitsweise des Sexualcoachings ist Kirsten diejenige, die per Einzelsetting ein Paarproblem bearbeitet. Ihre Veränderungsbereitschaft ist einseitig und es gibt keine Veränderungserwartung an ihren Mann, der jedoch über ihren Prozess informiert ist. Sie übernimmt dabei bewusst und beabsichtigt die Kontrolle zur Veränderung, indem sie in eine schmerzliche Selbstkonfrontation eintritt. Als weiteren Schritt schlägt sie ihrem Mann ein sexuelles Paarexperiment vor, indem sie sich mit dem „reflexhaften Nein" auseinandersetzt (siehe Kap. 11.3, S. 291).

11.2. Ein „neuer" Blick auf den Partner

Nicht alle paarbezogenen sexuellen Probleme sind sexualtherapeutisch zugänglich und änderbar. Die Grenzen der Sexualtherapie zeigen sich manchmal dort, wo Verletzungen die Bindung und den Selbstwert auf Dauer zu sehr in Mitleidenschaft gezogen haben und Hoffnungen und Sehnsüchte erodiert sind oder in erotischer und sexueller Hinsicht, wenn die Anziehung komplett erloschen ist. Deshalb muss die Frage nach der Anziehung thematisiert werden: Die meisten Frauen berichten, dass sie während der Verliebtheitsphase sexuelle Anziehung verspürt haben, die sie für eine gewisse Zeitspanne zu häufigerem Sex veranlasst hat, wobei die Anziehung dann im Laufe der Jahre nachgelassen hat; die zweite Gruppe von Frauen berichtet, dass sie von Beginn an nur wenig sexuelle Attraktion empfunden hat, und die dritte, kleine Gruppe, dass es von Anfang an seitens des Partners oder beidseits nie Begehren gab. Meiner Erfahrung nach muss eine grundlegende Anziehung vorhanden gewesen sein, damit diese – ggf. mit therapeutischer Unterstützung – wiederbelebt werden kann.

Allerdings fällt es selbst nach einigen Monaten einer vertrauensvollen therapeutischen Beziehung Frauen schwer, über die Frage der Anziehung und damit häufig einhergehender Zweifel an der richtigen Partnerwahl zu sprechen. Im Kern geht es darum, dass Frauen ihren Partner in einer nicht sexuellen Weise (als Lebenspartner, als Vater ihrer Kinder, als Freund, als Kamerad, als Kollege, als Kumpel etc.) schätzen, sich jedoch nicht mehr (bzw. nur unzureichend) von ihm als Sexualpartner und Mann angezogen fühlen. Die Gründe, warum Frauen diesen Konflikt verschweigen, reichen von der Angst, mit der Konsequenz einer Trennung konfrontiert zu werden, über Schuldgefühle, ihm etwas vorzumachen, bis zur Scham über die fortgesetzte Halbwahrheit oder Lüge. Und sie wollen ihren Partner und sich selbst vor den Konsequenzen schützen, die eine „Veröffentlichung" zur Folge hätte. Manche Frauen leben auch in der Hoffnung, dass sich noch etwas richten ließe.

Entgegen meiner eigenen Skepsis haben mich eine Reihe von Frauen aus der zweiten Gruppe (die von Anfang an nur wenig Anziehung ihrem Partner gegenüber empfanden und daher im Vergleich zur ersten Gruppe therapeutisch schwieriger erscheinen) überrascht, indem sie nach Jahren der Abstinenz begannen, mit ihrem Partner (manchmal „ohne therapeutische Absprache") wieder Sex zu haben – und zwar befriedigenden Sex! Gemeinsam war diesen Frauen, dass sie ihre Partnerschaft wertschätzten und subjektiv wichtige Gründe (Kinder, Besitz, Finanzen etc.) hatten, warum sie die Beziehung unbedingt aufrechterhalten wollten. Außerdem sagten sie, dass sie ihren Partner mögen, manche sogar, dass sie ihn lieben. In erotischer und sexueller Hinsicht gab es jedoch seit Anbeginn der Partnerschaft Zweifel, die in aller Regel verschwiegen worden waren.

Meike: „Nach einem halben Jahr Beziehung war ich schwanger, ich wollte unbedingt eine Familie und meinem Mann ging es nicht anders. Unsere Beziehung ist gut und mein Mann ist tatsächlich jemand, der mich versteht, denn wir kommen beide aus ziemlich neurotischen Familien. Und wenn ich in bestimmten Situationen stimmungsmäßig in den Keller rutsche, verurteilt er mich nicht, sondern im Gegenteil, er erkennt meine Not und stützt mich. Allerdings zweifle ich immer wieder, ob er wirklich der Richtige ist, denn er ist nicht der Typ von Mann, auf den ich eigentlich abfahre; er ist groß, etwas übergewichtig, unsportlich und körperlich eher zaghaft. Mit seinem Vorgänger war das anders, wir hatten, fast schäme ich mich, das so zu sagen, Sex wie die Kaninchen. Aber die Beziehung war zu schwierig. Ich vertraute ihm nicht, beruflich kam er auf keinen grünen Zweig und unsere Interessen waren sehr verschieden."

Kirsten: „Von Anfang an hat mein Mann nicht in mein Beuteschema gepasst. Aber er war sehr nett zu mir und hat mir meine Unsicherheit genommen. Eigentlich gab es nur wenige Männer in meinem Leben, die mich sexuell angezogen haben. Einer davon war Luigi. Kurz bevor er wieder in seine

Heimat zurückging, hatten wir eine Affäre. Obwohl ich als junge Frau sehr selbstunsicher war, habe ich alles daran gesetzt, dass er mich entjungfert. Ich kann nicht sagen, dass das oder die anschließenden wenigen sexuellen Kontakte besonders toll waren. Aber er machte mich einfach verrückt, so wie sonst keiner. Keine Ahnung, ob sich das nicht bald abgenutzt hätte. Dabei ist mein Mann, objektiv gesehen, äußerlich und als Mensch attraktiv. Er ist humorvoll, ein geduldiger, großzügiger Partner und unseren Töchtern meistens ein netter Vater. Nur gezündet hat es von meiner Seite aus nie."

Miriam: „Ich war sehr verliebt in meinen Mann. Er war ganz anders als die Vorgänger. Er gefiel mir gut, war groß, männlich, dunkelhaarig, großzügig, offen und war auch ganz hin und weg von mir. Er hatte Pläne für die Zukunft und wollte eine Familie. Ich habe mich sehr bei ihm aufgehoben gefühlt, ganz anders als in meiner ursprünglichen Familie. Eigentlich fing doch alles gut an, warum konnte es nicht so bleiben? Durch die Therapie habe ich erkannt, warum das sexuell so schwierig wurde. Weil ich mich überhaupt nicht verstanden fühlte und sehr geschämt habe, wie ich bin. Wie hätte ich da reden können? Die wenigen Versuche gingen dann ja auch schief, und er hat gemerkt, wie daneben ich war. Dabei habe ich ihm ja nur einen Bruchteil erzählt. Ich habe mich immer mehr von ihm zurückgezogen, während er sich so verhielt, als sei nichts gewesen. Er wollte immer noch seinen regelmäßigen Sex, dann war die Welt für ihn in Ordnung. Meine Versuche, ihn zu Paargesprächen zu bewegen, sind ja alle gescheitert, ich bin so enttäuscht. Ich würde schon noch mal mit ihm schlafen. Allein schon deshalb, um herauszukriegen, wie das ist, frei von den alten Phantasien zu sein und mich als erwachsene Frau zu fühlen. Aber ich weiß nicht, ob ich über meine Enttäuschung mit ihm hinwegkomme. Vielleicht entdecke ich dann nur einen langweiligen und engstirnigen Mann?"

Wie Partnerwahl geschieht, damit hat sich die Evolutionspsychologie (Kap. 2) beschäftigt. Ihre Ergebnisse dienen u. a. PaartherapeutInnen als Grundlagenwissen, die ihrerseits selbst Theorien zu Paardynamiken entwickelt haben und diese mit ihrem erfahrungsbasierten Wissen aus der Praxis der Paartherapie anreichern. An dieser Stelle setze ich mich mit Befunden aus der Evolutionspsychologie und Überlegungen des Psychoanalytikers und Paartherapeuten Michael Lukas Moeller (1) als Rahmen für meine eigenen Überlegungen auseinander. Diese sollen uns verstehen helfen, wenn Frauen von sich sagen, dass sie „vielleicht den falschen Partner" gewählt haben, den sie nicht mehr oder nur unzureichend anziehend finden:

Eine wichtige Rolle bei Frauen (im gebärfähigen Alter und nicht hormonell verhütend) spielt, laut evolutionspsychologischen Untersuchungen, die Vielzahl genetisch vererbter Anpassungsmechanismen: Kurz vor dem Eisprung bevorzugen Frauen – mehr oder weniger bewusst – bestimmte männliche Merkmale, wie z. B. männliche Körpersymmetrie, maskuline Gesichtszüge, männliches Dominanzgebaren, während sie über den gesamten Zyklus hinweg allgemein menschliche Merkmale wie Freundlichkeit, Intelligenz, gute elterliche Qualitäten etc. schätzen. Je nachdem, in welcher Phase eine Frau ihren Partner wählt, beeinflussen bestimmte evolutionspsychologische Mechanismen unbewusst die Wahl mit. – Dennoch wäre es meines Erachtens zu vereinfacht, die Partnerwahl auf den Hormonstatus allein zu reduzieren. Vielmehr dürfte es sich um ein Zusammenspiel von durch die Lerngeschichte höchst individuell ausgeprägten Vorlieben und Abneigungen hinsichtlich bestimmter Persönlichkeitsmerkmale mit hormonellen Gegebenheiten handeln. Das erklärt z. T. auch, warum Frauen nicht unbedingt dem „Ruf" der evolutionspsychologischen Mechanismen folgen und der fruchtbaren Phase gemäß maskuline Männer wählen. Dennoch bleibt die Partnerwahl einer Frau ein Statement mit Folgen. Entscheidet sie sich für einen sexuell wenig attraktiven Mann mit attraktiven Persönlichkeitseigenschaften, so wird sie z. B. häufiger damit konfrontiert sein, dass sie sich vor dem Eisprung (mehr als Frauen mit einem als attraktiv empfundenen Partner) zu anderen Männern hingezogen fühlt und besonders wenig vom eigenen angezogen. Entscheidet sie sich für einen sexuell anziehenden, maskulinen Mann, so muss sie möglicherweise mit unattraktiven Persönlichkeitseigenschaften leben. Das Geheimnis einer langfristig klugen Partnerwahl besteht wohl eher darin, sowohl den Verstand als auch den „Trieb" regieren zu lassen und beide Pole zu vereinbaren.

Die *„Paardynamik"* der Partnerwahl, so die *„Haupteinsicht"* Moellers, spielt sich im Wesentlichen im Unbewussten ab, eine Aussage, die auch mit den evolutionspsychologischen Befunden kompatibel ist. Moeller sagt: *„Unbewusstes erkennt Unbewusstes irrtumslos."* (2) Seines Erachtens vereint sich in den Momenten, in denen es *„funkt*, die *Gesamtheit zweier Lebensgeschichten. In wenigen Sekunden unbewusster Kommunikation ist alles geschehen. Das Bewusstsein vieler hinkt hinterher und merkt erst Tage, Wochen, Monate, ja oft genug Jahre später, was wirklich war."* Denn das Unbewusste erfasst bei der *„Partnerwahl den ganzen Menschen – auch wenn wir später zu klagen beginnen, dieses und jenes hätten wir einfach nicht gesehen."* (3) Als Ergebnis entsteht in einer Beziehungsstruktur *„ein gemeinsames Unbewusstes"*. Mit jedem anderen Partner werden andere Persönlichkeitsseiten in einer anderen Weise aktualisiert, wodurch unterschiedliche individuelle Entwicklungen und auch unterschiedliche Entwicklungen einer Partnerschaft angestoßen werden. Damit gibt es nach Moeller auch kein abgegrenztes Ich und kein abgegrenztes Du, sondern *„Frau und Mann, die sich etwas bedeuten"*, bilden eine Art *„seelisches Magnetfeld"* aus. *„Bewegt sich etwas in einem, ist der andere immer mitbetroffen. Unabhängigkeit ist"*, seinen Überlegungen zufolge, *„eine Illusion."* (4) Weiterhin schließt Moeller, dass die Verliebtheit durch die *„Passform der günstigsten Bedingungen"* geschieht. Für ihn ist sie *„in gewisser Weise ein Garant, dass zwei zusammenpassen. Und das gilt auch für jene späteren Jahre, in denen nichts mehr zu stimmen scheint."*

Ob eine Frau und ein Mann aufeinander reagieren, ist also, folgt man Moeller, lebensgeschichtlich vorbereitet. Denn die Lebenserfahrungen, verstanden als das Ergebnis lebenslanger Lernprozesse, sind gekennzeichnet von bestimmten Bindungs-, Lust-, Angst- und Entwicklungsbereitschaften sowie Abwehrformen. Das Unbewusste „weiß", unter welchen Bedingungen es anspringt, auch wenn das Bewusstsein überrascht sein mag. Auf diesem Hintergrund betrachtet, gibt es keine „falsche" Partnerwahl; die Frage ist vielmehr, welche unbewusste Facette des einen reagiert auf welche unbewusste Facette des anderen? Nach Moellers Auffassung kann jeder potenzielle Partner bestimmte *„Beziehungsbereitschaften"* aktivieren. Damit besteht die eigentliche Wahl darin, dass man entweder zulässt oder verhindert, dass ein potenzieller Partner bestimmte Beziehungsbereitschaften aktiviert. Oder, wenn diese bereits unfreiwillig aktiviert wurden, dann kann man diesen Prozess nur abblocken und unterbrechen. Viele Menschen kennen die Erfahrung, sich von jemandem erotisch angezogen zu fühlen und sich möglicherweise noch verliebt zu haben, ohne jedoch eine Beziehung zu wollen. Manchmal schützt das Wissen, dass es viele Menschen gibt, die in einem diese bestimmten Facetten von Beziehungsbereitschaft aktivieren können. Und man kann sich fragen, warum bin ich gerade jetzt dafür empfänglich?

Aber ist ein Verliebtsein so zu werten, dass diese zwei auf jeden Fall auch für eine Partnerschaft geeignet sind? Meines Erachtens ist dieser Zusammenhang wenig zwingend. Vielmehr scheint es so zu sein, dass zu unterschiedlichen Lebenszeitpunkten, je nach Persönlichkeitsentwicklung, Reifegrad und Bedürfnisprofil, verschiedene Ausschnitte aus den Persönlichkeitsfacetten in Resonanz mit potenziellen Partnern treten. Insofern ändert sich auch das Anziehungspotenzial.

Auf dem Hintergrund dieser Überlegungen nun zurück zu den Frauen, die zweifeln, ob sie (hinsichtlich der erotischen Anziehung) mit dem richtigen Partner zusammen sind und die dennoch wieder in eine sexuelle Beziehung mit ihm eingetreten und nun zufrieden sind. Das alles klingt auf den ersten Blick unwahrscheinlich und wenig einleuchtend.

Was ist da eigentlich geschehen?

Auf mein Nachfragen hin teilten mir diese Frauen mit, dass es auf der Paarebene keine wesentlichen Veränderungen gibt, etwa eine Verbesserung der Kommunikation oder des emotionalen Klimas, und auch die Verführungskünste des Partners hatten sich nicht verfeinert. Vielmehr beschreiben die Frauen, wie im Laufe der Therapie eher nebenbei und unbemerkt der Entschluss reifte, dem Partner und der Paarsexualität und letztlich sich selbst eine neue Chance zu geben.

Drei Hypothesen sollen diese psychologischen Prozesse erklären helfen. Sie gelten selbstverständlich auch für die Gruppe jener Frauen, die zu Beziehungsbeginn ihren Partner anziehend fanden und bei denen die Anziehung nachgelassen hat:

Erstens: Während einer seit Wochen oder Monaten andauernden Sexualtherapie einzeln und ggf. in einer Gruppe erfahren die Frauen multiple Anregungen, die ihr persönliches Wachstum insgesamt sowie ihr Selbstbewusstsein als lustvolle Frau stimulieren und ihre Einstellung zur Sexualität rundum auf den Kopf stellen: Sie werden neugierig, wissensdurstig, entdeckungsfreudig, mutig und bekommen Lust auf Lust. Dabei passiert mit ihrer Einstellung etwas sehr Wesentliches: Die Frauen wollen das, was sie entdeckt und kennengelernt haben, ihre neuen Gefühle und Gedanken zur Sexualität, die sie nun mit Lust verknüpfen, nicht mehr „hergeben". Sie haben das Thema der Sexualität an sich (wieder-)entdeckt und verstanden, dass es, personen- und beziehungsunabhängig, eine lustvolle und kostbare Quelle der Lebensfreude selbst darstellt. Diese neue Einstellung hat Konsequenzen für die Beziehungsdynamik: Die Sexualität wird vom Partner in Teilen entkoppelt und hat nun für sich einen Wert erhalten, den es zu leben lohnt. Damit ändert sich die Gleichung, Sexualität ist gleich Sexualität mit einem Partner. Er ist nicht mehr mit der Sexualität, v.a. den negativen Anteilen, identifiziert und identisch. Die neue Gleichung lautet: Meine und seine Sexualität sind getrennt.

Zweitens: Frauen haben durch die multiplen Anregungen und gezielten therapeutischen Arbeiten ihre „innere lustvolle Frau" entdeckt, erforscht und verinnerlicht, d.h., sie wurden zu der lustvollen Frau, die zuvor nur eine gedachte Selbstdimension war. Das hat beziehungsdynamische Konsequenzen: Offenbart eine Frau nun ihrem Partner, den sie nicht mehr oder nur unzureichend anziehend findet, ihre authentische lustvolle Seite (statt einer bemühten und gespielten), so erfährt sie möglicherweise eine neue Resonanz. Dies ist nun genau das Risiko, das ein Paar eingeht! Zwei Reaktionen des Partners sind möglich: Entweder dieser begrüßt die lustvolle Seite seiner Partnerin und lässt sich seinerseits von ihrer Lust anstecken, was sie wiederum in ihrer Wirksamkeit als lustvolle Frau bestätigt – eine positive Spirale wechselseitiger Lustimpulse, die jeweils positiv beantwortet werden, beginnt. Ich erinnere Sie hier auch an die Sexualforscherin Meana, die die männliche Bestätigung der Sexiness einer Frau für den wichtigsten und anregendsten Faktor bei der Entstehung von weiblicher Lust hält (Kap. 3.2.2, S. 63). Oder aber, als zweite mögliche Reaktion, der Partner begrüßt (aus verschiedenen Gründen) ihre lustvolle Seite, die sie ihm offenbart, nicht. Dann gerät das Paar in der Regel in eine Krise. Dies muss zwar nicht das Ende einer Beziehung bedeuten, wenn der Partner sich darauf einlässt, seine Reaktion zu reflektieren. Es kann aber das Ende für die gemeinsame Sexualität sein, wenn sich nun auf einer tieferen Ebene herausstellt, dass beide tatsächlich keine Lust aufeinander haben.

Drittens: Wenn Frauen durch ihre persönliche Entwicklung einen Reifegrad erlangen, der es ihnen erlaubt, in einer nicht wertenden, neutralen Weise unattraktive Seiten ihres Partners zwar wahrzunehmen, sie aber „stehen zu lassen". Dieser hohe Grad an Autonomie ist jedoch eher eine „Kunst" und vielleicht nicht für viele Frauen erreichbar. (Siehe hierzu Miriams Beispiel, S. 287.)

Vor dem Hintergrund der Aussagen von Frauen, die sagen, dass sie sich nicht mehr oder nicht genügend von ihrem Partner oder ihrer Partnerin angezogen fühlen, und daran zweifeln, ob er oder sie der/die „Richtige" ist, stelle ich Ihnen nun eine therapeutische Intervention vor, die mehr Klarheit liefern kann. In einer Phantasiereise leite ich sie an, aus einer anderen, inneren Position heraus den Partner erneut auf sich wirken zu lassen. Die Phantasiereise, „Ein anderer, innerer Blick auf den Partner", vermag keinerlei Anziehung zu erzeugen, wo es keine gibt, sie ist vielmehr ein Experiment mit offenem Ausgang. Während einer Doppelstunde leite ich sie dazu an und fordere sie hinterher auf, ins Malen des „inneren lustvollen Mannes" bzw. der „inneren lustvollen Frau" ihres/r Partners/Partnerin zu gehen. Durch die Phantasiereise und das Bild erhalten wir viele neue Informationen, die uns in den folgenden Therapiesitzungen beschäftigen werden.

Phantasiereise: Ein anderer, innerer Blick auf den Partner (5)

Setzen Sie sich bequem hin und schließen Sie die Augen, um besser bei sich selbst ankommen zu können.

Nehmen Sie eine Reihe von tiefen Atemzügen, am besten atmen Sie tief durch die Nase ein und langsam durch den Mund aus. Stellen Sie sich dabei vor, wie Sie mit jedem Ausatmen Anspannung abgeben. Das macht Sie offen für Ihr inneres Erleben und für die Bilder, die ganz von selbst auftauchen werden.

Stellen Sie sich einen grünen Hügel vor, der die weite Landschaft überragt. Dort oben auf dem Hügel ist eine große Wiese mit vielen Blumen und Kräutern. Der Wind weht ein bisschen, und Sie können die Düfte riechen, die Ihnen in die Nase wehen ...

Sie befinden sich dort auf der Wiese und hören leise Geräusche und Klänge, vielleicht den Wind, Insekten, Sträucher, Bäume, Vögel ...

Unter Ihren Füßen ist das Gras ganz weich, und wenn Sie jetzt Ihre Blicke schweifen lassen und sich dabei drehen, liegt die weite Landschaft vor Ihnen ... Nehmen Sie sich Zeit, sich umzusehen ... Nicht weit weg, da unten, beginnt ein Weg. Er schlängelt sich durch die Landschaft, und wenn Sie ihm mit den Augen folgen, verliert er sich manchmal und taucht dann ein Stück weiter wieder auf ... Sie können ihm weit folgen und seine Linie wird immer dünner, bis sie sich ganz am Horizont verliert.

Da, irgendwo in der Ferne auf diesem Weg, befindet sich auch Ihr Partner ... Wenn Sie ganz genau schauen, können Sie vielleicht auch einen Fleck erkennen ... Er scheint sich zu bewegen, scheint auf dem Weg entgegenzukommen ...

Auch Sie machen sich nun auf den Weg ...

Nachdem Sie eine Zeitlang gegangen sind, können Sie erkennen, wie aus dem Fleck eine Gestalt geworden ist ... Und eine Weile später erkennen Sie, dass es sich um eine männliche Gestalt handelt. Sie ist Ihnen vertraut und fremd zugleich ...

Mit jedem Schritt des Näherkommens können Sie deutlicher wahrnehmen, was für eine Art von Mann er ist: Seine Gestalt ... sein Gang ... seine Kleidung ... seine Haare ... sein Gesicht ... sein Gesichtsausdruck ... Alles ist vertraut und fremd zugleich ...

Irgendwann kommt der Augenblick, wo Sie aufeinander zugehen, wo Ihre Augen sich begegnen und wo Sie sich begrüßen ...

Lassen Sie sich von ihm einladen, mit ihm ein Stück des Wegs zu gehen, damit er Ihnen seine Welt zeigen kann. Sie dürfen gespannt sein, was für eine Art von Mann er ist, was seine Persönlichkeit auszeichnet, was er für eine Ausstrahlung hat ...

Jetzt zeigt er Ihnen die Landschaft, wie er sie sieht: Er macht Sie auf dies und auf jenes aufmerksam ... was ihm besonders gefällt ... was er für bedrohlich hält ... was ihm besonders am Herzen liegt ...

Sie dürfen alles neugierig beobachten und gespannt sein, was er tut und was da noch passiert ...

Und er erzählt Ihnen seine Geschichte ... wo er wohnt ... was er da tut ... wie er da hingekommen ist ...

Und jetzt kommen Sie da an, wo er lebt: Welche Umgebung hat er gewählt ... wie wohnt er ... womit umgibt er sich ... wie verbringt er seine Tage ...?

Was hat Platz in seinem Leben ... was vielleicht nicht ... Gibt es Pflanzen, Tiere, andere Menschen ...?

Was ist das für ein Lebensgefühl, in dem er lebt ...?

Wie geht er mit seinem Körper um ... wie lebt er Liebe ... wie Sexualität ...?

Jetzt können Sie, wenn Sie wollen, eine Weile in seinen Körper hineinschlüpfen und von innen erkunden, wie es sich anfühlt, so zu sein wie er ... Lassen Sie sich Zeit dazu ... wie fühlt sich das anders an ...?

Kehren Sie dann wieder in Ihren eigenen Körper zurück und holen Sie dazu ein paar tiefe Atemzüge, um wieder bei sich anzukommen ...

Vielleicht möchten Sie ihm ja noch eine Frage stellen ...? Oder ihm etwas sagen ... vielleicht möchten Sie ihm noch ein Geschenk geben ... oder ein Souvenir mitnehmen ... bevor Sie sich gleich aufmachen und sich mit ihm auf den Rückweg begeben ... bis zu der Stelle des Wegs, wo Sie sich getroffen haben ... um sich dort zu verabschieden ... und sich auch zu bedanken.

Dann gehen Sie den Weg alleine weiter, bis nach oben auf den Hügel, wo sich die Wiese befindet, dem Punkt, von dem aus Sie gestartet sind.

Und nehmen Sie sich jetzt noch einige Augenblicke, um die Wirkung dieser Reise zu spüren ... wie es Ihnen gerade geht ... um dem Erlebten einen Platz in Ihrem Körper zu geben ...

Und wenn Sie dann so weit sind, öffnen Sie die Augen und recken und strecken Sie sich ein bisschen, schauen Sie sich um, und seien Sie wach und erfrischt wieder im Hier und Jetzt.

Noch frisch aufgeladen von dem Erlebten und nahe dran an dem Gefühl, den Partner von einer inneren Position heraus erspürt zu haben, lade ich die Frau nach der Phantasiereise zu einem weiteren Schritt ein: Den „inneren lustvollen Mann" ihres Partners, mit dem sie während der Phantasiereise in Kontakt gekommen ist, mit Farben aufs Papier zu bringen. Hilfreich ist es, zuerst die Farben auszuwählen und danach der Hand freien Lauf zu lassen, damit das Bild aus dem „Bauch heraus" entstehen kann. Dieser Schritt ist zwar anspruchsvoll, aber möglich, nachdem die Frauen bereits Erfahrungen mit dem Malen ihrer eigenen „inneren lustvollen Frau" gesammelt haben.

Nach diesen beiden Schritten sind die Frauen voll von einer Fülle neuer Eindrücke, die nun Ausdruck und Struktur brauchen. Ich werde Ihnen darstellen, wie sich Miriams Prozess weiterentwickelt hat. Zunächst erzählt sie mir ihre Erfahrungen während der Phantasiereise:

„Das war eine schöne Vorstellung, da oben auf dem Hügel zu sein und die schöne Landschaft zu genießen, die mir zu Füßen lag. Das war sehr entspannend, und eigentlich wäre ich da am liebsten geblieben. Als Sie sagten, da wäre ein Weg, der weit in das Land hineinführen würde, war ich neugierig und dachte, das ist ein Weg, der zum Meer führt. Ich liebe das Meer und würde am liebsten dort wohnen. Aber dann, als mein Mann da am Ende des Horizonts sein sollte, war ich enttäuscht und hatte keine Lust, dorthin zu gehen oder ihn irgendwo dazwischen zu treffen. Ich weiß, das ist nicht, wie man eine Phantasiereise machen sollte. Ich sollte mich ja auf ihn freuen und vielleicht nochmals so eine Art Exotik fühlen, aber das war überhaupt nicht so. Hätten Sie gesagt, da würde ein fremder Mann auf mich warten, dann hätte ich das wahrscheinlich aufregender gefunden. Also, kurz und gut, ich war etwas sauer und habe mir überlegt, die Phantasiereise abzubrechen. Einzig und allein, dass Sie gesagt haben, er sei ‚vertraut und fremd' zugleich, hat mich etwas neugierig gemacht. Also dachte ich, ich warte mal noch ein bisschen ab. Dann sagten Sie noch mal, dass er ‚vertraut und fremd' zugleich sei, und ich dachte mir, vielleicht ist da was dran. Und dann habe ich das auch wirklich gesehen, das Fremde an ihm, obwohl er aussah wie immer, war er anders … Man denkt ja vielleicht immer schnell, dass man den anderen nach einigen Jahren in- und auswendig kennt, aber da macht man sich auch was vor. Ich glaube, ich habe ihn nicht sehr freundlich begrüßt, aber Stefan hat sich nicht irritieren lassen und war nicht beleidigt. Deshalb habe ich mich auf seine Einladung eingelassen und bin mit ihm gegangen. Eigentlich war er sogar ganz charmant, wie er das auch sonst sein kann, und er hat mich auf Tiere und Bäume aufmerksam gemacht. Am meisten hat mich seine Hütte, in der er wohnte, angesprochen. Sie war einfach, aber stabil, an einem stillen, schönen Ort, wo auch ein Bach vorbeifloss. Und es gab sogar eine solide Brücke über den Bach, und plötzlich tauchte ein kleiner brauner Hund auf. Ich wusste gar nicht, dass mein Mann ein Hundefreund war, zumindest war er das in meiner Vorstellung. Er hatte da also einen kleinen Gefährten und war gar kein Einsiedler, das hat mich überrascht. Der Hund hat ihn gleich ganz zutraulich begrüßt, und Stefan hat sich über sein Kommen gefreut. Dann kam der Hund zu mir, sprang an mir hoch, und ich mochte das überhaupt nicht … Ich ging an den Bach und wusch meine Hände. Als ich fertig war und mich umdrehte, sah ich, wie die Tür zu seiner Hütte offenstand. Er lud mich nicht ein, einzutreten, und ich fühlte mich ganz befremdet, dass ich da nicht einfach hineingehen konnte. Weil das seine Welt war, zu der ich keinen Zutritt hatte. Ich fragte mich, ob das immer so gewesen ist, dass ich nie erkannt hatte, dass er einen Ort für sich allein hatte. Ich glaube, das ist so. Ich beklage immer, dass er mich nicht erkannt hat, aber ich habe ihn auch nie erkannt und sein Inneres gesehen *(beginnt zu weinen)*. Und dann fragten Sie, wie Stefan mit Liebe und Sex umgeht, und ich wusste keine Antwort. Da war er mir wirklich sehr fremd. Ich dachte zwar daran, wie ich mich immer wieder im Leben von ihm bedrängt gefühlt habe, weil er Sex haben wollte. Aber es kam mir plötzlich anders vor als sonst. Dass es gar nicht ausschließlich um Sex, um seinen Spaß ging, sondern dass darunter noch eine andere Schicht ist. Dass er Nähe sucht, dass er in mich reinkriechen will, sich vielleicht vor dem Leben verstecken. Ja, dass er bei mir eine Art Zuhause gesucht hat. Das habe ich ihm oft verweigert, auch indem ich mich gefühlsmäßig völlig rausgezogen habe. Dann bekam ich Mitleid mit ihm, weil ich ihm Unrecht getan habe ... Und seinen großen Körper empfand ich nicht mehr als bedrängend und körperlich überlegen, sondern ich sah ihn wirklich nackt und bloß. Und ich konnte dann auch wahrnehmen, dass er schön war, dass er einen schönen männlichen Körper hat, den ich zu Beginn sehr anziehend fand ... Ich habe ihm gesagt: Wie schade, dass wir nicht mehr von vorne beginnen können, ohne all die gegenseitigen Verletzungen und Gemeinheiten, die wir uns zugefügt haben. Und ich fragte ihn, ob es zu spät sei. Aber Stefan gab mir keine Antwort. Diese Entscheidung kann er mir ja auch nicht abnehmen, die muss ich für mich selbst finden ..."

Miriam schweigt eine ganze Weile. Dann wendet sie den Blick auf das Bild des „inneren lustvollen Mannes", das sie für ihren Mann gemalt hat und lächelt:

„Erst dachte ich, wie soll das denn gehen, dass ich für ihn so ein Bild male, für mich war das ja schon schwer genug, mit meinen zwei inneren lustvollen Frauen. Und dann ging es wie von selbst. Ich habe ja nicht viel gemalt, und auch nicht besonders schön *(lächelt)*. Ich habe die vielleicht beste Seite von ihm gemalt, so, wie ich ihn manchmal in seiner Männlichkeit empfunden habe: Mit seinem starken, nackten Körper, der auch beschützen und was bewirken kann im Leben. An den ich mich habe manchmal anlehnen können. Seine Hände, mit denen er nicht nur mich berührt hat, sondern auch die Kinder, und mit denen er vieles in Haus und Garten gemacht hat. Und auch seinem aufgerichteten Penis. Aber er kommt mir nicht obszön vor, sondern eben so, wie es auch mal war zwischen uns ..." *(traurig)*

Miriam gelingt es trotz vieler Jahre unglücklicher Beziehung, neue Facetten Stefans (seinen eigenen Raum, den Gefährten, seine Liebesbedürftigkeit etc.) und auch den „inneren lustvollen Mann", wahrzunehmen. Sie tritt nicht nur in Kontakt, sondern lässt sich auch berühren, eine neue, wiedergewonnene Offenheit also, aus deren Perspektive sie nach all ihren therapeutischen Erfahrungen mit sich selbst die Beziehung zu ihrem Mann nochmals überprüfen kann. In den folgenden Stunden wird sie dennoch immer trauriger, als sich das Gefühl zu verfestigen beginnt, dass es für sie beide als Paar zu spät ist, besonders als ich ihr vorschlage, das Bild ihrer „inneren lustvollen Frau" zum Bild seines „inneren lustvollen Mannes" in Beziehung zu setzen:

„Ich weiß nicht, will ich das oder will ich das nicht, dass Stefan neben mir liegt." *Sie entrollt ihr Bild, aber das ihres Mannes nicht.* „Auch wenn das Bild, das ich über seinen ‚inneren lustvollen Mann' gemalt habe, viel positiver ist, als ich mir das hätte jemals noch mal vorstellen können … Jetzt sind Sie vielleicht enttäuscht von mir? Nach all der vielen Arbeit und dem, was wir geschafft haben. Und jetzt kneife ich!" *(Miriam blickt gequält auf den Boden.)*

„Die Verwandelte", ihre aktuelle „innere lustvolle Frau", die sie als Synthese aus ihren lebensgeschichtlich zuvor getrennten „inneren lustvollen Frauen", dem „erotischen Luder" und dem „Mädchen im Schneckenhaus" entwickelt hat, liegt direkt vor ihren Füßen ausgebreitet. „Die Verwandelte" ist nun eine erwachsene Frau, deren Unterleib und Bauchraum in verschiedenen Rottönen ausgemalt sind.

„Wenn ich mir Stefan hier im Therapieraum vorstelle, dann nur, indem ich ihn ganz weit weg setze, dort ans Fenster, wo es weiter weg nicht mehr geht." *(Miriam schweigt lange und schaut auf den Platz am Fenster.)* „Wir sind uns fremd geworden. Er ist mir fremd. Aber er ist der Vater meiner Kinder, und wir haben eine Existenz zusammen … *(schweigt)* … Ob das geht, mit ihm Sex zu haben, obwohl wir uns entfremdet haben? Will ich das überhaupt? *(Sie lacht bitter.)* Eigentlich habe ich ja Übung darin, ohne emotionale Nähe über meine eigenen Phantasien Lust zu bekommen. Mein erotisches Luder hat Übung darin", *verbessert sie sich. Schweigt und lacht nach einer Weile.* „Gerade kam mir ein verrückter Gedanke. Ich habe etwas gedacht, das jetzt wirklich sehr verrückt ist. Dass ich eigentlich Sex haben will, mit einem Mann … Warum nicht mit meinem eigenen? … Zu meinen Bedingungen … Ja, sein Platz am Fenster ist richtig. Und manchmal darf er auch näher rücken … Dann sage ich ihm, was ich wirklich will und was nicht. Dann geht es um mich und nicht um ihn …" *Ihre Stimme klingt sehr bitter.* „Das geht nur, wenn ich eine schützende Mauer um mich habe … Vielleicht müsste ich in mir nur sehr, sehr klar sein, sehr wachsam. Dann bin ich wahrscheinlich sehr kalt und kontrolliert. Ist es das, was ich wirklich will? Und könnte ich das überhaupt? …"

Auch ich bin ratlos, habe keine Antwort für Miriam. Ein Sexualcoaching unter diesen Bedingungen, also eine definierte körperliche Annäherung an ihren Mann, wäre für sie ein emotionales Experiment auf Messers Schneide, selbst wenn sie ihr Vorhaben zuvor kommuniziert und sie sein Einverständnis einholt. Eine erneute Verletzung könnte überdies die Balance des schwachen Beziehungskompromisses kippen und eine Trennung provozieren, für die sie nicht bereit ist. Sie zweifelt sehr, ob es überhaupt Sinn machen würde, diese Mutprobe zu wagen. Dann kommt es doch anders.

„Ich hatte das Gefühl, ich halte dieses Nebeneinanderher nicht mehr aus, und habe mir überlegt, dass ich schon so viele frustrierende Stimmungen ausgehalten habe, dass ich eine weitere auch würde wegstecken können. Ich entschied, ihm zu sagen, auch wenn das sehr hart war, dass ich von ihm eine Rückenmassage möchte und dass er bitte für eine schöne Musik sorgen soll. Und dass ich mich nicht revanchieren möchte, weder mit einer wechselseitigen Massage und noch weniger mit Sex. Dass ich jetzt diejenige sein möchte, die ein Geschenk erhält – falls er dazu bereit ist. Er hat dann spöttisch gemeint, dass ich ja ganz schön ansprüchlich bin. Ich habe mich aber nicht provozieren lassen und bin ganz klar bei mir geblieben. Wir haben es dann abends gemacht. Ich war alles andere als entspannt, aber darum ging es überhaupt nicht. Vielmehr wollte ich herauskriegen, was überhaupt noch geht, ob ich in seiner Nähe überhaupt bei mir bleiben und er bei sich bleiben kann. Daneben, dass es kein Genuss war, habe ich aber erfahren, dass seine Hände eine andere Sprache sprechen, dass er mir tatsächlich Respekt zollen kann, indem er die Situation nicht entsprechend seinen Wünschen umdreht. Vielleicht ist das nicht viel, aber es ist auch nicht ganz wenig. Vielleicht ist das der Zipfel von was. Aber ich habe jetzt verstanden, dass das nur geht, wenn ich bei mir bleibe, ganz klar und selbstbewusst und erwachsen. Jedes Zaudern und Zögern und mich Kleinmachen verleitet ihn dazu, zu meinen, er könnte mich rumkriegen und mich zurechtstutzen."

In der Schlussphase von Miriams Sexualtherapie besprechen wir mehrfach die Fragen, ob sie sich etwas vormacht (souverän zu sein vs. eine vielleicht subtilere, raffiniertere Art der Selbsttäuschung), ob es nicht um eine entschiedenere Haltung, Nein zum gemeinsamen Sex, geht und ob die schmale Gratwanderung bei der gemeinsamen Sexualität (Sex bei hoher emotionaler Selbstkontrolle und einer – zumindest versuchten – Verhaltenskontrolle des Partners) wirklich auf Dauer lebbar ist. Wir können die Fragen jedoch nicht abschließend beantworten. Unser Resümee ist vielmehr, dass sich alles im Prozess befindet und fließt und vieles noch möglich ist.

11.3 Suchprozesse im erotischen Raum – Die neutrale Ausgangsgestimmtheit als Chance

Auf ein sexuelles Angebot hin kann eine Frau mit einer „Lustblockade" reagieren. Diese sagt zunächst nichts darüber aus, ob die Reaktion einer Frau (aus Beziehungsgründen oder solchen, die in ihrer Person liegen) blockiert ist, ob sie keine oder nicht genug Lust hat oder sie unentschieden ist. Übertragungen bzw. Regressionen und eine verringerte sexuelle Anziehung sind nur zwei Beispiele, und ihre Bearbeitung macht den Weg freier zur sexuellen Lust. Im Folgenden sollen zunächst Überlegungen angestellt werden, wie es erstens einer Frau gelingen kann, trotz Lustblockade zur neutralen Ausgangsgestimmtheit zurückzukehren (Kap. 3.2.1), und wie sie zweitens das übergeneralisierte, reflexhafte Nein von einem Nein zur Sexualität im Hier und Jetzt differenzieren kann. Schließlich mache ich Sie, liebe Leserin, mit den Suchprozessen im erotischen Raum als Lösungsperspektive bekannt:

Nicht spontane Lust, sondern eine „neutrale Ausgangsgestimmtheit" leite bei vielen Frauen in Langzeitpartnerschaften die sexuelle Interaktion ein, so die Sexualforscherin Basson (Kap. 3.2.1, S. 60). Wollen die Frauen in eine sexuelle Stimmung kommen, müssen sie eine Art „Spurwechsel" von der neutralen zur sexuellen Gestimmtheit vollziehen. Ihres Erachtens ist dies normal, häufig auftretend und nicht pathologisch und trifft bei Frauen unterschiedlichen Alters, mit und ohne Kindern, unabhängig von Bildung, Schicht, Kultur und Geldbeutel zu. Die neutrale Ausgangsgestimmtheit scheint demnach eine nicht zu vermeidende Tatsache zu sein, die Frauen als Realität zur Kenntnis nehmen und mit der sie irgendwie klarkommen müssen.

Bassons Schlussfolgerung stimmt insofern mit meinen klinischen Erfahrungen überein, als mir viele Verhaltensanalysen bei lustlosen Frauen gezeigt haben, dass nicht alle mit einer im engeren Sinne „Un"-Lust auf ein sexuelles Angebot des Partners reagieren; vielmehr beschreiben manche, dass zunächst einfach kein sexuelles Gefühl vorhanden ist, dass für eine kurze Weile im Erleben eine Art Unentschiedenheit und Neutralität herrscht, bevor diese wieder von Gedanken und Gefühlen überschrieben wird. Bassons Begriff macht deshalb auf einen interessanten Unterschied aufmerksam: Dass Unlust und sich neutral fühlen nicht identisch sind. Insofern kann eine neutrale Ausgangsgestimmtheit viel mehr sein als nur eine bittere Pille. Sie beinhaltet einen kurzen, oft unbemerkten Bewusstseinszustand von Neutralität, Unentschiedenheit und Leere, wie ihn z. B. auch achtsamkeitsbasierte Ansätze als wünschenswertes Ziel von Zentriertheit propagieren. Insofern (und anders als Basson) meine ich, dass die neutrale Ausgangsgestimmtheit, kultiviert als achtsamer Zustand innerer Leere, als „Zentriertheit", zu einem wertvollen Ausgangspunkt von Sexualität werden kann.

Manchen Frauen ist sie bereits Statement genug und sie interpretieren die Abwesenheit von Lust als ein Nein. Tatsächlich beinhaltet sie jedoch in ihrer Ungerichtetheit die Optionen des Ja, des Nein und des „Ich weiß noch nicht". Selbst das reflexhafte Nein beinhaltet noch Spielraum: Ist es ein Nein für das Hier und

Jetzt? Oder ist es ein „altes" Nein, noch von unaufgelösten Erfahrungen geprägt, das sich trotz therapeutischer Arbeit an der sexuellen Lebensgeschichte wie ein Echo wieder und wieder zeigt – als wären die neuen, therapeutischen Lernprozesse noch nicht stark genug, die alten Neins dauerhaft zu überschreiben. Das kann für Frauen sehr irritierend sein! Therapeutisch können wir die Irritation auflösen, indem wir die spontane Reaktion nicht als einzig wahre und endgültige, sondern als automatisierte Antwort auf alte Muster annehmen. Insofern ist das reflexhafte Nein kein Grund zur Beunruhigung: So wie die negativen Gedanken und Gefühle zur Sexualität aufziehen, werden sie sich auch wieder, sofern eine Frau gleichmütige Beobachterin ihrer Selbst bleibt, verflüchtigen.

Ein realistisches Modell für die weibliche Lust und Erregung in Langzeitbeziehungen muss daher die Phänomene der neutralen Ausgangsgestimmtheit und des reflexhaften Nein berücksichtigen:

- Die Idee vom spontanen Sex stimmt zwar für die Verliebtheitsphase zu Beginn einer Beziehung, sie gilt für Frauen in der fruchtbaren Phase und möglicherweise auch für Frauen, die viele, stark wirksame Reize zum Entfachen der Lust zur Verfügung haben (Kap. 3.1.2, S. 53, Qualität und Quantität sexueller Reize); als Leitidee für eine Langzeitbeziehung jedoch taugt sie nicht und führt in die Irre.
- Frauen mit langjährigen Partnern sollten sich besser darauf einstellen, dass sie beim Sex öfters mit einer neutralen Ausgangsgestimmtheit starten, die sie, falls Bereitschaft vorhanden ist, verwandeln können.
- Alternativ kann aber auch ein Nein zur Sexualität stimmen: Ist es dann ein Nein für das Hier und Jetzt oder ein reflexhaftes Nein? Letzteres gehört zum inneren Prozess, der ausgehalten werden muss, bis er eine Richtung einschlägt.
- Während Basson die neutrale Ausgangsgestimmtheit als einen nicht zu verhindernden Bestandteil weiblicher Sexualität ansieht, betrachten wir sie hier als eine willkommene Ressource innerer Offenheit: Sie erlaubt einer Frau, sich frei und unvoreingenommen der Frage zu stellen, ob sie sich bewusst einem Suchprozess öffnen möchte oder nicht, indem sie als lustvolle Frau ihrem Partner (und damit seinem „inneren lustvollen Mann") begegnet.
- Der „Spurwechsel" von einer neutralen in eine sexuelle Gestimmtheit vollzieht sich durch ein unbewusstes oder bewusstes Wahrnehmen sexueller Reize. Ein sexueller Reiz wirkt als Impuls und lenkt das Verhalten in die eine oder andere Richtung. „Plötzlich" wissen Frauen dann, was sie wollen.
- Sexuelle Reize können unterschiedlichen Charakters sein, entweder vorgestellt oder konkret vorhanden: 1. Es kann sich um erregende Berührungen handeln, die Frauen empfangen oder geben, das Anschauen aufregender Körperstellen

des Partners, bestimmte Handlungen, Phantasien etc. 2. Frauen erregen weiterhin erotische Vorstellungen über sich selbst (6); das Plakat der „inneren lustvollen Frau“ kann dabei als Vorstellungsbrücke dienen. 3. Viele Frauen finden es erregender, wenn ihnen Lust bereitet wird, statt selbst aktiv zu sein (7).

- Bestimmte Motive verleiten Frauen (laut Basson), die neutrale Gestimmtheit zu verlassen: Zum einen wirkt auf Frauen die Aussicht, dass Sexualität mit dem Partner emotionale Bedürfnisse wie Geborgenheit, Nähe, Liebe etc. stillt, d. h., Frauen (und Männer) können auch Sex haben, ohne dass sie im engeren Sinne Lust auf Sex haben. Zum anderen motiviert Frauen, sich im Begehren des Partners widergespiegelt zu sehen, vielleicht sogar noch mehr, sich selbst und den eigenen Körper als sexy und als erregend erleben zu wollen (Kap. 3.2.2, S. 63). Die meines Erachtens aber viel stärkeren, weil persönlich motivierten Gründe wurzeln in einer tieferen Selbstbewusstheit: Frauen haben sich zu diesem Zeitpunkt der Therapie mit Hindernissen in ihrer Biographie auseinandergesetzt, sie haben ihre „innere lustvolle Frau“ entdeckt und schätzen gelernt und wollen diese Seite auch leben; überdies hat ihnen das Führen des Zyklusprotokolls gezeigt, wann ihr Körper wie reagiert.
- Auch wenn die eigene Passivität als erotische Möglichkeit, das Aufgehen im Loslassen, selbstbewusst bejaht werden kann, schließt dies jedoch eine Auseinandersetzung mit einer Flexibilisierung der erotischen Möglichkeiten nicht aus. Zwischen einem eher aktiven vs. einem passiven Pol liegt ein Spektrum an Möglichkeiten, und jede Frau kann ihre eigene Stilrichtung entwickeln, wie sie sich in einem Suchprozess von der neutralen Ausgangsgestimmtheit hin zu Lust und Erregung bewegen möchte: Entweder sie gestaltet aktiv durch Verhalten die Interaktion mit dem Partner mit, im Bewusstsein, was ihr guttut und was sie erregt; oder sie gibt ihrem Partner zu verstehen, dass sie sich ihm in einer Haltung des Geschehenlassens hingibt. Auch diese Haltung ist in dem Sinne aktiv, als ihr eine bewusste Wahl zugrunde liegt. Denn das Geschehenlassen ist eine aktive wache Haltung, die im Fluss des Geschehens die entsprechenden Reize wahrnimmt und sich ihrer Reaktion überlässt. Sie steht im Gegensatz zu einer Haltung, in der eine Frau Sex passiv und ohne Verantwortungsübernahme über sich ergehen lässt.
- Ob es jedoch für eine Frau „stimmig“ ist, den neutralen Boden zugunsten sexueller Lust und Erregung zu verlassen, weiß sie oft erst, nachdem sie sich eingelassen hat. Insofern ist dieser Prozess offen und nicht vorherbestimmbar. Hier gilt: Wer A sagt, braucht noch lange nicht B zu sagen. Aber der Prozess schließt auch die Verantwortung mit ein, dem Partner gegenüber offen aufzutreten und seine Enttäuschung auszuhalten.

„Aber wie soll das nun konkret angehen, sich in eine neutrale Ausgangsgestimmtheit zu begeben? Und wie geht das, sich auf einen Prozess des Suchens und Pendelns einzulassen? Wie Anschluss finden an die erotische Seite in einem selbst, an die ‚innere lustvolle Frau'? Wie mit sich selbst in Kontakt bleiben? Wie mit Störungen, Unsicherheiten und Uneindeutigkeiten umgehen? Etc."

Um Antworten zu finden, ermutige ich Frauen, sich in einem Experiment, vielmehr in einem „Suchprozess", auf die Erforschung ihres „erotischen Raums" (8) einzulassen, wie die Sexualtherapeutin Angelika Eck ihn nennt, nun im Beisein ihres Partners.

In Erweiterung von Ecks Definition verstehe ich den erotischen Raum

- als materiellen Lebensraum, der der Sicherung und Kontrolle des eigenen Körpers und seiner emotionalen und erotisch-sexuellen Bedürfnisse dient,
- als Körperraum mit dem Nah- und Intimraum, den Körpergrenzen und dem Körperinnenraum, in dem sich die Sexualität samt der genitalen Begegnung abspielt,
- als Erlebensraum mit seinen Möglichkeiten des Denkens und Vorstellens sowie des körperlichen und emotionalen Erspürens,
- als Handlungsraum, der es erlaubt, eine erotische Interaktion einzugehen,
- als Kontakt-, Begegnungs- und Beziehungsraum mit einem Partner oder einer Partnerin.

Alle Raumdimensionen können erforscht, können quasi zum Spiel-Raum der Aneignung werden. Selbstverständlich kann eine solche Erforschung nur mit dem Einverständnis und Wohlwollen des Partners unter Zurücknahme eigener Bedürfnisse geschehen, eingebunden in eine akzeptierende und möglichst wertfreie Haltung. Nicht alle Partner erklären sich dazu bereit, doch viele hoffen auf Fortschritte in einer oft festgefahrenen Sexualität.

Therapeutisch folgen oft spannende Perspektiven:

1. Die Wahrnehmung des reflexhaften Neins bzw. der neutralen Gestimmtheit (bevor sie von weiteren Gedanken und Gefühlen überschrieben wird) hilft, offenen Geistes zu überprüfen, was eine Frau wirklich will.
2. Im bewussten Herbeiführen und Kultivieren der neutralen Gestimmtheit wird diese zur Zentriertheit, unterstützt z. B. durch Atmung oder Handauflegen auf einen Körperteil. Als innerer Bezugspunkt hilft die Zentriertheit, den Handlungs- und Erlebensspielraum der Ja-Haltung zu erforschen.
3. Entweder neutral oder von einem reflexhaften Nein aus startend, können Frauen in Suchprozessen ihren Spielraum des Erlebens und Handelns ausloten, indem sie zwischen den Ja- und Nein-Polen pendeln.

4. Verlangsamung hilft dabei, sich achtsam von einem (emotionalen, gedanklichen, verhaltensbezogenen oder körperorientierten) Bezugspunkt zum nächsten zu bewegen.
5. Normal bei Suchprozessen ist das Auftreten emotionaler Turbulenzen; eine günstige innere Haltung ist die einer gleichmütigen Beobachterin ihrer selbst, die sich beruhigen und zu ihrer Zentriertheit zurückfinden kann.
6. Manchmal steigt die Anspannung nochmals an, als Vorzeichen, dass der innere Prozess kulminiert und ein Impuls aufsteigt, der dem Wollen eine Richtung gibt. Dieser Impuls veranlasst den Spurwechsel, entweder in eine erotisch-sexuelle Richtung oder in Richtung eines Abbruchs der sexuellen Begegnung. Bei der Anspannung handelt sich also um eine produktive, nicht mit Angst zu verwechselnde Spannung.
7. In der Regel reicht es nicht aus, sich einmal einem solchen Suchprozess zu stellen, es braucht mehrere Durchläufe, um eine sichere Orientierung zu finden, wie die „innere lustvolle Frau" in den Ausdruck gebracht werden kann.
8. Der Ausgang eines Suchprozesses ist immer offen.

11.3.1 Geschehen lassen

Zunächst möchte ich Kirstens Erfahrungen bei ihrem ersten Suchprozess in der Phase des Sexualcoachings gegen Ende ihrer Therapie beschreiben, nachdem es einige Monaten Sexpause mit ihrem Partner gab. Allein bei der Vorstellung wird sie sehr aufgeregt, *„wie vor einer Prüfung"*, und hat eine Reihe von Befürchtungen: Etwa ob sie es schafft, den auftauchenden Nein-Gefühlen (und dem damit verbundenen Druck) standzuhalten; ob es ihr gelingt zu unterscheiden, ob es ein *„richtiges"* oder ein *„altes, einengendes Nein"* ist; ob es ihr möglich ist, sich überhaupt in einen Suchprozess hineinzubegeben; ob sie es schafft, sich zu zentrieren, wenn sie von ihren Gefühlen überwältigt zu werden droht, oder schlichtweg nicht mehr weiß, was sie tun möchte; ob sie überhaupt Anschluss an ihre Lust bekommt. Schließlich ist sie unsicher, ob sie in der Phase des Sexualcoachings mit den Reaktionen ihres Partners Axel zurechtkommt und ob er es wirklich durchhält, unterstützend zu bleiben.

Beispiel für die Anleitung eines imaginierten Suchprozesses im erotischen Raum:

Vorbereitung

So gut es uns möglich ist, versuchen wir Antworten zu finden (siehe Modell in Kap. 11.3, S. 293) und ihre Befürchtungen zu entkräften. Dazu gehört auch, das

Prinzip der Zentrierung zu konkretisieren (Bauchatmung und Hand auf den angespannten Körperteil legen), nochmals ihre Ressourcen wachzurufen (das gemalte Bild der „inneren lustvollen Frau“ als Realität, die bereits gemachten Körpererfahrungen) und eine Probe zum imaginierten Suchprozess durchzuführen.

Durchführung

Ich schlage Kirsten vor, die Augen zu schließen und sich einige Augenblicke Zeit zu nehmen, um sich in die letzte Situation mit ihrem Partner, als er seine Lust auf Sex anmeldete, in Erinnerung zu rufen:

Th.: „Was ist das für eine Situation, in der Sie sich befinden? Sind Sie zu Hause? Wo genau?“

Kirsten: „Wir sind im Wohnzimmer. Es ist samstagnachmittags, das Haus ist leer, die Kinder sind ... ich weiß nicht wo. Axel ist eigentlich ganz entspannt und lächelt mich an. Er fragt mich, ob wir uns zusammen hinlegen, und da weiß ich schon durch seine Tonlage, was er möchte.“ *(Kirsten schweigt längere Zeit und ich lasse sie in ihrer Versunkenheit.)* „Wie immer spüre ich gleich ein Unwohlsein, einen Unwillen, Druck ... Ich weiß nicht, was da eigentlich in mir geschieht. Es ist einfach da, es ist dieses reflexhafte Nein, das sich immer wieder einstellt. Ich kenne es ...“ *(Wahrnehmung des reflexhaften Nein)*

Th.: „Ja, es kommt immer wieder wie ein ungebetener Gast. Es kommt zu Besuch, ohne eingeladen zu sein.“

Kirsten: „Ja, auch jetzt ist es da. Es macht mir Druck in meiner Brust, und wenn ich genau hinspüre, dann verkrampfe ich auch mein Becken.“

Th.: „Jetzt, wo das Nein schon mal da ist, schlage ich Ihnen vor, dass Sie dem Druck in der Brust und im Becken erlauben, da zu sein, statt ihn zu bekämpfen. Das heißt jedoch nicht, dass Sie ihm Ihre ganze Aufmerksamkeit zur Verfügung stellen. Wenn Sie nämlich in Ihren Körper hineinfühlen, dann ist da noch mehr Raum, viel mehr. Erkunden Sie diesen inneren Raum! Schenken Sie sich dabei einige tiefe Atemzüge. Atmen Sie tief durch die Nase ein und langsam aus dem Mund wieder aus. Wenn Sie mögen, legen Sie Ihre Hände auf eine Stelle, wo es Ihnen guttut.“

Kirsten führt die Bauchatmung durch und legt eine Hand auf ihren Unterbauch.

Th.: „Beobachten Sie einfach, was mit Ihnen geschieht.“

Kirsten: „Ich fühle mich innen weiter. Auch mein Kopf wird klarer, vielleicht leerer. Aber mein Becken ist noch angespannt.“

Th.: „Wenn Sie mögen, dann schicken Sie Ihrem Becken noch einige warme Atemzüge. Stellen Sie sich vor, dass es innen drin ganz warm und weit wird. Dass da ein innerer Raum ist, Ihr Raum, voller warmer Sonnenenergie." *(Verlangsamung)*

Kirsten: „Ja, das tut gut. Wenn ich atme, fließt mein Atem durch mich hindurch, von oben von meinem Kopf bis in mein Becken, und ich spüre, dass auch meine Brust und mein Becken weiter werden." *(Zentriertheit)*

Th.: „Schauen Sie, ob auch Axel Platz hat in Ihrem inneren Raum."

Kirsten: „Ja, ich sehe ihn und in seinem Gesicht steht der Wunsch nach Sex geschrieben. Jetzt spüre ich auch wieder mehr mein Nein ... *(Kirsten atmet tief durch)* ... Nicht, dass es mich wieder einnimmt ..." *(Wahrnehmung des reflexhaften Nein)*

Th.: „Das Nein macht den inneren Raum kleiner, aber der Atem macht ihn wieder weit. Je nachdem, wohin Ihre Aufmerksamkeit gerade fließt, ist es mal enger und mal weiter. Das muss Ihnen keine Angst machen, beides kann da sein. Sie können sogar mit Ihrer Aufmerksamkeit zwischen der Enge des Neins und dem weiten inneren Raum pendeln ..."

Kirsten (atmet tief ein und aus): „... ja, wenn ich mir Axel vorstelle, kommt das Nein, und ich fühle mich eng im Becken. Und wenn ich aber meinen Atem dahinschicke, wird es weiter ... Noch weiß ich aber doch gar nicht, was ich will. Will ich jetzt Sex und auf sein Angebot eingehen? Oder will ich keinen Sex und etwas ganz anderes? Ich spüre nicht, dass ich das eine oder andere will. Ich glaube, ich verliere mich, wenn Axel sagt, dass er Sex möchte ..." *(Neutrale Ausgangsgestimmtheit)*

Th.: „Vielleicht ist es aber auch so, dass Sie unentschieden sind, dass kein Impuls in Ihnen deutlich genug ist?"

Kirsten: „Ja und Nein, ich weiß es einfach nicht. Und wenn die Angst und der Druck weg sind, und diese Seite gibt es ja auch in mir ... dann ist das Engegefühl im Becken gar nicht mehr so ... unangenehm ...?"

Th.: „Dann ist es sogar reizvoll?"

Kirsten: „Etwas ist passiert. Aber ich weiß nicht was und wie ..." *(Richtungsweisender Impuls durch unbewusste sexuelle Reize)*

Th.: „Es ist in Ihrem Körper passiert und nicht in Ihrem Kopf?"

Kirsten: „... dass die unangenehme Verkrampfung im Becken irgendwie lustvoll geworden ist und mir sagt, was ich möchte." *(Spurwechsel von der neutralen Ausgangsgestimmtheit zur sexuellen Lust)*

Th.: „Dann gönnen Sie sich einige Augenblicke, diesen Empfindungen nachzuspüren."

Mit dieser Vorbereitung fühlt sich Kirsten ermutigt, zu Hause mit Axels Einverständnis einen Suchprozess zu starten.

Durchführung zu Hause

„Ich habe mich gedanklich darauf eingestimmt, indem ich wieder und wieder unser Vorstellungsexperiment durchgespielt habe. Am Sonntagmorgen habe ich Axel gefragt, ob er bereit ist, mich experimentieren zu lassen. Ich habe ihn gebeten, passiv zu bleiben und mir die Initiative zu überlassen. Das fand er sogar gut. Ich bat ihn, sich bis auf den Slip zu entkleiden und sich auf den Rücken zu legen. Ich wollte ihn zuerst ansehen. Dann habe ich ihn berochen, von Kopf bis Fuß. Danach habe ich ihn gestreichelt, und ich glaube, er genoss das alles. Ich im Übrigen auch. Ich würde nicht sagen, dass es mich direkt erregt hat, aber es hat mich positiv eingestimmt *(erste Andeutung eines Spurwechsels ausgehend von der neutralen Ausgangsgestimmtheit).* Danach war ich irgendwie ratlos, ich wusste nicht, wie weitermachen. Ich habe mich gefragt, wie ich jetzt erregt werden könnte. Das war ein nicht einfacher Punkt. Und das habe ich ihm auch gesagt: Ich habe ihm gesagt, dass ich mir überlege, ihn zu bitten, mich zu streicheln. Aber dass ich mir nicht sicher bin, ob das jetzt das Richtige ist. Weil ich auch kompliziert bin und mir seine Art, mich zu streicheln, oft nicht recht ist. Ich habe gesagt, ich brauche eine kurze Denkpause. Natürlich war das nicht gerade erotisch, aber ich habe mir gesagt, ich halte meine Ambivalenzen jetzt aus und lass mich nicht entmutigen. *(Verlangsamung)*

Ich glaube, ich war oft an diesem Punkt, und dann war ich so verwirrt von mir selbst und entmutigt, dass ich abgebrochen habe. Und an diesem Punkt war ich auch, dass ich lieber aufgehört hätte. *(Wahrnehmung des reflexhaften Nein)*

Ich habe mich dann daran erinnert, dass Sie gesagt haben, dass ich Pendeln darf zwischen dem Nein und der Unentschiedenheit und vielleicht auch einem bisschen Ja. *(Pendeln)*

Ich habe dann in meiner Auszeit einige tiefe Atemzüge genommen und mal in meinen Körper hineingehorcht, wo so meine Verspannungen sind. *(Verlangsamung)*

Und ich habe ihm auch gesagt, dass ich vielleicht abbreche und dass ich das ja auch darf, weil ich lerne und herausfinde, wie das alles geht. *(Verlangsamung)*

Und Axel war ganz süß, hat ein paar Mal die Augen verdreht und hat mich aber einfach gelassen. Aber bei all dem habe ich einfach Zeit geschunden und habe gehofft, dass das irgendwohin führt. Denn ich bin dann in einer Anspannung, und ich weiß, dass dann etwas passiert, bzw. ich hoffe es zumindest ... Denn ich weiß dann immer noch nicht, was ich will. Auch meine ‚innere lustvolle Frau' schweigt, sie zeigt mir keine Richtung, was sie jetzt möchte. Jetzt weiß ich aber, wenn sich das so verhält, dann passiert gerade ein stiller Prozess, auch wenn ich ihn nicht unbedingt verstehe. Tatsächlich ist dann auch was passiert. *(Impuls)*

Ich habe meine Hand auf Axels Glied gelegt. Vielleicht sollte ich auch sagen, meine Hand hat sich auf Axels Glied gelegt, denn ich habe es nicht mit Absicht gemacht, es ist einfach passiert. Das war der Wendepunkt. Ich habe dann gewusst, was ich will, und habe danach gehandelt und es war schön." *(Spurwechsel von der neutralen Ausgangsgestimmtheit zur sexuellen Lust)*

11.3.2 Aktive Reizsuche

Martina ist schon einige Monate in Einzeltherapie, als wir ihren Partner (nach einem Paargespräch zu Beginn der Einzeltherapie) gegen Ende wieder miteinbeziehen. Hier kurz ihre Paargeschichte: In den letzten knapp dreißig Jahren hatten sie, von wenigen Anfangsjahren abgesehen, keinen Sex mehr. Michael unternimmt auch kaum noch Versuche, um sich keine Ablehnungen einzuhandeln. Nachdem er aber nicht mehr so weitermachen will und eine Trennung in Betracht zieht, entschließt sich Martina zu einer Sexualtherapie. Selbstkritisch und kritisch zugleich bemerkt sie, dass sie zwar mittlerweile vieles gelernt, sich aber nicht wirklich eingelassen, sondern sich mit *„Trockenschwimmen"* abgegeben hat. Das erste Experiment der beiden findet nach einem zweiten Paargespräch statt, wobei Michael derjenige ist, der nun endlich etwas ausprobieren möchte, während sich Martina verhalten und uneindeutig gibt, aber letztlich zustimmt. Ich schlage ihnen das Paarexperiment „Erkundendes Streicheln" vor (siehe Kap. 10.2, S. 248).

Im Einzelgespräch danach berichtet Martina, dass sie das Experiment einmal ausgeführt haben und wie unvertraut und verkrampft sie sich gefühlt hat und dass sie es aber weiter probieren wollen. Danach passiert jedoch etwas in ihr und sie übernimmt die Verantwortung, indem sie das für sie unpassende Experiment umgestaltet. Hier die Erfahrungen ihres ersten Suchprozesses:

„In unserem bisherigen Leben und bei den wenigen Versuchen in der Therapie überließ ich meinem Mann die Entscheidung, ob wir es probieren und wie. Ich bin da immer noch unsicher und passiv und will vielleicht immer noch vermeiden, statt mich auseinanderzusetzen. Am Wochenende hat er entschieden, dass wir keinen Sex haben, um den Stress rauszunehmen. Ich dagegen war der Auffassung, dass unser gerade begonnener Prozess viel zu wichtig und zu empfindlich ist, um ihn jetzt zu unterbrechen. Ich wollte herausfinden, was mit mir passiert, wenn ich Ja zu einem sexuellen Versuch sage. Aber ich merkte, dass es nicht das Experiment war, das Sie uns vorgeschlagen hatten, und hatte ein schlechtes Gewissen, als ich es anders machen wollte. Da ich aber eigentlich auch keine Lust auf Sex hatte und es eine Vernunftentscheidung war *(neutrale Ausgangsgestimmtheit),* merkte ich, dass noch ein Hindernis mehr für meine eh schon wacklige Motivation zu viel gewesen wäre. Ich hatte aber auch ziemlich Angst, dass gar nichts passiert, dass ich den Mut verliere und abbreche, noch bevor ich oder mein Mann überhaupt die Chance gehabt haben, herauszufinden, ob es hätte erregend werden können. Ich war hin- und hergerissen. *(Auftauchen reflexhafter Neins)*

Dann habe ich auf etwas zurückgegriffen, worin ich mich sicher fühle *(Impuls):*

Wenn ich mich auf eine gewisse Distanz hin verführerisch zeige und meinen Mann mit meinem Aussehen und meinem Körper verführe. Kurz zuvor habe ich mir Unterwäsche gekauft, die meinen Vorstellungen von Sexiness entspricht. Bisher dachte ich immer, ich müsste seine Erwartungen erfüllen, dass er mich sexy findet. Jetzt habe ich festgestellt, es ist viel wichtiger, dass ich mich sexy finde. Weil ich mich dann auch so fühle! Das ist für mich mein Zugang, in eine lustvolle Stimmung zu kommen. *(Spurwechsel von der neutralen Ausgangsgestimmtheit in eine lustvolle Stimmung durch Selbstaufmerksamkeit auf den eigenen Körper)*

In gewisser Weise wurde es noch aufregender zwischen uns, als wir unter der Dusche begannen, uns gegenseitig einzuseifen. Weil die Berührungen spielerisch waren und nicht gezielt, waren wir ungezwungen Es kam nicht darauf an, dass wir uns erregen, es konnte beiläufig passieren oder auch nicht. Das Zwanglose hat es uns dann ermöglicht, alles Mögliche auszuprobieren. *(Verstärkung der Lust durch spielerische Berührungen)*

Danach habe ich meinen Mann im Bett nackt erwartet. Aber da ist die Stimmung umgeschlagen. Denn mit dem Schlafzimmer und dem Bett wird es ernst. Ich bin unter Druck geraten und in mir hat sich wieder das Nein eingestellt, und was an Lust und Erregung da war, ist schlagartig verflogen. *(Auftauchen eines reflexhaften Neins)*

Ich dachte schon, jetzt ist alles vorbei, wir brechen ab und alles endet im Frust. In meiner Verzweiflung oder vielleicht mit meinem bisschen Mut habe ich vorgeschlagen, dass wir wieder unter die Dusche gehen. *(Impuls)*

Da haben wir nochmals die Kurve gekriegt, haben uns gegenseitig berührt und schließlich miteinander geschlafen. *(Spurwechsel von der neutralen Stimmung in Lust)*

Auch wenn es sexuell nicht ideal war, so war es doch gut zu erleben, wie ich mehr mitbestimme und wie wir es auch geschafft haben, die Situation noch irgendwie zu retten. Deshalb bin ich letztlich doch froh, dass ich es gewagt habe, was zu probieren. Das gibt mir Mut weiterzumachen. Dennoch muss ich sagen, ist da noch eine Hürde. Ich bin noch angespannt, kann oder will meine Erregung nicht zeigen, komme nicht zum Orgasmus, auch wenn ich weiß, dass es geht. Aber jetzt weiß ich wenigstens, wo ich stehe und dass noch etwas zu tun ist."

In unserer Nachbesprechung bestätige ich Martina, vieles richtig gemacht zu haben: Etwa dass sie die Verantwortung für den weiteren Entwicklungsprozess als Paar übernommen hat und das Risiko eines Suchprozesses eingegangen ist; dass ihre nüchterne, neutrale Ausgangsstimmung erlaubt ist, ohne dass sie ihre Empfindungen und ihre Absicht als falsch oder unzulänglich abqualifizieren muss. Außerdem, dass sie gut auf ihre Impulse geachtet und ihnen gefolgt ist, die ihr jeweils gesagt haben, was sie möchte (beim ersten Mal in Kontakt zur eigenen Sexiness gehen und die von ihr bevorzugte Reizwäsche tragen, beim zweiten Mal sich zur Steigerung der sexuellen Stimmung unter der Dusche einseifen und beim dritten Mal erneut die Dusche als sicheres Terrain gegenseitiger erotischer Berührungen zu nutzen). Dabei ist es ihr gelungen, ihre nüchterne Ausgangstimmung in eine erotische zu verwandeln, sie aufrechtzuerhalten und zu steigern; nachdem es zwei Mal Störungen durch reflexhafte Neins gibt, gelingt ihr ein Spurwechsel hin zur Erotik. Letztlich hat es sich für Martina gelohnt, das Risiko eines Suchprozesses einzugehen, denn sie geht gestärkt daraus hervor.

Was ist dennoch schwierig?

Selbst spricht sie von einer Anspannung, die es ihr nicht erlaubt oder ermöglicht, mehr in Erregung und zum Orgasmus zu kommen. Unsere Analysen gehen in folgende Richtung: Dass sie immer noch stark unter einem Erfolgsdruck steht, d. h., glaubt, für seine Lust und Erregung zuständig zu sein, weshalb sie in ein sexuelles Überaktivsein verfällt und dabei nicht mehr auf sich und ihre Bedürfnisse achtet. Tatsächlich gibt es aber noch eine Ebene dahinter: Das sexuelle Agieren verwischt ihre immer noch vorhandene Ambivalenz, ob sie sich emotional wirklich auf ihren Mann einlassen, statt ihn, wie all die Jahre, auf Distanz halten will. Der noch immer bestehende grundsätzliche Konflikt zwischen den Bedürfnissen nach Bindung und Autonomie, d. h., ob sie es schaffen kann, sowohl Bindung als auch Autonomie in ihrer Beziehung zu verwirklichen, und ob sie letztlich bleiben oder gehen will, ist noch nicht gelöst. Stattdessen trägt sie ihn auf dem Schauplatz der Sexualität aus, statt die daraus resultierenden Konflikte direkt auszutragen.

Nachdem diese Problematik ausgesprochen und klar ist, frage ich sie, was das jetzt konkret für die Sexualität bedeutet, denn es geht ja darum, in der (einseitigen) Verantwortung zu bleiben und mutig mit dem Einverständnis ihres Mannes weitere Experimente zu unternehmen: Sie will aus dem Muster sexuellen Agierens aussteigen und beim nächsten Suchprozess mehr in eine Haltung des Geschehenlassens und Spürens kommen. Beibehalten möchte sie das Tragen erotischer Kleidung, die Berührungen unter der Dusche und ggf. einen Ortwechsel aus dem Schlaf- ins Wohnzimmer. Mehr darauf achten möchte sie, wie es ihr selbst geht, indem sie zwischen der Wahrnehmung ihrer Gedanken, Gefühle und körperlichen Empfindungen pendelt und diese Wahrnehmungen auch immer einmal wieder ihrem Partner mitteilt (Verlangsamung). Ebenso kann sie über Bauchatmung und Handauflegen als kurze Auszeiten (am besten ebenfalls kommunizieren) das Tempo verlangsamen. Zwar werden darüber auch neutrale Stimmungen erzeugt; diese fordern Martina heraus, Lösungen für den Spurwechsel zu finden. Zur positiven Weichenstellung bespricht sie mit Michael zuvor ihre Befürchtungen und Wünsche. Die große Herausforderung wird aber bleiben, hinzuspüren, wie sie sich in Beziehung zu ihrem Mann fühlt, ob sie sich auf ihn einlassen möchte oder nicht.

Zweiter Suchprozess zu Hause

„Sonntagmorgens ist immer eine gute Gelegenheit, uns Zeit zu nehmen. Dazu haben wir uns letzten Sonntag verabredet. *(Neutrale Ausgangsgestimmtheit)*

Vorher hatte ich Michael schon mitgeteilt, dass ich nicht die ganze Verführung übernehmen möchte und warum. Er schlug vor, dass wir mit dem gemeinsamen Duschen beginnen sollen, was auch sehr angenehm war. Danach zog ich meine erotische Kleidung an und habe ihm auch gesagt, dass mir das wichtig ist. Und er streichelte mich zuerst am ganzen Körper. *(Möglicher Beginn eines Spurwechsels)*

Das war zwar nicht neu für mich. Neu war aber, dass ich nun wusste, es geht darum, was ich fühle und möchte und was nicht, auch in Bezug auf ihn. Das war auch beängstigend, weil ich nicht wusste, ob ich das kann und was jetzt passiert. Zu diesem Zeitpunkt merkte ich schon, dass ich angespannt war und unsicher. *(Pendeln)*

Mein Mann war sehr aufmerksam und liebevoll, das ist mir dann aufgefallen. Das war aber nicht nur gut, weil ich nicht wusste, ob ich jetzt Schuldgefühle bekommen soll oder nicht. Es ging aber auch schnell vorbei, vielleicht weil ich mich darauf konzentrierte, mich mit Bauchatmung zu entspannen. *(Verlangsamung)*

Ich habe festgestellt, dass ich viel denke, wenn ich versuche wahrzunehmen, was mit mir ist. Es fällt mir dann schwer, loszulassen. Aber immerhin bin ich nicht in eine ablehnende Haltung gekommen. *(Pendeln)*

Ich habe mir dann gesagt, dass ich ja ein Experiment mache, das vielleicht nicht gleich gelingt und dass ich ja mehrere Versuche habe. Dann haben wir die Rollen gewechselt, und ich habe meinen Mann auf dem Rücken und später auf der Vorderseite gestreichelt. Eindeutig fühle ich mich so sicherer, aber erregend ist das nicht. *(Neutrale Ausgangsgestimmtheit)*

Ich habe mir gesagt, dass ich jetzt dennoch nicht ins Machen verfallen darf, sondern habe mich gefragt, was ich mir wünsche. Das habe ich dann auch Michael gesagt. *(Impuls)*

Ich habe ihn gefragt, ob er mich mit dem Vibrator stimulieren würde. Er war ganz locker und hat gemeint, das sei völlig in Ordnung. *(Spurwechsel)*

Nachdem ich einen Orgasmus hatte und es mir gut ging, wollte ich auch, dass es für ihn schön ist. Ich fragte ihn, und er schlug mir vor, ob ich ihn nochmals stimulieren könnte, was ich auch bis zu seinem Orgasmus tat."

Auch der zweite Suchprozess ist nicht einfach, wenn auch anders gelagert: Er fordert Martina heraus, Kontrolle abzugeben und „nichts" zu tun. Das gelingt ihr schwer, und – vielleicht stellvertretend – versucht sie wenigstens alles über den Kopf zu erfassen. Dabei bemerkt sie auch (anders als in ihrem Überaktionismus zuvor), wie Michael mit ihr in Kontakt ist, nämlich liebevoll und aufmerksam. Diese Wahrnehmung entfacht erneut ihre Ambivalenz, wobei sie dann etwas Richtiges tut, sie auszuhalten und nicht aktiv zu werden. Daraufhin passieren zwei interessante Dinge: Martina verfällt nicht in eine Ablehnung (ihres Mannes und der Sexualität), sondern sie nimmt sich Druck (nur ein „Experiment") und gibt sich Zeit, herauszufinden, was sie sich wünscht. Michaels Verhalten spielt hier ebenfalls eine entscheidende Rolle, er bleibt in einer passiv akzeptierenden Haltung, was Martina die Freiheit gibt, den erotischen Raum selbstbestimmt zu erforschen. Ich begleite Martina bei zwei weiteren Suchprozessen, bis sie sich sicher und eindeutig genug fühlt, dass sie mit Michael ihren erotischen Raum teilen möchte.

Literaturverweise:

(1) Moeller 2002.
(2) Moeller 2002, S. 10ff.
(3) Moeller 2002, S. 11ff.
(4) Moeller 2002, S. 12ff.
(5) Vgl. Eck (2016), S. 82f. Angelehnt an die *Trance: Begegnung mit der inneren Frau* habe ich die *Phantasiereise: Ein anderer, innerer Blick auf den Partner* umgearbeitet.
(6) Moser 2006.
(7) Leitenberg, Henning 1995.
(8) Vgl. Eck 2016, S. 24f. Meine Definition erweitert das Verständnis des erotischen Raumes.

12. Abschließende Bemerkungen

Am Ende des Buches angekommen, habe ich mich gefragt, welche wesentlichen Botschaften ich Ihnen, liebe Leserin, zuletzt noch mitgeben kann. Dabei kam mir meine eigene Reise in den Sinn, damals als junge Frau, als ich mich auf den Weg gemacht habe, herauszufinden, wie das mit der Sexualität, meiner Sexualität, geht. Und später dann die Fortsetzung auf einer professionellen Ebene als junge Therapeutin. Und der lange Weg bis heute, den ich zurückgelegt habe. Und ich dachte an die vielen Frauen, die ich auf ihrem Weg mitbegleiten durfte. Und dabei fiel mir in erster Linie eine bestimmte Haltung ein, die sich in mir immer wieder bündelte: Sie hat damit zu tun, seine Leidenschaften ernst zu nehmen, an ihre Bedeutung zu glauben, sie nicht aufzugeben oder gar leichtfertig wegzuwerfen. Sich für sie einzusetzen, immer wieder. Den Faden erneut aufzunehmen, wenn er abreißt. Und an die guten Ansätze, die schon einmal da waren, anzuknüpfen und sie weiterzuspinnen. Sich dabei immer wieder Ruhe zu gönnen, wenn die Zeit nicht danach ist. Sich Hilfe zu holen, wenn man alleine nicht weiterkommt. Weil wir nie mit einer Lebensfrage alleine sind und es immer jemanden gibt, der den Weg, der einem noch bevorsteht, schon kennt.

Eine solche Lebenshaltung ist eine gute Grundlage, auf der ich zumindest gut aufbauen konnte. Sie gab mir sowohl als Frau als auch als Therapeutin die Hoffnung, dass sexuelle Unlust keine unlösbare Herausforderung ist. Am Ende des Buches bin ich sicherer denn je, dass es möglich ist, mit seiner sexuellen Lust lebenslang in Verbindung zu bleiben. Das Bindeglied bleibt für mich die Idee von der „inneren lustvollen Frau", eine Seite, die jede Frau in sich trägt und die nur auf ihre Entdeckung wartet und darauf, Teil Ihres Lebens, ja Ihrer Persönlichkeit zu werden. Als innere Begleiterin kann sie Ihnen helfen, in Kontakt mit Ihrer Lust zu bleiben. Sie brauchen ihr nur immer einmal wieder Ihre Stimme, Ihr Ohr oder Ihre Hand leihen: Setzen Sie sie in Gedanken auf einen Stuhl und lassen Sie sie sprechen oder lassen Sie sie einen Brief an sich schreiben. Hören Sie ihr einfach zu, sie wird mit ihrer inneren Stimme zu Ihnen sprechen. Und sie wird Ihnen ehrlich mitteilen, ob es ihr gutgeht und ob sie sich wahrgenommen und geschätzt fühlt. Vielleicht macht sie Ihnen auch Vorschläge, was Sie tun sollen ...

Um sexuelle Lustlosigkeit zu überwinden und um in Kontakt mit der „inneren lustvollen Frau" zu bleiben, braucht es aber mehr als Beharrlichkeit, gute Vorsätze und Optimismus. Es braucht eine Art Plan mit verschiedenen Bausteinen:

- Zunächst sind „gute" Informationen zur menschlichen Sexualität und zur sexuellen Lust wichtig, am besten Forschungsergebnisse, die uns ein realistisches

Bild vermitteln. Ich erinnere Sie an die tendenziell unterschiedlichen sexuellen Bedürfnisse von Männern und Frauen in Langzeitbeziehungen: Während „einfach nur zärtlich sein wollen" für Frauen ein stabiler Wunsch bleibt, gilt für viele Männer der stabile Wunsch „oft Sex haben wollen". Weder die weiblichen noch die männlichen Bedürfnisse sind verkehrt, sie sind einfach nur verschieden und zunächst für Paare eine „normale" Herausforderung und keine Pathologie. Ob sich der Unterschied zu einem Konflikt auswächst oder nicht, hängt von einer Reihe von Faktoren ab, u. a. vom klugen Umgang des Paares mit diesem Unterschied. Die Forschungsergebnisse weisen auch darauf hin, dass für viele Frauen in unterschiedlichen Lebensaltern die Lust ein Thema bleibt. Ob die Lust aber ein beklagenswertes Thema ist und eine Frau zur Selbsthilfe greift oder wirklich ein Problem mit erheblichem Leidensdruck, das eine Sexualtherapie erfordert, muss jede Frau selbst entscheiden.

- Ich halte überdies viel von einer bewussten Haltung im Umgang mit dem Monatszyklus, der, je nach Phase, die weibliche Lust prägt: Die Erfahrung wiederkehrender, wie von selbst entstehender Bereitschaft zur Lust während der fruchtbaren Phase schenkt Vertrauen in den eigenen Körper und knüpft an aktive Persönlichkeitsseiten an; die Erfahrung einer kontinuierlichen, wenn auch eher passiveren sexuellen Gestimmtheit während der unfruchtbaren Tage, fordert die gewährenden Seiten heraus. Das Zyklusprotokoll unterstützt Sie darin, Ihre Bedürfnisse bewusst wahrzunehmen und zu steuern.
- Bei aller Biologie sind wir aber auch lernende Wesen, und unsere Lerngeschichte formt unsere sexuelle Persönlichkeit. Ich habe Sie darauf aufmerksam gemacht, dass zu jedem Zeitpunkt in der Biographie Ihre Sexualität durch bestimmte Erfahrungen Schaden nehmen kann und dass es während einer Therapie wie im Leben wichtig ist, Ressourcen zu erkennen und zu aktivieren, um die Belastungen zu kompensieren. Das Sexualpanorama und weitere Interventionen können helfen, solche Belastungen aufzuarbeiten. Sie sind jedoch eindeutig therapeutische Interventionen, die in die Hände erfahrener PsychotherapeutInnen gehören und bei laienhafter Anwendung an Leib und Seele Schaden anrichten können.
- Das Buch als Begleitung zur Selbsthilfe kann Sie zwar weit bringen. Je nach lebensgeschichtlichem Hintergrund und aktueller Lebens- und Partnerschaftssituation kann es aber auch sein, dass Sie an Ihre Grenzen stoßen. Es gibt Problemkonstellationen, die jeden überfordern, und eine realistische Einschätzung seiner Grenzen ist keine Schwäche, sondern eine Stärke. Scheuen Sie sich in einem solchen Fall nicht, sich Hilfe zu holen.
- Ein weiteres, wichtiges Anliegen ist es mir, Sexualtherapie zu entmystifizieren und darzustellen, wie sie sich abspielen kann, wohlwissend, dass jeder Thera-

pieprozess individuell und einzigartig ist. Die Metapher einer Sexualtherapie als gemeinsame Entdeckungsreise finde ich nicht nur besonders treffend, sondern auch sympathisch, denn sie verweist darauf, dass Psychotherapie immer ein offener Prozess ist: Ohne einen bereits zu Therapiebeginn festgeschriebenen Plan kann sich der vielschichtige Prozess „beim Gehen" in gemeinsamer Arbeit im Hinblick auf ein Annäherungsziel entwickeln. Ambivalenzen dürfen sein und können in einer therapeutischen Auseinandersetzung fruchtbar gemacht werden. Körperexperimente wie auch weitere erlebnisaktivierende Interventionen regen über die Gespräche hinaus einen lebendigen Prozess an, der Sie in Ihrer gesamten Persönlichkeit berührt.

- Anliegen war nicht, ein Buch über Paartherapie bei sexuellen Problemen zu schreiben, sondern die weibliche Seite mit ihren Schwierigkeiten und Möglichkeiten in den Vordergrund zu stellen. Ich hoffe, deutlich gemacht zu haben, dass wir als Frauen auch im Hinblick auf unsere sexuelle Lust und Sexualität überhaupt „viel können", wenn wir uns offen und ehrlich mit all unserem Mut in einen Entwicklungsprozess begeben. Das ist nicht immer einfach, aber vieles ist machbar. Entsprechend habe ich auch das Sexualcoaching als eine Methode konzipiert, die zunächst die Frauen herausfordert, ihre Selbstwirksamkeit, die oft größer ist als gedacht, in die Waagschale zu werfen.
- Nicht nur die persönliche Entwicklung ist ein fortschreitender, lebenslanger Prozess; das gilt genauso für die sexuelle Entwicklung, auch wenn sich die Bedürfnisse verändern und jedes Lebensalter neue Antworten braucht.

Danksagung

„Die innere lustvolle Frau" entstand in einem sich wechselseitig befruchtenden, mehrere Jahre dauernden Prozess des sexualtherapeutischen Arbeitens, Reflektierens und Schreibens. Welche Frau mit welchem Ausschnitt ihres Therapieprozesses in das Buch einfloss, hing oft davon ab, an welchem Kapitel ich gerade arbeitete. Insofern hätten auch andere Beispiele die Grundideen darstellen und beleben können. Das heißt jedoch nicht, dass die individuellen Prozesse austauschbar waren; vielmehr zeigte sich darüber immer wieder, dass es bestimmte Entwicklungsaufgaben sind, die Frauen auf dem Weg zu einer befriedigenden und selbstbestimmten Sexualität für sich lösen müssen. Selbstverständlich erhielten die Frauen, deren Fallbeispiel schließlich veröffentlicht wurde, die Gelegenheit, den Entwurf vorab zu lesen und Korrekturen anzubringen. Nicht ungewöhnlich war, dass der Text ihnen weitere Impulse zur Reflexion lieferte. In wenigen Fällen, wenn bestimmte Muster und Phänomene generalisiert auftraten, hielt ich es auch für vertretbar, „Frauenfiguren" zu entwerfen.

Viele Frauen „schenkten" mir auf diesem Weg einen Teil ihrer Geschichte. Ohne ihre Großzügigkeit hätte dieses Buch nicht entstehen können – ihnen gilt mein besonderer Dank.

Danken möchte ich zuallerletzt auch Willi Ecker, meinem Ehemann, der mit viel Geduld, Ermutigung und Wohlwollen die Entstehung dieses Buches begleitete und immer wieder Toleranz aufbrachte, wenn ich mich zum Schreiben zurückzog.

Literatur

Aida Gebrauchsinformation (2007), Jenapharm GmbH & Co. KG.

Alexander, M. G. & Fisher, T. D. (2003). Truth and consequences: Using the bogus pipeline to examine sex differences in self-reported sexuality. *Journal of Sex Research, 40,* 27–35.

Arentewicz, G. & Schmidt, G. (1986). *Sexuell gestörte Beziehungen. Konzepte und Technik der Paartherapie.* Berlin: Springer

Bancroft, J. (Ed.). (2003). *Sexual development in childhood.* Bloomington & Indianapolis: Indiana University Press

Bancroft, J., Herbenick, D. L. & Reynolds, M. A. (2003). Masturbation as a marker of sexual development: Two studies 50 years apart. In J. Bancroft (Ed.), *Sexual development in childhood* (S. 156–185). Bloomington & Indianapolis: Indiana University Press.

Barbach, L. (1982). *For Yourself. Die Erfüllung weiblicher Sexualität.* Frankfurt: Ullstein.

Barbach, L. (1985). *Füreinander. Das gemeinsame Erleben der Liebe.* Reinbek: Rowohlt.

Bartlik, B., Kocsis, J. H., Legere, R. & Gelenberg, A. J. (1999). Sexual dysfunction secondary to depressive disorders. *The Journal of Gender-Specific Medicine, 2* (2), 52–60.

Bass, Ellen & Davis, L. (2011). *Trotz allem. Wege zur Selbstheilung für Frauen, die sexuelle Gewalt erfahren haben.* Berlin: Orlanda Frauenverlag.

Basson, R. (2000). The female sexual response: A different model. *Journal of Sex & Marital Therapy, 26,* 26–51.

Basson, R. (2002). Women's sexual desire – disordered or misunderstood? *Journal of Sex & Marital Therapy, 28,* 17–28.

Basson, R. (2005). Women's sexual dysfunction: Revised and expanded definitions. *Canadian Medical Association or its licensors CMAJ. May 10, 172* (10), 1327–1333.

Both, S., Everaerd, W. & Laan, E. (2005). Sexuelles Begehren und sexuelle Erregung. Sexuelle Motivation aus psychophysiologischer Sicht. *Zeitschrift für Sexualforschung, 4,* 18. Jg., 364–380.

Both, S., Everaerd, W. & Laan, E. (2007). Desire emerges from exitement. A psychophysiological perspective on sexual motivation. In E. Janssen (Ed.), *The psychophysiological of sex* (S. 327–339). Bloomington: Indiana University Press.

Both, S., Laan, E., Spiering, M., Nilsson, T., Oomens, S. & Everaerd, W. (2008). Appetitive and aversive classical conditioning of female sexual response. *J. Sex Med, 5,* 1386–1401.

Both, S., Spiering, M., Everaerd, W. & Laan, E. (2004). Sexual behavior and responsiveness to sexual cues following laboratory induced sexual arousal. *J Sex Res, 41,* 242–259.

Brauer, M., van Leeuuwen, M., Janssen, E., Newhouse, S. K, Heiman, J. R. & Laan, E. (2012). Attentional and affective processing of sexual stimuli in women with hypoactive sexual desire disorder. *Archives of Sexual Behavior 4, 41,* 891–905.

Brotto, L. A., Heiman, J. R. & Tolman, D. (2009). Narratives of desire in mid-age women with and without desire difficulties. *Journal of Sex Research, 46,* 387–398.

Bucher, T., Hornung, R. & Buddeberg, C. (2003). Sexualität in der zweiten Lebenshälfte. *Zeitschrift für Sexualforschung 16* (3), 249–270.

Bundeszentrale für gesundheitliche Aufklärung (Hrsg.). (2011). *Verhütungsverhalten Erwachsener. Ergebnisse der Repräsentationsbefragung.* Köln: Bundeszentrale.

Cain, V. S., Johannes, C. B., Avis, N. E. et al. (2003). Sexual functioning and practices in a multi-ethnic study of midlife women: Baseline results from SWAN. *J Sex Res. 40* (3), 266–276.

Canli, T., Desmond, J. .E., Zhao, Z. & Gabrieli, J. D. E. (2002). Sex differences in the neural basis of emotional memories. *Proceedings of the National Academy of Sciences, 99,* 10789–10794.

Clement, U. (2004). *Systemische Sexualtherapie.* Stuttgart: Klett-Cotta.

Clement, U. & Eck, A. (2014) Weibliches Begehren. In A. Stirn, R. Stark, K. Tabbert, S. Wehrum-Osinsky & S. Oddo (Hrsg.), *Sexualität, Körper und Neurobiologie* (S. 366–375). Stuttgart: Kohlhammer.

Csikszentmihaly, M. (1975). *Das Flow-Erlebnis. Jenseits von Angst und Langeweile im Tun aufgehen.* Stuttgart: Klett-Cotta.

Cutler, W. (1994). *Rhythmus der Liebe. Die Zyklen der weiblichen und männlichen Hormone und ihr Einfluss auf eine erfüllte Sexualität.* München: Heyne.

Davis, L. (2011). *Verbündete: Ein Handbuch für Partnerinnen und Partner sexuell missbrauchter Frauen und Männer.* Berlin: Orlanda Frauenverlag.

Davis, A. R. & Castaño, P. M. (2004). Oral contraceptives and libido in women. *Ann. Rev. Sex Res. 15* (1), 297–320.

Denk, M. (2004). *Versteckte Signale der Ovulation – Verhalten und Selbstwahrnehmung in Abhängigkeit vom Menstruationszyklus.* Diplomarbeit, Bergische Universität Wuppertal.

Düring, S. & Hauch, M. (Hrsg.). (1995). *Heterosexuelle Verhältnisse.* Stuttgart: Enke.

Eck, A. (Hrsg.). (2016). *Der erotische Raum. Fragen der weiblichen Sexualität in der Therapie.* Heidelberg: Carl-Auer-Systeme-Verlag.

Ecker, D. (2000). *Aphrodites Töchter. Wie Frauen zu erfüllter Sexualität finden.* München: Kösel.

Ecker, D. (2005). *Sexualität und Partnerschaft im Lebenszyklus.* München: Kösel.

Ecker, D. & Ecker, W. (2013) Verhaltenstherapeutisch orientierte Sexualtherapie. Grundlagen und mögliche Weiterentwicklungen. *Psychotherapie im Dialog, 2,* 26–34.

Ecker, D. (2016). Die „innere lustvolle Frau" – eine sexualtherapeutische Intervention. In A. Eck (Hrsg.), *Der erotische Raum. Fragen der weiblichen Sexualität in der Therapie* (S. 52–71). Heidelberg: Carl-Auer-Systeme-Verlag.

Frank, E., Noyon, A., Wade, A., Höfling, V. & Heidenreich, T. (2009). Sexuelle Funktionsstörungen: Behandlungsrelevante Grundlagen unter besonderer Berücksichtigung von Vermeidungs- und Sicherungsverhalten. *Verhaltenstherapie und Verhaltensmedizin, 2,* 223–244.

Friedrich, W. N. (2003). Studies of Sexuality of Nonabused Children. In J. Bancroft (Ed.), *Sexual Development in Childhood* (S. 107–120). Bloomington & Indianapolis: Indiana University Press.

Gangestad, S. W., Thornhill, R. & Garver, C. E. (2002). Changes in women's sexual interests and their partners' mate retention tactics across the menstrual cycle: Evidence for shifting conflicts of interest. *Proceedings of the Royal Society of London. B, 269,* 975–982.

Gangestad, S. W., Thornhill, R. & Garver-Apgar, C. E. (2005). Female sexual interests across the ovulatory cycle depend on primary partner developmental instability. *Proceedings of the Royal Society of London, B, 272,* 2023–2027.

Gangestad, S. W. & Thornhill, R. (2008). *Human oestrus.* 5.doi: 10.1098/rspb.2007.1425.

Graham, C. A., Janssen, E. & Sanders, S. A. (2000). Effects of fragrance on female sexual arousal and mood across the menstrual cycle. *Psychophysiology, 37,* 76–84.

Graham, C. A., Sanders, S. A. & Milhausen, R. R. (2006). The Sexual Excitation/ Sexual Inhibition Inventory for Women: Psychometric Properties. *Arch Sex Behav.* DOI 10.1007/s10508-006-9041-7.

Grawe, K. (1998). *Psychologische Therapie.* Göttingen: Hogrefe.

Hamann, S., Herman, R. A., Nolan, C. L. & Wallen, K. (2004). Men and women differ in amygdala response in visual sexual stimuli. *Nature Neuroscience, 7,* 1–6.

Hartmann, U. (2001). Gegenwart und Zukunft der Lust. Ein Beitrag zu biopsychologischen und klinischen Aspekten sexueller Motivation. *Sexuologie, 3/4,* 8. Jg., 191–204.

Haselton, M. G. & Gangestad, S. W. (2006). Conditional expression of women's desires and men's mate guarding across the ovulatory cycle. *Hormones and Behavior, 49,* 509–518.

Haselton, M. G., Mortezaie, M., Pillsworth, E. G., Bleske-Rechek, A. & Frederick, D. A. (2007). Ovulatory shifts in human female ornamentation: Near ovulation, women dress to impress. *Horm Behav, 51,* 40–45.

Hassebrauck, M. (2003). The effect of fertility risk on relationship scrutinizing. *Evol Cogn, 9,* 116–122.

Hauch, M. (Hrsg.). (2006). *Paartherapie bei sexuellen Störungen. Das Hamburger Modell – Konzept und Technik.* Stuttgart: Thieme.

Heiman, J., LoPiccolo, L. & LoPiccolo, J. (1978). *Gelöst im Orgasmus. Entwicklung des sexuellen Selbstbewusstseins für Frauen.* Frankfurt: Verlag für Humanistische Psychologie.

Heiman, J., Rupp, H., Janssen, E., Newhouse, S., Brauer, M. & Laan, E. (2011). Sexual desire, sexual arousal and hormonal differences in premenopausal US and Dutch women with and without low sexual desire. *Horm Behav., 59* (5), 772–9. doi: 10.1016/j.yhbeh.2011.03.013. Epub 2011 Apr 14.

James, E., L. (2012). *Fifty Shades of Grey.* München: Goldmann.

Janssen, E. & Bancroft, J. (2006). The dual control model: The role of sexual inhibition & excitation in sexual arousal and behavior. *The psychophysiology of sex.* Bloomington: Indiana University Press.

Janssen, E., Everaerd, W., Spiering, M. & Janssen, J. (2000). Automatic processes and the appraisal of sexual stimuli: Toward an information processing model of sexual arousal. *Journal of Sex Research, 37,* 8–23. CrossRef.

Janssen, E., McBride, K. R., Yarber, W., Hill, B. J. & Butler, S. M. (2008). Factors that influence sexual arousal in men: A focus group study. *Archives of Sexual Behavior, 37,* 252–265.

Kahn Ladas, A., Whipple, B. & Perry, J. (1984). *Der G-Punkt das stärkste erotische Zentrum der Frauen.* München: Heyne.

Kihlstrom, J. F., Mulvaney, S., Tobias, B. A. & Tobis, I. P. (2000). The emotional unconsiouness. In E. Eich, G. H. Bower, J. P. Forgas & J. M. Niedenthal (Eds.), *Cognition and emotion* (S. 30–86). London: Oxford University Press.

Klusmann, D. & Berner, W. (2011). Veränderungen weiblicher Partnerpräferenzen im Menstruationszyklus. *Zeitschrift für Sexualforschung, 24,* 170–186.

Laan, E. & Both, S. (2011). Sexual desire and arousal disorders in women. *Adv Psychosom Med, 31,* 16–34.

Laan, E. & Janssen, E. (2007). How do men and women feel? Determinants of subjective experience of sexual arousal. In E. Janssen (Ed.), *The psychophysiology of sex* (S. 278–290). Bloomington: Indiana University Press.

Lang, P. J. (1993). The motivational organization of emotion: Affect reflex connections. In S. Van Goozen, N. E. Van der Poll & J. A. Sergeant (Eds.), *The emotions: Essays on emotion theory* (S. 61–96). Hillsdale NJ: Erlbaum.

Leitenberg, H. & Henning, K. (1995). Sexual fantasy. *Psychological Bulletin, 117,* 469–496.

Maß, R. (2011). Evolutionspsychologie der Sexualität. *Zeitschrift für Sexualforschung, 2,* 24. Jg., 105–110.

Maß, R., Bauer, R. & Wolf, K. (2008). Zyklusabhängigkeit mimischer Reaktionen auf erotische Bilder. Eine EMG-Studie zur Evolutionspsychologie der Sexualität. *Zeitschrift für Sexualforschung, 1,* 21. Jg., 76–87.

Masters, W. H. & Johnson, V. E. (1966; deutsch: 1970). *Die sexuelle Reaktion.* Reinbek: Rowohlt.

Matthiesen (2007). *Wandel von Liebesbeziehungen und Sexualität. Empirische und theoretische Analysen.* Gießen: Psychosozial-Verlag.

Matthiesen, S. & Hauch, M. (2004). Wenn sexuelle Erfahrungen zum Problem werden. *Familiendynamik, 2,* 29. Jg., 139–160.

Meana, M. (2010). Elucidating women's (hetero)sexual desire: Definition challenges and content expansion. *Journal of Sex Research, 47,* 104–122.

Meana, M. & Nunnink, S. E. (2006). Gender differences in the content of cognitive distraction during sex. *Journal of Sex Research, 43,* 59–67.

Meston, C. M. & Buss, D. M. (2007). Why humans have sex? *Arch Sex Behav, 36* (4), 477–507.

Moeller, M. L. (2002). *Wie die Liebe anfängt. Die ersten drei Minuten.* Reinbeck, Rowohlt.

Moser, C. (2009). Autogynephilia in women. *Journal of Homosexuality, 56,* 539–547.

Moynihan, R. (2003). Wie eine Krankheit *gemacht* wird: Female sexual dysfunction. *Zeitschrift für Sexualforschung, 16* (2), 167–174.

Nobre, P., J. & Pinto-Gouveia, J. (2009). Cognitive schemas associated with negative sexual events: A comparison of men and women with and without sexual dysfunction. *Arch Sex Behav, 38,* 842–851.

Peterson, Z. D. & Janssen, E. (2007). Ambivalent affect and sexual response: The impact of co-occuring positive and negative emotions on subjective and physiological responses to erotic stimuli. *Archives of sexual behavior, 36* (6), 793–807.

Petzold, H. (1988). *Integrative Bewegungs- und Leibtherapie. Ein ganzheitlicher Weg leibbezogener Psychotherapie. Bd. I–III.* Paderborn: Junfermann.

Petzold, H. (1993). *Integrative Therapie. Modelle, Theorien und Methoden für eine schulenübergreifende Psychotherapie, Bd. II/1, Bd. II/2, Bd. II/3.* Paderborn: Junfermann.

Petzold, H. & Orth, I. (1996). Therapietagebücher, Lebenspanorama, Gesundheits-/ Krankheitspanorama als Instrumente der Symbolisierung und karrierebezogenen Arbeit in der Integrativen Therapie. In H. Petzold & J. Sieper, J. (Hrsg.), *Integration und Kreation, Modelle der Integrativen Therapie, Agogik und Arbeit mit kreativen Medien, Bd. 1* (S. 125–172). Paderborn: Junfermann.

Petzold, H. & Sieper, J. (Hrsg.). (1996). *Integration und Kreation, Modelle der Integrativen Therapie, Agogik und Arbeit mit kreativen Medien*. Paderborn: Junfermann.

Rademakers, J., Laan. M. J. C. & Straver, C. J. (2003). Body awareness and physical intimacy: An exploratory study. In J. Bancroft (Ed.), *Sexual Development in Childhood. Bloomington & Indianapolis* (S. 121–129). Indiana University Press.

Reynolds, M. A., Herbenick, S. L. & Bancroft, J. (2003). The nature of childhood sexual experiences: Two studies 50 years apart. In J. Bancroft (Ed.), *Sexual Development in Childhood* (S. 77–91). Bloomington & Indianapolis: Indiana University Press.

Rupp, H., James, T. W., Ketterson, E. D., Sengelaub, D. R., Janssen, E. & Heiman, J. (2009a). Neural activation in women in response to masculinized male faces: Mediation by hormones and psychosexual factors. *Evol Hum Behav., 30* (1), 1–10.

Rupp, H., James, T. W., Ketterson, E. D., Sengelaub, D. R., Janssen, E. & Heiman, J. (2009b). Neural activation in the orbitofrontal cortex in response to male faces increases during the follicular phase. *Hormones and Behavior, 56* (1), 66–72. doi: 10.1016/j.yhbeh.2009.03.005. Epub 2009 Mar 20.

Rupp, H. A. & Wallen, K. (2007a). Sex differences in viewing sexual stimuli: An eye-tracking study in men and women. *Hormones and Behavior, 51,* 524–533.

Rupp, H.A. & Wallen, K. (2007b). Relationship between testosterone ans interest in sexual stimuli: the effect of experience. *Hormones and Behavior, 52,* 581–589.

Rupp, H., A. & Wallen, K. (2008). Sex differences in response to visual sexual stimuli: A review. *Archives of Sexual Behavior, 37,* 206–218.

Rupp, H., A. & Wallen, K. (2009). Sex-specific content preferences for visual sexual stimuli. *Archives of Sexual Behavior, 38,* 417–426.

Salemik, E. & van Lankveld, J. J. (2006). The effects of increasing neutral distraction on sexual responding of women with and without sexual problems. *Archives of Sexual Behavior, 35* (2), 179–190.

Schmidt, G. (1988). *Das große Der Die Das. Über das Sexuelle.* Hamburg: Rowohlt.

Schmidt, G. (1995). Emanzipation und der Wandel heterosexueller Beziehungen. In S. Düring & M. Hauch (Hrsg.), *Heterosexuelle Verhältnisse* (S. 1–13). Stuttgart: Enke.

Schmidt, G. (2001). Paartherapie bei sexuellen Funktionsstörungen. In V. Sigusch (Hrsg.), *Sexuelle Störungen und ihre Behandlung* (S. 280–302). Stuttgart: Georg Thieme Verlag.

Schmidt, G. (1998). Wir sehen immer mehr Lustlose. *Familiendynamik, 4,* 23. Jg., 348–365.

Schmidt, G. (2004). Kindersexualität – Konturen eines Kontinents. *Zeitschrift für Sexualforschung, 4,* 17. Jg., 312–322.

Schmidt. G. (2005). *Das neue Der Die Das. Über die Modernisierung des Sexuellen.* Gießen: Psychosozial-Verlag.

Schmidt, G., Matthiesen, S. & Meyerhof, U. (2004). Alter, Beziehungsform und Beziehungsdauer als Faktoren sexueller Aktivität in heterosexuellen Beziehungen. *Zeitschrift für Sexualforschung, 2,* 17. Jg., 116–133.

Schnarch, D. (2006). *Die Psychologie sexueller Leidenschaft.* Stuttgart: Klett-Cotta.

Schnarch, D. (2011). *Intimität und Verlangen.* Stuttgart: Klett-Cotta.

Sigusch, V. (Hrsg.). (2001). *Sexuelle Störungen und ihre Behandlung.* Stuttgart: Georg Thieme Verlag.

Sigusch, V. (2001). Symptomatologie, Klassifikation und Epidemiologie sexueller Störungen. In V. Sigusch (Hrsg.), *Sexuelle Störungen und ihre Behandlung* (S. 190–223). Stuttgart: Georg Thieme Verlag.

Spiering, M. & Everaerd, W. (2007). The sexual unconscious. In E. Janssen (Ed.), *The psychophysiology of sex* (S. 167–184). Bloomington, Indiana: Indiana University Press, 167–184.

Stirn, A., Stark, R., Tabbert, K., Wehrum-Osinsky, S. & Oddo, S. (Hrsg.). (2014). *Sexualität, Körper und Neurobiologie.* Stuttgart: Kohlhammer.

Sundahl, D. (2014). *Weibliche Ejakulation & der G-Punkt.* Emmendingen: Hans-Nitsch-Verlag.

Thornhill, R., Gangestad, S. W., Miller, R., Scheyd, G., McCollough, J. & Franklin, M. (2003). MHC, symmetry and body scent attractiveness in men and women (Homo sapiens). *Behavioral Ecology, 14,* 668–678.

TSA (2003). Das traurige Schicksal des Begehrens. *Psychologie Heute, 1,* 30. Jg., 8f.

Von Sydow, K. (1994). *Die Lust auf Liebe bei älteren Menschen.* München: Ernst Reinhardt.

Von Sydow, K. (2001). Sexual activity during pregnancy and after childbirth: Results from the Sexual Preferences Questionnaire. *Journal of Psychosomatic Obstetrics & Gynecology, 22,* 29–40.

Wallwiener, C. W., Wallwiener, L.-M., Seeger, H., Mück, A. O., Bitzer, J. & Wallwiener, M. (2011). *Prevalence of sexual dysfunction and impact of contraception in female german medical students.* Doi: 10.1111/j.1743-6109.2010.01742.x.

Warnock, J. K., Clayton, A., Croft, H., Segraves, R. & Biggs, F. C. (2006). Comparison of androgens in women with hypoactive sexual desire disorder: Those on combined oral contraceptives (COCs) vs Those not on COCs. *Journal of Sexual Medicine, 3* (5), 878–882.

Wiederman, M. W. (2000). Women's body image self-consciousness during physical intimacy with a partner. *Journal of Sex Research, 37,* 60–68.